灵枢经考证新释

主　编　周海平　申洪砚　朱孝轩
　　　　王淑珍
副主编　王　伟　宁　沛　孔令斌
　　　　魏拥军　程　涛

中医古籍出版社

图书在版编目（CIP）数据

灵枢经考证新释/周海平，申洪砚，朱孝轩，王淑珍主编. －北京：中医古籍出版社，2009.12

ISBN 978－7－80174－764－8

Ⅰ. 灵… Ⅱ. ①周…②申…③朱…④王… Ⅲ. ①灵枢经－研究②灵枢经－注释 Ⅳ. R221.2

中国版本图书馆 CIP 数据核字（2009）第 152003 号

灵枢经考证新释

周海平　申洪砚　朱孝轩　王淑珍　主编

责任编辑　孙志波
封面设计　韩博玥
出版发行　中医古籍出版社
社　　址　北京东直门内南小街 16 号（100700）
印　　刷　北京金信诺印刷有限公司
开　　本　850mm×1168mm　1/32
印　　张　19.625
字　　数　500 千字
版　　次　2009 年 12 月第 1 版　2009 年 12 月第 1 次印刷
印　　数　0001～2000 册
标准书号　ISBN 978－7－80174－764－8
定　　价　29.80 元

《灵枢经考证新释》编委会

主　编　周海平　申洪砚　朱孝轩　王淑珍

副主编　王　伟　宁　沛　孔令斌　魏拥军
　　　　程　涛

编　委　崔　晓　朱　琳　周风焕　周爱霞
　　　　马登斌　傅正良　闫承彬　李志炎
　　　　宋海洪　史彦章　武洪民　张栋林
　　　　李振中

前　言

本书是《黄帝内经素问考证新释》（中医古籍出版社 2009 年 1 月出版）的后续工程。在彼书中，我们考证新释了《素问》中字、词、难句等 1500 余处，此则考证、新释《灵枢》中字、词、难句等 3300 余处，以完成对《内经》的全部考证新释工作。

《灵枢》成书于杨上善之后，王冰之前。也就是说，《灵枢》成书于唐代（668～762）。杨上善的《黄帝内经太素》只云“《九卷》”而未有“《灵枢》”之名，王冰注《素问》，又只见《灵枢》而不云“《九卷》”，即是明证。

《灵枢》的前身是《九卷》，《九卷》的前身是《甲乙经》（详见周海平、申洪砚编著《黄帝内经书名与成书年代考证》，中医古籍出版社 2009 年 2 月出版）。所以本书在原文校勘方面，以《甲乙经》为主。通过《甲乙经》，不但发现了不少有价值的原文错讹之处，有时竟有一些意外的发现。例如《灵枢·顺气一日分为四时》中“黄帝曰：何谓藏主冬”至“是谓五变也”一段，共 92 字。《甲乙·卷一·第二》此段文字另起于篇末，且与《素问·四气调神大论》中“逆春气则少阳不生”一段合并为段。我们据此分析得出，此段 92 字系注文误赘入正文之例。

王冰在注《素问》时，共引录《灵枢》78 次，其文字内容与今天通行本之《灵枢》基本相同，涉及今本《灵枢》27 篇中之内容。王冰又注引略早于《灵枢经》的《针经》23 次，涉及今本《灵枢》10篇之内容。除去重复，王冰注引见于今本《灵枢》之篇次达31篇。可见王冰所据的《灵枢》本，基本上可以代表《灵枢》早期版本的面貌，也就是说是比较完善的《灵枢》版本。至北宋·林亿《素问·新校正》时，《灵枢》已残缺得不能用以校书，所以仅引录了《灵枢》数条。涉及今本《灵枢》两篇中的内容。《新校正》说："按今《素问》注文中引《针经》者，多《灵枢》之文。但以《灵枢》今不全，故未得尽知也。"足见当时《灵枢》残缺之甚。长期的版本残缺，是《灵枢》出现错讹脱简字较多的原因之一，也是宋以前《灵枢》注家缺乏的因素之一。

方言口语中普遍存在着音转现象，古今如此。如今天一些方言把"白"说成"别"音，把"真"说成"汁"音，把"学"说成"勺"音，把"鞋"说成"孩"音，把"纸"说成"子"音，把"陈"说成"程"音等。古代也是如此。所以汉代就有了《尔雅》《方言》《释名》等这方面的专书问世。口语中的音转现象，用文字符号记录下来，有据可查的，就成了今天的通假字。

唐代是通假字使用频率较高的年代。诚如肖延平在《黄帝内经太素·例言》中所说："古文字多假借。此书既系唐人卷子钞本，书中如'癃'作'疒'，'顋'作'囟'，'貌'作'皃'，'锐'作'兑'之类。皆古味盎然。"《灵枢》既是唐代之作，其通假字，音转字则比比皆是，远较《素问》为多。

通假字常常是畅通文义的一大障碍，稍有不慎，就会误解词义，甚至背道而驰。因此，本书在考注方面，侧重于对通假字、音转字的考证工作。例如：

《灵枢·九针十二原》："邪气在上，浊气在中，清气在下。

故针陷脉则邪气出，针中脉则浊气出。”“陷脉”之“陷”，并非下陷之义，而是“上”之音转。“陷脉”，即“上脉”。与前文“邪气在上”及此之“邪气出”，义例正合。“陷”通“臽”，“臽”义又通“亢”，“亢”音转为“上”。《广雅·释水》：“‘臽’，今通作‘陷’。”又“臽，坑也”。《广雅·释诂》王念孙疏：“亢、伉、抗并通。”《汉书·司马相如传》颜师古注：“‘坑’字或作‘抗’。”《文选·皇太子释奠会作》张铣注：“亢，大也。”《淮南子·说山》高诱注：“上，大也。”

《灵枢·根结》“奇邪离经”：“奇”为“疾”之音转，“病”义。“奇邪”即“病邪”之义。“离”通“罹”，“罹患”义。“奇邪离经”，即“病邪在经”之义。《集韵·支韵》：“‘奇’，或作‘倚’。”《楚辞·大招》王逸注：“倚，辟也。”《战国策·宋卫策》鲍彪注：“疾，犹癖。”《广韵·昔韵》：“癖，腹病也。”《左传·宣公九年》杜预注：“辟，邪也。”《汉书·贾谊传》颜师古注：“辟，足病。”是“奇”、“疾”通转之证。《说文新附·网部》：“罹，古多通作‘离’。”《汉书·叙传》颜师古注：“罹，遭也。”《史记·管蔡世家》司马贞索隐：“罹，被。”

《灵枢·经别》“粗之所易”：“粗”指劣医；“易”通“痍”，“病”、“伤”义。“粗之所痍”即“劣医所患之弊病”之义。《说文通训定声》：“易，叚借为佒。”《广雅·释诂》王念孙疏：“佒，通作夷。”《说文通训定声》：“夷，叚借又为痍。”《公羊传·成公十六年》陆德明释文：“痍，伤也。”《国语·晋语》韦昭注：“伤，病也。”是“易”、“痍”古通之证。

《灵枢·经筋》“以桑钩钩之”：前“钩”字，通“构”，指木枝；后“钩”字，为“篝”之音转，“熏燃”之义。“以桑钩钩之”，即“以桑构篝之”，用桑枝熏燃制木炭之义。《周礼·考工记·车人》孙诒让正义：“‘钩’，字又作‘枸’。”《类篇·木部》：“枸，木曲枝。”“钩”、“篝”古音同，故可通转。《方言·卷五》郭璞注：“篝，今熏笼也。”

《灵枢·四时气》“小腹控睾”：“控”，为“痛”之音转。“小腹控睾”，即“小腹睾丸疼痛”之义。《说文通训定声》：“空，叚借为控。”《汉书·张骞传》：“空，通也。”《说文通训定声》：“通，一为同。”《左传·成公二年》李富孙释：“同，作‘桐’。”《广雅·释诂》王念孙疏：“桐，亦恫也。”《书·康诰》孔安国传：“恫，痛也。”是控、痛古通之证。

尽管笔者呕心沥血，努力多年，但书中的错、失之处，必然存在。诚盼读者和同道不吝赐教。

在本书的撰写和出版过程中，得到了中医古籍出版社，尤其是郝恩恩老师的大力支持，在此谨表示诚挚的感谢。

申洪砚

2008 年 12 月

凡　例

1. 以郭霭春《黄帝内经灵枢校注语译》为底本（天津科学技术出版社，1981 年第 1 版）。原文的句读、段落划分，多从底本。

2. 通篇以［原文］、［考注］、［释文］三项为体例。

3. 原文的主要参照本是人民卫生出版社 1982 年影印明·赵府居敬堂刊本和人民卫生出版社 1963 年排印本。原文文字明显有误的，直接依据上述两种版本进行更正，不再注明。例如：《灵枢·禁服》“匆满而约之”之“匆”，直接改为“勿”字；《灵枢·卫气》“如病之所生”之“如”，直接改为“知”。

4. 词义考注方面，尽量引录古代文献加以证明。例如：《灵枢·九针十二原》之“悬阳”：“悬”有“高”义，“阳”有“明”义。目在上如日月之明，故称“悬阳”。《庄子·外物》成玄英疏：“县，高也。”悬、悬古通。《庄子·人间世》成玄英疏：“阳，明也。”《灵枢·邪气藏府病形》之“调”，“察辨”义。《玉篇·言部》：“调，度也。”《诗·文王》陈奂传疏：“度，犹鉴也。”《大戴礼记·小辨》王聘珍注：“度，揆度也。”

5. 通假字、音转字方面，尽量找出证据或理由。例如：《灵枢·寿夭刚柔》“相果则寿，不相果则夭”之“果”，为“和”之借字。《尔雅·释诂》郝懿行疏：“和，又通作咼。”《庄子·至乐》“予果”，陆德明释文：“元嘉本作‘予过’。《说文·辵部》：‘过，度也，从辵咼声。’”是“果”、“和”古通之证；

《灵枢·经脉》之“故卫气已平”之“平”，为“并”之音转，“盛”义。《小尔雅·广言》胡永琪注：“平、辨字本通。”《逸周书》朱右曾释：“屏，《礼记》作‘辨’，声相通。”《读书杂志·管子》王念孙按：“并，与屏同。”是“平”、“并”古通之证。《素问·生气通天论》王冰注：“并，谓盛实也。”《灵枢·痈疽》“井疽”之“井”，为“胸”之音转。“井”、“胸”古韵近，故可通转。

6. 经文误字、脱简字的认定，以不违背经文原义，上下文义贯通为原则，并尽量分析其形成因素。例如：《灵枢·终始篇》：“人迎与脉口俱盛三倍以上，命曰阴阳俱溢，如是者不开。”“不开”，若解作“闭阻”义，则与后文“血脉闭塞”义重不例。所以分析其为“坏”音之分离致误。作“坏”解，前后文义正可贯通。且前文有“五藏、气坏”之文，可以佐证。《灵枢·经脉篇》“心惕惕如人将捕之，是为骨厥”之“骨”，“骨”为“骭”之脱。“骭”通“骱”，为“惊”之音转。则“骨厥”，即“惊厥”，与前文“心惕惕”义例正合。《灵枢·大惑论》“诛其小过”之“小”，“小”为“寸”之误，“寸”为“疛”之脱。“疛”即“病邪”义。《广雅·释诂》：“疛，病也。”“疛”与“过”，互文同义。“诛其疛过”，即除其病邪之义。

7. 对原文的校勘，主要采用《甲乙经》之文。因为我们的观点，《甲乙经》为《灵枢经》的鼻祖。《灵枢》的前身为《九卷》，《九卷》的前身是《甲乙经》。例如：《灵枢·营气》“乃传之肺”，《甲乙·卷一·第十》“乃”作“气”；《灵枢·四时气》“为五十九痏”之“痏”，《甲乙·卷七·第五》作“刺”。

8. 底本中词义校注有新见地且恰当者，直接标出郭氏之名进行引录。例如：《灵枢·热病》“取之皮”，郭霭春：“马注本、张注本‘皮’作‘脉’。按：作‘脉’是。‘脉’是‘脈’之俗字。古或作‘𠂢’，与‘皮’易误。”《灵枢·逆顺肥瘦》“劲则气滑血清”之“劲”，郭霭春：“按：‘劲’当作‘轻’，声误。‘轻’与上文‘重’字相对。”

9. 词义相同，前篇中已引证考注资料的，后面的考注中一般不再重复引用，直接指出其义。例如：《灵枢·邪客》“阳气盛则阳跻陷不得入于阴”之“陷”，为“血”之音转；《灵枢·刺节真邪》“官针奈何”之“官”，“用”义。

10. 释文方面，多以直译为主，也兼用义释。例如：《灵枢·通天》：“余尝闻人有阴阳，何谓阴人？何谓阳人？”释文：我听说人有阴阳之分别，什么是阴人？什么是阳人？《官能》：“余闻九针于夫子，众多矣，不可胜数。”释文：我听你讲九针之学，内容众多，难以尽数。

申洪砚

2008 年 12 月

目　录

九针十二原第一

[原文]

黄帝问于岐伯曰：余子①万民，养百姓②，而收其租税。余哀其不给③，而属④有疾病。余欲勿使被⑤毒药，无⑥用砭石。欲⑦以微针⑧通其经脉，调其血气，营⑨其逆顺出入之会⑩。令可传于后世，必明⑪为之法，令终而不灭，久而不绝，易用难忘，为之经纪⑫。异其章⑬，别其表里⑭，为之终始，令各有形⑮，先立⑯《针经》。愿闻其情。

[考注]

①子："爱"义。《战国策·秦策》高诱注："子，爱也。"

②百姓：百官。《国语·周语》"百姓兆民"韦昭注："百姓，百官也。官有世功，受氏姓也。"

③给："足"义。《国语·周语》韦昭注："给，足也。"

④属：通"足"，"多"义。《说文·尾部》朱骏声《通训定声》："属，叚借为足。"

⑤被："受"之假借。《诗·周南·汉广序》郑玄笺："先被文王之教化。"孔颖达疏："定本'先被'作'先受'。"是其例。

⑥无：通"而"。《尔雅·释言》邵晋涵正义："'亡'与'无'古通用。"《读书杂志·逸周书》王引之注："'之'，疑当作'亡'。"《楚辞·离骚》朱熹集注："'之'，一作'而'。"是"无"、"而"、"之"古并通之证。

⑦欲：为"余"之音转。《尔雅·释诂》："余，我也。"

⑧微针："微"为"九"之音转。"微针"，即"九针"。《素问·

异法方宜论》“其治宜微针。故九针者，亦从南方来”。律以前文之例，“其治宜砭石，故砭石者，亦从东方来”“其治宜毒药，故毒药者，亦从西方来”等，此“微”，正为“九”之音转。

⑨营：“治”义。《小尔雅·广诂》：“营，治也。”

⑩会：“处”义。《方言·卷十》郭璞注：“会，两水合处也。”

⑪明：“知”义。《吕览·恃君》高诱注：“明，知。”

⑫经纪：“纲领”义。《左传·昭公十五年》孔颖达疏：“经者，纲纪之言也。”

⑬异其章：郭霭春：“‘异其’下脱‘篇’字，应据《太素·九针要道》补。”

⑭表里：引为“主次”之义。

⑮形：为“序”之音转。“形”、“序”古声近，故可通转。《礼记·中庸》孔颖达疏：“序，谓次序。”

⑯立：“著”义。《礼记·乐记》郑玄注：“著，犹立也。”

［释文］

黄帝问岐伯说：我爱万民，养百官，征收其租税。我担心他们身体不健壮，而多有疾病。我想使百姓不受药物之苦，而用针石治病。我用九针通其经脉，调其气血，治其上下内外之病处。使针法流传于后世，必须知其治则。使其永久流传不断，易用不忘，成为治病之纲领。学者应辨其篇章，别其主次，知其本末，使各有次序。因此著此《针经》。愿知其内容。

［原文］

岐伯答曰：臣请推而次之，令有纲纪。始于一，终于九[①]焉。请言其道。小[②]针之要，易陈而难入。粗守[③]形，上守神[④]。神乎神，客在门[⑤]。未睹其疾，恶知其原。刺之微[⑥]，在速迟。粗守关，上守机[⑦]。机之动，不离其空。空中之机，清静而微[⑧]。其来[⑨]不可逢[⑩]，其往[⑪]

不可追[12]。知机之道者[13]，不可挂以发[14]；不知机道，叩之不发[15]。知其往来，要与之期[16]。粗之暗乎，妙哉工独有之。往者为逆，来者为顺。明知逆顺，正[17]行无问。逆而夺之，恶得无虚，追而济之，恶得无实。迎之随之，以意和之，针道毕矣。

［考注］

①始于一，终于九：指《针经》一书共有九篇，始于第一篇，终于第九篇。《素问·八正神明论》："余闻《九针》九篇。"《灵枢·外揣》："余闻《九针》九篇。"

②小：《甲乙·卷五·第四》作"夫"。

③守："知"义。《玉篇·宀部》："守，视也。"《广雅·释诂》："视，明也。"《吕览·恃君》高诱注："明，知。"

④上守神："上"指上工，高明医生；"神"，"气"义。《左传·庄公三十二年》孔颖达疏："神者，气也。"

⑤客在门："客"，引为"行走"之义；"门"，指腧穴。神气行走在腧穴之间，故云"客在门"。杨上善："痏孔为外门也。"

⑥微：秘诀。《列子·说符》张湛注："微言，犹密谋也。"

⑦机：通"气"。《说文通训定声》："'機'，叚借为'幾'。"《诸子平议·吕氏春秋》俞樾按："'幾'与'既'通。"《说文句读》："气与既同。"是"机"、"气"古通之证。《灵枢·小针解》."上守机者，知守气也。"

⑧微：此"微"，"隐"义。《左传·襄公十九年》洪亮吉注："微，隐匿也。"

⑨来：引为"盛"义。《灵枢·小针解》："其来不可逢者，气盛不可补也。"

⑩逢：引为"补"义。

⑪往：引为"虚"义。《灵枢·小针解》："其往不可追者，气虚不可泻也。"

⑫追：引为“泻”义。

⑬知机之道者：“知”及其后十八字，为错误注文误入正文。因其将“机”解为弓弩之“机”了。“机”在此为“气”之假字。

⑭不可挂以发：“挂”通“抉”，“板”义。《集韵·卦韵》：“‘挂’，通作‘掛’。”《吴越春秋》徐天祐注：“‘掛’，《子胥传》作‘抉’。”《周礼·夏官》孙诒让正义：“‘抉’，即今之扳指是也。”“不可挂以发”，即“气不来不治”之义。

⑮叩之不发：“叩”，“发”义。《论语·子罕》陆德明释文：“叩，发动也。”“不”，为“而”之音转。“叩之而发”，即“气不至即治”之义。

⑯要与之期：“与”为“知”之音转。《经义述闻》：“‘与’，即‘以’也。”《楚辞·离骚》旧校：“‘以’，一作‘之’。”《诗·采薇》王先谦疏：“‘知’，作‘之’。”是“与”、“知”古通之证。“期”为“气”之音转。《方言·卷十二》戴震疏：“‘气’，古‘氣’字。”《集韵·未韵》：“乞，或通作‘气’。”《诸子平议·晏子春秋》俞樾按：“乞，当作‘即’。”《经词衍释》“‘即似’，犹‘其似’也。”《说文通训定声》：“其，叚借又为‘期’。”是“期”、“气”古通之证。“要与之期”，即“其要在于知其气”之义。

⑰正：为“其”之误。

［释文］

岐伯答道：我愿推演发挥其说，使其有纲要。《针经》九篇，始于第一篇而终于第九篇。我讲一讲其中的道理。针刺的要点，易说而难做。劣医知外形，良医知神气。气啊！行布在腧穴之间。不见其病，怎知其病因？针刺之秘诀在于迟速。劣医只知四肢表穴，良医才知气机运行。气之运动，不离孔穴。孔穴中之气，清静而隐匿。其盛不可补，其虚不可泻。知气之理者，气不来不治；不知气之理者，气不至即治。知道它的往来，要点在于知其气。劣医不明，良医独识。气去为逆，气来为顺。明知逆顺，其治无须问他人。气去，虚而攻泻之，怎么能不更虚呢？气实而补之，怎么能不更实呢？补之泻之，用心调之。针的要理尽于此了。

[原文]

凡用针者，虚则实之，满则泄之，宛陈则除之，邪胜则虚之。大要曰：徐而疾[1]则实，疾而徐[2]则虚。言实与虚，若有若无[3]；察后[4]与先[5]，若存若亡；为[6]虚与实，若得若失[7]。虚实之要，九针最妙。补泻之时，以针为之。泻曰必持[8]内[9]之，放而出之，排阳得[10]针。邪气得泄。按而引针，是谓内温[11]。血不得散，气不得出也。补曰随[12]之，随之，意[13]若妄[14]之，若行若按，如蚊虻止[15]如留如还[16]，去如弦绝，令左属右[17]，其气故止。外门已闭，中气乃实。必无[18]留血，急取诛之。持针之道，坚[19]者为宝。正指直刺，无针左右。神在[20]秋毫，属意病者。审视血脉者，刺之无殆。方刺之时，必在[20]悬阳[21]及与两卫[22]。神属勿去[23]，知病存亡。血脉者，在腧横居[24]，视之独澄[25]，切之独坚。

[考注]

①徐而疾："徐"通"餘"，引为"补"义，"而"通"其"。"餘其疾"，即补其病之义。《广雅·释诂》王念孙疏："'徐'与'餘'亦声近义同。"是"徐"通"餘"之证。《楚辞·离骚》旧校："'而'，一作'其'。"此"而"、"其"古通之例。

②疾而徐："疾"、"徐"二字互易。"徐"为"除"之误。"除而疾"，即泻其病之义。

③若有若无："若"，连词，"一"义。"若有若无"，即"一有一无"之义。《经词衍释》："若，犹'或'也。"《墨子·经说》孙诒让注："一之言或也。"

④后：通“厚”，引为“实”义。《管子集校》：“厚，后通。”《国语·鲁语》韦昭注：“厚，大也。”

⑤先：为“失”之形误，引为“虚”义。

⑥为：引为“治”义。

⑦若得若失：“得”，指补；“失”，指泻。“若得若失”，即“一补一泻”之义。

⑧持：为“取”之音转，“取”为“刺”义。《韩非子·说林》王先慎集解：“‘持’，作‘取’。”是“持”、“取”古通之证。

⑨内：为“出”之误。

⑩阳得：《甲乙·卷五·第四》作“扬出”。

⑪温：“补”义。《素问·至真要大论》张志聪注：“温者，补也。”

⑫随：“至”义，使气至。《素问·天元纪大论》张志聪注：“随，来也。”《尔雅·释诂》：“来，至也。”

⑬意：为“其”之音转。《文选·为曹公作序与孙权》“意危”，五臣本作“气危”，是“意”、“气”古通；《经词衍释》：“既似，犹‘其似’也。”《诸子平议·晏子春秋》俞樾按：“乞，当作‘既’。”《方言·卷十二》戴震疏：“乞，古氣字。”是“意”、“其”、“气”古并通之证。

⑭妄：通“亡”，“无”义。《玉函山房辑轶书》：“亡，即妄。”

⑮止：通“之”。《诗·墓门》“讯之”，《韩诗》“之”作“止”。是“止”、“之”古通之证。

⑯还：通“环”。引为“行”义。《经义述闻》：“‘还’与‘环’通。”

⑰令左属右：“左”，为“手”之误；“属”通“之”；“右”，“助”义。“令手之右”，即使手按助之义。《集韵·遇韵》：“‘注’，或作‘属’、‘主’。”《国语·周语》韦昭注：“主，正也。”《管子·权修》戴望校：“‘止’，作‘正’。”《诗·墓门》“讯之”之“之”，《韩诗》作“止”。此“属”、“之”古通之证。《汉书·谷永传》颜师古注：“右，助也。”

⑱必无：“必”，“若”义；“无”，为“之”之音转。《经词衍释·

补遗》："必，若也。"《尔雅·释言》邵晋涵正义："'亡'与'无'古通用。"《读书杂志·逸周书》王引之注："'之'，当作'无'。"是"无"、"之"古通之证。

⑲坚："坚"为"竖"之误。"竖"为"俞"之音转。"竖"、"俞"古韵同，故可通转。

⑳在：察。《管子集校》："在，察也。"

㉑悬阳：指目。"悬"有"高"义；"阳"有"明"义。目在上如日月之明，故称"悬阳"。《庄子·外物》成玄英疏："县，高也。"县、悬古通。《庄子·人间世》成玄英疏："阳，明也。"《文选·赠张华》吕向注："悬象，日月也。"《文选·朔风诗》李周翰注："悬景，日也。"《文选·演连珠》吕向注："悬景，月也。"是"悬"多指日月之高与明。

㉒两卫："卫（衛）"为"衡"之误。形近致误。两衡指两眉上。《战国策·中山策》鲍彪注："衡，眉上。"

㉓神属勿去："属"为"之"之音转；"勿"为"留"之误。"神之留去"，与下文"知病存亡"义相合。

㉔在腧横居："在"，"察"义。"横居"，引为"左右"义，指俞穴之左右。

㉕澄：《甲乙·卷五·第四》作"满"。

[释文]

凡用针刺治病，正气虚用补法，邪气盛用泻法，瘀血证用逐除瘀血法，邪胜使其衰虚。其要点是：补其病则实，除其病则虚。说实与虚，就是一有一无；察实与虚，就是一存一失；治虚与实，就是一补一泻。补虚泻实之要具，以九针最好。补泻之方法，用不同的针法来实施。泻法是：必刺而出之，放血出之，排邪出针，邪气得泄。若按而行针，叫做内补，血不能散，气不能出。补法是至之，使气至之。其来好像看不见，或行或止好像蚊虻留、行一样轻不可知。出针宜快如弦绝断一样，并用手按助，使其气止而不泄。针孔关闭，中气充实。若有留血，急刺除之。

用针之理，俞穴为贵。端正直刺，不使针偏左右。察其秋毫之变化，专心病者，审其血脉，刺法不败。将刺之时，必察目之神气及两眉之上色泽。察神气之留去，即知病人之存亡。刺血络者，察其俞穴左右之处，视其独盛独坚之处刺之。

［原文］

九针之名，各不同形。一曰镵针，长一寸六分；二曰员针，长一寸六分；三曰鍉针，长三寸半；四曰锋针，长一寸六分；五曰铍针，长四寸，广二分半；六曰员利针，长一寸六分；七曰毫针，长三寸六分；八曰长针，长七寸；九曰大针，长四寸。镵针者，头大末锐，去[①]泻阳气；员针者，针如卵形，揩摩分间，不得伤肌肉，以泻[②]分气；鍉针者，锋如黍粟之锐，主按[③]脉勿[④]陷[⑤]，以致[⑥]其气；锋针者，刃三隅，以发痼疾；铍针者，末如剑锋，以取大脓；员利针者，大如氂，且员且锐，中身微大，以取暴气[⑦]；毫针者，尖如蚊虻喙，静以徐往，微[⑧]以久留之而养[⑨]，以取痛痹；长针者，锋利身薄，可以取远痹；大针者，尖如梃，其锋微员，以泻机关之水也。九针毕矣。

［考注］

①去：为“以”之音转。与下文例合。

②泻：为“治”之误。《灵枢·九针论》正作“治”。

③按：通“安”，引为“治”义。

④勿：为“络”之误。“络”脱为“各”，误作“勿”。

⑤陷：为“血”之误赘。“血”与“臽”形近。“臽”通“陷”，故误作“陷”。

⑥致：为“治”之音转。《商子》孙诒让按：“‘治’，作‘制’。”

《读书杂志·荀子》王念孙按:"'至',当为'制'。"《孟子·滕文王》焦循正义:"'至'与'致'通。"是"致"、"治"古通之证。

⑦暴气:郭霭春:"'气',应作'痹',当据《太素·九针所主》杨注改。"

⑧微:通"其"。《文选·移书让太常博士》"为古文",五臣本作"其古文",《尔雅·释言》郝懿行疏:"'为'与'伪'古通用。"《庄子·渔父》陆德明释文:"'危'或作'伪'。"《尔雅·释诂》郝懿行疏:"'微',通作'危'。"是"微"、"其"古通之证。

⑨养:"利"义。《管子·国蓄》尹知章注:"养,利也。"

[释文]

九针之名称形状各不相同。第一种叫做镵针,长一寸六分;第二种叫做员针,长一寸六分;第三种叫做鍉针,长三寸五分;第四种叫做锋针,长一寸六分;第五种叫做铍针,长四寸,宽二分半;第六种叫做员利针,长一寸六分;第七种叫做毫针,长三寸六分;第八种叫做长针,长七寸;第九种叫做大针,长四寸。镵针,针头大,针尖锐利,用于泻阳热表邪;员针,针锋圆,用于压摩肌肉,不伤肌肉,治疗肌肉之病;鍉针,锋如黍粟粒之尖锐,主治脉络血之病,以治其气;锋针,三面有刃,用治久瘀顽固之疾;铍针,针尖像剑锋之利,用于刺痈排脓;员利针,针尖像长毛,渐渐锐利,针身稍粗,用于治疗暴痹;毫针,针尖像蚊虻之嘴,轻缓刺入,久留而通利血脉,用于治疗痛痹;长针,锋利而细,用治久痹;大针,针尖像竹茬,其锋稍圆,用去关节积水。九针大致如此。

[原文]

夫气之在脉也,邪气①在上,浊气②在中,清气在下。故针陷③脉则邪气出,针中脉则浊气出。针太深则邪气反沉,病益。故曰:皮肉筋脉各有所处,病各有所宜，各不同形，各以任其所宜。无实无虚，损不足而益有余，是谓甚病[④]，病益甚。取五[⑤]脉者死，取三[⑥]脉者恇[⑦]。夺阴者死，夺阳者狂。针害毕矣。刺之而气不至，无问其数，刺之而气至，乃去之，勿复针。针各有所宜，各不同形，各任其所为。刺之要，气至而有效。效之信[⑧]，若风之吹云，明乎若见苍天。刺之道毕矣。

［考注］

①邪气：指风邪。《素问·太阴阳明论》："伤于风者，上先受之；伤于湿者，下先受之。"《灵枢·百病始生》："风雨则伤上，清湿则伤下。"《灵枢·邪气藏府病形》："身半已上者，邪中之也；身半已下者，湿中之也。"

②浊气："浊"，为"穀（谷）"之音转。指饮食水谷。"浊"、"谷"古韵同，故可通假。《灵枢·小针解》："浊气在中者，言水谷皆入于胃……饮食不节，而病生于肠胃，故命曰浊气在中也。"

③陷：为"上"之音转。《广雅·释水》："臽，坑也。""臽"通"陷"，"坑"与"亢"通。"亢"音可转为"上"音。《广雅·释诂》王念孙疏："亢、伉、抗并通。"《汉书·司马相如传》颜师古注："坑字或作'抗'。"《淮南子·说山》高诱注："上，大也。"《文选·皇太子释奠会作》张铣注："亢，大也。"

④甚病："甚"为"臽"之形误。"臽"通"陷"，"坏"义。陷病即坏病。《吕览·论威》高诱注："陷，坏也。"《伤寒论·十六条》："太阳病三日，已发汗，若吐，若下，若温针，仍不解者，此为坏病。"

⑤五：为"手"之误。

⑥三：为"足"之脱误。

⑦恇："狂"之音转。《说文·心部》桂馥注："恇，或通作'匡'。"《说文通训定声》："匡，叚借为'恇'""叚借为'尪'"。《读书杂志·淮南内篇》王念孙按："狂，当为'尪'。"是"恇"、"狂"古通之证。下文"夺阳者狂"，可证。

⑧信：征验义。《广韵·震韵》："信，验也。"

［释文］

邪气伤脉，风邪多伤上部之脉，饮食水谷之气常伤中部之脉，寒湿之邪常伤下部之脉。所以针刺上部之脉则风邪出，针中部脾胃之脉则水谷之邪气除。病浅针刺太深则病邪反入里，病加重。所以说，皮肉筋脉各有其部，病各有其相适宜的治法，各不相同，应各随其所病而施针，不要犯"实实"、"虚虚"之弊，损不足之气而益有余之邪，这叫做"坏病"。病会更加重。误刺手之阴脉者死，误刺足之阳脉者致狂。伤阴者死，伤阳者狂。误刺之针害大致如此。刺之而没有获得针感，可以再刺而不考虑其次数；刺已获得针感者，即停止不复再刺。针刺各有其相适应的治法，各不相同，各随其病而施针。针刺之要点，获得针感而有效。获效之征验，病痛消除好像风吹云散，晴天立见一样快。针刺之大法大致如此。

［原文］

黄帝曰：愿闻五藏六府所出之处。岐伯曰：五藏五俞，五五二十五腧；六府六腧，六六三十六腧。经脉十二，络脉十五，凡二十七气以上下，所出为井，所溜[①]为荥，所注[②]为腧，所行为经，所入为合。二十七气所行，皆在五腧也。节[③]之交，三百六十五会。知其要者，一言而终，不知其要，流散无穷。所言节者，神气之所游行出入也，非皮肉筋骨[④]也。

［考注］

①溜：通"留"。《文选·魏都赋》张载注："'留'或作'溜'字。"

②注：引为"通"义。

③节："气"义。《太平御览·卷一》引《诗推度灾》注："节犹气也。"

④骨：指一般的直骨。

［释文］

黄帝说：愿知五脏六腑经气所出之处。岐伯说：五脏各有五种俞穴，五五二十五俞穴。六腑各有六种俞穴，六六三十六俞穴。经脉有十二条，络脉有十五条，凡此二十七脉气循行周身上下。经气始出为"井穴"，小留为"荥穴"，所通为"俞穴"，所流行为"经穴"，所入止为"合穴"。二十七气皆流注五俞。人体气流通交会之处，共三百六十五处。知其要领者，一句话就可概括。不知其要点，涣散莫知。所说的关节，都是神气流行出入之处，并不是指皮、肉、筋和一般的直骨而言。

［原文］

睹其色，察其目，知其散复[①]，一[②]其形，听其动静，知其邪正。右主推[③]之，左持[④]而御[⑤]之，气至而去[⑥]之。凡将用针，必先诊脉，视气之剧易，乃可以治也。五藏之气已绝于内，而用针者反实[⑦]其外[⑧]，是谓重竭。重竭必死，其死也静。治之者辄[⑨]反[⑩]其气，取腋[⑪]与膺。五藏之气已绝[⑫]于外，而用针者反实其内[⑬]，是谓逆厥[⑭]，逆厥则必死，其死也躁。治之者，反[⑮]取四末。刺之害，中而不去，则精泄；害[⑯]中而去，则致[⑰]气。精泄则病益甚而恇[⑱]，致气则生为痈疡。

［考注］

①散复："复"引为"聚"义。散复指邪气之散聚。《灵枢·五色》"察其散抟，以知远近，视色上下，以知病处。""抟"，正为"聚"义。

②一：为"视"之音转。《吕览·知士》高诱注："一，犹乃也。"

《潜夫论·述赦》汪继培笺："亦，今作'乃'。"《易·明夷》陆德明释文："'示'，或作'亦'。"《战国策·韩策》鲍彪注："'视'、'示'同。"是"一"、"视"古通之证。

③推："进"义。《集韵·灰韵》："推，进也。"

④持："扶助"义。《荀子·仲尼》王先谦集解："持，扶助也。"

⑤御：主。《礼记·曲礼》郑玄注："御，犹'主'也。"

⑥去，引为"止"义。

⑦实："致"之音转，"使"义。《群经平议·礼记》俞樾按："'实'，当为'致'。"《资治通鉴·周纪》胡三省注："致，使之至也。"

⑧外："泄"义。《礼记·大学》孔颖达疏："外，疏也。"《广韵·至韵》："疏，除也。"

⑨辄：副词，"每"义。

⑩反：通"复"。《庄子·德充符》成玄英疏："'反'，犹'复'也。"

⑪腋：为"背"之音转。《列子·黄帝》张湛注："'亦'，当作'易'。"《吕览·巫徒》高诱注："'反'，'易'。"《古文菀·刀铭》章樵注："'反'，'背'。"《说文·肉部》段玉裁注："'亦'、'腋'古今字。"是"腋"、"背"古通之证。

⑫绝：引为"盛"义。《文选·还都道中作》吕向注："绝，极也。"《公羊传·昭公十七年》何休注："极，多也。"

⑬内：通"入"。引为"补"义。《左传·襄公儿年》洪亮吉注："'内'，读为'入'。"《广雅·释诂》："入，得也。"

⑭厥：为"疾"之音转，"病"义。《读书杂志·史记》王念孙按："禹贡'厥'字，史公皆以'其'字代之。"《经传释词》："'厥'，犹'之'也。"又"'及'，犹'於'也"、"'於'，犹'其'也"，《群经平议·春秋左传》："及，读为'急'。"《方言·卷十》钱绎笺："'疾'，与'急'同义。"《释名·释疾病》："疾，病也。"

⑮反：为"其"之误。

⑯害：为"不"之误。郭霭春："本经《寒热病篇》、覆刻《太

素·卷二十一·九针要道》'害'并作'不'。"

⑰致："聚"义。《周礼·大司马》郑司农注："致，谓聚众也。"

⑱恇：为"狂"之音转。此喻病甚。

［释文］

察其气色和眼神，可以知道病邪之散与聚；视其形，听其动静，可以知道邪正之状态。右手主进针，左手主辅助，获得针感后而停止。凡针刺，必先诊察其脉，视病邪之轻重，然后治疗。五脏之气已虚竭于内，而用针反使其泻，叫做"重虚"，重虚必死。其死时病人是安静的。治此证每益复其气，刺背与胸部腧穴。五脏之气已盛于外，而用针反使其补，叫做"逆病"。逆病必死。其死时病人呈躁动不安的状态。治此应取四肢手足之腧穴。针刺之弊病是：中病而不止，则伤气；不中病而止，则聚邪气。气伤则病更加严重，聚气则为痈疡之病。

［原文］

五藏有六府，六府有十二原，十二原出于四关①，四关主治五藏。五藏有疾，当取十二原。十二原者，五藏之所以禀②三百六十五节气味③也。五藏有疾也，应出十二原，而原各有所出。明知其原，睹其应④，而知五藏之害矣。阳中之少阴，肺也，其原出于太渊，太渊二。阳中之太阳，心也，其原出于大陵，大陵二。阴中之少阳，肝也，其原出于太冲，太冲二。阴中之至阴，脾也，其原出于太白，太白二。阴中之至阴，脾也，其原出于太白，太白二。阴中之太阴，肾也，其源出于太溪，太溪二。膏之原，出于鸠尾，鸠尾一。肓之原，出于脖胦，脖胦一。凡此十二原者，主治五藏六府之有疾者也。

［考注］

①四关："关"为"端"之音转。"关"、"端"古韵同，故可通转。四端指手足。《论语·子罕》陆德明释文："端，末也。"

②禀：供给义。《资治通鉴·宋纪》胡三省注："禀，赐谷也，供给也。"

③气味：同义复词，指气。《大戴礼记·四代》："味为气。"

④应：引为征象义。

［释文］

五脏有六腑相合，六腑有十二原穴。十二原穴出于手足四端，四端原穴主治五脏病变。五脏有病，应取十二原穴。十二原穴和周身三百六十五骨节一样受五脏之气之充养供给。五脏有病，可反映于十二原，十二原各通其脏。明知十二原，视其征象，就可知五脏之病害。肺是上部的阴脏，它的原穴是太渊，左右有二。心是上部之阳脏，它的原穴是大陵，左右有二。肝是下部之阳脏，它的原穴是太冲，太冲左右有二。脾是下部之阴脏，它的原穴是太白，左右有二。肾是下部之阴脏，它的原穴是太溪，左右有二。膏的原穴是鸠尾，一穴。肓的原穴是气海，一穴。凡此十二原穴，主治五脏六腑之病。

［原文］

胀取三阳，飧泄取三阴。

［释文］

腹胀刺三阳经，食泄刺三阴经。

［原文］

今夫五藏之有疾也，譬犹刺也，犹污也，犹结也，犹闭也。刺虽久，犹可拔也；污虽久，犹可雪也；结虽久，犹可解也；闭虽久，犹可决也。或言久疾之不可取者，非其说也。夫善用针者，取其疾也，犹拔刺也，犹雪污也，犹解结也，犹决闭也。疾虽久，犹可毕也。言不可治者，未得其术也。

［释文］

五脏有病，好比身体之刺，好比物之污染，好比绳之有结，好比河道闭阻。刺虽久，仍可拔；污虽久，仍可清洗；绳结虽久，仍可解，阻塞虽久，仍可通泄。有人说病久不可刺，其说不对。善用针刺治病的人，好像拔刺，好像洗污，好像解结，好像通闭，病虽久，仍可治愈。说不可治，是未得其法。

［原文］

刺诸热者，如以手探汤；刺寒清者，如人不欲行①。阴②有阳③疾者，取之下陵三里，正④往无殆，气下乃止。不下复始也。疾高⑤而内⑥者，取之阴之陵泉；疾高⑦而外⑧者，取之阳之陵泉也。

［考注］

①不欲行："不"为"之"之音转；"欲"通"浴"；"行"为"冰"之音转。"不欲行"，即"之浴冰"。《灵枢·本神》"专意一神，精气之分"，"之"，《太素·卷二十二·三刺》作"不"。是"不"、"之"通假之证。《易·损·象传》陆德明释文："欲，一作浴。"是"欲"、"浴"古通之证。"冰"、"行"古韵近，故可通转。"如人之浴冰"，与前文"如以手探汤"正对举。

②阴：为"人"之音转。《春秋繁露》"臣为阴"、"子为阴"，《群经平议·毛诗》俞樾按："人者，臣也。"《汉书·武帝纪》颜师古注："子者，人之嘉称。"《列子·仲尼》张湛注："人，谓凡小人也。"《太玄·进》范望注："阴，小人也。"是"阴"、"人"古通之证。

③阳：指阳明经。

④正：为“其”之误。

⑤高：为“槁”之音转，“衰”义。《楚辞·九辩》洪兴祖注：“‘高’，即‘枯槁’之‘槁’。”

⑥内：引为“补”义。

⑦高：引为“盛”义。《战国策·秦策》高诱注：“高，大也。”

⑧外：引为“泻”义。

［释文］

刺热病，好像以手试开水；刺寒病，好像人之浴冰。人有阳明经病，刺足三里穴，其治无败。邪退即止，不去再刺。病虚衰用补法，刺阴陵泉穴；病盛实用泻法，刺阳陵泉穴。

本输第二

本：为“论”之音转。“本输”，即“论腧”，论述腧穴之义。“本”、“论”古韵同，故可通假。《广雅·释言》：“论，道也。”《庄子·知北遊》成玄英疏：“本，道也。”

[原文]

黄帝问于岐伯曰：凡刺之道，必通十二经络①之所终始，络脉之所别②处，五输之所留③，六府之所与合，四时之所出入④，五藏之所溜⑤处，阔数⑥之度，浅深之状，高下所至。愿闻其解。

[考注]

①络：此“络”，与“脉”互文同义。《太素·卷十一·本输》作“脉”。《素问·缪刺论》张志聪注：“经脉者，大络也。”

②别：“分”义。《汉书·东方朔传》颜师古注：“别，分也。”

③所留：此指位置。

④出入：指脉之浮沉。

⑤溜：通“流”，“通”义。《说文通训定声》：“‘流’，叚借为‘留’。”《道士步虚词》倪潘注：“溜，亦‘流’也。”

⑥数：为“缩”之通假。《说文通训定声》：“‘数’，叚借为‘缩’。”

[释文]

黄帝问岐伯说：凡针刺之理，必须知十二经脉之起止，络脉分支之处，五脏腧穴的位置，六腑腧穴与其相合的关系，四时脉气之浮沉，五脏脉气所通之处，经脉宽窄大小之规律，浅深之状态，高下之走向。愿知其说。

［原文］

岐伯曰：请言其次也。肺出于少商，少商者，手大指端内侧也[①]，为井木[②]；溜于鱼际。鱼际者，手鱼也，为荥；注于太渊，太渊，鱼后一寸陷者中也，为腧；行于经渠，经渠，寸口中也，动而不居，为经；入于尺泽，尺泽，肘中之动脉也，为合。手太阴经也。

［考注］

①也：《甲乙·卷三》无此字。下文“手中指之端也”、“三毛之中也”等，例同。

②木：为“也”之误。下同。

［释文］

岐伯说：让我依次讲一讲。肺经的脉气出于少商穴，少商穴在大指端内侧，是井穴；脉气流于鱼际穴，鱼际穴在手鱼际，为荥穴；脉气注于太渊穴，太渊穴在鱼际后下一寸陷者中，为输穴；脉气行于经渠穴，经渠在寸口之陷中，动而不止，为经穴；脉气入于尺泽穴，尺泽是肘中之动脉，为合穴。这是手太阴肺经之穴。

［原文］

心出于中冲，中冲，手中指之端也，为井木；溜于劳宫，劳宫，掌中中指本节之内间也，为荥；注于大陵，大陵，掌后两骨之间方下者也，为腧；行于间使，间使之[①]，道[②]两筋之间三寸之中也[③]，有过则至[④]，无过则止[⑤]，为经；入于曲泽，曲泽，肘内廉下陷者之中也，屈而得之，为合。手少阴也。

[考注]

①之：为“者”之音转。《经词衍释》：“‘者’，犹‘之’也。”是“之”、“者”古通之证。

②道：“在”义。后文“昆仑，在外踝之后”，可证。《文选·赭白马赋》李善注：“道，先也。”《诗·商颂·那》毛传：“先王称之曰在古。”《文选·东京赋》刘良注：“在昔，谓先人也。”是“道”、“在”义近之例。

③两筋之间三寸之中也：《甲乙·卷三·第二十五》作“在掌后三寸两筋间陷中”。

④至：引为“盛”、“大”义。《荀子·儒效》杨倞注：“至，谓盛德之极。”《春秋繁露》凌曙注：“‘至’，他本作‘大’。”

⑤止：“静”义。《庄子·人间世》成玄英疏：“止者，凝静之智。”

[释文]

心经脉气出于中冲穴，中冲在手中指之端，是井穴；脉气流于劳宫穴，劳宫在掌中央中指根节的内间，是荥穴；脉气注于大陵穴，大陵在掌后两骨之间陷中，是腧穴；脉气行于间使穴，间使者，在掌后三寸两筋之间陷中。有病则该处经气盛大，无病则静止，是经穴；脉气入于曲泽穴，曲泽在肘内侧陷中，曲肘可得其穴，是合穴。这是手少阴心经之穴。

[原文]

肝出于大敦，大敦者，足大指之端及三毛之中也，为井木；溜于行间，行间，足大指间也，为荥；注于太冲，太冲，行间上二寸陷者之中也，为腧；行于中封，中封，内踝之前一寸半陷者之中，使逆①则宛②，使和③则通，摇④足而得之，为经；入于曲泉，曲泉，辅骨之下，大筋之上也，屈膝而得之，为合。足厥阴也。

［考注］

①逆：反曲之义。《国语·晋语》韦昭注："逆，反也。"使逆，即使足反曲之义。

②宛：通"郁"。阻滞不通义。《方言·卷十三》钱铎笺："蕴、郁、宛，并语之转。"《说文·林部》段玉裁注："宛、苑，皆即'郁'字。"《管子·君臣》尹知章注："郁，塞也。"《左传·昭公二十九年》杜预注："郁，滞也。"

③和：顺畅义。《广韵·戈韵》："和，顺也。"

④摇：《甲乙·卷三·第三十一》作"伸"。

［释文］

肝经的脉气出于大敦穴，大敦在足大指的外侧和三毛中间，是井穴；其脉气流于行间穴，行间在足大指次指间动脉陷中，是荥穴；脉气注于太冲穴，太冲在行间穴上二寸陷中，是输穴；脉气行于中封穴，中封在内踝前一寸陷中，使足反曲则脉气郁滞不通，使足顺放则脉气通畅，伸足可取其穴，是经穴；脉气入于曲泉穴，曲泉在膝辅骨之下，大筋上，屈膝可取其穴，是合穴。这是足厥阴肝经之穴。

［原文］

脾出于隐白，隐白者，足大指之端内侧也，为井木；溜于大都，大都，本节之后，下陷者之中也，为荥；注于太白，太白，腕骨①之下也，为腧；行于商丘，商丘，内踝之下，陷者之中也，为经；入于阴之陵泉，阴之陵泉，辅骨之下，陷者之中也，伸而②得之，为合。足太阴也。

［考注］

①腕骨：为"核骨"之误。太白穴在足内侧核骨下陷者中，《甲

乙·卷三·第三十》正作“核骨”。

②而：为“足”之误。《甲乙·卷三·第三十》作“足”。

［释文］

脾经的脉气出于隐白穴，隐白在足大指内侧，是井穴；其脉气流于大都穴，大都在足大指本节后内侧陷中，是荥穴；脉气注于太白穴，太白在足内侧核骨之下，是输穴；脉气行于商丘穴，商丘在内踝下陷者中，是经穴；脉气入于阴陵泉穴，阴陵泉在膝辅骨下陷者中，伸足可得其穴。这是足太阴脾经之穴。

［原文］

肾出于涌泉，涌泉者，足心也，为井木；溜于然谷，然谷，然骨之下者也，为荥；注于太溪，太溪，内踝之后，跟骨之上，陷中者也，为腧；行于复留，复留，上内踝二寸，动而不休，为经；入于阴谷，阴谷，辅骨之后，大筋之下，小筋之上也，按之应手，屈膝而得之，为合。足少阴经也。

［释文］

肾经的脉气出于涌泉穴，涌泉在足心，是井穴；其脉气流于然谷穴，然谷在足内踝前然骨陷中，是荥穴；脉气注于太溪穴，太溪在足内踝之后，跟骨上陷中，是输穴；脉气行于复留穴，复留在足内踝上二寸处，动而不止，是经穴；脉气入于阴谷穴，阴谷在膝辅骨后，大筋之下，小筋之上，按之脉动应手，屈膝可取其穴。这是足少阴肾经之穴。

［原文］

膀胱出于至阴，至阴者，足小指之端也，为井金①；溜于通谷，通谷，本节之前外侧也，为荥；注于束骨，束骨，本节之后陷中者也，为腧；过于京骨，京骨，足外侧大骨之下，为原；行于昆仑，昆仑，在外踝之后，跟骨之上，为经；入于委中，委中，腘中央，为合，委[②]而取之。足太阳也。

［考注］

①金：为“井”之音转致赘，下同。“井”、“金”古韵近，故可通转。前已有“井”，不当复出“金（井）”。

②委：曲。《楚辞·远游》王逸注：“委，曲也。”

［释文］

膀胱经的脉气出于至阴穴，至阴在足小指的外侧，是井穴，其脉气流于通谷穴，通谷在足小指外侧本节前陷中，是荥穴；脉气注于束骨穴，束骨在足小指外侧本节后陷中，是输穴；脉气过于京骨穴，京骨在足外侧大骨之下，是原穴；脉气行于昆仑穴，昆仑在足外踝跟骨上陷中，是经穴；脉气入于委中穴，委中在膝后腘中央，是合穴，屈膝可取其穴。这是足太阳膀胱经之穴。

［原文］

胆出于窍阴，窍阴者，足小指次指之端也，为井金；溜于侠溪，侠溪，足小指次指之间也，为荥；注于临泣，临泣，上行一寸半陷者中也，为腧；过于丘墟，丘墟，外踝之前下，陷中者也，为原；行于阳辅，阳辅，外踝之上，辅骨之前，及绝骨之端也，为经；入于阳之陵泉，阳之陵泉，在膝外陷者中也，为合，伸而得之。足少阳也。

［释文］

胆经的脉气出于窍阴穴，窍阴在足小指次指外侧，是井穴；

其脉气流于侠溪穴，侠溪在足小指次指骨间，是荥穴；脉气注于临泣穴，临泣在足小指次指本节后陷中，上离侠溪穴一寸五分，是输穴；脉气过于丘墟穴，丘墟在足外踝前陷中，是原穴；脉气行于阳辅穴，阳辅在足外踝上绝骨之端，是经穴；脉气入于阳陵泉穴，阳陵泉在膝下外辅骨陷中，是合穴，伸足可取其穴。这是足少阳胆经之穴。

［**原文**］

胃出于厉兑，厉兑者，足大指内次指之端也，为井金；溜于内庭，内庭，次指外间也，为荥；注于陷谷，陷谷者，上中指内间上行二寸陷者中也，为腧；过于冲阳，冲阳，足跗上五寸陷者中也，为原，摇①足而得之；行于解溪，解溪，上冲阳一寸半陷者中也，为经；入于下陵，下陵，膝下三寸，胻骨外三里也，为合；复下三里三寸为巨虚上廉，复下上廉三寸为巨虚下廉也，大肠属上，小肠属下，足阳明胃脉也。大肠小肠，皆属于胃。是足阳明也。

［**考注**］

①摇：为“按”之误。冲阳穴在足背最高点，向下按足背易取其穴。作“摇”，不妥。

［**释文**］

胃经的脉气出于厉兑穴，厉兑穴在足大指次指的外端，是井穴；其脉气流于内庭穴，内庭在足次指外间陷中，是荥穴；脉气注于陷谷穴，陷谷在中指内间上行二寸陷中，是输穴；脉气过于冲阳穴，冲阳在足背上五寸陷中，是原穴，向下按足背可取其穴；脉气行于解溪穴，解溪在冲阳上一寸五分陷者中，是经穴；脉气入于下陵穴，下陵在膝下三寸胫骨外三里穴处，是合穴；再下三寸，是上巨虚穴；再下三寸，是下巨虚穴；大肠属上巨虚，小肠属下巨虚，都与阳明胃脉相关。大肠经小肠经的脉气，都注于胃脉。这是足阳明胃经之穴。

［原文］

三焦者，上合手少阳，出于关冲，关冲者，手小指次指之端也，为井金；溜于液门，液门，小指次指之间也，为荥；注于中渚，中渚，本节之后陷者中也，为腧；过于阳池，阳池，在腕上陷者之中也，为原；行于支沟，支沟，上腕三寸，两骨之间陷者中也，为经；入于天井，天井，在肘外大骨之上陷者中也，为合，屈肘乃得之；三焦下①腧，在于足大指②之前，少阳之后，出于腘中外廉，名曰委阳，是太阳络也。手少阳经也。三焦者，足少阳太阴（一本作阳）之所将③，太阳之别④也，上踝五寸，别入贯腨肠，出于委阳，并太阳之正⑤，入络膀胱，约下焦。实则闭癃，虚则遗溺。遗溺则补之，闭癃则泻之。

［考注］

①下：为“之”之误。

②足大指：“大指”，《甲乙·卷三·第三十五》作“太阳”。

③将：“主”义。《吕览·执一》高诱注：“将，主也。”

④别：为“络”之音转。《助字辨略·卷五》刘淇按：“别，各也。”《古今文集释》：“‘各’，为‘格’之假借。”《资治通鉴·晋纪》胡三省注：“‘落’，当作‘格’。”《方言·卷五》钱铎笺：“客、络、落，并与落通。”是别、络古通之证。《灵枢·经脉》“手太阴之别”、“手少阴之别”、“手心主之别”等之“别”字，该篇最后云“凡此十五络者”，是“别”、“络”互文通假之例。

⑤正：为“经”之音转。《经义述闻》：“正，经也。”

［释文］

三焦经上合手少阳经，它的脉气出于关冲穴，关冲在手小指侧无名指之端，是井穴；其脉气流于液门，液门在小指与无名指之间，是荥穴；脉气注于中渚穴，中渚在无名指本节后陷中，是输穴；脉气过于阳池穴，阳池在手腕上陷中，是原穴；脉气行于支沟穴，支沟在腕后三寸两骨间凹陷处，是经穴；脉气入于天井穴，天井在肘外大骨之上，是合穴，屈肘可得其穴。三焦之腧，在足太阳之前，足少阳之后，络出腘外侧者，叫委阳穴，也是足太阳所络之处。手少阳三焦经之络，可被足少阳、太阳之所主。太阳之络，上踝五寸，通小腿肚而出于委阳穴，与太阳经一同入连膀胱，约束下焦之道。下焦实则尿闭不通，下焦虚则遗尿。遗尿当补，尿闭当泻。

［原文］

手太阳小肠者，上合手太阳①，出于少泽，少泽，小指之端也，为井金；溜于前谷，前谷，在手外廉本节前陷者中也，为荥；注于后溪，后溪者，在手外侧本节之后也，为腧；过于腕骨，腕骨，在手外侧腕骨之前，为原；行于阳谷，阳谷，在②锐骨之下陷者中也，为经；入于小海，小海，在肘内大骨之外，去端③半寸陷者中也，伸臂④而得之，为合。手太阳经也。

［考注］

①上合手太阳：衍文。手太阳本为小肠经，又云“上合手太阳”，不类。且前文已有“手太阳小肠者”，此赘误。

②在：《甲乙·卷三·第二十九》“在”后有“手外侧腕中”五字。

③去端：《甲乙·卷三·第二十九》作“屈肘”。

［释文］

小肠经的脉气出于少泽穴，少泽在手小指端外侧，是井穴；脉气流于前谷穴，前谷在手小指外侧本节前陷中，是荥穴；脉气注于后溪穴，后溪在手外侧本节后陷中，是输穴；脉气过于腕骨穴，腕骨在手外侧腕骨前陷中，是原穴；脉气行于阳谷穴，阳穴在手外侧腕中，锐骨下陷中，是经穴；脉气入于小海穴，小海在肘内大骨外，去肘端半寸处陷中，屈肘可得其穴，是合穴。这是手太阳小肠经之穴。

［原文］

大肠上合[①]手阳明，出于商阳，商阳，大指次指之端也，为井金；溜于本节之前二间，为荥；注于本节之后三间，为腧；过于合谷，合谷，在大指歧骨之间，为原；行于阳溪，阳溪，在[②]两筋间陷者中也，为经；入于曲池，在肘外辅骨陷者中，屈臂而得之，为合。手阳明也。

［考注］

①上合：二字当衍。去之例合。

②在：《甲乙·卷三·第二十七》"在"下有"腕中上侧"四字。

［释文］

大肠经的脉气，出于商阳穴，商阳在大指次指端的内侧，是井穴；其脉气流于食指内侧本节前陷中之二间穴，是荥穴；脉气注于食指内侧本节后陷中之三间穴，是输穴；脉气过于合谷穴，合谷穴在大指与食指两骨之间，是原穴；脉气行于阳溪穴，阳溪在腕上两筋之间陷中，是经穴；脉气入于曲池穴，曲池在肘外辅骨陷中，曲肘可得其穴，是合穴。这是手阳明大肠经之穴。

[原文]

是谓五藏六府之腧，五五二十五腧，六六三十六腧也。六府皆出足之三阳，上合于手者也。

[释文]

这是五脏六腑的腧穴。五脏井、荥、输、经、合等穴，五五二十五个腧穴；六腑井、荥、输、原、经、合等穴，六六三十六个腧穴。六腑的脉气出于足之三阳经，上合于手之三阳经。

[原文]

缺盆之中，任脉也，名曰天突。一次[①]，任脉侧之动脉，足阳明也，名曰人迎；二次脉，手阳明也，名曰扶突；三次脉，手太阳也，名曰天窗；四次脉，足少阳也，名曰天容[②]；五次脉，手少阳也，名曰天牖；六次脉，足太阳也，名曰天柱；七次脉，颈中央之脉，督脉也，名曰风府；腋内动脉，手太阴也，名曰天府；腋下三寸，手心主也，名曰天池。

[考注]

①一次："次"后，依下文之例，当脱"脉"字。

②天容：马莳："天容系手太阳经，非足少阳经，疑是'天冲'穴。"

[释文]

两缺盆正中，是任脉的天突穴，次一行近任脉一侧动脉处，是足阳明的人迎穴；次二行之脉，是手阳明的扶突穴；次三行之脉，是手太阳的天窗穴；次四行之脉是足少阳的天冲穴；次五行之脉，是手少阳的天牖穴；次六行之脉，是足太阳的天柱穴；次七行之脉，居项中央，是督脉的风府穴；腋下动脉处，是手太阴的天府穴；腋下三寸，是手心主的天池穴。

［原文］

刺上关者，呿[①]不能欠[②]；刺下关者，欠[②]不能呿[①]。刺犊鼻者，屈不能伸；刺两[③]关者，伸不能屈。

［考注］

①呿：张口。《集韵·鱼韵》："呿，口开也。"

②欠：郭霭春："'欠'似为'欱'之坏字。"此"欠"为"欱"之脱。《太玄·玄告》范望注："欱，犹合也。"

③两：《甲乙·卷五·第四》作"内"。

［释文］

刺上关穴，应张口而不能合口；刺下关穴，应合口而不能张口。刺犊鼻穴，应屈足而不能伸足；刺内关穴，应伸肘而不能曲肘。

［原文］

足阳明挟喉之动脉也，其腧在膺中。手阳明次在其腧外。不[①]至曲颊一寸。手太阳当曲颊。足少阳在耳下曲颊之后。手少阳出耳后，上加完骨之上。足太阳挟项人筋之中发际，阴尺[②]动脉在五里，五腧[③]之禁也。

［考注］

①不：为"其"之误。

②尺：疑"臂"字之脱误。手五里穴在臂之内侧，而不在尺骨或尺肤处。故云阴臂。

③五腧："五"为"其"之音转。"其腧"，指上述动脉之腧穴。

［释文］

足阳明经的人迎穴在结喉两旁动脉处，它的脉气下行于胸膺。手阳明经的扶突穴在人迎之外，其至曲颊一寸。手太阳经的天窗穴，正在曲颊下面。足少阳的天冲穴在耳下曲颊之后。手少阳经的天牖穴在耳后，完骨穴在其上。足太阳经的天柱穴，挟项后发际大筋外侧陷中。臂内侧之动脉处是手五里穴。上述动脉之腧穴，禁刺。

[原文]

肺合大肠，大肠者，传道①之府。心合小肠，小肠者，受盛之府。肝合胆，胆者，中精②之府。脾合胃，胃者，五③谷之府。肾合膀胱，膀胱者，津液之腑也。少阳④属⑤肾，肾上连⑥肺，故将⑦两藏。三焦者，中渎之府也，水道出焉，属膀胱。是孤之府也。是六府之所与合者。

[考注]

①道：为“导”之音转。《说文通训定声》：“道，叚借为导。”

②精：通“清”。《礼记·缁衣》郑玄注：“‘精’，或为‘清’。”

③五：为“水”之误。《难经·三十五难》：“胃者，水谷之府。”

④少阳：《甲乙·卷一·第三》作“少阴”。

⑤属：注。

⑥连：“通”义。

⑦将：“主”义。

[释文]

肺合大肠，大肠是传导糟粕之腑。心合小肠，小肠是盛纳腐熟水谷之腑。肝合胆，胆是内盛清汁（胆汁）之腑。脾合胃，胃是容纳水谷之腑。肾合膀胱，膀胱是水液贮聚之腑。少阴经注肾，肾上通肺，所以主两脏。三焦是水道之腑，产生水道的功能作用。三焦经注膀胱，是无与其配合的独腑。这是六腑与五脏的配合关系。

［原文］

春取①络脉诸荥大经分肉之间，甚者深取之，间者浅取之。夏取诸腧孙络肌肉皮肤之上。秋取诸合，余如春法。冬取诸井诸腧之分，欲②深而留之。此四时之序，气之所处③，病之所舍④，藏⑤之所宜。转筋者，立而取之，可令遂已。痿厥者，张⑥而刺之，可令立快也。

［考注］

①取：为“刺”之音转。下同。《甲乙·卷五·第一》作“刺”。可证。

②欲：为“故”之音转。《经词衍释》：“‘故’，犹‘若’也。”《经义述闻》：“‘欲’、‘犹’古字通。”《诗·周颂·般》马瑞辰笺：“‘犹’，为若似之‘若’。”是欲、故古通之证。

③处：“在”义。《战国策·秦策》鲍彪注：“处，犹‘在’也。”

④舍：“位”义。

⑤藏：郭霭春：“‘藏’是误字，似应作‘针’。”

⑥张：为“弛”之误。引为“躺”义。《尔雅·释诂》郭璞注：“弛，放也。”《管子集校》：“放，古字通作方。”《说文通训定声》：“方，叚借为横。”横可引为横躺之义。

［释文］

春天刺荥穴所处的经脉分肉之间，病重的深刺，病轻的浅刺。夏天刺输穴所在的孙络肌肉皮肤之上。秋天刺合穴所在之处，其如春天之刺法。冬天刺井、输所在的肌肉之处，所以深刺而留针。这是四时气候之序，脉气所在之处，病之部位，针刺所宜。转筋病站立而刺，立刻就好。痿厥者，平躺而刺，马上感到轻快。

小针解第三

［原文］

所谓易陈[①]者，易言也。难入[②]者，难著[③]于人也。粗守[④]形者，守[④]刺法也。上守[④]神者，守[④]人之血气有余不足，可补泻也。神客者，正邪共会[⑤]也。神[⑥]者，正气也；客者，邪气也。在门[⑦]者，邪循正气之所出入也。未睹其疾者，先知邪正何经之疾也[⑧]。恶知其原[⑨]者，先[⑩]知何经之病，所取之处也。

［考注］

①陈：说。《文选·古诗十九首》李善注："陈，犹说也。"

②入：引为"掌握"义。

③著："明"义。《庄子·则阳》郭象注："著，明也。"

④守："知"义。

⑤共会："同聚"之义。《说文·共部》："共，同也。"《广雅·释诂》："会，聚也。"

⑥神：为"身"之音转。《说文通训定声》："神，叚借为申。"《尔雅·释诂》郝懿行疏："身，又通作'伸'。"《广雅·释诂》："申，伸也。"《白虎通义·五行》："申，身也。"是"神"、"身"古通之证。

⑦门：指腧穴。

⑧先知邪正何经之疾也："先"为"未"之误；"知"，"见"义。《读书杂志·管子》王念孙按："知，见也。""正"，为"在"之误。此句即"未见邪在何经之病"义。

⑨原："本"义。

⑩先："未"之误。

［释文］

所说的“易说”，是容易说明。“难于掌握”，是难于精通明白。劣医只知外表，知刺法；良医知神气，知人血气有余不足及补泻之理。“身与客”，是指正邪共聚。身，就是正气；客，就是外来邪气。“察俞穴”，指察邪循从正气出入体表之处。“不见其病”，指未见病邪在何经。“怎知其本”，指未知何经之病、所刺之处。

［原文］

刺之微①在数迟者，徐疾之意也。粗守关者，守四肢而不知血气正邪之往来也。上守机②者，知守气也。机②之动，不离其空中者，知气之虚实，用针之徐疾也。空中之机②，清净以微者，针以得气，密意守气勿失也。其来③不可逢者，气盛不可补也；其往④不可追者，气虚不可泻也。不可挂以发者，言气易失也。扣之不发⑤者，言不知补泻之意也，血气已尽而气不下也。

［考注］

①微：引为“秘”义，即秘诀。

②机：为“气”之音转。

③来：引为“盛”义。

④往：引为“虚”义。

⑤扣之不发：“扣”后二十二字，为误注之字而赘入经文。因其将“机”解释为弓弩之“机”了。

［释文］

“刺之秘诀在于迟速”，是说针刺手法快慢之意。“粗守关”，是说劣医只知四肢穴位而不知气血往来。“上守气”，是说良医知气。“气之动，不离其孔”，是说知气之虚实，用针之快慢。

“孔中之气，清净以微”，是说针刺得气后专心守气不失其神。“其盛不可逢”，是说气盛不可补。“其虚不可追”，是说气虚不可泻。“不可挂以发”，是说无邪气不可虚刺，以免伤正气。

［原文］

知其往来者，知气之逆顺盛虚也。要与之期者，知气之可取之时也。粗之暗者，冥冥不知气之微密也。妙哉！王独有之，尽知针意也。往者为逆者，言气之虚而小，小者逆也。来者为顺者，言形[①]气之平，平者顺也。明知逆顺，正行无问者，言知所取之处也。迎而夺之者，泻也。追而济之者，补也。

［考注］

①形：郭霭春：“‘形’字疑为衍文。上言气之虚少，下言气之平，文义相对。”

［释文］

“知其往来”，是说知道气的逆顺盛虚。“要与之期”，是说知气之可刺之时。“粗之暗”，是说劣医愚昧不知气之微妙。“妙哉工独有之”，是说良医尽知针刺之理。“往者为逆”，是说邪去后气虚少，虚少相对来说就叫“逆”。“来者为顺”，是说正气和平，平就是顺。“明知逆顺，正行无问”，是说知气之逆顺，就知道针刺之处了。“迎而夺之”，说的是迎其邪盛针刺，就是泻法。“追而济之”，说的是从其虚针刺，就是补法。

［原文］

所谓虚则实之者，气口虚而当补之也。满则泄之者，气口盛而当泻之也。宛陈则除之者，去血脉[①]也。邪胜则虚之者，言诸经有盛者，皆泻其邪也。徐[②]而疾则实者，言徐内而疾出也[③]。疾而徐[④]则虚者，言疾内而徐出也[⑤]。言实与虚，若有若无者，言实者有气，虚者无气也。察后与先，若亡若存者，言气之虚实，补泻之先后也。察其气之已下与常[⑥]存也。为虚与实，若得若失者，言补者佖[⑦]然若有得也，泻则怳[⑧]然若有失也。

［考注］

①血脉：指瘀血。《素问·针解》："菀陈则除之者，出恶血也。"

②徐：为"余"之音转，"补"义。

③言徐内而疾出也：此是误解之文。前文"徐（余）而疾则实者"，是"补其病则实"义。

④徐：为"除"之误。

⑤疾内而徐出也：此为误解之文。前文"疾而徐（除）则虚者"，为"除其病则虚"义。

⑥常：为"尚"之音转。《群经平议·毛诗》俞樾按："古'常'、'尚'通用。"

⑦佖："满"义。《汉书·杨雄传》颜师古注："佖，满也。"

⑧怳：同恍，虚义。《说文通训定声》："怳，字亦作恍。"《慧琳音义·卷九十九》注："恍，虚旷皃也。"

［释文］

所说的"虚则实之"，是说气口脉虚，应用补法。"满则泄之"，是说气口脉盛，应用泻法。"宛陈则除之"，是说去除瘀血。"邪胜则虚之"，是说经脉邪盛，应泻其邪气。"补其病则实"，是指虚证应补；"除其病则虚"，是指实证应泻。"言实与虚，若有若无"，是说实者有邪气，虚者无正气。"察后与先，若亡若存"，是说虚实之补泻，气之存无。"为虚为实，若得若失"，是说补如所得，泻如所失。

[原文]

夫气之在脉也，邪气在上者，言邪气之中人也高，故邪气在上也。浊气在中者，言水谷皆入于胃，其精气上注于肺，浊留于肠胃，言寒温不适，饮食不节，而病生于肠胃，故命曰浊气在中也。清气在下者，言清湿地气之中人也，必从足始，故曰清气在下也。针陷①脉则邪气出者，取之上。针中脉则浊气出者，取之阳明合也。针太深则邪气反沉者，言浅浮之病，不欲深刺也，深则邪气从之入，故曰反沉也。皮肉筋脉各有所处者，言经络各有所主也。取五②脉者死，言病在中，气不足，但用针尽大泻其诸阴之脉也。取三③阳之④脉者，惟言尽泻三阳之气，令病人恇⑤然不复也。夺阴者死，言取尺之五里五⑥往⑦者也。夺阳者狂，正⑧言也。

[考注]

①陷：为“上”之音转。

②五：为“手”之误。

③三：为“足”之误。

④阳之：郭霭春：“阳之二字衍，应据《九针十二原》删。”

⑤恇：为“狂”之音转。

⑥五：为“误”之音转。“五”、“误”古音同，故可通转。

⑦往：引为“治”义。

⑧正：周学海：“‘正’字，疑当作‘狂’”。

[释文]

“气之在脉也，邪气在上”，是说风邪伤犯人多在上部，所以说邪气在上。“谷气在中”，是说水谷食物入胃，其精微之气上走于肺，其谷食留于肠胃。寒温不适，饮食不节，多生肠胃之病，所以说“谷气在中”。“清气在下”，是说清冷潮湿之气，多侵犯人的足胫等下部，所以说“清气在下”。“针上脉则邪气出”，是说取其上部腧穴。“针中脉则谷气出”，是说针刺胃经之足三里穴治疗。“针太深则邪气反沉”，是说病位浅不能深刺，深刺则邪气反深入，所以说病反而加重。“皮肉筋脉，各有所处”，是说皮肉筋脉各有其经络分布和针刺部位。“取手脉者死”，是说气虚泻其手之阴经会致死。“取足脉者，令病人狂然不复”，是说阳虚误泻足三阳经致病者发狂不复。“夺阴者死”，是说误刺手五里穴而失阴致死。“夺阳者狂”，是指大泻伤阳致成狂言之证。

［原文］

睹其色，察其目，知其散复，一①其形，听其动静者，言上工知相五色于目，有②知调尺寸小大缓急滑涩，以言所病也。知其邪正者，知论③虚邪④与正邪之风⑤也。右主推之，左持而御之者，言持针而出入也。气至而去⑥之者，言补泻气调而去之也。调气在于终始一⑦者，持⑧心也。节⑨之交三百六十五会者，络脉之渗灌诸节者也。

［考注］

①一：为“视”之音转。

②有：通“又”。《经义述闻》：“古字‘有’与‘又’通。”

③论：同“仑”。引为“其”义。《诗·灵台》毛传段玉裁注：“‘论’，同‘仑’。”《元苞经传》李江注：“仑，次也。”《广雅·释诂》：“仑，思也。”《诗·桑扈》陈奂传疏：“‘其’与‘思’，皆为语词。”

④邪：通“者”。“邪”、“者”古韵同，故可通假。《经传释词》：“‘邪’犹‘也’也。”又“‘者’，犹‘也’也”，是邪、者、也古并通

之证。

⑤正邪之风："正"为"盛"之音转，"实"义；"邪"通"者"；"风"通"分"。"正邪之风"，即"盛者之分"。《诗·节南山》马瑞辰笺："'正'与'成'，古亦通用。"《尔雅·释诂》郝懿行疏："'成'，通作'盛'。"《素问·刺志论》张志聪注："盛者，实也。"是"正"、"盛"古通之证。《说文通训定声》："风，叚借为分。"是"风"、"分"古通之证。

⑥去："止"义。

⑦一：为"之"之误。

⑧持：专守义。《国语·越语》韦昭注："持，守也。"

⑨节："气"义。

［释文］

"视其色，察其目，知其散复。视其形，听其动静"，是说高明的医生知察五色及目神，又知察尺肤寸口之小大、缓急、滑涩而推知病因。"知其邪正"，是说知其虚者与实者之分别。"右主推之，左持而御之"，是说左右手配合进出针手法。"气至而去之者"，是说补泻致气平调后即止针。"调气在于终始一者"，是说针刺调气时应专心一意。"节之交三百六十五会"，是说人体三百六十五气穴之处，都受脉络气血所渗灌营养。

［原文］

所谓五藏之气已绝于内者，脉口气内[①]绝不至，反取[②]其外之病处与阳经之合，有留针以致阳气，阳气至则内重竭。重竭则死矣。其死也无气以动，故静。所谓五藏之气已绝于外者，脉口气外绝不至[③]，反取[④]其四末之输，有留针以致阴气，阴气至则阳气反入，入则逆。逆则死矣，其死也阴气[⑤]有余，故躁。所以察其目者，五藏使五[⑥]色循[⑦]明，循明则声章。声章者，则[⑧]言声与平生异[9]也。

［考注］

①内：涉前文“内”字致衍。

②反取：“反”后二十六字为误解原文之句。《九针十二原》本意为五脏之气虚竭于内，用针反使其泄。此则成致阳气之说。非。

③外绝不至：“外”，涉前文“外”字致衍。“绝”，引为“盛”义。“不”，为“之”之音转。

④反取：“反”后二十六字为误注之文。《九针十二原》原意为五脏之气已盛于外，用针反补而致病逆。此解为致阴气。误。

⑤阴气：当作“阳气”，与“躁”例始合。

⑥五：为“目”之误。

⑦循：为“蓄”之音转。“聚”义。《荀子·荣辱》王先谦集解：“‘循’，作‘修’。”《管子集校》：“‘修’，当读为‘蓄’。”是“循”、“蓄”古通之证。《汉书·艺文志》颜师古注：“蓄，聚也。”

⑧则：“即”义。

⑨异：通“一”，“相合”义。柳宗元《永州刺史崔公墓誌》蒋之翘注：“‘异’，一作‘夷’。”《广韵·脂韵》：“‘夷’，犹‘等’也。”《吕览·情欲》高诱注：“‘一’，犹‘等’也。”

［释文］

所说的“五藏之气已绝于内”，是说寸口脉虚竭不至，反用泻法重伤其气。重伤必死。其死时病人安静。所说的“五藏之气已甚于外”，脉口气盛至，反用补法，致病逆而死。其死时阳气有余，故病人躁烦。治病所以审察目，因为五脏之气使目色聚明，聚明则声音宏亮。声宏亮，就是说声音与平时健康之身体相合。

邪气藏府病形第四

［原文］

黄帝问于岐伯曰：邪气[①]之中人也奈何？岐伯[②]答曰：邪气之中人高也。黄帝曰：高下有度乎？岐伯曰：身半已上者，邪中之也；身半已下者，湿中之也。故曰：邪之中人也，无有常，中于阴则溜[③]于府，中于阳则溜[③]于经。

［考注］

①邪气：指风邪。

②岐伯：《甲乙·卷四·第二》无“岐”后十四字。

③溜：通“留”。

［释文］

黄帝问岐伯说：风邪怎样伤人？病位之高低有规律吗？岐伯说：上半身风邪易伤，下半身湿邪易伤。所以说，邪气伤人无常规，伤于内则留在六腑，伤于外则留在经脉。

［原文］

黄帝曰：阴之与阳也，异名同类，上下相会，经络之相贯，如环无端。邪之中人，或中于阴，或中于阳，上下左右，无有恒常，其故何也？

［释文］

黄帝说：阴经与阳经，异名同类，上下相合，经络互通，如环无端。邪气伤人，或伤阴经，或伤阳经，上下左右，没有经常固定之处，其原因是什么？

［原文］

岐伯曰：诸阳之会，皆在于面。中人也，方乘虚时，及新[①]用力，若[②]饮食汗出腠理开，而中于邪。中于面则下阳明，中于项则下太阳，中于颊则下少阳。其中于膺背两胁亦中其经。

［考注］

①新：为“甚”之音转。《广雅·释草》王念孙疏：“‘新’与‘辛’同。”《逸周书》晁注：“辛苦，穷也。”《助字辨略》：“甚，犹极也。”《吕览·论人》高诱注：“极，穷也。”是新、辛、甚并可通转。

②若：《甲乙·卷四·第二》“若”后有“热”字。

［释文］

岐伯说：手足的三阳经，都上走至头面。邪气伤人，多乘人体虚及甚劳之后，或热饮食汗出，腠理汗孔开泄，而感受邪气。邪侵面部，可下入阳明胃经。邪侵犯项部，可下入太阳膀胱经。邪侵颊部，可下入少阳胆经。邪中胸背两胁等部位，也可进入相应的经脉。

［原文］

黄帝曰：其中于阴[①]奈何？岐伯答曰：中于阴[①]者，常从臂胻始。夫臂与胻，其阴[①]皮薄，其肉淖泽，故俱受于风，独[②]伤其阴[①]。

［考注］

①阴：为“筋”之音转。“阴”、“筋”古韵近，故可通转。

②独：“乃”义。副词，“于是”义。《经词衍释》：“独，亦可训为乃。”

［释文］

黄帝说：风邪怎样伤筋？岐伯答道：风邪伤筋常从臂胫开始。臂胫筋上之皮簿，其肌肉柔润，臂胫感受风邪后，于是易伤其筋。

［原文］

黄帝曰：此①故伤其藏乎？岐伯答曰：身之中于风也，不必②动③藏。故④邪入于阴⑤经，则⑥其藏气实，邪气入而不能客，故⑦还之于府。故中阳则溜⑧于经，中阴则溜⑧于府。

［考注］

①此：为“何”之误。

②必：为“先”之误。

③动：引为“伤及”义。《管子集校》：“动，作也。”《经义述闻》：“作，及也。”

④故：为“夫”之音转。语首助词，无义。《经词衍释》：“故，犹夫也。”

⑤阴：为“人”之音转。“阴”、“人”古韵近，故可通转。下文“邪之中人藏”，与此“邪入于人经”，正相合例。《春秋繁露》：“臣为阴。”“子为阴。”《群经平议·毛诗》俞樾按：“人者，臣也。”《汉书·武帝纪》颜师古注：“子者，人之嘉称。”《列子·仲尼》张湛注：“人，谓凡人、小人也。”《太玄·进》范望注：“阴，小人也。”此“阴”、“人”通转之证。

⑥则：“因”。《经词衍释》：“则，犹以也。”《仪礼·士相见礼》正义：“以，因也。”

⑦故：通“固”，“必”义。郭霭春：“‘故’与‘固’通。《吕氏春秋·任数篇》高注：固，必也。”

⑧溜：通“留”。

[释文]

黄帝问：邪气为什么伤脏腑？岐伯答：人体感受风邪，不先伤及脏。邪侵入人体经脉，因脏气实，邪气不能侵入，必重新侵入六腑。所以说邪气伤于外则留在经，伤于内则留在腑。

[原文]

黄帝曰：邪之中[①]人藏奈何？岐伯曰：愁忧恐惧则伤心，形寒寒饮则伤肺，以其两寒相感[②]，中外皆伤，故气逆而上行。有所堕坠，恶血留内，若[③]有所大怒，气上而不下，积于胁下，则伤肝。有所击仆，若醉入房，汗出当[④]风，则伤脾。有所用力举重，若入房过度，汗出浴水，则伤肾。黄帝曰：五藏之中风奈何？岐伯曰：阴阳俱感，邪乃得往。黄帝曰：善哉！

[考注]

①中："伤"义。《淮南子·原道》高诱注："中，伤也。"

②感："伤"义。《玉篇·心部》："感，伤也。"

③若："或"义。《经词衍释》："或，犹如也、若也。"

④当：与"中"互文同义，"伤"义。《汉书·成帝纪》颜师古注："中，当也。"

[释文]

黄帝说：邪气怎样伤人脏？岐伯说：忧愁惊恐则伤心，受寒冷食则伤肺。因其两寒相伤，内外皆伤，气逆上而喘。跌仆坠落，瘀血留内，或大怒气上逆而不降，滞积胁下，则伤肝。跌打损伤，或醉后入房，汗出受风，则伤脾。举重用力，或入房过度，汗出淋浴，则伤肾。黄帝说：风邪怎样伤五脏？岐伯说：内外俱伤，风邪才能侵入五脏。黄帝说：讲得好！

［原文］

黄帝问于岐伯曰：首面与身形也，属[①]骨连筋，同血合于气耳。天寒则裂地凌冰，其卒寒或手足懈惰[②]，然而其面不衣何也？岐伯答曰：十二经脉，三百六十五络，其血气皆上于面而走空窍，其精[③]阳[④]气上走于目而为睛[⑤]，其别[⑥]气走于耳而为听，其宗气[⑦]上出于鼻而为臭，其浊气[⑧]出于胃，走唇舌而为味。其气之[⑨]津液皆上熏[⑩]于面，而[⑪]皮又厚，其肉坚，故天[⑫]气甚，寒不能胜之也。

［考注］

①属："连"义。《战国策·西周策》鲍彪注："属，连也。"

②懈惰：为"缩"音之分离致误。

③精：为"经"之音转。"精"、"经"古韵同，故可通转。此"精气"，即"经气"，经脉之气。

④阳：衍文。去之例合。

⑤睛：通"精"，"明"义。《文选·七启》"失睛"之"睛"，五臣本作"精"。《管子集校》："精者，明也。"

⑥别：为"络"之音转。

⑦宗气："宗"为"天"之假字。"宗气"即"天气"。《管子·轻重已》："宗，犹'先'也。"《说文通训定声》："天，叚借为'先'。"天气指呼吸之气。《素问·六节藏象论》："天食人以五气……五气入鼻，藏于心肺。"

⑧浊气："浊"为"谷"之音转。"浊气"，即"谷气"，指饮食水谷之气。

⑨之：为"与"之音转。《经传释词》："之，犹'与'也。"

⑩熏："蒸"义。《汉书·路温舒传》颜师古注："熏，气蒸也。"

⑪而：《太素·卷二十七·邪中》作"面。"

⑫天：为“其”之误。

［释文］

黄帝问岐伯说：头面与身体，筋骨相连，同受气血之滋养。天寒地冻，其猝冷而手足瑟缩不伸，而面却不用衣物御寒，这是为什么？岐伯答道：十二经脉及三百六十五络，其气血都上走至头面，通其孔窍。其经气上走于目而为视明，其络气上走于耳而为听聪，其天气上出入于鼻而为嗅觉，其水谷饮食入于胃，上走唇口而为味觉。其气与津液都上蒸于面，面皮又厚，肌肉坚实，所以其阳气甚，寒气不能胜过它。

［原文］

黄帝曰：邪之中人，其病形何如？岐伯曰：虚邪[①]之中身也，洒淅动形。正邪[②]之中人[③]也，微[④]先见于色，不知于身，若有若无，若亡若存，有形无形，莫知其情。黄帝曰：善哉。

［考注］

①邪：为“者”之音转。“虚者”，指体虚之人。

②正邪：为“盛者”之音转。“盛者”指体强壮之人。

③人：为“身”之音转。《管子·心术》：“气者，身之充也。”《淮南子·原道》：“气者，生之充也。”柳宗元《祀》蒋之翘注：“生，人物。”是身、人、生古并可通转。

④微：“初”义。《礼记·中庸》孔颖达疏：“微是初端。”

［释文］

黄帝说：外邪伤人，其病状如何？岐伯说：体虚者身感外邪，会恶寒战栗而发病。体壮者身感外邪，开始先表现在气色方面，身体无感觉，好像似有似无，不易察觉。黄帝说：讲得好！

[原文]

黄帝问于岐伯曰：余闻之，见其色，知其病，命曰明[①]；按其脉，知其病，命曰神[②]；问其病，知其处，命曰工[③]。余愿闻[④]见而知之，按而得之，问而极[⑤]之，为之奈何？岐伯答曰：夫色脉与尺之[⑥]相应也，如桴鼓影响之相应也，不得相失也。此亦本末根叶之出[⑦]候也。故根死则叶枯矣。色脉形肉不得相失也。故知一则为工，知二则为神，知三则神且明矣。

[考注]

①明：高明医生。

②神：神验医生。

③工：一般医生。

④闻：衍文。去之例合。

⑤极：引为“明”义。《大戴礼记》王聘珍注：“极，本也。”明其根本，故云“极之”。

⑥之：《甲乙·卷四·第二》“之”下有“皮肤”二字。

⑦出：为“同”之误。

[释文]

黄帝问岐伯说：我听说望色而知病的叫做高明医生，切脉而知病的叫做神验医生，问病而知其病的叫一般医生。我愿望色而知病，按脉而得病，问诊而明病，应该怎么办？岐伯答道：色、脉与尺部皮肤相互印证，好像鼓槌和鼓声相互应合一样，不能失去其中之一。这也和植物之根和叶同为一体一样，根死叶就会枯萎。色、脉、尺肤诊病时不能失其一。所以知其一是一般医生，知其二是神验医生，知其三则医术神验又高明。

［原文］

黄帝曰：愿卒闻之。岐伯答曰：色青者，其脉弦也；赤者，其脉钩[①]也；黄者，其脉代也；白者，其脉毛；黑者，其脉石。见其色而不得其脉，反得其相胜之脉[②]，则死矣；得其相生之脉[③]，则病已矣。

［考注］

①钩：指洪脉。徐灵胎："钩即洪也。"

②相胜之脉：指应浮反沉，应洪反细，应大反小等一类脉病不合之脉象。

③相生之脉："相生"、"相从"之义。指表证脉浮，邪盛脉实，气虚脉虚等一类脉病相合之脉象。

［释文］

黄帝说：愿尽知之。岐伯说：色青的，脉应弦；色赤的，脉应洪；色黄的，脉应平软；色白的，脉应浮，色黑的，脉应沉。见其色而不见其相应的脉象，反得病、脉不合之脉象，为死证。如果得其病、脉相从之脉象，病可愈。

［原文］

黄帝问于岐伯曰：五藏之所生[①]，变化之病形何如？岐伯答曰：先定其五色五脉之应[②]，其病乃可别也。黄帝曰：色脉已定，别之奈何？岐伯曰：调[③]其脉之缓、急、小、大、滑、涩，而病变定矣。

［考注］

①生：指正常的生理状态。《尔雅·释言》郝懿行疏："生者，活也。"《诗·蓼莪》朱熹传："生者，本其气也。"

②应："象"义。指正常之征象。《素问·六元正纪大论》王冰注：

“应为先兆。”此“兆”，即“征象”义。

③调：“察”义。《玉篇·言部》：“调，度也。”《诗·文王》陈奂传疏：“度，犹鉴也。”《大戴礼记·小辨》王聘珍注：“度，揆度之也。”

［释文］

黄帝问岐伯说：五脏的生理状态和病后的变化状态是怎样的？岐伯答道：先定其五色五脉之正常征象，其病象才可辨别。黄帝说：正常的色脉已定，怎样辨别病态呢？岐伯说：察其脉之缓、急、小、大、滑、涩等情况，相应的病变就可明确了。

［原文］

黄帝曰：调之奈何？岐伯答曰：脉急者，尺之皮肤亦急；脉缓者，尺之皮肤亦缓；脉小者，尺之皮肤亦减①而少气②；脉大者，尺之皮肤亦贲而起；脉滑者，尺之皮肤亦滑；脉涩者，尺之皮肤亦涩。凡此变者，有微有甚。故善调尺者，不待于寸，善调脉者，不待于色。能参合而行之者，可以为上工。上工十全九；行二者，为中工，中工十全七；行一者，为下工，下工十全六③。

［考注］

①减：引为“缩”义。

②气：郭霭春：“‘气’字是衍文。此论尺肤，无所谓‘少气’。”

③六：《千金翼方·卷二十五》作“三”。

［释文］

黄帝说：怎样察辨？岐伯答道：脉急的，尺部皮肤也拘急；脉小的，尺肤皮肤也缩而小；脉大的，尺肤的皮肤也充而大；脉滑的，尺肤之皮肤也滑润；脉涩的，尺肤的皮肤也枯涩。凡此病变，有轻有重。所以善于察尺肤的，不单凭寸口之脉；善于察脉的，不单凭色诊。能综合而掌握的，可以成为良医。良医治十人愈九人。能掌握其中之二的，为一般医生。一般医生治十人愈七人。能掌握其中之一的，为劣医。劣医治十人愈三人。

[原文]

黄帝曰：请问脉之缓、急、小、大、滑、涩之病形何如？岐伯曰：臣请言五藏之病变也。心脉急甚者为瘛疭[①]；微急为心痛引背，食不下；缓甚为狂笑，微缓为伏梁[②]，在心下，上下行，时唾血。大甚为喉吤[③]；微大为心痹引背，善泪出。小甚为善哕，微小为消瘅。滑甚为善渴；微滑为心疝引脐，小腹鸣。涩甚为瘖；微涩为血溢，维[④]厥，耳鸣，颠疾。

[考注]

①瘛疭：筋脉拘挛，肌肉抽搐之病证。《急救篇·卷四》颜师古注："瘛疭，小儿之疾，即今痫病也。"

②伏梁：为"腹劥"之假借。指腹肿大之病。《素问·腹中论》："病有少腹盛，上下左右皆有根……病名曰伏梁。"《广雅·释鸟》王念孙疏："'伏'与'服'通。"《韩非子·解老》王先慎集解："'服'，作'復'。"李富孙《诗经异文释·卷十》"出入腹我。"《初学记》"腹"作"復"。是腹、伏古通之证。《说文通训定声》："梁，叚借又为劥。"《说文·力部》："劥，彊也。"《太玄》司马光集注："彊，大。"《文选·陈情表》吕向注："彊，盛也。"

③喉吤："吤"通"风"。"吤"、"介"、"分"、"风"古并通。"喉吤"，即"喉风"。《庄子·渔父》陆德明释文："'分'，本或作'介'。"《汉书·杜钦传》颜师古注："'分'，作'介'。"《说文通训定声》："风，叚借又为'分'。"

④维：为"为"之音转。《诗·柏舟》陈奂传疏："'维'，犹'为'也。"

［释文］

黄帝说：请问脉的缓、急、小、大、滑、涩，分别有什么病状表现？岐伯说：臣谨说一说五脏的病变。心脉急甚，会出现筋脉拘急、肌肉抽搐之痸病；微急会出现正心痛连及背部，不能吃饭的病证。心脉缓甚为狂笑神志失常，微缓为腹肿大病，在脘腹中，气可上下窜行，有的唾血。心脉大甚为喉肿痛之喉风病，微大为心痛牵引背部，痛甚常流泪。心脉小甚常呃逆，微小多为内热消瘅病。心脉滑甚成为善渴证，微滑为心痛引脐，小腹鸣响证。心脉涩甚会成为失音不能言之病，微涩为吐衄出血之证，成为手足凉、耳鸣、癫疾等病。

［原文］

肺脉急甚，为癫疾；微急为肺[①]寒热，怠惰，咳唾血，引腰背胸，若鼻息肉不通。缓甚为多汗；微缓为痿瘘[②]，偏风，头以下[③]汗出不可止。大甚为胫肿；微大为肺痹[④]引胸背，起恶日光[⑤]。小甚为泄，微小为消瘅[⑥]。滑甚为息贲上气[⑦]，微滑为上下出血。涩甚为呕血；微涩为鼠瘘，在颈支腋之间下[⑧]，不胜其上[⑨]，其应[⑩]善痠[⑪]矣。

［考注］

①肺：衍文。去之例合。

②痿瘘："瘘"为"厥"之误。"厥"或作"瘚"，与"瘘"形近致误。"厥"为"疾"之音转，病义。"痿厥"即"痿病"，痿弱无力之证，与后文"偏风之病"，义正相合。

③头以下："下"字衍；涉前"以"字之形致误衍。"以"通"之"。"头以"，即"头之"。头为诸阳之会，所以头善出汗。若作头以下解，义例及临床均难通。《经词衍释》："之，犹'以'也。"

④肺痹：肺寒证。《荀子·解蔽》杨倞注：“痹，冷疾也。”是“痹”有“寒”义。

⑤起恶日光：“起”，为“其”之音转。“恶”为“喜”之误。肺寒证喜温怕冷，故云“其喜日光”。《文选·杂体诗三十首》旧校：“‘起’，五臣作‘岂’。”《助字辨略》：“其、岂音相近，故通也。”此“起”、“其”古通之证。

⑥消瘅：“消”通“小”；“瘅”，“热”义。“小瘅”，即“小热”之义。《说文通训定声》：“肖，叚借又为消。”是“消”、“小”古通之证。《素问·疟论》王冰注：“瘅，热也。”

⑦息贲上气：“息贲”与“上气”，互文同义，指今之哮喘病。

⑧下：“内”义。

⑨不胜其上：“胜”为“生”之音转。“上”，指肩腋外上之处。淋巴结核多生于肩腋之内，所以说“不生其上”。《吕览·当染》“王生”，《墨子》作“王胜”。是“胜”、“生”古通之证。

⑩应：征象。

⑪痠：痛。《山海经·中山经》郝懿行笺：“痠，痛也。”

［释文］

肺脉急甚，会是癫疾；微急是发热恶寒之证，乏力，咳血，牵引腰背胸不适，或者成为鼻息肉气塞不通。肺脉缓甚是多汗症，微缓是痿弱无力、偏枯之病，头汗不止。肺脉大甚为足胫肿，脉微大为肺寒证，引起胸背凉，其喜见日光之温。肺脉小甚为泄泻病，微小为小热证。肺脉滑甚为哮喘病，微滑为咳、吐血及尿血、便血之证。肺脉涩甚为呕血，微涩为淋巴结核病。多在颈及腋之内，不生于肩腋外上处。其征象是常痛。

［原文］

肝脉急甚者为恶言①，微急为肥气②，在胁下若覆杯。缓甚为善呕③，微缓为水瘕④痹也。大甚为内痈，善呕衄；微大为肝痹，阴缩，咳引小腹。小甚为多饮，微小为消瘅。滑甚为㿉[⑤]疝，微滑为遗溺。涩甚为溢饮，微涩为瘛挛筋痹。

［考注］

①恶言：“恶”为“忘”之误。“忘”通“妄”，即“妄言”。郭霭春：“《甲乙·卷四·第二下》校注：‘恶言’，一作‘忘言’。”《韩非子·解老》王先谦集解：“‘忘’与‘妄’通。”

②肥气：“肥”疑为“肋”之误。肝在肋下，故云“肋气”。

③呕：为“伛”之误。指肢体腰脊弯曲不伸之症。肝主筋，故其病伛曲不伸。《广韵·释诂》：“伛，曲也。”《素问·刺禁论》王冰注：“伛谓伛偻，身踡曲也。”

④水瘕：“瘕”，引为“胀”义。“水瘕”，即“水胀”之义。水聚而胀。《素问·大奇论》张志聪注：“瘕，聚也。”

⑤㿉：“肿”义。《玉篇·病部》：“㿉，下肿也。”

［释文］

肝脉急甚是妄言狂语症；微急是肋气病，胁下胀大如覆盖着杯子一样。肝脉缓甚多成伛曲不伸之病，微缓为水肿胀之病。肝脉大甚是内痈病，多呕吐衄血；微大是肝寒证，阴囊收缩，可牵引小腹。肝脉小甚是多饮症，微小是小热症。肝脉滑甚为肿疝，微滑为遗尿。肝脉涩甚为水溢水肿之病，微涩为筋脉拘挛痹痛之病。

［原文］

脾脉急甚为瘛疭；微急为膈中[①]，食饮入而还出，后[②]沃沫。缓甚为痿厥[③]；微缓为风痿[④]，四肢不用，心慧然若无病。大甚为击仆；微大为疝[⑤]气，腹裹大脓血，在肠胃之外[⑥]。小甚为寒热，微小为消瘅。滑甚为㿉癃[⑦]，微滑为蛕蛸蝎腹热。涩甚为肠㿉[⑧]；微涩为内㿉[⑨]，多下脓血。

［考注］

①膈中："膈"通"隔"。"阻塞"义。《说文通训定声》："隔字亦作膈。"《广韵·麦韵》："隔，塞也。"

②后：为"呕"之音转。

③痿厥："厥"通"瘚"。"病"义。"痿厥"即"痿病"。

④风痿："风"为"废"之音转。"风痿"即"废痿"，肢体废弱失用之证。《说文通训定声》："风，叚借为放。"《周礼·大宰》郑玄注："废，犹放也。"是"风"、"废"古通之证。

⑤疝：为"痞"之误。《难经·五十六难》："脾之积，名曰痞气。"《脉经·卷三·第三》作"痞"。

⑥腹裹大脓血，在肠胃之外：此为伏梁病之病状，误入于此。《素问·腹中论》："伏梁因何得之？岐伯曰：裹大脓血，居肠胃之外。"

⑦癀癃："癀"为"瘨"之误。在此为"热"义。"癃"，"病"义。《集韵·文韵》："瘨，热疡也。"《广韵·东韵》："癃，病也。"《素问·大奇论》"有癃者"，《素问·气厥论》"则癃溺血"。其"癃"字，均正"病"义。

⑧肠癀：即"肠痈"之互文。"癀"为"瘨"之误。"疡"义。"肠瘨"即"肠疡"、"肠痈"之义。

⑨内癀："内"，"小"之误；"癀"为"瘨"误，"疡"义。

［释文］

脾脉急甚为筋脉拘急之症；微急为中脘闭阻不通之症，饮食入而吐出，吐涎沫。脾脉缓甚是痿弱无力之病，微缓是废痿四肢失用之病。但其神志清楚似无病之常人。脾脉大甚是跌仆损伤，微大是痞气。脾脉小甚是发热恶寒之症，微小是小热之症。脾脉滑甚是热病，微滑是肠道寄生虫小腹痛热之症。脾脉涩甚是肠痈病，微涩是小痈疡常下脓血。

[原文]

肾脉急甚为骨癫疾①；微急为沉厥奔豚②，足不收，不得前后③。缓甚为折脊；微缓为洞④，洞④者，食不化。下嗌还出⑤。大甚为阴痿；微大为石水，起脐以下至小腹腄腄然。上至胃脘，死不治。小甚为洞泄⑥，微小为消瘅。滑甚为癃㿉⑦；微滑为骨痿，坐不能起。起则目无所见⑧。涩甚为大痈⑨，微涩为不月沉痔⑩。

[考注]

①骨癫疾："骨"后，《甲乙·卷四·第二》有"痿"字。"癫"，通"蹎"。走路颠簸。骨痿疾，指骨软弱走路蹎跌之病。

②沉厥奔豚："沉"，"病"义；"厥"通"蹶"，"行"义；"奔"，"走"义；"豚"为"颓"之音转，"坏"、"废"义。"沉蹶奔颓"，即"病行走不能"之义。《文选·赠五官中郎将诗》李周翰注："沉、痼、疾，皆病也。"《说文通训定声》："蹶，叚借又为厥。"《文选思玄赋》李周翰注："蹶，履也。"《国语·吴语》韦昭注："履，行也。"《说文·夭部》："奔，走也。"《文选·长门赋》李善注："颓，坏也。"

③不得前后：此指不能前后俯仰。

④洞："洞"后脱"泄"字。《素问·金匮真言论》："长夏善病洞泄寒中。"

⑤下嗌还出：此为"膈（隔）中"病之症状，误赘于此。前文"膈中，食饮入而还出"，可证。

⑥洞泄："洞"为"痛"之音转；"泄"字涉前文致衍。前文已有"洞（泄）者，食不化"之文，此不当重复。《法言·学行》："桐，洞也。"《广雅·释诂》："桐，痛也。"是"洞"、"痛"古通之证。

⑦癃㿉："癃"，"病"义；"㿉"为"瘖"之误。"热"义。

⑧起则目无所见：衍文。去之义合。

⑨痈：为"壅"之音转。"肿"义。《战国策·赵策》鲍彪注："雍、痈同。"《集韵》："壅，通作雍。"是痈、壅古通。

⑩沉痔："沉"、"痔"互文同义，均"痔"义。《素问·气厥论》张志聪注："沉，痔也。"

［释文］

肾脉急甚是骨痿弱无力，行走颠簸之病；微急为不能行走之症，足不能抬举，腰不能前后俯仰。肾脉缓甚会腰痛如折，微缓为痛泄之病。痛泄就是水谷不消化而泄出之病。肾脉大甚为阳痿病，微大为脐以下小腹水肿之病。如果水肿上及胃脘，为死证，不能治。肾脉小甚为疼痛证，微小为小热症。肾脉滑甚为病热，微滑为骨痿弱无力之证，坐下不能起动。肾脉涩甚为大肿之证，微涩是闭经、痔疮等病。

［原文］

黄帝曰：病之六变者，刺之奈何？岐伯答曰：诸急者多寒；缓者多热；大者多气少血；小者血气皆少；滑者阳气盛，微[①]有热；涩者多[②]血少气，微[①]有寒。是故刺急者，深内而久留之。刺缓者，浅内而疾发针，以去其热[③]。刺大者，微泻其气，无出其血。刺滑者，疾发针而浅内之，以泻其阳气而去其热。刺涩者，必中其脉，随其逆顺而久留之。必先[④]按而循[⑤]之。已发针，疾按其痏，无令其血出，以和其脉。诸小者，阴阳形气俱不足，勿取以针，而调以甘药[⑥]也。

［考注］

①微：为"其"之音转。《尔雅·释诂》郝懿行疏："微，通作'危'。"《庄子·渔父》陆德明释文："危，或作伪。"《尔雅·释言》郝懿行疏："'为'与'伪'古通用。"《文选·移书让太常博士》"为古文"，五臣本作"其古文"。是微、其古通之证。

②多：郭霭春："多"误，应作"少"。《脉经·卷四·平杂病脉》：

“涩则少血”可证。

③以去其热：衍文。郭霭春：“此四字涉下‘而去其热’误衍。”

④先：引为“知”、“明”义。《周礼·大司马》郑玄注：“先，犹道也。”《荀子·礼论》杨倞注：“道，通也。”

⑤循：“行”义。《说文解字注》：“循，行也。”此指行针。

⑥甘药：味甘补益之药。

[释文]

黄帝说：病有六种脉象变化，怎样针刺？岐伯答道：凡是脉紧而有力的多是寒证；脉缓而有力的多是热证；脉大为多气少血证；脉小为血气皆虚证；脉滑为阳气盛，其多有热；脉涩少血少气，其多有寒。所以针刺紧脉，应深刺而久留针；针刺缓脉，应浅刺而速起针；刺大脉，轻泻其气，无出其血；刺滑脉，速起针而浅刺之，以泻其阳气而去其热邪；刺涩脉，必须刺其经脉，顺其血流方向而久留针，必须知按动行针之法。去针后速按其针孔，不使血出，以益其脉。凡是小脉，是阴阳都虚之证，不宜针刺，宜用味甘之补药调治。

[原文]

黄帝曰：余闻五藏六府之气，荥输所入为合，令何道从入，入安连过[①]，愿闻其故。岐伯答曰：此阳脉之别[②]入于内，属于府者也。黄帝曰：荥输与合，各有名乎？岐伯答曰：荥输治外经[③]，合治内[④]府。

[考注]

①连过：《甲乙·卷四·第二》作“从道”。

②别：为“络”之音转。

③外经：“外”为“脉”之音转。“外经”，即“脉经”，即经脉。《史记·扁鹊仓公列传》作“《阴阳外变》”，《素问·玉版论要》作“《阴阳脉变》”。是“外”、“脉”古通之证。

④内：为“六”之误。

［释文］

黄帝说：我听说五脏六腑之气，流注到荥、输之穴，注入到合穴，它们从什么径路进入，又从什么径路注留各腧穴呢？愿知其缘由。岐伯答道：这是阳经之络脉，入内而注入六腑的。黄帝说：荥穴、输穴、合穴等，各有明确的分工吗？岐伯答道：荥穴、输穴主经脉之病，合穴主六腑之病。

［原文］

黄帝曰：治内[①]府奈何？岐伯曰：取之于合。黄帝曰：合各有名乎？岐伯答曰：胃合于三里，大肠合入[②]于巨虚上廉，小肠合入[②]于巨虚下廉，三焦合入[②]于委阳，膀胱合入[②]于委中央[③]，胆合入[②]于阳陵泉。

［考注］

①内：为“六”之误。

②入：为“之”之误。“之”通“人”，“人”又误作“入”。《荀子·王霸》王先谦集解：“‘之’，旧校作‘人’。”《读书杂志·战国策》王念孙按：“‘之’，当为‘人’。”

③央：衍文。郭霭春：“‘央’是衍文。应据《太素·卷十一·腑病合输》删。”

［释文］

黄帝说：怎样治六腑之病？岐伯答：刺其合穴。黄帝说：合穴各有名称吗？岐伯答道：胃的合穴在足三里，大肠的合穴在上巨虚，小肠的合穴在下巨虚，三焦的合穴在委阳，膀胱的合穴在委中，胆的合穴在阳陵泉。

［原文］

黄帝曰：取之奈何？岐伯答曰：取之三里者，低跗[①]；取之巨虚者，举足；取之委阳者，屈伸而索[②]之；委中者，屈[③]而取之；阳陵泉者，正[④]竖膝予之齐，下至委阳之阳取之；取诸外经者，揄申[⑤]而从之。

［考注］

①低跗："垂胫"之义。《玉篇·人部》："低，垂也。"《尔雅·释器》郝懿行疏："跗，亦柄也。"此引指"胫"义。

②索：《甲乙·卷四·第二》作"取"。

③屈：《甲乙·卷四·第二》"屈"下有"膝"字。

④正：《甲乙·卷四·第二》"正"下有"立"字。

⑤揄申：为"宜伸"之音转。"揄"、"宜"古声同，故可通转。"申"同"伸"。《尔雅·释诂》郝懿行疏："申与伸同"。

［释文］

黄帝说：怎样取合穴？岐伯答道：取足三里，应垂胫；取巨虚穴，应举足；取委阳穴，应屈股伸足；取委中穴，应屈膝；取阳陵泉穴，应竖膝相并，在委中外侧取穴。凡取肢体外侧之穴，宜伸直而取。

［原文］

黄帝曰：愿闻六府之病。岐伯答曰：面热者足阳明病；鱼络血者手阳明病；两跗之上脉竖[①]陷者足阳明病，此胃脉也。

［考注］

①竖：《甲乙·卷四·第二》作"坚若"。

［释文］

黄帝说：愿知六腑之病。岐伯答道：面部发热是足阳明胃经病变，手鱼际瘀血是手阳明大肠经病变，足背上趺阳脉沉而有力，是足阳明胃经病变。这是胃经之重要动脉。

［原文］

大肠病者，肠中切痛而鸣濯濯，冬日[1]重[2]于寒即泄，当脐而痛，不能久[3]立，与胃同候，取巨虚上廉。

［考注］

①日：为“若”之音转。“日”、“若”古声同，故可通转。

②重：为“中”之音转。“伤”义。

③久：为“正”之误。腹痛手捂小腹而弯腰，所以不能“正立”。

［释文］

大肠病，肠中彻痛而肠鸣，若伤于寒即泄泻，当脐疼痛，不能正立。治疗与胃痛一样，刺上巨虚穴。

［原文］

胃病者，腹䐜胀，胃脘当心而痛，上支两胁，膈咽不通，食饮不下，取之三里也。

［释文］

胃病，腹胀，胃脘正中痛，上撑两胁，膈咽不利，饮食不下，刺足三里穴。

［原文］

小肠病者，小腹痛，腰脊控睾而痛，时窘之后，当耳前热。若寒甚，若独肩上热甚，及小指次指之间热，若脉陷者，此其候也。手太阳病也，取之巨虚下廉。

［释文］

小肠病，小腹痛，腰背引睾疼痛，时下坠，或冷，或肩热，及小指、无名指发热，或脉沉而有力。这是小肠病变的证候。刺下巨虚穴。

［原文］

三焦病者，腹①气满，小腹尤坚，不得小便，窘急，溢则②水，留即为胀，候在足太阳之外大络，大络在太阳少阳之间，亦见于③脉，取委阳④。

［考注］

①腹：《甲乙·卷九·第九》“腹”下有“胀”字。

②则：《甲乙·卷九·第九》“则”下有“为”字。

③于：疑为“赤”之误。

④委阳：《甲乙·卷九·第九》作“委中”。

［释文］

三焦病，腹部胀满，小腹尤硬，不能小便，窘迫，水溢于皮肤为水肿，留在腹部为胀满。其表现也可呈现在足太阳外络之大络上，其络在太阳经和少阳经之间，该处络见赤红色。刺委中穴。

［原文］

膀胱病者，小腹偏①肿而痛，以手按之，即欲小便而不得，肩上热。若脉陷，及②足小指外廉及③胫踝后皆热。若脉陷，取委中央④。

［考注］

①偏：为“颇”之音转。“甚”义。

②及：为“其”之音转。《经词衍释》：“及，犹‘乃’也。”《经传释词》：“其，犹‘乃’也。”

③及：衍文。涉前“及”字致衍。去之例合。

④央：衍文。《甲乙·卷九·第九》无“央”字。

［释文］

膀胱病，小腹甚肿而痛，以手按痛处，就想小便而尿不出来。肩发热，或脉沉力。其足小指外侧、胫、踝后都发热。如脉沉而有力，刺委中穴。

［原文］

胆病者，善太息，口苦，呕宿汁，心下澹澹，恐人将捕之，嗌中吤吤然，数唾。在[1]足少阳之本末[2]，亦视其脉之陷下者灸之。其寒热者，取阳陵泉。

［考注］

①在："察"义。《管子集校》："在，察也。"

②本末：指足部。人站立胫如树之根，故云"本"，足为胫之端，故云"末"。

［释文］

胆病，常叹气，口苦，吐宿食汁，心悸，像有人抓捕一样。咽中阻塞不适，频唾。察足少阳经足部之络脉，其脉络沉陷者用灸法。若发热恶寒，刺阳陵泉穴。

［原文］

黄帝曰：刺之有道乎？岐伯答曰：刺此者[1]，必中气穴，无中肉节[2]。中气穴则针染[3]于巷[4]，中肉节即皮肤痛。补泻反则病益笃。中筋则筋缓，邪气不出，与其真[5]相搏，乱而不去，反还内著。用针不审，以顺为逆也。

［考注］

①刺此者：《甲乙·卷五·第一》作"凡刺之道"。

②肉节："节"为"体"义。"肉节"，即"肉体"。《国语·周语》韦昭注："节，体也。"

③染：为"槩"之误。"感"义。《庄子·至乐》陆德明释文："槩，感也。"

④巷：引为"内"义。《诗·叔于田》孔颖达疏："巷，是里内之途道也。"

⑤真：通"正"。《山海经·大荒西经》郝懿行笺："'真'，一作'贞'。"《廿二史考异》钱大昕按："'正'，即'贞'也。"《文选·古诗十九首》李善注："'真'，犹'正'也。"是"真"、"正"古通之证。

［释文］

黄帝说：刺有方法吗？岐伯答道：凡刺之法，必须刺中腧穴，不能刺中肉体。刺中腧穴则针感于内，刺中肉体则皮肤痛。补泻相反，病会加重。刺中筋则筋伤而弛缓，邪气不出，与正气相交，乱而不去，反滞而内留。用针不精，会出现以顺为逆的情况。

根结第五

［原文］

岐伯曰：天地相感①，寒暖相移②，阴阳之道，孰多孰少？阴道偶，阳道奇。发于春夏，阴气少，阳气多。阴阳不调，何补何泻？发于秋冬，阳气少，阴气多，阴气盛而阳气衰，故茎叶枯槁，湿雨下归，阴阳相移③，何泻何补？奇邪离经④，不可胜数。不知根结，五藏六府，折关⑤败枢，开阖而走⑥，阴阳大失，不可复取。九针之玄⑦，要在终始。故能知终始，一言而毕；不知终始，针道咸绝⑧。

［考注］

①感："应"义。《易·临》王弼注："感，应也。"

②相移："互变"义。《文选·洛神赋》李善注："移，变也。"

③移：为"离"之音转。《甲乙·卷二·第五》作"离"。可证。

④奇邪离经："奇"通"疾"，"离"通"罹"。"疾邪罹经"，即"疾邪病经"之义。《集韵·支韵》："奇，或作倚。"《楚辞·大招》王逸注："倚，辟也。"《战国策·宋卫策》鲍彪注："疾，犹癖。"《左传·宣公九年》杜预注："辟，邪也。"《汉书·贾谊传》颜师古注："辟，足病。"是"奇"、"疾"古通之证。《说文新附·网部》："罹，古多通作'离'。"《汉书·叙传》颜师古注："罹，遭也。"

⑤关："关"与"枢"互文同义。少阳经与少阴经为枢。

⑥走：为"失"之误。

⑦玄：《甲乙·卷二·第五》作"要"。

⑧咸绝："咸"为"即"之音转。"绝"，引为"失"义。《说文通

训定声》："咸，叚借为感。"《庄子·至乐》陆德明释文："槩，感也。"《文选·长笛赋》李善注："溉，本或为槩。"《诸子平议·春秋繁露》俞樾按："溉，读为既。"《读书杂志·墨子》王念孙按："即，当为既。"是咸、即古通之证。

［释文］

岐伯说：天地相应，冷暖互变，阴阳之数，谁少谁多？阴数偶，阳数奇。病发于春夏，阴气少，阳气多。阴阳不调，怎样补泻？病发于秋冬，阳气少，阴气多。阴盛阳衰，好比茎叶枯萎，湿雨下走，阴阳离失，怎样补泻？疾邪病经，不可尽数。不知经脉的根结，五脏六腑病证不明，好像关枢伤断，开阖失调。阴阳失调，不可再刺。九针之要，要在知经脉之终始。能知经脉终始，一句话就能概括出来；不知经脉终始，针法即失其要。

［原文］

太阳根于至阴，结于命门[①]。命门者，目也。阳明根于厉兑，结于颡大，颡大者钳耳也[②]。少阳根于窍阴，结于窗笼。窗笼者耳中也，太阳为开[③]，阳明为阖[④]，少阳为枢[⑤]。故开折则肉节[⑥]渎[⑦]而暴病起矣。故暴病者取之太阳，视有余不足。渎者皮肉宛膲[⑧]而弱[⑨]也。阖折则气无所止息而痿疾起矣。故痿疾者，取之阳明，视有余不足。无所止息者，真[⑩]气稽留，邪气居之也。枢折即骨繇[⑪]，而不安于地。故骨繇者取之少阳，视有余不足。骨繇者[⑫]，节缓而不收也，所谓骨繇者摇故也[⑬]，当穷其本也。

［考注］

①命门："命"通"明"。"命门"，即"明门"。目主视，所以称它为"明门"。《左传·恒公三年》洪亮吉诂："'名'与'命'，古字

通。"《诗·猗嗟》马瑞辰笺："'名'、'明'古字通。"是命、名、明古并通之证。

②结于颡大，颡大者钳耳也：《甲乙·卷二·第五》作"结于颃颡，颃颡者钳大，钳大者耳也"，是"钳"字之前后，均有脱文。钳喻圆铁环。"大"为"钛"字假字，与"钳"同义。钳钛喻耳之圆。《说文》："以铁有所劫束也。"又"钛，铁钳也"。《资治通鉴·汉纪》胡三省注："钳者，以铁束其颈。"《后汉书·光武帝纪》李贤注："钳，钛也。"

③开：引为"表"义。《素问·生气通天论》王冰注："开，谓皮腠发泄。"

④阖：引为"内"义。

⑤枢：引为"中"义。《管子·枢言》尹知章注："枢者，居中以运外。"

⑥肉节："节"为"体"义。"肉节"即"肉体"之义。

⑦渎：《甲乙·卷二·第五》作"溃"。

⑧宛膲：通"蕴巢"，积聚肿大义。《方言·卷十三》钱绎笺："蕴、郁、宛，并语之转。"《庄子·齐物论》郭象注："蕴，积也。"是宛通蕴。《淮南子·天文》高诱注："膲，读若物醮炒之醮也。"《左传·僖公三十三年》洪亮吉诂："焦，作醮。"《淮南子·主术》高诱注："焦，或作巢。"是焦、膲、巢古并通之证。《仪礼·乡射礼》贾公彦疏："巢，高人。"

⑨弱：通"灼"。"热"义。《左传·昭公元年》作"齐国弱"，《公羊传》"弱"作"酌"，《易·损》陈奂传疏："'酌'与'勺'同。"《说文通训定声》："'勺'，犹'灼'也。"《玉篇·火部》："灼，热也。"

⑩真：为"正"之音转。

⑪繇：《甲乙·卷二·第五》作"摇"。

⑫骨繇者：衍文。《甲乙·卷二·第五》无。

⑬所谓骨繇者摇故也：衍文。《甲乙·卷二·第五》无。

[释文]

足太阳经起于足小指外侧的至阴穴，止于目内眦之明门穴(睛明穴)。足阳明经起于足大指侧次指端的厉兑穴，止于耳上之头维穴。足少阳经起于足小指侧次指之端的窍阴穴，止于耳前的听宫穴。太阳经为表，阳明经为里，少阳经为中。开的功能败则肉体溃而急病起，急病刺太阳经，泻有余，补不足。“渎”就是皮肉肿大而热。阖的功能败就会出现气喘、肌肉痿弱之病。肌肉痿弱，刺足阳明经。泻有余，补不足。气喘者，正气滞留，邪气积聚所致。枢的功能败则骨摇不能稳于地，所以骨摇动不安者刺足少阳经。泻有余，补不足。关节弛缓收缩无力的，当治其本。

[原文]

太阴根于隐白，结于太仓。少阴根于涌泉，结于廉泉。厥阴根于大敦，结于玉英，络于膻中。太阴为开，厥阴为阖，少阴为枢。故开折①则仓廪②无所输③，膈洞，膈洞者取之太阴，视有余不足。故开折者气不足而生病也。阖折即气绝而喜悲④，悲者取之厥阴，视有余不足。枢折则脉有所结而不通，不通者取之少阴。视有余不足。有结者皆取之不足⑤。

[考注]

①折：“伤”义。《荀子·修身》杨倞注：“折，损也。”

②仓廪：此引指水谷。

③输：“纳”义。《慧琳音义·卷八十五》注：“输，纳也。”

④喜悲：“喜”，“多”、“易”义；“悲”，“伤”义。《诗·鼓钟》毛传：“悲犹伤也。”肝经绝而易伤其经，故云“喜悲”。

⑤不足：衍文。《甲乙·卷二·第五》无。

[释文]

足太阴脾经起于足大指内端的隐白穴，止于上腹部的太仓穴。足厥阴肝经起于足大指外端的大敦穴，止于胸部的玉英穴，下络膻中穴。足少阴肾经起于足心的涌泉穴，止于颈喉部的廉泉穴。太阴为表，厥阴为里，少阴为中。开的功能败伤则水谷不能纳受，呕吐痛泄。呕吐痛泄刺太阴脾经。泻有余，补不足。开的功能伤，气不足而生病。阖的功能败伤则气绝而其经易伤，伤则刺厥阴肝经。泻有余，补不足。枢的功能败伤则气结不通，不通应刺少阴肾经。泻有余，补不足。凡有结滞的，都可针刺治疗。

[原文]

足太阳根于至阴，溜[①]于京骨，注于昆仑，入于天柱、飞扬也。足少阳根于窍阴，溜于丘墟，注于阳辅，入于天容[②]、光明也。足阳明根于厉兑，溜于冲阳，注于下陵，入于人迎、丰隆也。手太阳根于少泽，溜于阳谷，注于少海，入于天窗、支正也。手少阳根于关冲，溜于阳池，注于支沟，入于天牖、外关也。手阳明根于商阳，溜于合谷，注于阳溪，入于扶突、偏历也。此所谓十二经者，盛络皆当取之。

[考注]

①溜：《甲乙·卷二·第五》作“流”。下诸“溜”，例同。

②天容：马莳：“天容当作天冲。”

[释文]

足太阳膀胱经起于至阴穴，流于京骨穴，注于昆仑穴，入于天柱、飞扬穴。足少阳胆经起于窍阴穴，流于丘墟穴，注于阳辅穴，入于天冲、光明穴。足阳明胃经起于厉兑穴，流于冲阳穴，注于下陵穴，入于人迎、丰隆穴。手太阳小肠经起于少泽穴，流于阳谷穴，注于小海穴、入于天窗、支正穴。手少阳三焦经起于关冲穴，流于阳池穴，注于支沟穴，入于天牖、外关穴。手阳明大肠经起于商阳穴，流于合谷穴，注于阳溪穴，入于扶突、偏历穴。这是十二经的根、流、注、入之处。凡见络盛瘀血的，都应刺之。

［原文］

一日一夜五十营①，以营①五藏之精②。不应数者，名曰狂生③。所谓五十营①者，五藏皆受气。持其脉口，数其至也。五十动而不一代④者，五藏皆受气；四十动一代者，一藏无气；三十动一代者，二藏无气；二十动一代者，三藏无气；十动一代者，四藏无气，不满十动一代者，五藏无气，予⑤之短期⑥。要在终始。所谓五十动而不一代者，以为常也。以知五藏之期⑥。予⑤之短期⑥者，乍数乍踈也。

［考注］

①营："行"义。《文选·魏都赋》张载注："周行为营。"

②精："气"义。《淮南子·天文》高诱注："精，气也。"

③狂生："狂"，"病"义。《广韵·阳韵》："狂，病也。""狂生"，即"病生"、"生病"之义。

④代："止"义。《素问·脉要精微论》王冰注："代，止也。"

⑤予：为"其"之音转。《左传·隐公十一年》"其口"，《方言·卷十二》郭璞注作"予口"。是"予"、"其"古通之证。

⑥短期："短"，"病"义；"期"为"气"之音转。即"病气"义。《国语·晋语》韦昭注："病，短也。"《方言·卷十二》戴震疏："气，古氣字。"《集韵·未韵》："乞，通作气。"《诸子平议·晏子春秋》俞樾按："乞，当作既。"《经词衍释》："既似，犹其似也。"《说文

通训定声》："其，叚借又为期。"是期、气古通之证。

［释文］

经脉之气一日一夜运行五十周，以行五脏之气。其次数不合者，叫做生病。所说的正常五十周，指五脏周身都能正常接受气血。持其寸口之脉，可以知道脉动的次数。脉跳五十次不停者，五脏都能正常接受气血；四十跳一停的，其一脏不能受气血；三十跳一止的，两脏不能受气血；二十跳一止的，三脏不能受气血；十跳一止的，四脏不能受气血；不足十跳一止的，五脏都不能受气血，其病气。经气运行的关键，在于终始如一，不能间断。所说的五十动而无一止的，是正常状态，所以可知五脏正常之气。其病气者，脉跳或快或慢。

［原文］

黄帝曰：逆顺[①]五[②]体者，言人骨节之小大，肉之坚脆，皮之厚薄，血之清浊，气之滑涩，脉之长短，血之多少，经络之数[③]，余已知之矣。此皆布衣匹夫[④]之士也。夫王公大人，血食之君，身体柔脆，肌肉软弱，血气慓悍[⑤]滑利，其刺之徐疾浅深多少，可得同之乎？岐伯答曰：膏粱菽藿[⑥]之味，何可同也。气滑即出疾，其气涩则出迟。气悍则针小而入浅，气涩则针大而入深。深则欲[⑦]留，浅则欲[⑦]疾。以此观之，刺布衣者深以留之，刺大人者微以徐之。此皆因气[⑧]慓悍滑利也。

［考注］

①逆顺："上下"义。引为"常人"义。《周礼·宰夫》贾公彦疏："逆者，问上之言。"《周易稗疏》："自上而下谓之顺。"《书》蔡沈集传："上下，上天下民也。"《大戴礼记·子张问入官》："上者，民之仪也。"《史记·晋世家》裴骃集释："下，谓人。"是此"逆顺"，即"常

人”之义。

②五：为“之”之误。

③数：引为“处”、“位置”义。《孙子兵法·用问》李筌注：“度，数也。”《庄子·则阳》陆德明释文：“度，居也。”《周礼·大史》郑玄注：“居，犹处也。”

④布衣匹夫：指平常人。《文选·为齐明皇帝作相让宣城郡公第一表》吕延济注：“布衣，犹平人也。”《资治通鉴·汉纪》胡三省注：“凡言匹夫、匹如者，谓凡庶之人。”

⑤慓悍：“滑利”义。即“慓悍”与“滑利”互文同义，也可视为同义复词。《尔雅·释诂》王念孙疏：“慓、嘌、剽、僄、漂，并字异义同。”李贺《天上摇》王琦注：“漂，浮也，动也，流也。”《庄子·刻意》成玄英疏：“流，通也。”《周礼·食医》贾公彦疏：“滑者，通利往来。”是“慓”有“滑”义。《素问·阴阳应象大论》王冰注：“悍，利也。”经文前言“身体柔脆，肌肉软弱”，所以此“慓悍”，不能解作“疾厉”之义。

⑥膏梁菽藿：膏梁，指甘肥之精食；菽藿，指粗劣食物。《国语·晋语》韦昭注：“膏，肉之肥也。”《孟子·告子》赵岐注：“膏梁，细粮如膏者也。”《汉书·刘向传》颜师古注：“菽，谓豆也。”《荀子·礼论》王先谦集解：“藿，豆叶也。”

⑦欲：为“宜”之音转。《助字辨略》：“欲，将也。”《吕览·当赏》高诱注：“宜，犹当也。”《经词衍释》：“当，犹将也。”是欲、宜古通之证。

⑧气：“气”下当脱“涩”字，例始合。

［释文］

黄帝说：常人之体，是说人的骨节小大、肌肉坚软、皮肤厚薄、血液稀稠、气之滑利滞涩，脉的长短、血的多少、经络的位置，这些我已知道了。这都是指一般平民而言的。王公贵族，食肉之人，身体常柔弱，肌肉软弱，血气滑利，针刺他们时慢快浅深多少，与一般人相同吗？岐伯答道：甘肥精食之人与粗劣食物之人，怎么能相同呢？气滑的出针应快，气涩的出针应慢。气血滑利，应用小针浅刺；气血涩滞，应用大针深刺。深刺宜留针，浅刺宜快速针刺。由此来看，刺平民者，宜深刺而留针；刺贵族者，宜轻刺以和之。这都是因为气滞涩与气滑利不同的缘故。

［原文］

黄帝曰：形气之逆顺[①]奈何？岐伯曰：形气不足，病气有余，是邪胜也，急泻之。形气有余，病气不足，急补之。形气不足，病气不足，此阴阳气俱不足也，不可刺之。刺之则重不足，重不足则阴阳俱竭，血气皆尽，五藏空虚，筋骨髓枯，老者绝灭，壮者不复矣。形气有余，病气有余，此谓阴阳俱有余也，急泻其邪，调其虚实。故曰有余者泻之，不足者补之。此之谓也。

［考注］

①逆顺：虚实义。逆为实，顺为虚。《管子·君臣》："为下而胜，逆也。"《墨子·明鬼》孙诒让注："胜者盈也。"《玉篇·力部》："胜，强也。"是"逆"可引为"实"义。《小尔雅·广言》："顺，退也。"《楚辞·招魂》蒋骥注："顺，柔顺也。"《史记·乐书》张守节正义："柔，软也。"是"顺"可引为"虚"义。

［释文］

黄帝说：形气的虚实是怎样的？岐伯说：形气不足，病气有余，是邪气盛实，急泻其邪。形气有余，病气不足，急补之。形气、病气都不足，这是阴阳都虚之证。不可针刺。针刺会加重其虚，重虚则阴阳俱衰，血气皆尽，五脏空虚，筋骨髓都枯竭。老年人可致死，壮年人难以康复。形气、病气都有余，是阴阳俱实之证，应急泻其邪，调其虚实。所以说实者泻之，虚者补之，就是这个道理。

［原文］

故曰刺不知逆顺，真邪相搏[①]，满而补之，则阴阳四[②]溢，肠胃充郭，肝肺内膜，阴阳相错。虚而泻之，则经脉空虚，血气竭枯，肠胃僵辟，皮肤薄著，毛腠夭膲，予[③]之死期[④]。故曰用针之要，在于知调阴与阳。调阴与阳，精气乃光[⑤]。合形与气，使神内藏。故曰上工平[⑥]气，中工乱[⑦]脉，下工绝气危生。故曰下工不可不慎也。必审五藏变化之病，五藏之应，经络之实虚，皮之柔粗，而后取之也。

［考注］

①搏："违背"义。《文选·鲁灵光殿赋》吕向注："搏，犹相负也。"《战国策·秦策》高诱注："负，背也。"《类篇·贝部》："负，违也。"

②四：郭霭春："'四'是'皆'的误字。"

③予：为"其"之音转。

④期：为"矣"之音转。语末助词。"期"通"既"，"既"又通"已"、"矣"。《仪礼·聘礼》郑玄注："既，已也。"《经词衍释》："矣，犹已也。"

⑤光：《甲乙·卷五·第六》作"充"。

⑥平：通"辨"。朱起风《辞通》："'平'、'辨'古读同音。'平章'通作'辨章'，是其例也。"

⑦乱："主"义。《尔雅·释诂》："乱，治也"。"治"有"主"义。

［释文］

所以说针刺不知虚实，正邪相违背。邪盛而补，则阴阳皆盛，肠胃膜满，肝肺内胀，阴阳错逆。正虚而泻，则经脉空虚，血气枯少，肠胃松弛无气，皮瘦贴骨，毛发枯干。其为死证。所以说，用针的要领，在于知道调阴阳，阴阳调和，正气乃充，形气相合，神气内藏。所以说良医辨气，一般医生主脉，劣医败气危害生命。所以求医治病不可不谨慎。必须察五脏的病变，五脉的征象，经络的虚实，皮肤的粗细，然后再针刺。

寿夭刚柔第六

［原文］

黄帝问于少师曰：余闻人之生①也，有刚有柔，有弱有强，有短有长，有阴有阳，愿闻其方②，少师答曰：阴中有阴③，阳中有阳④，审知阴阳，刺之有方。得病所始，刺之有理⑤。谨度病端，与时⑥相应。内合于五藏六府，外合于筋骨皮肤。是故内有阴阳，外亦有阴阳。在内者，五藏为阴，六府为阳；在外者，筋骨为阴，皮肤为阳。故曰病在阴之阴者，刺阴之荥输；病在阳之阳者，刺阳之合；病在阳之阴者，刺阴之经；病在阴之阳者，刺络脉。故曰病在阳者命曰风，病在阴者命曰痹，阴阳俱病命曰风痹。病有形而不⑦痛者，阳之类也；无形而痛者，阴之类也。无形而痛者，其阳完⑧而阴伤⑨之也，急治其阴，无攻⑩其阳；有形而不⑦痛者，其阴完⑧而阳伤⑨之也，急治其阳，无攻⑩其阴。阴阳俱动⑪，乍有形，乍无形，加以烦心，命曰阴胜⑫其阳。此谓不表不里，其形不久。

［考注］

①生：为"身"之音转。指身体。《淮南子·原道》："气者，生之充也。"《管子·心术》："气者，身之充也。"是生、身古通之证。

②方："区别"义。《国语·楚语》韦昭注："方，犹别也。"

③有阴：《甲乙·卷六·第六》作"有阳"。

④有阳：《甲乙·卷六·第六》作"有阴"。

⑤理：次序义。《荀子·正名》杨倞注："理，条贯也。"

⑥时："气"之音转。《尔雅》"四时"，《唐石经》作"四气"。是气、时古通。

⑦不：为"之"之音转。

⑧完：全。《说文·宀部》："完，全也。"

⑨伤："病"义。《国语·晋语》韦昭注："伤，病也。"

⑩攻："治"义。《管子·动官》尹知章注："攻，治也。"

⑪动："伤"义。《淮南子·说山》高诱注："动，感"。《文选·东京赋》李善注："感，伤也。"

⑫胜："加"义。《广韵·正韵》："胜，加也。"

［释文］

黄帝问少师说：我听说人的身体，皮肤有坚实有柔软，身体有虚弱有强壮，个头有低有高，体质有偏寒有偏热，愿知其区别。少师答道：阴中有阳，阳中有阴，察知阴阳，针刺才能得法；知病起因，针刺才能有序。审察病机，与气相合。内与五脏六腑之气相合，外与筋骨皮肤之气相合。所以内有阴阳，外也有阴阳。在内，五脏为阴，六腑为阳；在外，筋骨为阴，皮肤为阳。所以说病在阴中之阴，刺阴经的荥穴、输穴；病在阳中之阳，刺阳经的合穴；病在阳中之阴，刺阴经的经穴；病在阴中之阳，刺络脉。所以说病在阳叫做风，病在阴叫做痹。阴阳都病的，叫做风痹。病有形而痛者，是阳病之类；病无形而痛的，是阴病之类。无形而痛，其阳全而阴病，急治其阴，无治其阳；有形而痛者，其阴全而阳病，急治其阳，无治其阴。阴阳都病，或有形，或无形，加之烦躁，叫做阴加于阳。这是其病位表里不明显，其身体不能长久。

［原文］

黄帝问于伯高曰：余闻形气病之[1]先后，外内之应奈何？伯高答曰：风寒伤形，忧恐忿怒伤气。气伤藏，乃病藏；寒伤形，乃应形；风伤筋脉，筋脉乃应。此形气外内之相应也。

［考注］

①之：为“有”之音转。《经词衍释》：“有，犹为也，其也。”《诸子平议·列子》俞樾按：“之，即其也。”是之、有古可通转之证。

［释文］

黄帝问伯高说：我听说形气病有先后，其外内怎样相应合？伯高答道：风寒伤形体，忧思恐怒伤神气。气伤脏，脏受病；寒伤形，形受病；风伤筋脉，筋脉受病。这是形气外内相应的关系。

［原文］

黄帝曰：刺之奈何？伯高答曰：病九[①]日者，三刺而已。病一月者，十刺而已。多少远近，以此衰[②]之。久痹不去身者，视其血络，尽出其血。黄帝曰：外内之病，难易之治奈何？伯高答曰：形先病而未入藏者，刺之半其日[③]；藏先病而形乃应者，刺之倍其日。此月[④]内难易之应也。

［考注］

①九：为“数”之误。“数”音转为“入”，“入”又形误为“九”。

②衰：“减”义。此引指为加减之义。

③半其日：正常疗程的一半时日。

④月：为“外”之音转。与上文“外内之病，难易之治奈何”例始合。

［释文］

黄帝说：怎样针刺？伯高答道：病数日的，刺三次而愈；病一月的，刺十次而愈。其他病程之长短，照此加减，进行针刺。久痹不愈，视其瘀血之络，刺而尽出其血。黄帝说：外病和内病，难病和易病各怎样治疗？伯高答道：形体先病，尚未入脏的，针刺疗程是正常疗程的一半时间；内脏先病而形体后病的，针刺疗程是正常疗程的一倍。这就是外病内病、难病易病的针刺疗程关系。

［原文］

黄帝问于伯高曰：余闻形有缓急，气有盛衰，骨有大小，肉有坚脆，皮有厚薄，其以立寿夭奈何？伯高答曰：形与气相任①则寿，不相任①则夭。皮与肉相果②则寿，不相果②则夭。血气经络胜③形则寿，不胜③形则夭。

［考注］

①任："合"义。《说文·人部》："任，符也。"《庄子·人间世》成玄英疏："符，合也。"

②果：为"和"之通假。《尔雅·释诂》郝懿行疏："和，又通作咼。"《庄子·至乐》"予果"，陆德明释文："元嘉本作'予过'。"《说文·辵部》："过，度也，从辵咼声。"

③胜："任"、"合"义。《荀子·仲尼》王先谦集解："胜，任也。"

［释文］

黄帝问伯高说：我听说人的体肤有松柔有紧密，气有盛有衰，骨骼有大有小，肌肉有坚实有软弱，皮肤有厚有薄，怎样以此来定寿与夭折？伯高答道：形体与神气相合就能长寿，不相合就容易夭折。皮与肉相和则长寿，不相和则易夭折。血气经络与形体相合则长寿，不相合则易夭折。

［原文］

黄帝曰：何谓形之缓急？伯高答曰：形充而皮肤缓者则寿，形充而皮肤急者则夭。形充而脉坚大者顺也。形充而脉小以弱者气衰，衰则危矣。若形充而颧不起者骨小，骨小则夭矣。形充而大[①]肉䐃[②]坚而有分者肉坚，肉坚则寿矣，形充而大[①]肉无分理不坚者肉脆[③]，肉脆则夭矣。此天之生命，所以立形定气而视寿夭者。必明乎此立形定气，而后以临病人，决死生。

［考注］

①大：为“其”之误。

②䐃：肌肉之脂肪。《集韵·准韵》：“䐃：兽聚脂皃。”《素问·皮部论》王冰注：“䐃，肉之标。”

③脆：弱义。《广雅·释诂》：“脆，弱也。”

［释文］

黄帝说：什么是形体的缓急？伯高答道：形胖而皮肤润软者就长寿；形胖皮肤粗涩的，就容易夭折。形胖而脉大有力是顺；形胖而脉小弱者气衰，气衰则危害生命。形胖而颧骨小的其周身骨骼小，骨小则容易夭折。形胖其肉脂密而有分理的是肉结实，肉结实则能长寿；形胖其肉无分理不密的是肉软弱，肉软弱则易夭折。这是自然状态下的生命形体，所以明形气而知寿夭。必先知此立形定气，然后才能临床治病，决定死生。

［原文］

黄帝曰：余闻寿夭，无以度[①]之。伯高答曰：墙基卑[②]，高[③]不及，其地[④]者，不满三十而死；其有因加疾者，不及二十而死也。黄帝说：形气之相胜，以立寿夭奈何？伯高答曰：平人而[5]气胜形者寿；病而形肉脱，气胜形者死，形胜气者危矣。

[考注]

①度：引为判断义。《慧琳音义·卷三十九》注："度，揆度，较量之也。"《左传·昭公二十四年》杜预注："度，谋也。"

②墙基卑："墙"为"面"之误；"基"为"肌"之音转。指面部肌肉；"卑"，低下瘦削义。《说文·肉部》："肌，肉也，从肉几声。"《说文通训定声》："几，叚借为且。"《经词衍释》："且，犹其也。"《说文通训定声》："其，叚借又为基。"是基、肌古通之证。

③高：为"膏"之假字。润泽义。《易·屯》焦循注："'膏'与'高'同。"柳宗元《种术》蒋之翘注："膏，润泽之气。"

④地：卑下之义。引指肌肉瘦削。《荀子·礼论》："地者，下之极。"

⑤而：为"之"之音转。《经词衍释》："之，犹而也。"

[释文]

黄帝说：我听说寿夭不易判断。伯高答道：面部肌肉瘦削，色不润泽，其瘦削的，不满三十就会死掉。如果再加上有病，则不到二十就会死掉。黄帝说：形气相合与否，怎样去定寿夭？伯高答道：正常人形气相合则长寿。病人形肉脱，邪气胜形者死，形盛气虚的病危。

[原文]

黄帝曰：余闻刺有三变[1]，何谓三变[1]？伯高答曰：有刺营者，有刺卫者，有刺寒痹之留经者。黄帝曰：刺三变[1]者奈何？伯高答曰：刺营者出血，刺卫者出气，刺寒痹者内[2]热。黄帝曰：营卫寒痹之为病奈何？伯高答曰：营之生病也，寒热少气，血上下[3]行。卫之生病也，气痛时来时去，怫忾贲响，风寒客于肠胃之中。寒痹之为病也，留而不去，时痛而皮不仁。黄帝曰：刺寒痹内[2]热奈何？伯高答曰：刺布衣者，以火粹之；刺大人者，以药熨之。

［考注］

①变："病"义。《吕览·孟春》高诱注："变，犹戾也。"《战国策·赵策》鲍彪注："戾，疾也。"《论语·阳货》皇侃疏："疾，谓病也。"

②内：引为"使"义。《谷梁传·成公九年》范甯注："内称，谓称使。"

③上下：为"不"字之分离致误。

［释文］

黄帝说：我听说针刺可治疗三病，什么是三病？伯高答道：刺营血病，刺卫气病，刺寒痹留经之病。黄帝说：怎样刺三病？伯高答道：刺营血病者宜出血；刺卫气病者宜出其气；刺寒痹病者应使其热。黄帝说：营血病、卫气病、寒痹病是什么表现？伯高答道：营血之病，寒热往来、短气、血滞不行；卫气之病，其痛或痛或止，肠鸣响，这是风寒侵入肠胃之中；寒痹之病，久留不去，肢体关节常痛，肌肤麻木。黄帝说：怎样针刺寒痹使其热？伯高答道：刺劳苦大众，用火针治疗；刺贵族骄体，用药熨法祛散寒邪。

［原文］

黄帝曰：药熨奈何？伯高答曰：用淳[1]酒二十升，蜀椒一升，干姜一斤，桂心一斤，凡四种，皆㕮咀[2]，渍酒中。用绵絮一斤，细白布四丈，并内酒中，置酒马矢煴[3]中，盖封涂，勿使泄。五日五夜，出布绵絮，曝干之。干复渍，以尽其汁，每渍必日卒其日，乃出干。干，并用滓与绵絮，复布为复巾，长六七尺，为六七[4]巾。则用之生桑炭炙巾，以熨寒痹所刺[5]之处，令热入至于病所，寒，复炙巾以熨之。三十遍而止。汗出，以巾拭身，亦三十遍而止。起步内中，无见风。每刺必熨，如此病已矣。此所谓内热也。

［考注］

①淳：《甲乙·卷十·第一》作“醇”。

②㕮咀：用嘴嚼。《集韵·噳韵》：“㕮咀，嚼也。”

③马矢煴：指用马粪闷烟，缓慢燃烧。《说文·火部》：“煴，郁烟也。”

④六七：衍文。涉前文致衍。

⑤刺：《甲乙·卷十·第一》作“乘”。

［释文］

黄帝说：怎样药熨？伯高答道：用醇酒二十升，蜀椒一升，干姜一斤，桂心一斤。凡此四种药，都用嘴嚼碎，浸渍于酒中。用丝绵一斤，细白布四丈，并浸入酒中。把酒器放于马粪中闷燃，酒器用泥封涂好，不使泄气。五天五夜后取出白布及丝棉，曝干。干后再浸入酒中，直至吸尽其汁。每浸渍一次，必须满一天一夜后再取出曝干。干后将药渣与丝棉一起置于布内包裹后折叠多层成巾状，长六七尺。用时在桑炭上烤热，熨寒痹疼痛之处，使温热达到病处。药巾凉后，再烤热复熨，如此三十遍而停止。汗出，用巾擦身，也是三十遍。熨后在室内散步，不要见风。每次针刺必须配合药熨，这样病可愈。这就是所说的寒痹使热。

官针第七

官："用"义。《荀子·天论》杨倞注："官，犹任也。"《吕览·察今》高诱注："任，用也。"

［原文］

凡刺之要，官针最妙。九针之宜，各有所为，长短大小，各有所施也。不得其用，病弗能移，疾浅针深，内伤良肉，皮肤为痈；病深针浅，病气不泻，支①为大脓②。病小针大，气泻太甚，疾必为害；病大针小，气不泄泻，亦复为败。失③针之宜，大者泻，小者不移④。已言其过，请言其所施。

［考注］

①支：《甲乙·卷二·第五》作"反"。

②脓：通"瘀"，"病"义。《集韵·宋韵》："瘀，病也。"

③失：《甲乙·卷二·第五》作"夫"。

④不移："不"为"之"之音转；"移"通"多"，"益"义。《墨子·非命》孙诒让注："'移'，或作'多'字。"《战国策·齐策》高诱注："益，多也。"

［释文］

针刺的要点，用针最关键。九针之施，各有所用。长短大小，各有所行之指征。不得其用法，病不能除。病浅针深，内伤正常肌肉，皮肤成为痈肿；病深针浅，则病气不能泻除，反成大病。病小针大，伤气太重，病必为害；病大针小，邪气不泻，治疗也会失败。针刺得法，大针泻邪，小针益气。已讲不当针刺之弊端，请讲一讲它的合理使用。

［原文］

病在皮肤无常处者，取以镵针于病所，肤白勿取；病在分肉[①]间，取以员针于病所；病在经络痼痹者，取以锋针；病在脉，气少当补之者，取以鍉针于井荥分[②]输；病为大脓者，取以铍针；病痹气暴发者，取以员利针；病痹气痛而不去者，取以毫针；病在中者，取以长针；病水肿不能通[③]关节者，取以大针；病在五藏固[④]居者，取以锋针，泻于井荥分输，取以四时[⑤]。

［考注］

①分肉："分"为"月"之误。"月"音 qi，"动"义。"动肉"，即"肌肉"。肌肉可运动，所以叫"朒"。《说文》："月，振月也。"段玉裁注："月，振肸也。"《慧琳音义·卷九十》注："肸，脉动也。"

②分：为"月"之误。"动"义。

③通：为"动"之音转。《说文通训定声》："通，一为'同'。"《左传·成公二年》李富孙释："'同'，作'桐'。"《广雅·释诂》王念孙疏："桐，亦恫也。"《吕览·审分》高诱注："恫，动。"是通、动古通之证。

④固：通"痼"。《说文义证·疒部》："痼，又作固。"《玉篇·疒部》："痼，久病也。"

⑤四时："时"当为"末"之误。"四末"指手足。

［释文］

病在皮肤不固定的，用镵针治疗，皮肤白嫩柔弱的不要刺；病在肌肉，用员针治疗；病在经络，久痹不愈的，用锋针治疗；病在脉，气虚当补的，用鍉针刺井穴、荥穴及动输之穴；病为痈脓的，用铍针治疗；痹病突然发作的，用员利针治疗；病痹病久不止的，用毫针治疗；病在内的，用长针治疗；病水肿关节不能运动的，用大针治疗；病在五脏久病的，用锋针治疗，治其井、荥及动输之穴，取其手足之穴。

［原文］

凡刺有九，以应九变[①]。一曰输刺。输刺者，刺诸经荥输藏腧也。二曰远道刺。远道刺者，病在上，取之下，刺府腧也。三曰经刺。经刺者，刺大经之结络经分也。四曰络刺。络刺者，刺小络之血脉也。五曰分[②]刺。分[②]刺者，刺分[②]肉之间也。六曰大泻刺。大泻刺者，刺大脓以铍针也。七曰毛刺。毛刺者，刺浮痹皮肤也。八曰巨[③]刺。巨[③]者，左取右，右取左。九曰焠刺。焠刺者，刺[④]燔针则[⑤]取痹也。

［考注］

①变：为“病”之音转。

②分：为“月”之误。“动”义。

③巨：为“互”之误。

④刺：衍文。《甲乙·卷五·第二》无。

⑤则：为“以”之音转。《经词衍释》：“则，犹以也。”

［释文］

以病证来概括刺法，针刺大致有九种刺法，以应合九病。一是输刺。输刺，就是刺井、荥、经、输等穴及背部脏腑的俞穴。二是远道刺。远道刺就是病在上，取下部阳经的府穴。三是经刺。经刺就是刺大经脉的瘀结之处。四是络刺。络刺是刺小络之瘀血。五是月刺。月刺就是刺肌肉之间。六是大泻刺。大泻刺是用铍针刺脓。七是毛刺。毛刺是刺浅表皮肤之痹病。八是互刺。

互刺就是左病刺右，右病刺左。九是焠刺。焠刺就是用火针以刺痹病。

［原文］

凡刺有十二节[1]，以应十二经。一曰偶[2]刺。偶[2]刺者，以手直心若背，直痛所，一刺前，一刺后，以治心痹。刺此者傍针之也。二曰报[3]刺。报[3]刺者，刺痛无常处也，上下行者，直内无[4]拔针，以左手随病所按之，乃出针复刺也。三曰恢[5]刺。恢[5]刺者，直刺傍[6]之，举之前后，恢[5]筋急，以治筋痹也。四曰齐刺。齐刺者，直入一，旁入二，以治寒气小深者。或曰三刺，三刺者，治痹气小深者也。五曰扬刺。扬刺者，正内一，傍内四，而浮之，以治寒气之博大者也。六曰直[7]针刺。直[7]针刺者，引皮乃刺之，以治寒气之浅者也。七曰输刺。输刺者，直入直出，稀发针而深之，以治气盛而热者也。八曰短刺。短刺者，刺骨痹稍摇而深之；致针骨所，以上下摩骨也。九曰浮刺。浮刺者，傍入而浮之，以治肌急而寒者也。十曰阴刺。阴刺者，左右率[8]刺之，以治寒厥，中寒厥[9]，足[10]踝后少阴也。十 曰傍针刺。傍针刺者，直刺傍刺各一，以治留痹久居者也。十二曰赞[11]刺。赞[11]刺者，直入直出，数发针而浅之出血，是谓治痈肿也。

［考注］

①节："种类"义。《战国策·齐策》鲍彪注："节，犹等也。"《广韵·等韵》："等，类也。"

②偶："对"义。《管子·海王》尹知章注："偶，对也。"

③报：为“暴”之音转，“急”义。《说文通训定声》：“报，叚借为白。”《读书杂志·荀子》王念孙按：“‘白’与‘伯’同。”《战国策·秦策》鲍彪注：“薄，犹‘迫’也。”《札僕》桂馥按：“碑借‘伯’为‘迫’。”《群经平议·礼记》俞樾按：“暴，当读为薄。”是“报”、“暴”古通之证。

④无：为“而”之音转。《尔雅·释言》邵晋函正义：“亡与无，古通用。”《读书杂志·逸周书》王引之注：“之，疑当作亡。”《经词衍释》：“之犹而也。”是无、而古通之证。

⑤恢：“大”义。《战国策·楚策》鲍彪注：“恢，大也。”

⑥傍：衍文。前文即云“直刺”，此不当再云“傍”（斜义）。

⑦直：为“平”之音转。《诗·大东》“其直”，《楚辞章句·九》作“其平”。是“直”、“平”古通之证。

⑧率：为“卒”之误。“卒”通“猝”。急猝义。郭靄春：“《素问·长刺节论》新校正引《甲乙经》、《圣济总录·卷一百九十二》引，‘率’并作‘卒’。”

⑨厥：为“者”之音转。《甲乙·卷五·第二》作“者”。

⑩足：《甲乙·卷五·第二》作“取”。

⑪赞：为“点”之音转。“赞”、“点”古韵近，故可通转。

[释文]

以十二经脉来概括刺法，刺法可概括为十二种，以应合十二经脉。一是偶刺，偶刺就好像手心直对手背一样，直达病处，一刺前面，一刺后面，用以治疗心痹病。此刺法用斜刺法。二是暴刺，暴刺治疗痛无常处、上下不定之病证。直刺后而拔针，用左手随痛处按压，出针后用同样的方法再刺。三是恢刺，恢刺就是直刺后上下提插，用以治疗大筋急，筋痛之病。四是齐刺，齐刺就是正刺一处，旁刺二处，用以治疗寒气小深之病。齐刺或者叫三刺，三刺治疗寒痹小深之病。五是扬刺，扬刺就是正刺一针，旁刺四针，浅刺。用治寒痹病之重者。六是平针刺，平针刺就是牵引皮肤在皮下平刺，用治寒痹病之轻者。七是输刺，输刺就是直入直出，少发针而深刺，用治气盛热证。八是短刺，短刺是刺骨痹病，轻摇而深刺，针抵骨处，上下摩骨。九是浮刺，浮刺是斜入而浅刺，用以治疗肌痛拘急之寒证。十是阴刺，阴刺就是左右急刺，用以治疗内寒证。内寒者，刺踝后少阴经之太谿穴。十一是傍针刺，傍针刺就是直刺旁刺各一，用治久痹之证。十二是点刺，点刺就是直入直出，上下点刺，数刺而浅出血，用治痛肿之证。

［**原文**］

脉之所居深不见者，刺之微内针而久留之，以致其空[①]脉气也。脉浅者勿刺。按绝其脉乃刺之，无令精出，独出其邪气耳。所谓三刺则谷气[②]出者，先浅刺绝皮，以出阳邪[③]；再刺则阴邪[④]出者，少益深，绝皮致肌肉，未入分肉间也；已入分肉之间，则谷气[②]出。故《刺法》曰：始刺浅之，以逐邪气而来血气；后刺深之，以致[⑤]阴气之邪；最后刺极深之，以[⑥]下谷气。此之谓也。故用针者，不知年之所加[⑦]，气之盛衰，虚实之所起，不可以为工也。

［**考注**］

①空：引为“中”义。《论语·先进》何晏集解：“空，犹虚中也。”

②谷气：此指正气。

③阳邪：表邪。

④阴邪：里邪。

⑤致：为“治”之音转。

⑥以：通“可”。《文选·北山移文》“以洗”，五臣本作“於洗”，《吕览·下贤》旧校：“可，作‘於’。”是“以”、“可”古通之证。

⑦年之所加：“加”，引为“行”义。“年之所加”，即“天气之所

行”之义。《吕览·孝行》高诱注：“加，施也。”《论语·为政》刘宝楠注：“施，行也。”

［释文］

经脉在深处看不见，针刺时轻入其内而久留针，可使其中的脉气到达。经脉浅者不可久刺，按压其经脉处，隔开血管后刺入，不使正气泄，独泻其邪气。所说的“三刺则正气出”，是说先浅刺皮下，以出表邪；再稍深隔皮至肌肉处，但不到肌肉深处，以出里邪；针进入肌肉深处，则正气伤泄。所以《刺法》说：开始浅刺，以祛邪气而恢复气血；然后稍深刺，以治里邪；最后极深刺，但可伤泄正气。就是这个道理。所以用针治病，不知天气之所行，气的盛衰，虚实之因，不可以当医生。

［原文］

凡刺有五，以应五藏。一曰半①刺。半刺者，浅内而疾发针，无针伤肉，如拔毛状，以取皮毛，此肺之应也。二曰豹文刺。豹文刺者，左右前后，针之中脉为故，以取经络之血者，此心之应也。三曰关②刺。关刺者，直刺左右，尽筋上，以取筋痹，慎无③出血，此肝之应也。或曰渊④刺，一曰岂⑤刺。四曰合⑥谷刺。合谷刺者，左右鸡足，针于分肉之间，以取肌痹，此脾之应也。五曰输刺。输刺者，直入直出，深内之至骨，以取骨痹，此肾之应也。

［考注］

①半：为“表”之音转。“半”、“表”古声同韵近，故可通转。

②关：为“筋”之音转。《说文通训定声》：“‘关’，叚借又为‘豢’。”《集韵·谏韵》：“豢，或作圂。”“圂”与“筋”古韵同，故可通转。后文“尽筋上”，可佐证。

③无：通“毋”。“忌”义。《礼记·檀弓》郑玄注：“毋，禁戒之辞。”

④渊：为“关”之音转。

⑤岂：“岂”为“豈”之误。“豈”为“開（开）”之音转。《太素·卷二十二·五刺》即作或曰“開刺”。“開”又当为“關”之形误。

⑥合：为“分”之误。“分谷”，指肌肉。《素问·气穴论》：“肉之大会为谷。”

［释文］

以五脏来概括，针刺方法可概括为五种，以应合五脏。一是表刺，表刺是浅入而快发针，不伤肌肉，出针经如拔毛状，以刺皮肤病气。此法与肺应合。二是豹文刺，豹文刺是左右前后刺其络脉，以去络脉的瘀血。此刺法与心应合。三是筋刺，筋刺是直刺病处左右，至筋上，以治筋痹，慎忌出血。此刺法与肝应合。筋刺也叫“关刺”或“开刺”。四是肌肉刺，肌肉刺是正一左右各一，如鸡足状之刺法，刺肌肉之间，以治肌痹。此刺法与脾相应合。五是输刺，输刺是直入直出、深刺至骨之刺法，以治骨痹之病。此刺法与肾相应合。

本神第八

本神："本"为"论"之音转。"本神"，即"论神"之义。

[原文]

黄帝问于岐伯曰：凡刺之法，必先本[①]于神。血、脉、营气、精神，此五藏之所藏也。至其淫泆，离[②]藏则精失，魂魄飞扬，志意恍乱，智虑去身者，何因而然乎？天之罪与？人之过乎？何谓德[③]气生精、神、魂、魄、心、意、志、思、智、虑？请问其故。

[考注]

①本：此"本"，引为"知"义。《礼记·礼器》孔颖达疏："本，谓心也。"《仪礼·少年馈食礼》郑玄注："心舌，知滋味。"

②离："失"义。《国语·周语》韦昭注："离，失也。"

③德：通"得"。"有"义。《孟子·告子》焦循正义："'得'与'德'通。"《说文·彳部》："得，行有所得也。"

[释文]

黄帝问岐伯说：凡是针刺，必须先知道神气。血、脉、营、气、精，这是五脏所藏的物质。至其淫乱失调，五脏失藏则精气损失，魂魄飞散，志意恍乱，神气离身。这是什么原因？是自然造成的，还是人为造成的？什么是有气能生精、神、魂、魄、心、意、志、思、智、虑？请问其道理。

[原文]

岐伯答曰：天之在[①]我者德[②]也，地之在[①]我者气也。

德[②]流气薄[③]而生者也。故生之来谓之精[④]，两精相搏[⑤]谓之神，随神往来者谓之魂，并精而出入者谓之魄，所以任[⑥]物者谓之心，心有所忆谓之意，意之所存谓之志[⑦]，因志[⑦]而存变谓之思，因思而远慕谓之虑，因虑而处物谓之智。

［考注］

①在："赋于"义。《助字辨略》："在，犹於也。"《经义述闻》："与，亦可训为於。"《资治通鉴·汉纪》胡三省注："赋，与也。"《汉书·元帝纪》颜师古注："赋，给与之也。"

②德："气"义。《史记·乐书》："德者，性之端也。"《论语·乡党》刘宝楠正义："气，犹性也。"

③薄："至"义。《广雅·释诂》："薄，至也。"

④精：指生灵。《荀子·赋》杨倞注："精，灵也。"《法言·渊骞》李轨注："灵，命也。"

⑤两精相搏："两"，为"其"之误；"精"，指"生灵"、"生命"；"相"，为"之"之音转；"搏"，"动"义。"其精之搏"，即"其生命之动"义。《颜氏家训》"相戏"之"相"，盧文弨校："一本作'为'。"《战国策·燕策》作"之行"，《史记》作"为行"，《经词衍释》："之，犹'为'也。"是"相"、"之"、"为"古并通之证。

⑥任：为"认"之音转。"知"、"识"义。"任"、"认"古声同，故可通转。《玉篇·言部》："认，识认也。"《国语·鲁语》韦昭注："识，知也。"

⑦志：记。《左传·文公二年》孔颖达疏："志者，记也。"

［释文］

岐伯答道：天赋于我呼吸之气，地赋于我水谷之气。气行气至而生命正常存在。所以出生后叫做生灵（生命），其生命之活动叫做神，随神往来的叫做魂，同精一同运动的叫做魄，所以认知事物的叫做心，心之回忆叫做意，意的存留叫做记，因记而分析辨别叫做思，由思而思考叫做虑，由虑而处事特物叫做智。

［原文］

故智者之养生也，必顺①四时而适寒暑，和②喜怒而安居处，节③阴阳而调刚柔。如是则僻邪④不至，长生久视⑤。

［考注］

①顺："宜"义。《助字辨略》："顺，宜也。"

②和："平"义。《战国策·秦策》高诱注："和，平也。"

③节："和"义。《吕览·重已》高诱注："节，犹和也。"

④僻邪：僻、邪互文同义，"病邪"义。《淮南子·精神》高诱注："僻，邪也。"

⑤长生久视："长生"与"久视"，互文同义，均"长寿"之义。《吕览·重已》高诱注："视，活也"。

［释文］

所以智者养生，必须顺宜四时而适寒暑，平调喜怒等情志，起居安定而不乱，和阴阳而调虚实。这样则病邪不生，长寿不衰。

［原文］

是故怵惕①思虑者则伤神，神伤则恐惧②流淫而不止③。因悲哀动中者，竭绝而失生④。喜乐者，神惮⑤散而不藏。愁忧者，气⑥闭塞而不行。盛怒者，迷惑⑦而不治⑧。恐惧者，神荡惮⑤而不收。

［考注］

①怵惕：惊恐义。《说文·心部》："怵，恐也。"《文选·长门赋》张铣注："惕，惊也。"

②恐惧：衍文。涉下文致衍。

③流淫而不止："流淫"，通"留逸"；"而"为"心"之误；"止"，为"固"之误。"留逸心不止"，即"神气郁阻而心不固"之义。"心不固"与下文"心失主"，例正相合。《太素》正作"固"。《尔雅·释言》郝懿行疏："逸，又通作淫。"《太素·卷六·藏府之一》"淫"作"溢"。"溢"亦为"逸"之音转。《孟子·梁惠王》赵岐注"放溢辟邪"，焦循正义："逸、泆、失、溢，音同义通"。《淮南子·修务》高诱注："逸，安也。"《说文通训定声》："留，叚借为流。"

④生：为"神"之音转。《淮南子·原道》："气者，生之充也。"《管子·心术》："气者，身之充也。"《说文通训定声》："神，叚借为申。"《白虎通义·五行》："申，身也。"是"生"、"神"古通。

⑤惮："惊"义。《广雅·释诂》："惮，惊也。"

⑥气："神"义。《左传·庄公三十二年》孔颖达疏："神者，气也。"

⑦迷惑：神志狂乱：《玉篇·辵部》："迷，乱也。"

⑧治：正常。《庄子·逍遥遊》成玄英疏："治，正也。"《广雅·释天》："正阳，常气。"

[释文]

所以惊恐劳虑则伤神，神伤则神气郁滞而心不固。悲哀伤中则气绝而失神。喜乐过度，神惊散而不藏；愁忧过度，神滞塞而不行；盛怒，神志狂乱而不正常；惊恐过度，神气惊散而不收。

[原文]

心[①]怵惕思虑则伤神，神伤则恐惧[②]自失[③]，破䐃[④]脱肉，毛悴色夭，死于冬。

[考注]

①心：郭霭春："《素问·宣明五气篇》王注引无'心'字。"

②恐惧：衍文。

③自失："自"，"身"义；"失"，"伤"义。《孟子·万章》朱熹注："自好，自受其身之人也。"

④䐃："脂"义。

［释文］

惊恐劳虑则伤神，神伤则身伤，损脂脱肉，毛发枯焦，神气憔悴，死于冬天。

［原文］

脾[①]愁忧而不解则伤意，意伤则悗乱，四肢不举，毛悴色夭，死于春。

［考注］

①脾：衍文。郭霭春："《素问·宣明五气篇》王注引、《五运行大论》新校正引均无'脾'字。"

［释文］

愁忧不除则伤意，意伤则闷烦，四肢无力，毛枯色憔悴，死于春天。

［原文］

肝[①]悲哀动中则伤魂，魂伤则狂忘[②]不精[③]，不精[③]则不正[④]，当[⑤]人，阴缩而挛筋，两胁骨不举，毛悴色夭，死于秋。

［考注］

①肝：衍文。郭霭春："《素问·宣明五气篇》王注引无'肝'字。"

②忘：通"妄"。《甲乙·卷一·第一》正作"妄"。

③精：通"清"。《礼记·缁衣》郑玄注："'精'，或为'清'"。是"精"、"清"古通。

④正：正常义。《广韵·劲韵》：“正，平也。”《文选·琴赋》吕向注：“平和者，谓平常人也。”

⑤当：为“忘”之通假。《说文通训定声》：“‘方’，段借为‘当’。”“‘方’，段借为‘望’。”“‘妄’，段借为‘望’。”《韩非子·解老》王先慎集解：“‘忘’与‘妄’通。”是当、忘、妄、望、方古并通。

［释文］

悲哀伤心可伤魂，魂伤就神志狂妄不清，不清于是神志不正常，易忘，阴囊收缩，筋脉拘急，胁骨痛不能活动，毛枯色憔悴，死于秋天。

［原文］

肺[①]喜乐无极则伤魄，魄伤则狂，狂者意不存人，皮革焦，毛悴色夭，死于夏。

［考注］

①肺：衍文。郭霭春：“《素问·宣明五气篇》王注引无‘肺’字。”

［释文］

喜乐过度会伤魄，魄伤则狂乱，狂者意不识人，皮肤枯涩，毛发神色憔悴，死于夏天。

［原文］

肾[①]盛怒而不止则伤志，志伤则喜忘其前言，腰脊不可以俯仰屈伸，毛悴色夭，死于季夏。

［考注］

①肾：衍文。郭霭春：“《素问·举痛论》王注引无‘肾’字。”

［释文］

大怒不止则伤志，志伤则常忘前言，腰背痛不能俯仰活动，毛枯色憔悴，死于农历六月。

［原文］

恐惧而不解则伤精，精伤则骨酸痿厥[①]，精时自下。是故五藏，主藏精者也，不可伤，伤则失守而阴虚，阴虚则无气，无气则死矣。是故用针者，察观病人之态，以知精神魂魄之存亡得失[②]之意。五者以伤，针不可以治之也。

［考注］

①厥：通“瘚”。“病”义。《说文通训定声》：“厥，叚借为瘚。”《广雅·释诂》：“瘚，病也。”

②得失：引为“虚实”之义。

［释文］

恐惧不止则伤精，精伤会出现骨酸痛痿弱无力之病，常遗精。所以五脏主藏精气，不能伤，伤则失其精气而阴虚，阴虚则气虚，气虚就会死亡。所以用针要察看病人的形态，知道精神魂魄等神气的有无虚实之状。五脏的神气已伤，不可针刺治疗。

［原文］

肝藏血，血舍[①]魂，肝气虚则恐，实则怒；脾藏营[②]，营舍意，脾气虚则四肢不用，五藏不安，实则腹胀经[③]溲不利；心藏脉，脉舍神，心气虚则悲，实则笑不休；肺藏气，气舍魄，肺气虚则鼻塞不利少气，实则喘喝，胸盈仰息；肾藏精，精舍志，肾气虚则厥[④]，实则胀，五藏不安[⑤]。必审五藏之病形，以知其气之虚实，谨而调之也。

［考注］

①舍：“舍”与“藏”同义。《诗·羔裘》陆德明释文：“舍，受也。”《汉书·谷水传》颜师古注：“舍，谓留也。”

②营：营气。指水谷之气。

③经：通“泾”。《甲乙·卷一·第一》正作“泾”。

④厥：手足寒冷之证。《素问·通评虚实论》：“气逆者，足寒也。”《素问·金匮真言论》张志聪注：“厥者，手足逆冷也。”

⑤五藏不安：衍文。涉上文致衍。

［释文］

肝藏血，血藏魂。肝气虚则易惊恐，实则多怒；脾藏水谷之气，水谷之气藏意。脾气虚则四肢无力，五脏不和，实则腹胀，小便不利；心藏脉，脉藏神，心气虚则易悲，实则喜笑不止；肺藏气，气藏魄，肺气虚则鼻塞不利，短气，实则哮喘，挺胸仰头；肾藏精，精藏志，肾气虚则手足寒冷，实则水胀。必须审察五脏之病状，以知气的虚实，谨慎调治。

终始第九

此篇题与篇中内容不合。篇中并无经脉起始终止之说。此“终始”，当为“经气”之音转。《论语·卫灵公》黄侃疏：“终，犹竟也。”《墨子·旗帜》孙诒让注：“竟土，犹言劲卒也。”《礼记·乐记》作“劲正”，《史记·乐书》作“经正”。是“终”通“经”之证。“始”、“气”古韵近，故可通转。《庄子·大宗师》成玄英疏：“始，生也。”《诗·蓼莪》朱熹集传：“生者，本其气也。”

［原文］

凡刺之道，毕于终始①，明知终始①，五藏为纪②，阴阳定矣。阴者主藏，阳者主府。阳受③气于四末，阴受③气于五藏。故泻者迎之④，补者随之⑤。知迎知随，气可令和。和气之方，必通⑥阴阳。五藏为阴，六府为阳。传之后世，以血为盟。敬之者昌，慢⑦之者亡。无道行私⑧，必得夭殃。

［考注］

①终始：为“经气”之音转。

②为纪：“为”为“之”之音转；“纪”，“分辨”义。《经传释词》：“为，犹之也。”《左传·僖公二十四年》孔颖达疏：“纪者，别理丝缕。”

③受：“行”义。《吕览·赞能》高诱注：“受，用也。”《方言·卷六》：“用，行也。”

④泻者迎之：逆其邪而泻。

⑤补者随之：从其虚而补。

⑥通："知"义。《诗·小旻》毛传"通圣者"孔颖达疏："通者，通知众事，故称圣人。"

⑦慢：引为"逆"义。《礼记·月令》朱彬注："不能敬上之谓慢。"《慧琳音义·卷六十》注："慢，不敬。"

⑧无道行私："道"，"法"、"术"义；"私"，引为"错"义；"行"，引为"施治"义。"无道行私"，即"无术错治"之义。《淮南子·本经》高诱注："私，邪也。"

[释文]

大凡针刺之理，尽于经气。明知经气，五脏可辨，阴阳可定。阴主脏，阳主腑。阳行气于四肢，阴行气于五脏。所以应逆其邪而泻，从其虚而补。知泻知补，气可平和。调气之法，必知阴阳。五脏为阴，六腑为阳。传之后人，盟血为誓。从之者医道昌盛，逆之者医道亡失。无术错治，必得祸害。

[原文]

谨奉天道①，请言终始②，终始者，经脉为纪③，持其脉口人迎，以知阴阳有余不足，平与不平。天④道毕矣。所谓平人者不病，不病者，脉口人迎应⑤四时也，上下相应而俱往来也，六经之脉不结动⑥也，本末⑦之寒温之相守司也，形肉血气必相称也，是谓平人。少气者，脉口人迎俱少而不称尺寸⑧也。如是者，则阴阳俱不足，补阳则阴竭⑨，泻阴则阳脱。如是者，可将以甘药⑩。不⑪可饮以至剂。如是者，弗⑫灸不已者⑬。因而泻之，则五藏气坏矣。

[考注]

①天道：自然规律。

②终始：为“经气”之音转。

③为纪：“为”为“之”之音转。“纪”，“要”义。《礼记·乐记》孔颖达疏：“纪，谓纲纪，总要之所言。”

④天：当为“针”之误。此“天”字涉前文“天道”之“天”致误。

⑤应：“合”义。

⑥结动：“结”，滞涩不足；“动”，疾力有余。张景岳：“结涩则不足，动疾则有余，皆非平脉也。”

⑦本末：指人体上下。

⑧尺寸：为“身”字之分离致误。

⑨竭：引为“伤”义。

⑩甘药：缓和之补药。

⑪不：“不”后，当脱“愈”字，例义始合。

⑫弗：为“非”之音转。《诗经异文释·卷二》：“弗及。”《列女传》作“不及”，《书·吕刑》作“非刑”，《墨子·尚贤》“非”作“不”。是弗、非、不古并通之证。

⑬者：为“也”之音转。《经词衍释》：“者，犹‘也’也。”

[释文]

谨遵自然规律，讲一讲经气。经气，就是以经脉为纲要。持按寸口、人迎以诊病，可知阴阳的虚实，平和与失调，针刺之理尽于此。所说的平人就是无病之人。不病就是寸口人迎脉与四时相合，上下跳动一致，往来如一，六经之脉不滞涩，不躁动，身体上下一致，寒热适宜，形体与气血协调正常，这叫做“平人”。气虚，寸口、人迎脉都小而不与正常之人身相合。这样，就是阴阳都虚之证。补阳则阴伤，泻阴则阳损。这时可用缓和之补药治疗。不愈，可用大剂、急剂治疗。这种情况不用灸法不能治愈。如果用泻法，那么五脏之气就要受到伤坏了。

[原文]

人迎一盛①，病在足少阳。一盛而躁②，病在手少阳。人迎二盛，病在足太阳，二盛而躁，病在手太阳。人迎三盛，病在足阳明，三盛而躁，病在手阳明。人迎四盛，且大且数，名曰溢阳，溢阳为外格③。脉口一盛，病在足厥阴，厥阴④一盛而躁，在手心主。脉口二盛，病在足少阴，二盛而躁，在手少阴。脉口三盛，病在足太阴，三盛而躁，在手太阴。脉口四盛，且大且数者，名曰溢阴，溢阴为内关⑤，内关不通，死不治。人迎与太阴脉口俱盛四倍以上，命曰关格。关格者，与之短期⑥。

［考注］

①盛："大"义。《希麟音义·卷六》注："盛，广大也。"

②躁："疾数"义。《广雅·释诂》："躁，疾也。"《管子·重令》戴望校："数，疾也。"

③格："闭拒"义。《太玄·格》司马光集注："格，拒也。"

④厥阴：衍文。《甲乙·卷五·第五》无。去之例合。

⑤关："闭"义。《荀子·臣道》王先慎集解："关，闭也。"

⑥与之短期："与"，为"谓"之音转；"短"通"断"；"期"为"气"之音转。"与之短期"，即"谓之断气"。《读书杂志·汉书》王念孙按："'与'，犹'谓'也。"《春秋·庄公十八年》杜预注："'短'，本又作'断'。"是"与"与"谓"，"短"与"断"古通之证。

［释文］

人迎脉跳大于寸口一倍，病在足少阳胆经，大一倍而数，病在手少阳三焦经。人迎脉跳大于寸口二倍，病在足太阳膀胱经，大二倍而数，病在手太阳小肠经。人迎脉跳大于寸口三倍，病在足阳明胃经，大三倍而数，病在手阳明大肠经。人迎脉跳大四倍于寸口，大而数，叫做盛阳。盛阳为气外闭阻之证。寸口脉跳大一倍于人迎，病在足厥阴肝经，大一倍而数，病在手厥阴心包经。寸口脉跳大二倍于人迎，病在足少阴肾经，大二倍而数，病在手少阴心经。寸口脉跳大三倍于人迎，病在足太阴脾经，大三倍而数，病在手太阴肺经。寸口脉大四倍于人迎，大而数，叫做盛阴，盛阴是气内闭阻之证。气内闭拒不通，为死证，不可治。人迎与寸口脉跳皆大于常人四倍以上，叫做关格。关格，也叫做断气。

［原文］

人迎一盛，泻足少阳而补足厥阴，二泻一补，日一取之，必切①而验②之，踈③取之上，气和乃止。人迎二盛，泻足太阳，补足少阴，二泻一补，二日一取之，必切而验之，踈取之上，气和乃止。人迎三盛，泻足阳明而补足太阴，二泻一补，日二取之，必切而验之，踈取之上，气和乃止。脉口一盛，泻足厥阴而补足少阳，二补一泻，日一取之，必切而验之，踈而取之上，气和乃止。脉口二盛，泻足少阴而补足太阳，二补一泻，二日一取之，必切而验之，踈取之上，气和乃止。脉口三盛，泻足太阴而补足阳明，二补一泻，日二取之，必切而验之，踈而取之上，气和乃止。所以日二取之者，太阳④主胃，大⑤富于谷气，故可日二取之也。人迎与脉口俱盛三⑥倍以上，命曰阴阳俱溢。如是者不开⑦，则血脉闭塞，气无所行，流淫⑧于中，五藏内伤。如此者，因而灸之，则变异而为他病矣。

［考注］

①切：为“扌”之误。“扌”为“存”之音转。“察”义。下同。

②验：引为“治”义。《玉篇·马部》：“验，证也。”“证”、“正”古通。《诗·玄鸟》朱熹集注：“正，治也。”下均同此。

③踈：为“躁”之误，“数”义。下文均同此例。张志聪：“‘踈’当作‘躁’。”

④太阳：为“太阴”之误。《甲乙·卷五·第五》作“太阴”。例义合。

⑤大：为“其”之误。

⑥三：为“四”之误。《甲乙·卷五·第五》作“四”。与上文例合。

⑦不开：为“坏”音之分离致误。

⑧流淫：为“留逸”之音转。“留止”、“郁阻”之义。

［释文］

人迎脉跳大寸口一倍，泻足少阳胆经，辅以足厥阴肝经，其比例是：胆经取二穴，肝经取一穴。每日针刺一次，必察而治之，数刺其经穴之上，气平后停针。人迎脉跳大寸口二倍，泻足太阳膀胱经，辅以足少阴肾经，其比例是：膀胱经取二穴，肾经取一穴，二日针刺一次。必察而治之，数刺其经穴上，气平停针。人迎脉跳大三倍于寸口，泻足阳明胃经，辅以足太阴脾经，其比例是：胃经取二穴，脾经取一穴，每日针刺二次，必察而治之，数刺其经穴上，气平停针。寸口脉大一倍于人迎，泻足厥阴肝经，辅以足少阳胆经。其比例是：胆经取二穴，肝经取一穴，每天针刺一次。必察而治之，数刺其经穴之上，气平停针。寸口脉大二倍于人迎，泻足少阴肾经，辅以足太阳膀胱经，其比例是：膀胱经取二穴，肾经取一穴，二日针刺一次。必察而治之，数刺其经穴之上，气平停针。寸口脉跳大三倍于人迎，泻足太阴脾经，辅以足阳明胃经。其比例是：胃经取二穴，脾经取一穴，当日针刺两次。必察而治之，数刺其经穴上，气平停针。所以每日刺两次，是因为阳明胃经水谷之气充盛，气血盛，故可一日两刺。人迎与寸口都比常人大四倍以上，叫做阴阳皆盛。如此则病坏败，血脉闭阻，气不能行，病邪留滞于中，五脏内伤。像这样的实证如果用灸法，就会变生他病，加重病情。

［原文］

凡刺之道，气调①而止，补阴泻阳，音气②益彰，耳目聪明。反此者血气不行。

［考注］

①调：《甲乙·卷五·第五》作“和”。

②气：《甲乙·卷五·第五》作“声”。

［释文］

大凡刺法，气平和而止。补泻阴阳得当，声音宏亮，耳目聪明，人体正常。反之则导致气血不行，加重病情。

［原文］

所谓气至而有效者，泻则益①虚，虚者脉大如其故而不坚也，坚如其故者，适②虽言故③，病未去也。补则益实，实者脉大④如其故而益坚也，夫如其故而不坚者，适虽言快，病未去也。故补则实，泻则虚，痛虽不随针，病必衰去。必先通十二经脉之所生病，而后可得传于终始矣。故阴阳不⑤相移，虚实不⑤相倾，取之其经。

［考注］

①益：为“脉”之音转。《甲乙·卷五·第五》作“脉”。

②适：通“其”。《诗·北门》毛传：“适，之也。”《诸子平议·列子》俞樾按：“之，即‘其’也。”

③故：为“快”之误。下文正作“快”。

④大：衍文。涉上文致衍。

⑤不：为“之”之音转。

［释文］

所说的针刺得气而有效，泻会使其变虚，变虚就是脉大依旧但已不坚实。如果坚实依旧，其虽然说舒适了，但病邪未除。补就会使其变实，变实就是脉虽依旧但已有力，脉依旧而仍无力的，其虽然说舒适了，但病邪未除。所以补使实，泻使虚，病痛虽然不随针即时消除，但病邪必减去。必先明十二经脉之病，而后可知经气的状态。阴阳相变，虚实失常，刺其经。

［原文］

凡刺之属[①]，三刺至谷气[②]，邪僻妄合，阴阳易居，逆顺相反，沉浮异处，四时不得，稽留淫泆，须针而去。故一刺则阳邪[③]出，再刺则阴邪[④]出，三刺则谷气至。谷气至而止。所谓谷气至者，已补而实，已泻而虚，故以知谷气至也。邪气独[⑤]去者，阴与阳未[⑥]能调，而病知愈也。故曰补则实，泻则虚，痛虽不随针，病必衰去矣。

［考注］

①属：为“主”之音转。“要”义。《周礼·匠人》郑玄注：“属，读为注。”《说文通训定声》：“主，叚借又为注。”是属、主古通。《玉篇·丶部》：“主，领也。”

②谷气：正气。

③阳邪：表邪。

④阴邪：里邪。

⑤独：为“之”之音转。《助字辨略》：“此‘独’字，语助词。”《战国策·秦策》吴师道：“之，语助也。”

⑥未：为“才”之误。《集韵·代韵》：“才，始也。”

［释文］

大概针刺的要领，三刺可致正气恢复。病邪乱入，阴阳移变，逆顺相反，表里变动，四时不合，邪气留滞，应针刺而除去其邪气。所以一刺使表邪出，再刺使里邪出，三刺使正气恢复。正气恢复则停针。所说的谷气至，就是补而使实，泻而使虚，所以知道正气恢复了。邪气除，阴阳才能协调，因此知道病可愈。所以说：补使其实，泻使其虚，病痛虽不能即时随针而去，但病邪必减去。

［原文］

阴盛而阳虚，先补其阳，后泻其阴而和之；阴虚而阳盛，先补其阴，后泻其阳而和之。

［释文］

阴盛阳虚，先补阳经，后泻阴经而使平调；阴虚阳盛，先补阴经，后泻阳经而使其平调。

［原文］

三①脉动于足大指之间，必审其实虚，虚而泻之，是谓重虚，重虚病益甚。凡刺此者，以指按之，脉动而实且疾者，疾泻之。虚而徐者则补之。反此者病益甚。其动也，阳明在上②，厥阴在中③，少④阴在下⑤。

［考注］

①三：为“止”之误。止即足。此指足背之趺阳脉。《甲乙·卷三》：“在足跗上五寸，骨间动脉上。”《山海经·海内经》郭璞注：“止，足也。”

②上：指人迎脉。

③中：指寸口脉。

④少：为“太”之误。《太素·卷二十二·三刺》作“太”。

⑤下：指趺阳脉。

[释文]

趺阳脉跳动于足大指之上，必须审察其虚实。虚而再泻，叫做重虚。重虚病会加重。凡刺此虚实之病，以指按其脉动，有力而快的，急泻邪，无力而慢者宜补正气。如果治法相反，病愈加严重。人体脉之跳动，阳明经在颈部的人迎处，厥阴经在手腕的寸口处，太阴经在足背的趺阳处。

[原文]

膺俞中①膺，背俞中①背。肩膊虚②者，取之上。

[考注]

①中："合"义。《管子·四时》尹知章注："中，犹合也。"

②虚：引为"痛"义。《吕览·园道》高诱注："虚，病"，《说文·疒部》："痛，病也。"

[释文]

胸部的腧穴应合胸部，背部的腧穴应合背部。肩膊痛，刺其上。

[原文]

重①舌者，刺舌柱以铍针也。

[考注]

①重：为"肿"之音转。《诗·无将大车》马瑞辰笺："重之言肿也。"

[释文]

舌肿，用铍针刺舌根柱使其出血。

[原文]

手屈而不伸者，其病在筋，伸而不屈者，其病在骨。

在骨守[①]骨，在筋守[①]筋。

[考注]

①守：为“狩”之音转。“取”义。《书·舜典》陆德明释文：“守，或作狩。”《国语·周语》韦昭注：“狩，围守而取之。”

[释文]

手屈不能伸，病在筋；手伸不能屈，病在骨。在骨刺骨，在筋刺筋。

[原文]

补须[①]，一[②]方实，深取之，稀按其痏，以极出其邪气；一[②]方虚，浅刺之，以养其脉，疾按其痏，无使邪气得入。邪气来也，紧而疾；谷气来也，徐而和。脉实者，深刺之，以泄其气；脉虚者，浅刺之，使精气无得出，以养其脉，独出其邪气，刺诸痛者，其脉皆实。

[考注]

①须：为“泻”之音转。

②一：为“其”之音转。《助字辨略》：“壹字在此犹云是也。”又“其日，犹云是日也。”《诗·小宛》李富孙释：“‘壹’、‘一’古今字。”

[释文]

补泻，其邪气实，深刺，少按其针孔，以尽量出邪气；其正气虚，浅刺，以养血脉，快按其针孔，不使邪气进入。邪气来，其脉有力而快；正气来，其脉柔而和。脉实，深刺，以泄邪气；脉虚，浅刺，使精气不泄，以养血脉，单出邪气。刺各种痛证，其脉多实。

[原文]

故曰：从腰以上者，手太阴阳明皆主之；从腰以下者，足太阴阳明皆主之。病在上者下取之；病在下者高取之；病在头者取之足，病在足者取之腘。病生于头者头重①，生于手者臂重①，生于足者足重①。治病者先刺其病所从生者也。

[考注]

①重：为“痛”之音转。《诗·无将大车》马瑞辰笺：“重之言肿也。”《释名·释疾病》：“肿，钟也。”《释名·释律吕》：“钟，动也。”《文选·羽猎赋》李善注：“惊，动也。”《吕览·审分》高诱注：“恫，动。”《说文通训定声》：“痛，叚借为恫。”是“重”、“痛”古通之证。

[释文]

所以说，腰以上，为手太阴肺经、手阳明大肠经所主；腰以下，为足太阴脾经、足阳明胃经所主。病在上，可刺下部之穴；病在下，可刺上部之穴；病在头，可刺足部之穴；病在足，可刺腘部之穴。病生于头者头痛，生于手者臂痛，生于足者足痛。治病应先刺其先始之病。

[原文]

春气在毛，夏气在皮肤，秋气在分肉，冬气在筋骨。刺此病者各以其时为齐①。故刺肥人者，以秋冬之齐；刺瘦人者，以春夏之齐。病痛者，阴②也，痛而以手按之不得者，阴也。深刺之③，病在上者阳也，病在下者阴也。痒者阳也④。浅刺之⑤。

[考注]

①齐：通“剂”。“度”、“标准”义。《说文通训定声》：“剂，叚

借为齐。”《慧琳音义，卷四十七》注：“剂，节量也。”

②阴：当为“阳”之误，与后文“阴也”例始合。

③深刺之：此三字当在后文“病在下者阴也”之后，例义始合。

④痒者阳也：衍文。涉上文“上者阳也”而致赘。“痒”为“上”之音转。

⑤浅刺之：此三字当在上文“病在上者阳也”之后，例义始合。

[释文]

春天病邪如毫毛之浅，夏天病邪如皮肤之稍深，秋天病邪如肌肉之里，冬天病邪如筋骨之深。所以针刺治病各以其时为标准。刺胖人，用秋冬的标准针刺；刺瘦人，用春夏的标准针刺。病痛为阳，痛而手按而不知痛处的，为阴。病在上为阳，浅刺；病在下为阴，深刺。

[原文]

病先起阴者，先治其阴而后治其阳；病先起于阳者，先治其阳而后治其阴。刺热厥①者，留针反②为寒；刺寒厥①者，留针反②为热。刺热厥①者，二阴一阳；刺寒厥①者，二阳一阴。所谓二阴者，二刺阴也。一阳③者，一④刺阳也。久病者邪气入深，刺此病者，深内而久留之，间日而复刺之，必先调其左右⑤，去其血脉。刺道毕矣。

[考注]

①厥：通“瘚”者，“病”义。

②反：为“乃”之误。

③一阳：《甲乙·卷七·第三》作“二阳”。

④一：《甲乙·卷七·第三》作“二”。

⑤左右：此指阴阳。

[释文]

病先生于阴经的，先治其阴经，后治其阳经；病先生于阳经的，先治其阳经，后治其阴经。刺热病，留针则使其寒；刺寒病，留针则使其热。刺热病，其比例是：刺阴经二次刺阳经一次；刺寒病，其比例是：刺阳经二次刺阴经一次。所说的二阴就是两刺阴经，二阳就是两刺阳经。久病邪气深入，刺此病时应深刺而久留针，隔日再刺。必先调其阴阳，去其瘀血。针术尽于此了。

[**原文**]

凡刺之法，必察其形，形肉未脱，少气而脉又躁。躁厥①者，必为缪刺之，散气可收，聚气可布。深居静处，占②神往来，闭户塞牖，魂魄不散，专意一③神，精气之分④，毋闻人声，以收其精⑤，必一⑥其神，令志在针。浅而留之，微而浮⑦之，以移⑧其神，气至乃休。男内女外⑨，坚拒⑩勿出，谨守勿内⑪，是谓得气。

[**考注**]

①厥：为“疾”之误。

②占：“视”、“察”义。《方言·卷十》：“占，视也。”

③一：为“其”之音转。

④精气之分：“精”，“神”义；“之”为“不”之音转。“精气不分”，即神气不分散之义。

⑤精：“神”义。《左传·昭公七年》孔颖达疏：“精亦神也。”

⑥一：“专”义。《后汉书·冯绲传》李贤注：“一，犹专也。”

⑦浮：为“抚”之音转。“抚动”义。《尔雅·释言》郝懿行疏：“抚，通作拊。”《庄子·人间世》“拊之”之“拊”，陆德明释文：“崔本作‘府’。”《读书杂志·墨子》王念孙按：“符，当作府。”《礼记·投壶》郑玄注：“浮，或作‘符’。”是“浮”、“抚”古通之证。

⑧移：“动”义。《国语·晋语》韦昭注：“移，动也。”

⑨男内女外：《甲乙·卷五·第五》作“男女内外”。此“男女”

指阴阳。指内外阴阳之脉。

⑩坚拒："坚"，"固"义；"拒"，为"持"之误。即"固持"义。《庄子·大宗师》成玄英疏："坚，固也。"

⑪内：为"失"之误。

［释文］

针刺的大法，必须要察看病人的形态神气。形态不瘦，气短脉快，脉疾数的，必用左右互刺之法，散失之气可恢复，聚滞之气可行散。医生诊病，如深居静室，察神气的往来，如同闭户塞窗一样，神志集中专一，精神不分散，耳不闻他音，以聚其神。必专其神，使心专注针。浅刺留针，微抚动其针，以动其神，神气至，有针感后才停针。内外阴阳之脉，固持不使气泄。气至后谨慎守持而不失，这就是得气。

［原文］

凡刺之禁，新内勿刺，新刺勿内。已醉勿刺，已刺勿醉。新[①]怒勿刺，已刺勿怒。新[①]劳勿刺，已刺勿劳。已饱勿刺，已刺勿饱。已饥勿刺，已刺勿饥。已渴勿刺，已刺勿渴。大惊大怒，必定其气，乃刺之。乘车来者，卧而休之，如食顷乃刺之。出[②]行来者，坐而休之，如行十里顷乃刺之。凡此十二禁者，其脉乱气散，逆其营卫，经气不次，因而刺之，则阳病入于阴，阴病出为阳，则邪气复生，粗工勿[③]察，是谓伐身，形体淫泆[④]，乃消脑髓，津液不化[⑤]，脱其五味，是谓失气也。

［考注］

①新：为"甚"之音转。"过度"义。《广雅·释草》王念孙疏："'新'与'辛'同。"《逸周书》孔晁注："辛苦，穷也。"《助字辨略》："甚，犹极也。"《吕览·论人》高诱注："极，穷也。"

②出：《甲乙·卷一·第五》作“步”。

③勿：《甲乙·卷一·第五》作“不”

④泆：为“溢”之音转。“盛”义。

⑤化：“生”义。

［释文］

大凡针刺的禁忌：刚房事后不可针刺，刚针刺后不可房事。已醉不可针刺，刺后不可过饮酒致醉。甚怒不可针刺，已针刺不可怒。过度劳累不可针刺，已针刺不可过劳。饱食后不可针刺，针刺后不可饱食。过饥不可针刺，针刺后不可过饥。口渴不可针刺，针刺后不可致渴。惊恐恚怒，必先平静其气后再针刺。乘车来的，应卧床休息一顿饭的工夫再针刺。步行来的，应坐下休息走十里路的时间再针刺。凡此十二禁忌，如果违反，则脉乱气散，营卫失调，经气不和。如此针刺，就会阳病及阴，阴病及阳，邪气复盛。劣医不察，叫做坏身。形体邪气乱盛，髓液消耗，津液不生，失其水谷五味之养，叫做脱气。

［原文］

太阳之脉，其终也，戴眼①，反折，瘈疭②，其色白，绝皮③乃绝汗④，绝汗则终矣。少阳终者，耳聋，百节尽纵，目系绝⑤，目系绝一日半则死矣。其死也，色青白乃死。阳明终者，口目动作，喜惊，妄言，色黄，其上下之经盛⑥而不行，则终矣。少阴终者，面黑，齿长⑦而垢，腹胀闭塞，上下不通而终矣。厥阴终者，中热嗌干，喜溺心烦，甚则舌卷，卵上缩而终矣。太阴终者，腹胀闭不得息，气噫，善呕，呕则逆，逆则面赤，不⑧逆则上下不通，上下不通则面黑皮毛燋而终矣。

［考注］

①戴眼："戴"，"上"义。"戴眼"，即"眼上翻"之义。《小尔雅·广诂》宋翔风注："戴为在上之称。"

②瘈疭：筋脉拘急之证。

③绝皮："绝"为"肌"之音转。"绝皮"，即"肌皮"。"绝"、"肌"古韵近，故可通转。

④绝汗：此"绝"，"极"义。"绝汗"即"极汗"义，大汗不止。《后汉书·吴良传》李贤注："绝，犹极也。"

⑤目系绝："目"后，《甲乙·卷二·第一》有"橐"字。"橐"为"槀"之误。"槀"通"高"。"大"、"长"义。"目高"，即眼突出之症。"目高系绝"，即"目珠突出如系脱落"之义。《楚辞·九辩》洪兴祖注："高，即枯槁之槁。""槁"、"槀"同字。《玉篇·高部》："高，长也。"《大戴礼记》王聘珍注："高，大也。"

⑥盛：衍文。去之例合。

⑦长：为"脏"之音转。

⑧不：为"其"之误。前文正作"其"，可证。

［释文］

太阳经气终绝时，病人眼球上翻，角弓反张，筋脉拘急，面色苍白，肌肤大汗不止，大汗则死掉。少阳经气终绝时，耳聋，周身骨节松弛无力，眼珠突出如绳系脱落一般。目珠突出的一日半就会死掉。其死时面色青白，随即死掉。阳明经气终绝，口眼搐动，常躁动谵言乱语，面色黄，上下经气不通就会死掉。少阴经气终绝，面黑，齿脏而垢，腹胀大便不通，其经气上下不通就会死掉。厥阴经气终绝，内热，咽干，多尿心烦，甚则舌上缩，阴囊上缩就会死掉。太阴经气终绝，腹胀，便闭，气急，嗳气，多呕吐，呕则气逆上，逆上则面赤。其气逆则经气上下不通，上下不通则面色黑枯，皮毛憔悴而死掉。

经脉第十

［原文］

雷公问于黄帝曰：禁脉[①]之言，凡刺之理，经脉为始[②]，营[③]其所行，制[④]其度量，内次[⑤]五藏，外别六府。愿尽闻其道。黄帝曰：人始[⑥]生，先成精[⑦]，精[⑦]成而脑髓[⑧]生，骨为干[⑨]，脉为营，筋为刚[⑩]，肉为墙，皮肤坚[⑪]而毛发长。谷入于胃，脉道以通，血气乃行。雷公曰：愿卒闻经脉之始生[⑫]。黄帝曰：经脉者，所以能决死生，处百病，调虚实，不可不通。

［考注］

①禁脉："禁"为"经"之音转。"禁脉"即"经脉"，当为古医经名。"禁"通"紟"，"紟"与"经"音义并近，故可通转。《荀子·非十二子》杨倞注："禁，读为紟。紟，带也。"《史记·田单列传》司马贞索隐："经，犹系也。"《说文·系部》："紟，衣系也。"

②始："先"义。《国语·晋语》韦昭注："始，先也。"

③营："察"义。《楚辞·天问》洪兴祖注："营，度也。"《诗·文王》毛传："度，犹鉴也。"

④制：为"知"之音转。郭霭春："本经《禁服篇》、《太素·卷十四·人迎脉口诊》并作'知'可证。"

⑤次：分辨义。《文选·东京赋》吕向注："次，比也。"《汉书·万石君传》颜师古注："比，校考也。"

⑥始：为"之"之音转。《助字辨略》："适，始也。"《诗·北门》毛传："适，之也。"是始、之、适古并通用。

⑦精：为"形"之音转。"精"、"形"古韵同，且义近，故可通

转。《广雅·释天》："清者为精，浊者为形。"

⑧脑髓：指神。《玉函山房辑佚书·春秋纬元命苞》："人精在脑。""精"有"神"义。《左传·昭公七年》孔颖达疏："精亦神也。"

⑨干：茎干。《广韵·翰韵》："干，茎干。"

⑩刚：通"纲"。"网"义。郭霭春："顾《校记》云：此假'刚'为'纲'。"

⑪坚："实"义。《素问·气交变大论》张志聪注："坚，实也。"

⑫始生：通"能性"，"功能"义。《文选·月赋》李善注："能，古台字也。"《说文通训定声》："治，叚借为始。"《汉书·地理志》："治水"之"治"，颜师古注："《燕刺王传》作'台'字。"是始、能、治古并通之证。《群经平议·孟子》俞樾按："'性'与'生'古字通用。"

［释文］

雷公问黄帝说：《经脉》说，大凡针刺的道理，经脉为先，察其所行，知其长短，内别五脏，外辨六腑，愿尽知其理。黄帝说：人之生，先成身形，身形成而神气生。骨是茎干，脉是行道，筋为支网，肉为外围，皮肤实而毛发生长。水谷入于胃，脉道得通，血气才能运行。雷公说：愿尽知经脉的功能。黄帝说：经脉可以定死生，辨百病，调虚实，不可不知。

［原文］

肺手太阴之脉，起于中焦[①]，下络大肠，还循胃口，上膈属[②]肺，从肺系横出腋下，下循臑内，行少阴心主之前，下肘中，循臂内上骨下廉，入寸口，上鱼，循鱼际，出大指之端；其支者，从腕后直出次指内廉，出其端。是动[③]则病肺，胀满，膨膨而喘咳，缺盆中痛，甚则交两手而瞀，此为臂厥[④]。是主[⑤]肺所生病者，咳，上气喘渴[⑥]，烦心胸满，臑臂内前廉痛厥，掌中热。气盛有余，则肩背痛，风寒，汗出中风，小便数而欠。气虚则肩背痛寒，少气不足以息，溺色变。为此诸病，盛则泻之，虚则补之，热则疾之，寒则留之，陷下则灸之。不盛不虚，以经取之⑦。盛者寸口大三倍于人迎，虚者则寸口反小于人迎也。

[考注]

①中焦：指腹中部。

②属：为“注”之音转。

③是动：通“其痛”，“其病”之义。下文诸经之“是动”，均同此。《汉书·高帝纪》颜师古注：“‘是日’，即‘其日’也。”是“是”、“其”古通之证。《吕览·审分》高诱注：“恫，动。”《说文通训定声》：“痛，叚借为恫。”《说文》：“恫，痛也。”是“动”、“痛”古通之证。

④此为臂厥：衍文。涉前文之误解及下文“臂内前廉痛厥”之文而致衍。

⑤是主：通“此之”。“这是”之义。下诸经之“是主”，均同此。《管子·权修》戴望校：“止，作‘正’。”《诗·墓门》作“讯之”，《韩诗》“之”作“止”，《国语·周语》韦昭注：“主，正也。”《尔雅·释诂》郝懿行疏：“止、此、是，三字声义近。”《韩非子·喻老》王先谦集解：“‘是’，作‘此’。”此“是主”，通“此之”之证。

⑥渴：为“喝”之音转。喘声。《甲乙·卷二·第一》正作“喝”。

⑦以经取之：“经”为“平”之音转。“取”，“为”义。“以经取之”，即“以平为之”义。

[释文]

手太阴肺经，起于腹中部，下络大肠，环循胃口，上膈注肺，从气管横出于腋下，下行臂内侧，行少阴心经之前，下肘前，经臂内侧及掌后高骨下缘，入寸口，循鱼际，至大指之端。其分支，从手腕后，直出食指尖内侧。其病则病肺，胸胀满，喘咳，胸口上缺盆部疼痛。喘重者，两手交叉而抬肩呼吸。这是肺所生病。咳嗽，气喘有声，烦躁胸闷，臂内前侧痛，掌心热。如果邪气盛之实证，则肩背痛。如果感受风寒之邪，汗出伤风，小便频而少。气虚的会肩背寒痛，气短不接，尿色变白。凡此各种表现，邪实应泻，气虚应补，热证急刺，寒证缓刺留针。脉络虚陷的用灸法。致其不盛不虚，以平为度。实是指寸口脉大三倍于人迎之脉，虚是指寸口脉反而小于人迎之脉。

［原文］

大肠手阳明之脉，起于大指次指之端，循指上廉，出合谷两骨之间，上入两筋之中，循臂上廉，入肘外廉，上臑外前廉，上肩，出髃骨之前廉，上出于柱骨之会上，下入缺盆，络肺，下膈，属大肠。其支者，从缺盆上颈，贯颊，入下齿中，还出挟口，交人中，左之右，右之左，上挟鼻孔。是动则病齿痛颈[①]肿。是主津液所生病者，目黄口干，鼽衄，喉痹，肩前臑痛，大指次指痛不用。气有余则当脉所过者热肿，虚则寒栗不复。为此诸病，盛则泻之，虚则补之。热则疾之，寒则留之。陷下则灸之。不盛不虚，以经取之。盛者人迎大三倍于寸口，虚者人迎反小于寸口也。

［考注］

①颈：为“颜”之误。牙痛当颜面肿，不当颈肿。

［释文］

手阳明大肠经，起于食指尖端，行指上侧，出合谷穴拇指骨与食指骨之间，上入腕两筋之中，沿臂前上方，入肘外侧，上臂外侧，上肩，出肩骨前缘，上肩胛，会于颈骨大椎穴处，向下入缺盆，络肺，下膈，注大肠。其分支，从缺盆上至颈部，过颊，下入齿中，复回绕上唇，交会于人中穴处。左脉向右，右脉向左，上行挟于鼻孔两侧。其病则病牙痛颜面肿。如果是津液所生病的，目黄口干，鼻出血，喉痛肿，肩臂前侧痛，大指食指痛，不能活动。气实则经脉经过之处热肿，气虚则寒战不止。凡此各种病症，盛则泻，虚则补，热证则速刺，寒证则留针。经络虚陷则灸之。致其不盛不虚，以平为度。盛实是指人迎脉大三倍于寸口脉。虚是指人迎脉反而小于寸口脉。

［原文］

胃足阳明之脉，起于鼻之交頞中，旁纳[1]太阳[2]之脉，下循鼻外，入上齿中，还出挟口还唇，下交承浆，却循颐后下廉，出大迎，循颊车，上耳前，过客主人，循发际，至额颅。其支者，从大迎前下人迎，循喉咙，入缺盆，下膈，属胃，络脾。其直者，从缺盆下乳内廉，下挟脐，入气街中。其支者，起于胃口，下循腹里，下至气街中而合，以下髀关，抵伏兔，下膝膑中，下循胫外廉，下足跗，入中指内间。其支者，下廉[3]三寸而别，下入中指外间。其支者，别[4]跗上，入大指间，出其端。是动则病洒洒振寒，善呻数欠，颜黑，病至则恶人与火，闻木[5]声则惕然而惊，心欲动，独闭户塞牖而处，甚则欲上高而歌，弃衣而走，贲响腹胀，是谓骭厥[6]。是主血所生病者，狂疟[7]温淫汗出，鼽衄，口㖞唇胗[8]，颈肿喉痹，大腹水肿，膝膑肿痛，循膺、乳、气街、股、伏兔、骭外廉、足跗上皆痛，中指不用。气盛则身以前皆热，其有余于胃，则消谷善饥，溺色黄。气不足则身以前皆寒栗。胃中寒则胀满。为此诸病，盛则泻之，虚则补之，热则疾之，寒则留之，陷下则灸之。不盛不虚，以经取之。盛者人迎大三倍于寸口，虚者人迎反小于寸口也。

［考注］

①纳：郭霭春：“《脉经·卷六·第六》、《千金·卷十六·第一》并作‘约’。”

②太阳：《甲乙·卷二·第一》作“大肠”。

③廉：《甲乙·卷二·第一》作“膝”。

④别：为“络”之音转。

⑤木：为“诸”之音转。

⑥骭厥：“骭”，《太素·卷八·经脉连环》作“胻”。“骭”与“胻”义通。《广韵·谏韵》：“骭，胫骨。”此“胻”，为“惊”之音转。“胻厥”即“惊厥”。

⑦疟：《甲乙·卷二·第一》作“瘈”。

⑧胗：为“紧”之音转。《甲乙·卷二·第一》正作“紧”。

［释文］

足阳明胃经，起于鼻旁鼻茎边，旁约大肠经，下行鼻外侧，入上齿中，复出挟口绕唇，下交承浆穴，退行腮后方，出大迎穴，行至颊车穴，上耳前，过客主人穴，沿发际，至额颅处。其分支，从大迎穴下至人迎穴，沿喉咙，入缺盆中，下膈，注胃，络脾。其直行之支，从缺盆下乳房内侧，下挟脐，入下腹气街处。另一支脉，起于胃口，下行腹里，至气街前与直行的经脉相合，下髀关穴，至伏兔，下膝膑，下行胫外侧，至足背，入中指内侧。另一支脉，下膝三寸而分，下入足中指外侧。另一分支，从足背进入足大指之端。其病则病洒洒振寒，常伸臂打哈欠，额发黑，病发作时怕见人和火，听到各种声音会突而惊恐，心悸动，欲关门闭窗独静。病重则想登高而歌，弃衣奔走，气粗腹胀，这叫惊厥。如果是血生病，狂乱、筋肉拘瘈挛急，热躁甚而汗出，鼻出血，口歪唇紧，颈肿，喉肿痛，腹部水肿，膝膑肿痛，沿胸、乳、气街、股、伏兔穴、胫外侧、足背上都疼痛，足中指不能活动。经气盛则身前发热。胃气实则消食快，常饥，尿黄。经气虚则身前寒。胃中寒就会胀满。凡此各种病证，实则泻，虚则补，热证则快刺，寒证则留针，经络虚陷则用灸法。致其不盛不虚，以平为度。实指人迎脉大于寸口脉三倍，虚指人迎脉反而小于寸口脉。

［原文］

脾足太阴之脉，起于大指之端，循指内侧白肉际，过核骨后，上内踝前廉，上踹内，循胫骨后，交出厥阴之前，上膝股内前廉，入腹属脾络胃，上膈，挟咽，连舌本，散舌下。其支者，复从胃，别上膈，注心中。是动则病舌本，强食则呕，胃脘痛，腹胀善噫，得后与气，则快然如衰，身体皆重。是主脾所生病者，舌本痛，体不能动摇，食不下，烦心，心下急痛，溏、瘕、泄、水闭，黄疸，不能卧，强立①，股膝内肿厥②，足大指不用。为此诸病，盛则泻之，虚则补之，热则疾之，寒则留之，陷下则灸之，不盛不虚，以经取之。盛者寸口大三倍于人迎，虚者寸口反小于人迎也。

［考注］

①强立：身体僵直不柔之证。

②厥：病。

［释文］

足太阴脾经，起于足大指之端，行指内侧白肉处，过足核骨之后，上内踝前侧，上小腿肚，行胫骨后，交叉于厥阴肝经之前，上行膝股内侧前，入腹，注脾，络胃，上膈，挟行咽部，上连舌根，布散于舌下。其支脉，又从胃另上膈，注入心经。其病则病舌根，多食则呕，胃脘痛，腹胀，嗳气，大便或排气后，腹中立刻感到松快。全身沉重。这是脾所生病。舌根痛，体重活动不便，饮食不下，烦躁，心脘急痛，便稀腹胀水泄，水肿、黄疸，不能安睡，身体僵直不柔，病股膝内肿，足大指不能活动。凡此各种病证，实则泻，虚则补，热证急刺，寒证留针，经络虚陷用灸法。致其不盛不虚，以平为度。实指寸口大于人迎脉三倍，虚指寸口脉反而小于人迎脉。

[原文]

心手少阴之脉，起于心中，出属心系，下膈络小肠。其分支，从心系上挟咽，系目系。其直①者，复从心系却上肺，下②出腋下，下循臑内后廉，行太阴心主之后，下肘内，循臂内后廉，抵掌后锐骨之端，入掌内后廉，循小指之内出其端。是动则病嗌干心痛，渴而欲饮，是为臂厥③。是主心所生病者，目黄胁痛，臑臂内后廉痛厥，掌中热④痛。为此诸病，盛则泻之，虚则补之，热则疾之，寒则留之，陷下则灸之。不盛不虚，以经取之。盛者寸口大再倍于人迎，虚者寸口反小于人迎也。

[考注]

①直：为“支”之音转。分支。

②下：为《甲乙·卷二·第一》作“上”。

③是为臂厥：衍文。去之义合。

④热：“热”前十字。疑为肺经之症误赘于此。

[释文]

手少阴心经，起于心中，出注心之系络，下膈，络小肠。其分支，从心系上行挟咽部，连于目的系络。其另一分支，又从心系上肺，出腋下，下行臂内后侧，行于肺经、心包络经之后，下肘内，行臂内后侧，抵达掌后高骨之端，入掌内后侧，至小指内侧指端。其病则病咽干、心痛，渴欲饮水。这是心所生病证。目黄胁痛。凡此各种病证，实则泻，虚则补，热证速刺，寒证留针。经络虚陷用灸法。致其不盛不虚，以平为度。实指寸口脉大二倍于人迎脉，虚指寸口脉反而小于人迎脉。

［原文］

小肠手太阳之脉，起于小指之端，循手外侧上腕，出踝中，直上循臂骨下廉，出肘内侧两筋之间，上循臑外后廉，出肩解，绕肩胛，交肩上，入缺盆，络心，循咽下膈，抵胃属小肠。其支者，从缺盆循颈上颊，至目锐眦，却入耳中。其支者，别颊上䪼抵鼻，至目内眦，斜络于颧。是动则病嗌痛颔肿，不可以顾，肩似拔，臑似折。是主液所生病者，耳聋目黄颊肿，颈颔肩臑肘臂外后廉痛。为此诸病，盛则泻之，虚则补之，热则疾之，寒则留之，陷下则灸之。不盛不虚，以经取之。盛者人迎大再倍于寸口，虚者人迎反小于寸口也。

［释文］

手太阳小肠经，起于小指之端，行手外侧，上腕，出小指侧的高骨，上行臂骨下侧，出肘侧两骨之间，上行臂外侧后，出肩骨隙，绕肩胛，交于肩上，下入缺盆，络心，行咽，下膈，至胃，注小肠。其分支，从缺盆行颈上颊，至眼外角，下入耳中。另一分支，络颊上眼眶下达鼻，至眼内角，斜络颧。其病则病咽痛，颏下肿，不能转项，肩痛似拔，臂痛像折断一样。如果是液所生病，耳聋、目黄、颊颏肿，颈、肩、臑、肘、臂外后侧痛。

凡此各种病证，实则泻，虚则补，热证急刺，寒证留针，脉络虚陷用灸法。致其不盛不虚，以平为度。实指人迎脉大二倍于寸口脉，虚指人迎脉反而小于寸口脉。

[原文]

膀胱足太阳之脉，起于目内眦，上额，交巅。其支者，从巅至耳上角。其直者，从巅入络脑，还出别下项，循肩髆内，挟脊，抵腰中，入循膂，络肾，属膀胱。其支者，从腰中下挟脊，贯臀，入腘中。其支者，从髆内左右，别下贯胛，挟脊内，过髀枢，循髀外，从后廉下合腘中，以下贯踹内，出外踝之后，循京骨，至小指外侧。是动则病冲头痛，目似脱，项如拔，脊痛，腰似折，髀不可以曲，腘如结，踹如裂，是谓踝厥①。是主筋所生病者，痔疟狂癫疾，头囟项痛，目黄，泪出，鼽衄，项背腰尻腘踹脚皆痛，小指不用。为此诸病，盛则泻之，虚则补之，热则疾之，寒则留之，陷下则灸之。不盛不虚，以经取之。盛者人迎大再倍于寸口，虚者人迎反小于寸口也。

[考注]

①踝厥："踝"为"坏"之音转。"踝"、"坏"古声同，故可通转。"踝厥"即"坏厥"，坏病之义。

[释文]

足太阳膀胱经，起于眼内角，上额，会于头顶。其分支，从头顶至耳上角。另一分支，从头顶入络脑，复出另下项，行肩内，挟脊旁，至腰部，下腰脊旁络肾，注膀胱。另一分支，从腰中下，挟腰脊，通臀部，入腘中，另一分支，从肩髆内侧，另下行，过肩胛，挟脊中，过髀枢部，从大腿后侧，下入腘中，下通踹中，出外踝之后，行京骨穴处，至小指外侧之端。其病则病正头痛，目似脱落，颈项似拔出，脊背痛，腰痛似折，髀节不能屈伸，腘如阻结，腿肚如断裂。这是坏病。如果是筋所生病，可见痔疮、疟疾、癫狂等病，头顶、颈项痛，目黄，鼻出血，项、背、腰、脊、腘、腿肚、脚都疼痛，足小指不能活动。凡此各种病症，实则泻，虚则补，热证速刺，寒证留针，经络虚陷则用灸法。致其不盛不虚，以平为度。实指人迎脉大二倍于寸口脉，虚指人迎脉反而小于寸口脉。

［原文］

肾足少阴之脉，起于小指之下，邪走足心，出于然谷之下，循内踝之后，别入跟中，以上踹内，出腘内廉，上股内后廉，贯脊，属肾，络膀胱。其直者，从肾上贯肝膈，入肺中，循喉咙，挟舌本。其支者，从肺出络心，注胸中。是动则病饥不欲食，面如漆柴，咳唾则有血，喝喝而喘，坐而[①]欲起，目䀮䀮如[②]无所见，心如悬若饥状，气不足则善恐，心惕惕如人将捕之，是为骨厥[③]。是主肾所生病者，口热舌干，咽肿上气，嗌干及痛，烦心心痛，黄疸，肠澼，脊股内后廉痛，痿厥嗜卧，足下热而痛。为此诸病，盛则泻之，虚则补之，热则疾之，寒则留之，陷下则灸之。不盛不虚，以经取之。灸则强，食生[④]肉，缓带披发，大仗[⑤]重履而步。盛者寸口大再倍于人迎，虚者寸口反小于人迎也。

［考注］

①而：为“不”之误。

②目䀮䀮：“䀮”为“䀮”之误。“䀮䀮”，喻目昏暗，视物不清。

《素问·藏气法时论》："虚则目䀮䀮无所见。"

③骨厥："骨"为"骭"之脱，"骭"通"骱"，为"惊"之音转。"骱厥"即"惊厥"。

④生：为"之"之误。

⑤仗：引为"步"义。

[释文]

足少阴肾经，起于足小指之下，斜走足心，出于然骨之下，行内踝后方，络入足跟，上小腿肚内侧，出腘内侧，上股内后侧，通脊，注肾，络膀胱。其分支，从肾向上通肝、膈，入肺中，行喉咙，挟舌根。另一分支，从肺出络于心，注胸中。其病则病饥不能食，面黑如柴漆，咳痰带血，气喘有声，坐不能起，目昏暗看不清东西，心悸如饥状，短气，常害怕，心慌如有人抓捕。这是惊厥。这是肾所生病。口热舌干，咽肿气喘，嗌干痛，烦躁，心痛，黄疸，大便脓血，脊股内后侧痛，痿弱无力，嗜睡，脚心热痛。凡此各种病证，实则泻，虚则补，热证则速刺，寒证则留针。经络虚陷用灸法。致其不盛不虚，以平为度。灸可使其强壮，食肉以食补，松衣散发，大步慢走以养性。实指寸口脉大二倍于人迎脉，虚指寸口脉反小于人迎脉。

[原文]

心主手厥阴心包络之脉，起于胸中，出属心包络，下膈，历络三焦。其支者，循胸出胁，下腋三寸，上抵腋，下循臑内，行太阴少阴之间，入肘中，下臂，行两筋之间，入掌中，循中指出其端。其支者，别掌中，循小指次指出其端。是动则病手心热，臂肘挛急，腋肿，甚则胸胁支满，心中憺憺大动，面赤目黄，喜笑不休。是主脉所生病者，烦心心痛，掌中热。为此诸病，盛则泻之，虚则补之，热则疾之，寒则留之，陷下则灸之。不盛不虚，以经取之。盛者寸口大一倍于人迎，虚者寸口反小于人迎也。

[释文]

手厥阴心包络经，起于胸中，出注心包络，下膈，络三焦经。其分支，行胸出胁，下腋三寸又上抵腋部，行臂内，行于肺经、心经之间，入肘中，下臂，行掌后两筋间，行中指之端。另一分支，络掌中，至无名指之端。其病则病手心热，臂肘拘急，腋肿。甚则胸胁胀满，心悸动，面赤目黄，喜笑不休。如果是脉所生病，烦躁，心痛，掌中热。凡此各种病证，实则泻，虚则补，热则速刺，寒则留针，经脉虚陷用灸法。致其不盛不虚，以平为度。实指寸口脉大一倍于人迎脉，虚指寸口脉反而小于人迎脉。

[原文]

三焦手少阳之脉，起于小指次指之端，上出两指之间，循手表腕，出臂外两骨之间，上贯肘，循臑外，上肩，而交出足少阳之后，入缺盆，布膻中，散落心包，下膈，循属三焦。其支者，从膻中上出缺盆，上项，系耳后直上，出耳上角，以屈下颊至䪼。其支者，从耳后入耳中，出走耳前，过客主人前，交颊，至目锐眦。是动则病耳聋浑浑焞焞，嗌肿喉痹。是主气所生病者，汗出，目锐眦痛，颊痛，耳后肩臑肘臂外皆痛，小指次指不用。为此诸病，盛则泻之，虚则补之，热则疾之，寒则留之，陷下则灸之。不盛不虚，以经取之。盛者人迎大一倍于寸口，虚者人迎反小于寸口也。

[释文]

手少阳三焦经，起于无名指之端，上次指之间，行手背，出臂外两骨之间，上过肘，行肩外侧，上肩，交于胆经之后，进入缺盆，分布膻中处，络心包，下膈，行注上中下三焦。其分支，从膻中上出缺盆，上颈项，络耳后，直上出耳角，屈而下行额部。另一分支，从耳后入耳中，出行耳前，至客主人穴前，络颊，至眼外角。其病则病耳聋昏闷，嗌肿喉痛。如果是气所生病，出汗，大眼角痛，颊痛，耳后及肩臂肘都疼痛，无名指不能运动。凡此各种病证，实则泻，虚则补，热证速刺，寒证留针，脉络虚陷用灸法。致其不盛不虚，以平为度。实指人迎脉大一倍于寸口脉，虚指人迎脉反小于寸口脉也。

[原文]

胆足少阳之脉，起于目锐眦，上抵头角，下耳后循颈行手少阳之前，至肩上，却交出手少阳之后，入缺盆。其支者，从耳后入耳中，出走耳前，至目锐眦后。其支者，别锐眦，下大迎，合于手少阳，抵于䪼，下加颊车，下颈合缺盆以下胸中，贯膈络肝属胆，循胁里，出气街，绕毛际，横入髀厌中。其直者，从缺盆下腋，循胸过季胁，下合髀厌中，以下循髀阳，出膝外廉，下外辅骨之前，直下抵绝骨之端，下出外踝之前，循足跗上，入小指次指之间。其支者，别跗上，入大指之间，循大指歧骨内出其端，还贯爪甲，出三[①]毛。是动则病口苦，善太息，心胁痛不能转侧，甚则面微有尘，体无膏泽，足外反热，是为阳厥[②]。是主骨所生病者，头痛，颔痛，目锐眦痛，缺盆中肿痛，腋下肿，马刀侠瘿，汗出振寒，疟，胸胁肋髀膝外至胫绝骨外踝前及诸节皆痛，小指次指不用。为此诸病，盛则泻之，虚则补之，热则疾之，寒则留之，陷下则灸之。不盛不虚，以经取之。盛者人迎大一倍于寸口，虚者人迎反小于寸口也。

［考注］

①三：为“止”之误。《山海经·海内以》郭璞注：“止，足也。”

②阳厥：阳病。

［释文］

足少阳胆经，起于眼外角，上额角，下耳后，沿颈行于三焦经前，至肩上，交三焦经后入缺盆。其分支，从耳后入耳中，走耳前，至眼外角后。另一分支，络眼外角，下大迎穴处，与三焦经相合后，至眼眶下，下临颊车，下颈，入缺盆，下胸中，过膈，络肝，注胆，行胁内，出小腹两侧的气街，绕阴毛处，横入髀厌环跳处。另一分支，从缺盆下腋部，行胸，过季胁，下入髀厌中，再下髀外侧，至膝外侧，下行腓骨之前，至绝骨穴处，下行外踝之前，行足背，至足小指内侧间。另一分支，络足背上，入足大指之间，行大指骨缝至其端，复返过爪甲，出足大指甲后毛处。其病则病口苦，常叹气，心胁痛不能转身，甚则面如灰尘色，肌肤无光泽，足外侧发热，这是阳热之病。如果是骨所生病，头痛、颔痛，眼外角痛，缺盆处肿痛，腋下肿，淋巴结核，汗出，寒战，疟疾，胸、胁、肋、髀、膝外、胫骨、腓骨、外踝及诸关节都疼痛，足四指不能运动。凡此各种病证，实则泻，虚则补，热证则速刺，寒证则留针，经络虚陷则用灸法。致其不盛不虚，以平为度。实指人迎脉大一倍于寸口脉，虚指人迎脉反而小于寸口脉。

［原文］

肝足厥阴之脉，起于大指丛毛之际，上循足跗上廉，去内踝一寸，上踝八寸，交出太阴之后，上腘内廉，循股阴，入毛中，过阴器，抵小腹，挟胃属肝络胆，上贯膈，布胁肋，循喉咙之后，上入颃颡，连目系，上出额，与督脉会于巅。其支者，从目系下颊里，环唇内。其支者，复从肝别贯膈，上注肺。是动则病腰痛不可俯仰，丈夫㿉[①]疝，妇人少腹肿，甚则嗌干，面尘脱色。是肝所生病者，胸满呕逆飧泄，狐疝遗溺闭癃。为此诸病，盛则泻之，虚则补之，热则疾之，寒则留之，陷下则灸之。不盛不虚，以经取之。盛者寸口大一倍于人迎，虚者寸口反小于人迎也。

［考注］

①㿉：为“㿗”之误。“病”义。

［释文］

足厥阴肝经，起于足大指丛毛处，行足背上，离内踝一寸处向上八寸，交叉于脾经的后方，上腘内侧，沿大腿内侧，入阴毛中，绕阴器，至小腹，挟胃，注肝，络胆，上过膈，布于胁肋，上行喉咙之后侧，上喉咙上，通于目系，上出额，与督脉会合于头顶。其分支，从目系下颊内，绕唇内。另一分支，从肝络通膈，上注肺。其病则病腰痛不能俯仰，男子病疝，女子病小腹肿。病甚则咽干，面色枯涩如尘。这是肝所生病。胸满，呕吐，食泄，疝气，遗尿，尿闭。凡此各种病证，实则泻，虚则补，热证速刺，寒证留针，经络虚陷则用灸法。致其不盛不虚，以平为度。实指寸口脉大一倍于人迎脉，虚指寸口脉反小于人迎脉。

［原文］

手太阴气绝则皮毛焦，太阴者行气温于皮毛者也，故气不荣则皮毛焦，皮毛焦则津液去皮节[①]，津液去皮节[①]者，则爪枯毛折，毛折者则毛[②]先死，丙笃丁死，火胜金也。

［考注］

①节："体"义。《国语·周语》韦昭注："节，体也。"

②毛：郭霭春："《脉经·卷三·第四》、《千金·卷十七·第一》并作'气'。"

［释文］

手太阴肺经脉气衰竭，就会皮毛枯焦。太阴肺经行气温润皮毛，所以其气不养皮毛则皮毛枯焦，皮毛枯焦则皮肤肌体失去津液，皮肤肌体丧失津液，则指甲枯，毛发断，毛断为气先竭，其丙日危，丁日死。这是火胜金的缘故。

［原文］

手少阴气绝则脉不通，脉不通则血不流，血不流，则髦毛不泽，故其面黑如漆柴者，血先死。壬笃癸死，水胜火也。

［释文］

手少阴心经脉气衰竭，则脉道不通，脉不通则血瘀滞，血瘀滞，则毛发枯，面黑如漆柴色。这是血先竭。壬日危重，癸日死亡。这是水胜火的缘故。

［原文］

足太阴气绝者，则脉不荣肌肉，唇舌者肌肉之本也，脉不荣则肌肉软，肌肉软则舌萎人中满，人中满则唇反，唇反者肉先死，甲笃乙死，木胜土也。

[释文]

足太阴脾经脉气衰竭，则经脉不能滋养肌肉，唇舌是肌肉的根本，经脉不滋养则肌肉软弱，肌肉软弱则舌萎弱，口唇肿胀，口唇肿胀则唇翻，唇翻是肉先竭。甲日重，乙日死。这是木胜土的缘故。

[原文]

足少阴气绝则骨枯，少阴者冬脉也，伏行而濡骨髓者也。故骨不濡则肉不能著也，骨肉不相亲则肉软却，肉软却故齿长而垢，发无泽，发无泽者骨先死。戊笃己死，土胜水也。

[释文]

足少阴肾经脉气衰竭，则骨枯，少阴经如冬脉之沉，深行而滋养骨髓。所以骨不养则肉不能附骨，骨肉不相附则肌肉软弱，肌肉软弱所以齿脏而垢，头发枯涩无光泽，头发枯涩，是骨先衰竭，戊日重，己日死。这是土胜水的缘故。

[原文]

足厥阴气绝则筋绝，厥阴者肝脉也，肝者筋之合也，筋者聚于阴气①，而脉络于舌本也。故脉弗荣则筋急，筋急则引舌与卵，故唇青舌卷卵缩则筋先死，庚笃辛死，金胜木也。

[考注]

①阴气："气"为"器"之音转。"阴气"，即"阴器"。《素问·诊要经终论》王冰注："《灵枢经》曰：肝者筋之合也，筋者聚于阴器而络于舌本。"

[释文]

足厥阴肝经脉气衰竭，筋会衰竭失用。足厥阴是肝的经脉，肝应合筋，筋聚于阴器而脉连络于舌根，所以肝脉失其滋养则筋拘急，筋拘急会牵动舌与阴囊，所以唇发青，舌卷缩，阴卵收缩，这是筋先衰竭，庚日重，辛日死。这是金胜木的缘故。

[原文]

五阴气俱绝，则目系转，转则目运，目运者为志先死，志先死则远一日半死矣。

[释文]

五脏脉气都衰竭，会目系转动，目系转则眼晕，眼晕是神志先竭，神志竭一天半死。

[原文]

六阳①气绝，则阴与阳相离，离则腠理发泄，绝汗乃出，故旦占②夕死，夕占②旦死。

[考注]

①六阳：指六腑。腑为阳，故云“六阳”。

②占：“视”、“见”义。

[释文]

六腑气竭，则阴阳分离，分离则腠理不固而开泄，大汗就会出不止。早晨见则傍晚死，傍晚见则早晨死。

[原文]

经脉十二者，伏行分肉之间，深而不见；其常见者，足太阴过于外踝之上，无所隐故也。诸脉之浮而常见者，皆络脉也。六经络手阳明少阳之大络，起于五指间，上合肘中。饮酒者，卫气先行皮肤，先充络脉，络脉先盛。故卫气已平[①]，营气乃满，而经脉大盛。脉之卒然动[②]者，皆邪气居之也。留于本末[③]。不动[④]则热，不坚则陷且空，不与众同，是以知其何脉之动[⑤]也。

［考注］

①平：为“并”之音转，“盛”义。《小尔雅·广言》胡承琪注：“‘平’、‘辨’字本通。”《逸周书》朱右曾释：“屏，《礼记》作‘辨’，声相通。”《读书杂志·管子》王念孙按：“‘并’，与‘屏’通。”是“平”、“并”古通之证。《素问·生气通天论》王冰注：“并，谓盛实也。”

②动：引为“盛”义。《论语·子张》朱熹集注：“动，谓鼓舞之也。”《大戴礼记·五常德》王聘珍注：“动，谓动众使民也。”

③本末：经为本，络为末。

④不动：“不”为“其”之音转，“动”为“盛”义。《太素·卷二十二·三刺》作“精气不分”，《灵枢·本神》作“精气之分”，《诗·采绿》马瑞辰笺：“之，犹其也。”

⑤动：通“病”。

［释文］

十二经脉，隐伏在肌肉之间，深而看不见。其常见的，例如脾经经过外踝处，是肌肉少不能隐蔽的缘故。诸经脉在体表常见的，都是络脉。例如六经络脉的大肠经、三焦经的大络脉，起于肌肉较少的五指之间，上络连肘中，其络在该处易见。饮酒后卫气先走于皮肤，先充溢络脉，所以络脉先盛满。卫气充盛后，营气随之充满，最后是经脉充满。脉络如果突然充盛，都是邪气居留，留于经络。其经络盛则热，其经络不坚实则陷下空虚，与正常不同，所以可知是何经何脉之病。

[原文]

雷公曰：何以知经脉之与络脉异也？黄帝曰：经脉者常不可见也，其虚实也以气口知之。脉之见者皆络脉也。雷公曰：细子无以明其然也。黄帝曰：诸络脉皆不能经大节之间，必行绝①道而出入，复合于皮中，其会②皆见于外。故诸刺络脉者，必刺其结上，甚血者虽③无结，急取之，以泻其邪而出其血，留之发为痹也。凡诊络脉，脉色青则寒且痛，赤则有热。胃中寒，手鱼之络多青矣；胃中有热，鱼际络赤；其暴黑者，留久痹也；其有赤有黑有青者，寒热气也；其青短者，少气也。凡刺寒热者，皆多④血络，必间日而一取之，血尽而止，乃调其虚实。其小而短者少气。甚者泻之则闷，闷甚则仆，不得言。闷则急坐⑤之也。

[考注]

①绝：为“络”之误。

②会：“处”义。

③虽：“若”义。《经词衍释》：“虽，犹若也。”

④多：为“夺”之音转。《群经平议·毛诗》俞樾按：“多，当读为侈。”《仪礼·少牢馈食礼》陆德明释文：“侈，本义作移。”《吕览·荡兵》高诱注：“移，易也。”《玉篇·奞部》：“夺，易也。”

⑤坐：为“卧”之误。晕针宜平卧，不当言“坐”。

[释文]

雷公说：怎样知道经脉和络脉的不同呢？黄帝说：经脉正常是看不到的，它的虚实可以从寸口切脉来得之。脉可见的都是浅表的络脉。雷公说：我不明白其中的道理。黄帝说：各种络脉都不能深入经过大关节之间，必须行其络道而出入，又入于皮肤之中，其处都见于外。所以刺各种络脉，必须刺其瘀结之处，瘀血重有的或无瘀结，但仍应急刺之，以泻其邪气并出其瘀血。如果瘀血久留会成为痹证。凡是诊察络脉，色青是寒痛证，色红为有热。胃中有寒，手鱼际处络脉多发青；胃中有热，鱼际处络脉发红；鱼际突然发黑是久痹；有红有黑有青的，是寒热互结之证；其青色短小，是气虚证。凡刺寒热证的，宜夺其瘀血，必须隔日一刺，使瘀血出尽为止，然后再调其虚实。其病色小短而气虚的，如果过泻其血会出现头晕沉的晕针症状，晕针甚的会仆倒，不能讲话。头晕沉出现后应让病人赶紧平卧。

[原文]

手太阴之别①，名曰列缺，起于腕上分间，并太阴之经直入掌中，散入于鱼际。其病实则手锐掌热，虚则欠㰦②，小便遗数，取之去腕半寸，别走阳明也。

[考注]

①别：为“络”之音转。后文“凡此十五络者”可证。

②欠㰦：“欠”，“气”义；“㰦”为“咳”之误。“咳”通“病”。“咳”或写作“欬”，形误成“㰦”。《春秋·隐公二年》作“无骇”，《谷梁传》作“无侅”，桂馥《说文义证》：“侅，通作咳。”《汉书·杨雄传》颜师古注：“骇，动也。”《吕览·审分》高诱注：“恫，动。”《说文通训定声》：“痛，叚借为恫。”《玄应音义·卷二十》注：“恸，痛也。”《广雅·释诂》王念孙疏：“骇与恸声近义同。”《文选·苦热行》作“痛行”，五臣本作“病行”。此“咳”、“病”古通之证。

[释文]

手太阴肺经的络脉，叫做列缺，起于腕上肌肉之间，同肺经并行，直入手掌内侧，散于鱼际处。其病，实证则腕锐骨和手掌发热，虚则气病，小便失禁频数。刺取腕后寸半处的列缺穴。此络另连大肠经。

［原文］

手少阴之别，名曰通里，去腕一寸半，别而上行，循经入于心中，系舌本，属目系。其实则支膈，虚则不能言。取之掌后一寸，别走太阳也。

［释文］

手少阴心经的络脉，叫做通里。离腕一寸半处，其络上行，从心经入于心中。本络连舌根，注目系。其病变，实证则胁膈胀满，虚证则不能讲话。刺取腕后一寸处的通里穴。此络另连小肠经。

［原文］

手心主之别，名曰内关。去腕二寸，出于两筋之间，循经以上，系于心包络，心系实则心痛，虚则为头强[①]，取之两筋间也。

［考注］

①强："病"义。《说文通训定声》："强，叚借为彊。"《大戴礼记·曾子立事》王聘珍注："彊，暴也。"《晏子春秋·内篇谏上》孙星衍注："暴，疾也。"

［释文］

手厥阴心包经的络脉，叫做内关。在腕上二寸处，位于两筋之间，沿心包经上行，结于心包络。其病，心系实则心痛，虚则头病。刺腕上两筋间的内关穴。

［原文］

手太阳之别，名曰支正。上腕五寸，内注少阴。其别者，上走肘，络肩髃，实则节[①]弛[②]肘废，虚则生肬[③]。

小者如指痂疥④，取之所别也。

［考注］

①节：《甲乙·卷三·第二十九》作“筋”。

②弛：通“拕”，“牵引”义。筋收缩如牵引，所以说“拕”。若作“弛”解，则与后文“废”义重复，不例。《后汉书·吴良传》李贤注：“弛，废也。”《周礼·小宰》郑玄注：“弛，读为施。”《经义述闻》：“施，读为拕。”《说文》：“拕，曳也。”《集韵·弋韵》：“拕，引也。”

③生肬：“生”为“不”之误；“肬”为“收”之音转。“肬”、“收”韵同，故可通转。“生肬”，即“不收”。

④小者如指痂疥：衍文。此为错误注文赘入正文。是对“生肬”的错误解释。

［释文］

手太阳小肠经的络脉，叫做支正。在腕上五寸处，向上注于心经。其络上走肘，络肩髃。其病，实则筋缩肘废，虚则筋脉松弛不收。刺其络之支正穴。

［原文］

手阳明之别，名曰偏历。去腕三寸，别入太阴。其别者，上循臂，乘肩髃，上曲颊偏齿。其别者，入耳，合于宗①脉。实则龋聋，虚则齿寒痹隔②，取之所别也。

［考注］

①宗：通“众”。《甲乙·卷七》“众筋”，《素问·厥论》作“宗筋”。是“宗”、“众”古通之证。

②痹隔：“痹”，“病”义；“隔”，“阻塞”义。《文选·魏都赋》吕涎济注：“隔，阻。”

［释文］

手阳明大肠经的络脉，叫做偏历。在腕上三寸处，络入肺经。其络上行臂，至肩髃，上曲颊穴，偏络于齿根。其络入耳，合于手太阳、手少阳、足少阳、足阳明等众脉。其病，实证则龋齿、耳聋，虚证则齿寒，病气阻不通。刺其所络之偏历穴。

［原文］

手少阳之别，名曰外关。去腕二寸，外绕臂，注胸中，合心主。病实则肘挛，虚则不收。取之所别也。

［释文］

手少阳三焦经的络脉，叫做外关。在腕上二寸处，向外绕行臂部，注入胸中，与心包络经相合。其病，实证则肘拘挛，虚证则关节松弛不收。刺其所络之外关穴。

［原文］

足太阳之别，名曰飞阳。去踝七寸，别走少阴。实则鼽[①]窒头背痛，虚则鼽衄，取之所别也。

［考注］

①鼽：衍文。涉后文“鼽衄”之“鼽”致衍。

［释文］

足太阳膀胱经的络脉，叫做飞扬，在外踝上七寸，络入肾经。其病，实证则鼻塞不通，头背部疼痛。虚证则流清涕。刺其所络的飞扬穴。

［原文］

足少阳之别，名曰光明。去踝五寸，别走厥阴，下络足跗。实则厥，虚则痿躄，坐不能起。取之所别也。

［释文］

足少阳胆经的络脉，叫做光明。在外踝上五寸，络走肝经，下络足背。其病，实证则气逆，虚证则足软弱难行，坐下不能站起。刺其所络的光明穴。

［原文］

足阳明之别，名曰丰隆，去踝八寸，别走太阴。其别者，循胫骨外廉，上络头项，合诸经之气，下络喉嗌。其病气逆则喉痹瘁[1]瘖，实则狂巅，虚则足不收，胫枯，取之所别也。

［考注］

①瘁：为“猝”之音转。马莳：“瘁，当作猝。”

［释文］

足阳明胃经的络脉，叫做丰隆。在外踝上八寸处，络走于脾经。其络行胫骨外侧，上络头项，与诸经之气会合，向下络于咽喉。其病，气逆则喉肿痛突然失音，实证则癫狂，虚证则足弱不能收举，小腿肌肉枯萎。刺其所络的丰隆穴。

［原文］

足太阴之别，名曰公孙。去本节之后一寸，别走阳明。其别者，入络肠胃。厥气上逆则霍乱，实则肠中切痛，虚则鼓胀。取之所别也。

［释文］

足太阴脾经的络脉，叫做公孙。在足大指本节后一寸，络走胃经。其络入连肠胃。病气上逆则病霍乱吐泻，实证则肠中彻痛，虚证则腹胀如鼓。刺其所络的公孙穴。

［原文］

足少阴之别，名曰大钟。当踝后绕根，别走太阳。

其别者，并经上走于心包，下外贯腰脊。其病气逆则烦闷，实则闭癃，虚则腰痛。取之所别者也。

[释文]

足少阴肾经的络脉，叫做大钟。在足内踝后绕足跟，络走膀胱经。其络与肾经同入心包经，下通腰脊。其病，气逆则烦闷，实证则尿闭，虚证则腰痛。刺其所络的大钟穴。

[原文]

足厥阴之别，名曰蠡沟。去内踝五寸，别走少阳。其别者，径胫[①]上睾，结于茎。其病气逆则睾肿，卒疝，实则挺长，虚则暴痒，取之所别也。

[考注]

①径胫：《甲乙·卷二·第一》作"循径"。

[释文]

足厥阴肝经的络脉，叫做蠡沟。在内踝上五寸处，络走胆经。其络行胫至睾，止于阴茎。其病，气逆会睾丸肿，疝气暴痛，实证则阴茎勃长，虚证则阴部暴痒。刺其所络的蠡沟穴。

[原文]

任脉之别，名曰尾翳，下鸠尾，散于腹。实则腹皮痛，虚则痒搔，取之所别也。

[释文]

任脉的络脉，叫做尾翳。下尾骶，散于腹部。其病，实证则腹皮痛，虚证则瘙痒。刺其所络的尾翳穴。

[原文]

督脉之别，名曰长强。挟膂上项，散头上，下当肩胛左右，别走太阳，入贯膂。实则脊强，虚则头重。高摇之，挟脊之有过者[1]，取之所别也。

［考注］

①高摇之，挟脊之有过者：衍文。去之例合。郭霭春：“《甲乙·卷二·第一下》校语云：《九墟》无‘高摇之’以下九字。”

［释文］

督脉的络脉，叫做长强。挟脊上行至项，散于头上，再向下行于肩胛部左右，络走膀胱经，入络脊柱两旁。其病，实证则腰脊强直，虚证则头重沉。刺其所络的长强穴。

［原文］

脾之大络，名曰大包。出渊腋下三寸，布胸胁。实则身尽痛，虚则百节尽[1]皆纵。此脉若罗[2]络之血者，皆取之脾之大络脉也。

［考注］

①尽：郭霭春：“‘尽’字蒙上误衍。”

②罗：涉下文“络”音致衍。

［释文］

脾经的大络，叫做大包。在渊腋下三寸处，散布胸胁。其病，实证则周身疼痛，虚证则诸关节松弛无力。此脉若见瘀血之络，都应刺其脾经的大包穴。

［原文］

凡此十五络者，实则必见[1]，虚则必下[2]，视之不见[1]，求之上下，人经不同，络脉异[3]所别也。

［考注］

①见：“显”义。《庄子·则阳》成玄英疏：“见，显也。”

②下：“陷”义。

③异：为“亦”之音转。柳宗元《永州刺史崔公墓誌》蒋之翘注：“异，一作夷。”《广雅·释诂》王念孙疏：“侇，通作夷。”《说文通训定声》：“易，叚借为侇。”《论语·述而》陆德明释文：“鲁读‘易’为‘亦’。”是异、亦古通之证。

[释文]

凡上述十五络脉，气实则必显而易见，气虚则陷下，不易看见，这时可在其上下周围寻求。人的经脉不同，其络脉也有所区别。

经别第十一

“别”为“络”之音转。“经别”，即“经络”。

［原文］

黄帝问于岐伯曰：余闻人之合于天道[①]也，内有五藏，以应五音五色五时五味五位[②]也；外有六府，以应六律。六律建阴阳诸经而合之十二月、十二辰[③]、十二节、十二经水、十二时、十二经脉者[④]，此五藏六府之所以应天道。夫十二经脉者，人之所以生，病之所以成，人之所以治，病之所以起，学之所始，工之所止[⑤]也。粗之所易[⑥]，上[⑦]之所难也。请问其离合[⑧]出入奈何？岐伯稽首再拜曰：明乎哉问也！此粗之所过，上[⑨]之所息[⑩]也。请卒言之。

［考注］

①道：《甲乙·卷二·第一》作“地”。

②五位：衍文。涉前“五味”之音致衍。方位，经文多言“方”而不言“位”。

③十二辰：衍文。去之前后例义合。

④十二经脉：衍文。与前“诸经”义重。

⑤止：为“主”之音转。《诗·墓门》作“讯之”，《韩诗》“之”作“止”，《管子·权修》戴望校：“‘止’，作‘正’。”《国语·晋语》韦昭注：“主，正也。”是止、主通转之证。

⑥易：为“痍”之音转，“病”义。《说文通训定声》：“易，叚借为傂。”《广雅·释诂》王念孙疏：“傂，通作夷。”《说文通训定声》：

"夷，叚借为痍。"《公羊传·成公十六年》陆德明释文："痍，伤也。"《国语·晋语》韦昭注："伤，病也。"

⑦上：为"工"之误，指一般医生。

⑧离合：为"络"音之分离。

⑨上：高明医生。

⑩息：为"悉"之音转，"详知"义。《札迻·管子》孙诒让按："悉，当为'息'。"是"息"、"悉"古通。《玉篇·采部》："悉，详也。"

［释文］

黄帝问岐伯说：我听说人与天地相应合。内有五脏，以应合五音、五色、五时、五味；外有六腑，以应六律。六律有阳律阴吕十二乐调，如同诸十二经应合十二月、十二节气、十二经水、十二时辰。这是五脏六腑与天地相应的具体表现。十二经脉，人之所以生存，病之所以形成，人之所以正常健康，病之所以愈，学医之所基础，医生之所主术，无不与其相关。劣医之所败，一般医生之所难。请问其经络的出入是怎样的？岐伯稽首叩拜后说：问得真明白啊！这是劣医之所失，良医之所祥知的道理。我尽量讲一讲它。

［原文］

足太阳之正[①]，别入于腘中，其一道下尻五寸，别入于肛，属于膀胱，散之肾，循膂当心入散。直[②]者，从膂上出于项，复属于太阳，此为一[③]经也。足少阴之正，至腘中，别走太阳而合，上至肾，当十四顀，出属带脉。直[②]者，系舌本，复出于项，合于太阳，此为一合。成以诸阴之别，皆为正也[④]。

［考注］

①正：为"经"之音转。下同。

②直：为“支”之音转。柳宗元《连州司马凌君权厝誌》蒋之翘注：“志，一作支。”《潜夫论·志氏姓》“志也”，汪继培笺：“‘志’，《风俗通》作‘职’。”《经义述闻》王引之按：“直，当读为职。”是“直”、“支”古通之证。

③一：为“其”之音转。

④成以诸阴之别，皆为正也：衍文。《甲乙·卷二·第一》无此十字。去之例合。

[释文]

足太阳膀胱经，络入腘中，其直至尻下五寸处，络于肛，注入膀胱，散于肾，入行脊内散入心。其分支，从脊上至项，再注入太阳经。这是其经的分布。足少阴肾经，至腘中，络与太阳经相合，上至肾，在十四椎节处，出注带脉。其分支，连舌根，又出于项，与太阳膀胱经相合。这是第一合。

[原文]

足少阳之正，绕髀入毛际，合于厥阴。别者，入季胁之间，循胸里属胆，散之上肝，贯心，以上挟咽，出颐颔中，散于面，系目系，合少阳于外眦也。足厥阴之正，别跗上，上至毛际，合于少阳，与别俱行，此为二合也。

[释文]

足少阳胆经，绕大腿入阴毛中，与厥阴肝经相合。其络入季胁之间，行胸里，注胆，散于胆，通心，再上挟咽喉，出腮与下颏中，散于面部连目系，与胆经合于眼外角。足厥阴肝经，络足背处，上至阴毛处，与少阳胆经相合，与络同行。这是第二合。

[原文]

足阳明之正，上至髀，入于腹里，属胃，散之脾，上通于心，上循咽出于口，上頞顗，还系目系，合于阳明也。足太阴之正，上至髀，合于阳明，与别俱行，上结于咽，贯舌中。此为三合也。

[释文]

足阳明胃经，上行至大腿髀部，入腹中，注胃。其络散于脾，上通心经，上行咽，出口，上鼻茎，再连目系，与阳明经相合。足太阴脾经，上髀，与阳明胃经相合，与其络同行，上连于咽，通舌中。这是第三合。

[原文]

手太阳之正，指地[①]，别于肩解，入腋走心，系小肠也。手少阴之正，别入于渊腋两筋之间，属于心，上走喉咙，出于面，合目内眦。此为四合也。

[考注]

①指地："指"为"之"之音转；"地"，"下"义。"之地"，即"之下"。《山海经·西山经》郭璞注："脚指。"《文选·鹦鹉赋》注引作"脚趾"，《太玄·事》司马光集注："止与趾同。"《诗·墓门》"讯之"之"之"，《韩诗》作"止"。是"指"、"之"古通之证。杨上善："地，下也。"

[释文]

手太阳小肠经，其下络于肩隙，入腋内，通心，连接小肠。手少阴心经，络入腋下渊腋穴两筋之间，注入心，上走喉咙，出面部，与太阳小肠结合于眼内角。这是第四合。

[原文]

手少阳之正，指天[①]，别于巅，入缺盆，下走三焦[②]，散于胸中也。手心主之正，别下渊腋三寸，入胸中，别属三焦[2]，出循喉咙，出耳后，合少阳完骨之下。此为五合也。

[考注]

①指天："指"为"之"之音转；"天"，"上"义。即"其上"义。

②三焦：此为狭义的"三焦"之义，当指尿道。

[释文]

手少阳三焦经，其上络于头顶，向下入缺盆，下走尿道，散于胸中。手厥阴心包络经，其络下腋三寸处，入胸中，另注尿道，上出喉咙，出行耳后，与少阳三焦经合于耳后高骨之下，这是第五合。

[原文]

手阳明之正，从手循膺乳，别于肩髃，入柱骨下，走大肠，属于肺，上循喉咙，出缺盆，合于阳明也。手太阴之正，别入渊腋少阴之前，入走肺，散之太阳[1]，上出缺盆，循喉咙，复合阳明。此六合也。

[考注]

①太阳：为"太阴"之误。肺属太阴经，不当言"太阳"。

[释文]

手阳明大肠经，从手上行胸乳处，其络行肩髃穴处，入锁骨下，走入大肠，其络上注肺，上行喉咙，至缺盆处，与阳明经相合。手太阴肺经，其络在渊腋穴处少阴经前方，入肺中，散于太阴肺中，上行出缺盆，行喉咙，再与阳明大肠经相合。这是第六合。

经水第十二

［原文］

黄帝问于岐伯曰：经脉十二者，外合于十二经水，而内属于五藏六府。夫十二经水者，其有大小、深浅、广狭、远近各不同。五藏六府之高下、小大、受谷之多少亦不等，相应奈何？夫经水者，受水而行之；五藏者，合①神气魂魄而藏之；六府者，受谷而行之，受气而扬之；经脉者，受血而营②之。合③而以治奈何？刺之深浅，灸之壮数，可得闻乎？

［考注］

①合："聚"义。《集韵·合韵》："合，合集。"

②营："行"义。

③合："度"、"察"义。《汉书·律历志》："合者，合仑之量也。"《国语·周语》韦昭注："量，度也。"

［释文］

黄帝问岐伯说：十二经脉在外好像十二河流，在内连属于五脏六腑。十二河流有大小、深浅、宽窄、长短等不同，五脏六腑有高低、大小、受水谷之气多少等不同，它们怎样相应合？十二河流容纳水液而流行；五脏聚神气魂魄而藏纳；六腑盛受水谷而运行，接受精气而输布；经脉纳血而运行。怎样察辨治疗？针刺的深浅，艾灸的壮数，可以知道吗？

［原文］

岐伯答曰：善哉问也！天至高，不可度；地至广，不可量。此之谓也。且夫人生于天地之间，六合之内，此天之高，地之广也。非人力之所能度量而至也。若夫八尺之士，皮肉在此[①]，外可度量切循而得之，其死可解剖而视之，其藏之坚脆，府之大小，谷之多少，脉之长短，血之清浊，气之多少，十二经之多血少气，与其少血多气，与其皆多血气，与其皆少血气，皆有大[②]数。其治以针艾，各调其经气，固其常有合[③]乎？

［考注］

①在此："在"，为"之"之音转；"此"，"身"义。"在此"，即"之身"义。《助字辨略》："在，犹於也。"《经传释词》："於，犹之也。"是"在"、"之"通转之证。《荀子·儒效》杨倞注："此，身也。"

②大：为"其"之脱误。

③合：应合义。

［释文］

岐伯答道：问得好！天极高，不可测；地极大，不可量。说得就是这个比喻。人生长在天地之间，六方之内，这正在天高低广之中。天地的高度与广度，不是人所能测量准确的。但是八尺之人，皮肉之身，其外却可以测量按触而得知，其内死后可解剖而知之，脏的坚软、腑的大小、盛水谷的多少、脉的长短、血的清浊、气的多少，十二经的多血少气、少血多气、多血多气、少血少气，都有其常数。用针艾治病，调其经气，必然与上述天地之气及人体内外的不同状态有应合关系。

［原文］

黄帝曰：余闻之，快于耳，不解于心，愿卒闻之。岐伯答曰：此人之所以参天地而应阴阳也。不可不察。

足太阳外合清[1]水，内属膀胱，而通水道焉；足少阳外合渭水，内属于胆；足阳明外合于海水，内属于胃；足太阴外合于湖水，内属于脾；足少阴外合于汝水，内属于肾；足厥阴外合于渑水，内属于肝；手太阳外合淮水，内属小肠，而水道出焉；手少阳外合于漯水，内属于三焦；手阳明外合于江水，内属于大肠；手太阴外合于河水，内属于肺；手少阴外合于济水，内属于心；手心主外合于漳水，内属于心包。凡此五藏六府十二经水者，外有源泉而内有所禀，此皆内外相贯，如环无端，人经亦然。故天为阳，地为阴，腰以上为天，腰以下为地。故海以北者为阴，湖以北者为阴中之阴，漳以南者为阳，河以北至漳者为阳中之阴，漯以南至江者为阳中之太[2]阳。此一隅[3]之阴阳也。所以人与天地相参也。

［考注］

①清：为“泾”之音转。作“泾”，与下文之“渭”，例始合。

②太：《甲乙·卷一·第七》无此字。

③隅：《甲乙·卷一·第七》作“州”。

［释文］

黄帝说：我听明白了，但尚不能完全理解，愿尽知之。岐伯答道：这是人与天地相参，与阴阳相应合的道理，不可不知。足太阳膀胱经外合泾水，内注膀胱，而通水道；足少阳胆经外合渭水，内注于胆；足阳明胃经外合海水，内注于胃；足太阴脾经外合湖水，内注于脾；足少阴肾经外合汝水，内注于肾；足厥阴肝经外合渑水，内注于肝；手太阳小肠经外合淮水，内注于小肠，小肠吸纳水之浊者，由水道出泄；手少阳三焦经外合漯水，内注三焦；手阳明大肠经外合江水，内注于大肠；手太阴肺经外合河水，内注于肺；手少阴心经外合济水，内注于心；手厥阴心包经外合漳水，内注心包。凡是这五脏六腑十二经水，外有源泉而内有所受，均内外相通，如圆环无止端。人的经脉也是这样。所以天为阳，地为阴，腰以上象天为阳，腰以下象地为阴。海水以北为阴，湖水以北为阴中之阴；漳水以南为阳，河水以北至漳水之间为阴中之阴，漯水以南至江水之间为阳中之阳。这是一州的阴阳，人与天地相应的例子。

［原文］

黄帝曰：夫经水[①]之应经脉也，其远近浅深，水[①]血之多少各不同，合[②]而以刺之奈何？岐伯答曰：足阳明，五藏六府之海也，其脉大血多，气盛热壮，刺此者不深弗散，不留不泻也。足阳明刺深六分，留十呼；足太阳深五分，留七呼；足少阳深四分，留五呼；足太阴深三分，留四呼；足少阴深二分，留三呼；足厥阴深一分，留二呼。手之阴阳，其受气之道近，其气之来疾，其刺深者皆无过二分，其留皆无过一呼。其少长大小肥瘦，以心撩[③]之，命曰法天之常。灸之亦然。灸而过此者得[④]恶火，则骨枯脉涩。刺而过此者，则脱气。

［考注］

①水：为“气”之误。郭霭春：“孙鼎宜曰：‘按‘经水’二字，与下不贯，此与下‘水血多少’两‘水’字，疑均作‘气’，蒙大题字致误’。”

②合：为“分”之误。“辨别”义。

③撩：为“料”之音转。“察辨”义。《甲乙·卷一·第七》正作“料”，可证。

④得：为“为”之音转。《文选·与山巨源绝交书》旧校：“五臣

本‘得’作‘其’字。”《经词衍释》：“‘得’，犹‘为’也。”是“得”、“为”通转之证。

［释文］

黄帝说：经气应从经脉，其远近浅深，血气之多少各经不同，怎样辨别它而进行针刺？岐伯答道：足阳明胃，是化生水谷精气、滋养五脏六腑之源泉。它的脉大而血多，气盛而热盛，刺此经不深刺邪不散，不久留针邪气不泻。足阳明胃经，针刺六分深，留针十呼时间；足太阳膀胱经针刺深五分，留针七呼时间；足少阳胆经针刺深四分，留针五呼时间；足太阴脾经针刺深三分，留针四呼时间；足少阴肾经针刺深二分，留针三呼时间；足厥阴肝经针刺深一分，留针二呼时间。手阴阳各经，其经短接受经气之路途较足经近，所以其气来得快，因此，其针刺都不宜超过二分深度，留针时间都不宜超过一呼。病人的年龄大小，个头高低，体型胖瘦，要用心察辨，是自然之常态，应区别而刺。灸法也是这样。灸法过度，会使病人成为怕火，骨枯萎，脉涩滞等症；针刺过度，会使人脱气。

［原文］

黄帝曰：夫经脉之小大，血之多少，肤之厚薄，肉之坚脆，及䐃[①]之大小，可为量度乎？岐伯答曰：其可为度量者，取其中度也。不甚脱肉而血气不衰也。若夫度之人，痟瘦而形肉脱者，恶可以度量刺乎？审切循扪按，视其寒温盛衰而调之，是谓因适而为之真[②]也。

［考注］

①䐃：为“骨”之音转。作“骨”，与前文脉、肤、肉等例合。《灵枢·经筋》“䐃挛”，张志聪注本作“骨挛”。是其古通之证。

②真：为“瘨”之音转。“病”义。《说文·疒部》：“瘨，病也。”

[释文]

黄帝说：经脉的大小，血之多少，皮肤的厚薄，肌肉之坚弱，及骨的大小，可以测量吗？岐伯答道；它们可以测量，可取其平均值作为其测量的标准。因胖瘦中等的病人消瘦不明显，其血气尚未衰竭。如果所测的病人消瘦得不能进行测量，还怎么能根据测量之数去进行针刺呢？通过察辨触按，视其寒热盛衰，进行针刺，这叫做因病而宜。

经筋第十三

[原文]

足太阳之筋，起于足小指，上结于踝，邪上结于膝，其下循足外踝，结于踵，上循跟，结于腘。其别[①]者，结于踹外，上腘中内廉，与腘中并上结于臀，上挟脊上项。其支者，别入结于舌本。其直[②]者，结于枕骨，上头下颜[③]，结于鼻。其支者，为目上网[③]，下结于頄[④]。其支者，从腋后外廉，结于肩髃。其支者，入腋下，上出缺盆，上结于完骨。其支者，出缺盆，邪[⑤]上出于頄。其病小指支[⑥]跟肿痛，腘挛，脊反折，项筋急，肩不举，腋支[⑥]缺盆中纽痛，不可左右摇。治在燔针劫[⑦]刺，以知为数，以痛为输，名曰仲春痹[⑧]。

[考注]

①别：为“络”之音转。

②直：为“支”之音转。分支。

③网：“络”义。

④頄：颧。《易·夬》陆德明释文：“頄，颧也。”

⑤邪：通“斜”。《列女传》王照圆注：“‘斜’与‘邪’同。”

⑥支：为“及”之形误。郭霭春：“《圣济总录·卷一百九十一》作‘及’。”

⑦劫：为“灸”之音转。“劫”、“灸”古声同。故可通转。下同。《说文通训定声》：“劫，叚借为怯。”又“灸，叚借为久”，《广雅·释诂》：“怯，去也。”《战国策·魏策》鲍彪注：“去，犹远。”《玉篇·久部》：“久，远也。”是“劫”、“灸”古可通转。

⑧名曰仲春痹：足太阳经筋，在时间上与仲春相应合，所以叫仲春痹。

［释文］

足太阳膀胱经的筋，起于足小指，上结于足外踝，斜上结于膝部。其在下的分支行足外踝，结于足跟，沿足跟上，结于腘部。其筋络，结于腿肚外侧，上至腘中内侧，与腘中之筋同上结于臀部，沿脊上项部。其分支，络结舌根。其另一分支，结于枕骨，上头顶，下额，结于鼻。另一分支，走目上，下结于颧骨。另一分支，从腋后外侧，结于肩髃穴处。另一分支，入腋下，上出缺盆部，上结于耳后完骨部。另一分支，出缺盆，斜上出颧部。其病变则小指及足跟肿痛，腘部拘挛，脊痛如断，项筋拘急，肩不能上举，腋及缺盆中扭痛，不能左右动。治疗用火针灸刺法，以获效为针刺次数，以疼痛点为腧穴。此筋时间上与仲春相应合，所以叫仲春痹。

［原文］

足少阳之筋，起于小指次指，上结外踝，上循胫外廉，结于膝外廉；其支者，别起外辅骨，上走髀，前者结于伏兔之上，后者结于尻。其直者，上乘眇季胁，上走腋前廉，系于膺乳，结于缺盆。直者，上出腋，贯缺盆，出太阳之前，循耳后，上额角，交巅上，下走颔，上结于頄。支者，结于目眦为外维。其病小指次指支[①]转筋，引膝外转筋，膝不可屈伸，腘筋急，前引髀，后引尻，即上乘眇季胁痛，上引缺盆膺乳颈，维[②]筋急，从左之右，右目不开，上过右角，并跻脉而行，左络于右，故伤左角，右足不用，命曰维[②]筋相交。治在燔针劫刺，以知为数，以痛为输，名曰孟春痹也。

［考注］

①支：为“之”之音转。

②维：“其”义。《诗·噫嘻》陈奂传疏：“维，其也。”

［释文］

足少阳胆经的筋，起于足第四指，上结于外踝，上行胫外侧，结于膝外侧。其分支，络于外辅骨，上至髀部，前支结于伏兔部，后支结于尻部。另一分支，上季胁，至腋前侧，结于胸乳部，上结于缺盆。另一分支，上出腋，通缺盆，出太阳膀胱经筋之前，行耳后，上额角，交于头顶，再下颏，上结于颧部。另一分支，结于目外眦。其病则足四指抽筋，牵引膝外侧抽筋，膝不能屈伸，腘部筋拘急，前面牵引髀部，后面牵引尻部，向上牵引季胁部痛，再向上牵引缺盆处、胸乳部、颈部拘急疼痛。其筋拘急，从左侧可及右侧，如左筋病右眼也不能张开。因其筋过右头角，与跻脉并行，所以左侧之筋与右侧相连，因而左侧筋伤，可致右脚不能活动。这叫其筋相连。治疗用火针灸刺，以获效为针刺次数；以痛处为腧穴。此筋时间上与孟春相应合，所以叫孟春痹。

［原文］

足阳明之筋，起于中三[①]指，结于跗上，邪外上加于辅骨，上结于膝外廉，直上结于髀枢，上循胁，属脊。其直者，上循骭，结于膝。其支者，结于外辅骨，合少阳。其直者，上循伏兔，上结于髀，聚于阴器，上腹而布，至缺盆而结，上颈，上挟口，合于頄，下结于鼻，上合太阳，太阳为目上网。阳明为目下网。其支者，从颊结于耳前。其病足中指支[②]，胫转筋，脚跳坚[③]，伏兔转筋，髀前肿，㿗疝，腹筋急，引缺盆及颊，卒口僻，急者目不合，热则筋纵，目不开。颊筋有寒，则急引颊移口；有热则筋弛纵缓，不胜收故[4]僻。治之以马膏，膏[5]其急者，以白酒和桂，以涂其缓者，以桑钩钩[6]之，即以生桑灰[7]置之坎[8]中，高下以坐等，以膏润急颊，且饮美酒，噉美炙肉[9]，不饮酒者，自强也。为之三拊[10]而已。治在燔针劫刺，以知为数，以痛为输，名曰季春痹也。

[考注]

①中三：为“足之”之形误。

②支：引为“胀”义。《玉篇·支部》：“支，载充也。”

③脚跳坚：衍文。此为后人俗注误入正文。

④故：为“亦”之音转。《墨子·贵义》“何故”孙诒让注：“《太平御览》‘故’作‘以’。”《战国策·赵策》吴师道注：“已、以通。”《诗·泉水》孔颖达疏：“亦，已也。”是“故”、“亦”古通之证。

⑤膏：“润”义。《国语·周语》韦昭注：“膏，润也。”

⑥桑钩钩：前“钩”字为“枸”之假字，指木枝。“桑枸”即“桑枝”义。后“钩”字为“篝”之转。“熏燃”之义。“桑枸篝”，即“用桑枝熏燃制炭”之义。《周礼·考工记·车人》孙诒让正义：“钩，字又作枸。”《类篇·木部》：“枸，木曲枝。”“钩”、“篝”古音同，故可通转。《说文·竹部》：“篝，笿也，可以熏衣。”《方言·卷五》郭璞注：“篝，今熏笼也。”

⑦生桑灰：“生”为“其”之误。“灰”为“炭”之误。郭霭春：“‘灰’，张注本、日刻本并作‘炭’。按：《太素》、《圣济总录》并作‘炭’，与张注本合。”《灵枢·寿夭刚柔》：“用之生桑炭炙巾，以熨寒痹所刺之处。”是古人多有用桑炭熨治痹病之例。

⑧坎：为“炊”之误。即今之灶台。《说文》：“炊，爨也。”《周礼·亨人》郑玄注：“爨，今之灶。古于其灶煮物。”

⑨噉美炙肉：四字衍文。去之义合。

⑩三拊："拊"通"抚"，"按摩"义。"三抚"，即按摩三次。《汉书·西域传》颜师古注："拊与抚同。"

[释文]

足阳明胃经的筋，起于足次指外侧，结于足背，斜行外侧上方至辅骨，上结于膝外侧，直上结于髀枢部，上行胁部，注脊。其分支，上行胫部，结于膝。另一分支，结于膝外之辅骨，与胆经之筋相合。另一分支，上行伏兔，上结于髀，聚结于阴器，上腹部而布散，至缺盆而结聚，上颈，挟口，入颧部，下结于鼻，上合足太阳经之筋，太阳筋络结目上。阳明筋络结目下。另一分支，从颊部结于耳前。其病则足之次指发胀，小腿抽筋，伏兔穴处抽筋，髀前部肿，疝气，腹筋拘急，牵引缺盆处及颊部。突然口歪，发作急的目不能合闭。热证则筋松弛无力，目不能张开。面颊部筋有寒，会牵引颊部而使口歪；有热则筋松弛舒缓，不能收引，也可以导致口歪。治疗用马脂，润其拘急之筋，用白酒调和桂末涂在弛缓之处。用桑枝熏燃制成木炭，以其桑炭放置在灶中，灶的高低与坐姿相当，将马脂烤热后熨拘急之面颊部，并且饮适量好酒。不会喝酒的，也要勉强饮一点。同时按摩病处三次而止。足阳明胃经之筋病，治疗用火针灸刺，以获效为针刺次数，以痛处为腧穴。其筋时间上与季春相应合，所以叫季春痹。

[原文]

足太阴之筋，起于大指之端内侧，上结于内踝，其直者，络于膝内辅骨，上循阴股，结于髀，聚于阴器，上腹，结于脐，循腹里，结于肋，散于胸中。其内[1]者，著于脊。其病足大指支，内踝痛，转筋痛，膝内辅骨痛，阴股引髀而痛，阴器纽[2]痛，下引脐两胁痛，引膺中脊内痛。治在燔针劫刺，以知为数，以痛为输，命曰孟[3]

秋痹也。

[考注]

①内：为“支”之误。

②纽：为“絇”之误。“拘挛”之义。《仪礼·士冠礼》郑玄注：“絇之言拘也。”《庄子·大宗师》陆德明释文：“拘拘，体拘挛也”。成玄英疏：“拘拘，挛缩不申之貌。”

③孟：《太素·卷十三·经筋》作“仲”。例合。

[释文]

足太阴脾经的筋，起于足大指内侧之端，上行结于内踝。其分支，结络于膝内辅骨，上大腿内侧，结于髀部，聚于阴器，再上腹，结于脐部，行腹里，结于肋胁，散于胸中。另一分支，注于脊。其病足大指胀，内踝痛，抽筋，膝内辅骨痛，大腿内侧牵引髀部疼痛，阴器拘挛疼痛，牵引脐部、两胁、胸中、脊内等处疼痛。治疗用火针灸刺法，以获效为针刺次数，以痛处为腧穴。此筋时间上与仲秋相应合，所以叫仲秋痹。

[原文]

足少阴之筋，起于小指之下，并足太阴之筋，邪走内踝之下，结于踵，与太阳之筋合，而上结于内辅之下，并太阴之筋而上循阴股，结于阴器，循脊内挟膂，上至项，结于枕骨，与足太阳之筋合。其病足下转筋，及所过而结者皆痛及转筋。病在此者，主痫瘛及痉，在外者不能俯，在内者不能仰。故阳病者腰反折不能俯，阴病者不能仰。治在燔针劫刺，以知为数，以痛为输，在内①者熨引饮药。此筋折纽②，纽发数甚者，死不治，名曰仲③秋痹也。

［考注］

①内：为“筋”之误。

②折纽：“折”为“者”之音转。“折”、“者”古声同，故可通转。“纽”为“绚”之音转，拘挛义。

③仲：《太素·卷十三·经筋》作“孟”。例合。

［释文］

足少阴肾经的筋，起于足小指下，与足太阴脾经之筋相合，斜走内踝下方，结于足跟部。与膀胱经的筋相合，上行结于内辅骨之下，与脾经的筋一同上行大腿内侧，结于阴器，行脊内沿脊旁，上至项，结于枕骨，与膀胱经的筋相合。其病足下抽筋，及本筋所过之结聚处都疼痛、抽筋。病在此筋，多痫病、拘挛、痉证，背筋病者不能俯，腰筋病者不能仰，所以阳筋病腰痛如折不能俯，阴筋病不能仰。治用火针灸刺，以获效为针刺次数，以痛处为腧穴。病在筋，也可用熨法，导引按摩、饮服汤药治疗。此筋病者多拘挛，拘挛频繁而重的，为死证，不能治疗。此筋时间上与孟秋相应合，所以叫孟秋痹。

［原文］

足厥阴之筋，起于大指之上，上结于内踝之前，上循胫，上结内辅之睛，上循阴股，结于阴器，络诸筋。其病足大指支，内踝之前痛，内辅痛，阴股痛，转筋，阴器不用，伤于内则不起，伤于寒则阴缩入，伤于热则纵挺不收。治在行水清阴气①。其病转筋者，治在燔针劫刺，以知为数，以痛为输，命曰季秋痹也。

［考注］

①行水清阴气：“行”为“平”之音转；“水”为“其”之误；“清”，衍文。涉前“行”音致衍；“气”，为“器”之音转。《甲乙·

卷二·第六》正作“器”。《文选·赠蔡子笃诗》旧校：“行，五臣本作‘衡’。”《公羊传·庄公七年》何休注：“衡，平也。”

［释文］

足厥阴肝经的筋，起于足大指之上，上行结于内踝之前，上行胫骨，上结膝内辅之下，上行大腿内侧，结于阴器，与诸筋络结。其病足大指胀，内踝前痛，内辅痛，大腿内侧痛，转筋，阴器不举。伤于房事则阳痿不起，伤于寒邪则阴囊收缩，伤于热邪则阴器挺长不缩。治疗在于平其阴器。其病抽筋的，用火针灸刺之法，以获效为针刺次数，以痛处为腧穴。此筋时间上与季秋相应合，所以叫季秋痹。

［原文］

手太阳之筋，起于小指之上，结于腕，上循臂内廉，结于肘内锐骨之后，弹之应小指之上，入结于腋下。其支者，后走腋后廉，上绕肩胛，循胫出走太阳之前，结于耳后完骨。其支者，入耳中。直者，出耳上，下结于颔，上属目外眦。其病小指支，肘内锐骨后廉痛，循臂阴入腋下，腋下痛，腋后廉痛，绕肩胛引颈而痛，应耳中鸣痛，引颔目瞑，良久乃得视，颈筋急则为筋瘘颈肿。寒热在颈者。治在燔针劫刺之，以知为数，以痛为输，其为肿者，复而锐之，本[①]支者，上曲牙，循耳前，属目外眦，上颔，结于角。其痛当所过者支转筋。治在燔针劫刺，以知为数，以痛为输，名曰仲夏痹也。

［考注］

①本：《太素·卷十三·经筋》作“其”。

［释文］

手太阳小肠经的筋，起于手小指的上端，结于腕部，上行臂内侧，结于肘内高骨之后，用指弹之，小指会有感应。再上行结于腋下。其分支，络结腋后侧，上绕肩胛，行颈部出足太阳膀胱经筋之前，结于耳后完骨。其另一分支，入耳中。另一分支，出耳上，下结于颔部，再上注目外角。其病小指胀，肘内侧高骨后缘痛，其筋行臂内至腋下，所以腋下痛，腋后侧痛，绕肩胛牵引颈部疼痛，牵引耳中鸣痛，牵引颔部痛，目昏不能视物，好长时间才能看清物体。颈筋拘急可成为鼠瘘结核、颈肿之病。颈病可有发热恶寒之证。治疗用火针灸刺，以获效为针刺次数，以痛处为腧穴。其颈肿的，再用锐针刺其肿处。其筋的分支，上曲牙，行耳前，注目外眦，上额，结于头角，所以其所过之处都可疼痛、转筋。治疗也用火针灸刺，以获效为针刺刺数，以痛处为腧穴。此筋时间上与仲夏相应合，所以叫仲夏痹。

[原文]

手少阳之筋，起于小指次指之端，结于腕，中[①]循臂结于肘，上绕臑外廉，上肩走颈，合手太阳；其支者，当曲颊入系舌本。其支者，上曲牙，循耳前，属目外眦，上乘颔[②]，结于角。其病当所过者即[③]支[④]转筋，舌卷。治在燔针劫刺，以知为数，以痛为输，名曰季夏痹也。

[考注]

①中：《甲乙·卷二·第六》作“上”。例合。

②颔：为“额”之误。张景岳：“颔，当作额。”

③即：为“节”之音转。关节。《说文义证》：“即，一作‘节’。”是“即”、“节”古通之证。

④支：为“之”之音转。

[释文]

手少阳三焦经的筋，起于小指无名指端，结于腕部，上行臂，结于肘，向上绕臑外侧，上肩走颈，合小肠经之筋。其分支，在曲颊处入连舌根。另一分支，上曲牙，行耳前，注于目外眦，上额，结于头角。其病，则其筋所过处之关节转筋，舌卷缩。治用火针灸刺，以获效为针刺次数，以痛处为腧穴。此筋时间上与季夏相应合，所以叫季夏痹。

［原文］

手阳明之筋，起于大指次指之端，结于腕，上循臂，上结于肘外，上臑，结于髃。其支者，绕肩胛，挟脊。直者，从肩髃上颈。其支者，上颊，结于頄。直者，上出手太阳之前，上左角，络头，下右颔。其病当所过者支①痛及②转筋，肩不举，颈不可左右视。治在燔针劫刺，以知为数，以痛为输，名曰孟夏痹。

［考注］

①支：为“及”之形误。“及”通“急”。《群经平议·春秋左传》俞樾按：“及，读为急。”

②及：衍文。

［释文］

手阳明大肠经的筋，起于手食指之端，结于腕部，上行臂，结于肘外，上臑部，结于肩髃处。其分支，绕肩胛，挟脊旁，从肩髃上颈。另一分支，上颊，结于颧部。另一分支，上小肠经筋之前，上左额角，络结头部，下行至右颔。其病，该筋所过之处急痛转筋，肩不能上举，颈不能左右转动。治用火针灸刺，以获效为针刺次数，以痛处为腧穴。此筋时间上与孟夏相应合，所以叫孟夏痹。

［原文］

手太阴之筋，起于大指之上，循指上行，结于鱼后，行寸口外侧，上循臂，结肘中，上臑内廉，入腋下，出缺盆，结肩前髃，上结缺盆，下结胸里，散贯贲，合贲下，抵季胁。其病当所过者支转筋痛，甚成息贲[①]，胁急吐血。治在燔针劫刺，以知为数，以痛为输，名曰仲冬痹也。

[考注]

①息贲：指哮喘病。

[释文]

手太阴肺经的筋，起于手大指之端，行指上，结于鱼际后，至寸口外侧，上行臂，结于肘中，上臑内侧，入腋下，出缺盆，结络于肩髃前，上结缺盆处，下结胸里，散通贲门，下贲门，达季胁处。其病，筋所过之处急痛转筋，甚者成哮喘之病，胁痛吐血。治用火针灸刺，以获效为针刺次数，以痛处为腧穴。此筋在时间上与仲冬相应合，所以叫仲冬痹。

[原文]

手心主之筋，起于中指，与太阴之筋并行，结于肘内廉，上臂阴，结腋下，下散前后挟胁。其支者，入腋，散胸中，结于臂[①]。其病当所过者，支转筋，前[②]及胸痛息贲。治在燔针劫刺，以知为数，以痛为输，名曰孟冬痹也。

[考注]

①臂：为“贲”之误。郭霭春：“《太素·卷十三经筋》、《圣济总录·卷一百九十一》，‘臂’并作‘贲’。”

②前：《甲乙·卷二·第六》无。

［释文］

手厥阴心包经的筋，起于中指，与肺经的筋并行，结于肘内侧，上行臂内侧，结于腋下，下行分散于季胁前后。其分支，入腋，布散胸中，结于贲门。其病，该筋所过之处急痛转筋，及胸痛哮喘。治用火针灸刺，以获效为针刺次数，以痛处为腧穴。此筋在时间上与孟冬相应合，所以叫孟冬痹。

［原文］

手少阴之筋，起于小指之内侧，结于锐骨，上结于肘内廉，上入腋，交太阴，挟乳里，结于胸中，循臂①，下系于脐。其病内急，心承②伏梁，下为肘网③。其病当所过者支转筋，筋痛。治在燔针劫刺，以知为数，以痛为输。其成伏梁唾血脓者，死不治。经筋之病，寒则反折筋急，热则筋弛纵不收，阴痿不用。阳急则反折，阴急则俯不伸。焠刺者，刺寒急也，热则筋纵不收，无用燔针。名曰季冬痹也。

［考注］

①臂：《甲乙·卷二·第六》作“贲”。

②心承：“心”为“内”义；“承”为“成”之音转。下文“成伏梁”，可证。

③肘网：为“胕挛”之音转。指足背拘挛之证。

［释文］

手少阴心经的筋，起于手小指内侧，结于掌后锐骨，上行结肘内侧，上入腋，与肺经的筋相交，挟乳里，结胸中，行贲门，下结络于脐部。其病腹内拘急，腹中成肿坚之伏梁病，在下则为足背拘挛。其病，筋所过之处都可急转筋、筋痛。治用火针灸刺，以获效为针刺次数，以痛处为腧穴。其成为伏梁病吐脓血的，为死证，不能治疗。凡经筋病，寒就会筋脉拘急，热就会筋脉弛缓不收，阳痿不能举动。背部筋脉急会向后反张，腹部筋脉急会前俯不能后仰。火针，用于刺寒邪筋脉拘急之证。热邪滞筋则筋弛纵不收，不能用火针治疗。此筋时间上与季冬应合，所以叫季冬痹。

［原文］

足之阳明，手之太阳，筋急则口目为噼①，眦②急不能卒③视，治皆如右方也。

［考注］

①噼：《甲乙·卷二·第六》作“僻”。
②眦：《甲乙·卷二·第六》作“目眦”。
③卒：为“平”之误。正常义。

［释文］

足阳明胃经的筋和手阳明小肠经的筋拘急时，会出现口眼歪斜，眼角拘急使目不能正常视物。治疗都用上述的方法。

骨度第十四

［原文］

黄帝问于伯高曰：脉度言经脉之长短，何以立[①]之？伯高曰：先度其骨节大小广狭长短，而脉度定矣。

［考注］

①立："定"义。《易·系辞》焦循注："立，定也。"

［释文］

黄帝问伯高说：脉度讲得是经脉的长短，怎样确定呢？伯高说：先测量骨节的大小、宽窄、长短，经脉的长短就可以确定了。

［原文］

黄帝曰：愿闻众人[①]之度，人长七尺五寸者，其骨节之大小长短各几何？伯高曰：头之大骨围二尺六寸，胸围四尺五寸，腰围四尺二寸。发所覆者颅至项尺二寸，发以下至颐长一尺，君子[②]终折[③]。

［考注］

①众："平"、"正常"义。《淮南子·修务》高诱注："众，凡也。"

②君子：常人。《广雅·释言》："君，群也。"《诗·君子偕老》朱熹集传："君子，夫也。"《慧琳音义·卷二十三》注："夫犹人也。"

③终折："终"通"中"，引为"平均"、"中间"义；"折"，"取"义。《尚书·无逸》刘逢禄注："'中'、'终'通。"《中庸》朱熹集注："中者，不偏不奇，无过不及之名。"《慧琳音义·卷八》注："折，拗

取也”。

［释文］

黄帝说：愿知正常人测骨之法，人身长七尺五寸，其骨节的大小长短各是怎样的？伯高说：头围长二尺六寸，胸围长四尺五寸，腰围长四尺二寸，头发所覆盖的部位，头前发际至项后发际长一尺二寸，前发际下至腮端长一尺。常人取其平均数计算。

［原文］

结喉以下至缺盆中长四寸，缺盆以下至𩩲骬长九寸，过则肺大，不满则肺小，𩩲骬以下至天枢长八寸，过则胃大，不及则胃小。天枢以下至横骨长六寸半，过则回肠广长，不满则狭短。横骨长六寸半，横骨上廉以下至内辅之上廉长一尺八寸，内辅之上廉以下至下廉长三寸半，内辅下廉下至内踝长一尺三寸，内踝以下至地长三寸，膝腘以下至跗属长一尺六寸，跗属以下至地长三寸，故骨围大则太过，小则不及。

［释文］

喉头隆起下至缺盆中间长四寸，缺盆以下至胸骨剑突长九寸，超过九寸的，是肺脏大，不满九寸的，是肺脏小。从胸骨剑突下至天突穴处，长八寸，超过八寸的，是胃大，不及八寸的，是胃小。天枢以下至耻骨，长六寸半，超过的，回肠宽而长，不及的，回肠窄而短。耻骨长六寸半，耻骨上缘以下至膝旁突出的辅骨上缘长一尺八寸，内辅骨上缘至下缘长三寸半，内辅骨下缘至内踝长一尺三寸，内踝以下至地长三寸，膝腘以下至外踝后长一尺六寸，外踝后至地长三寸。头骨围大的身骨也大，头骨围小的身骨也小。

［原文］

角以下至柱骨长一尺，行腋中不见者长四寸，腋以下至季胁长一尺二寸，季胁以下至髀枢长六寸，髀枢以下至膝中长一尺九寸，膝以下至外踝长一尺六寸，外踝以下至京骨长三寸，京骨以下至地长一寸。

［释文］

额角到锁骨，长一尺，锁骨至腋下深纹处，长四寸，腋下到季胁，长一尺二寸，季胁以下至大腿根部之髀枢长六寸，髀枢以下至膝中，长一尺九寸，膝以下至外踝，长一尺六寸，外踝以下至足京骨，长三寸，京骨以下至地，长一寸。

［原文］

耳后当完骨者广九寸，耳前当耳门者广一尺三寸，两颧之间相去七寸，两乳之间广九寸半，两髀之间广六寸半。

［释文］

耳后当两高骨间，宽九寸，耳前当两听宫处，宽一尺三寸，两颧骨间宽七寸，两乳间宽九寸半，两股之间，宽六寸半。

［原文］

足长一尺二寸，广四寸半。肩至肘长一尺七寸，肘至腕长一尺二寸半，腕至中指本节长四寸，本节至其末长四寸半。

［释文］

足长一尺二寸，宽四寸半。肩至肘长一尺七寸，肘至腕长一尺二寸半，腕至中指根部长四寸，中指根部至指端，长四寸半。

［原文］

项发以下至背骨[①]长二[②]寸半，膂骨以下至尾骶二十一节长三尺，上节长一寸四分分之一，奇分在下，故上七节至膂骨九寸八分分之七，此众人骨之度也，所以立经脉之长短也。是故视其经脉之在于身也，其见浮而坚，其见明而大者，多血；细[③]而沉者，多气也。

［考注］

①背骨：《甲乙·卷二·第七》作“脊骨”。

②二：《甲乙·卷二·第七》作“三”。

③细：疑为“大”之误。

［释文］

项后发际到脊骨上端，长三寸半，脊骨上端至尾骶共二十一节，长三尺。其上节，每节长一寸四分一厘，其奇零分数，分配在七节以下折算，所以上七节到脊骨，共长九寸八分七厘。这是正常人的平均骨度，所以依此定经脉的长短。察看人身经络的情况，其浮显而坚，显明而大的，是多血；其大而沉的，是多气。

五十营第十五

［原文］

黄帝曰：余愿闻五十营[①]奈何？岐伯答曰：天周二十八宿，宿三十六分，人气行一周，千八分。日行二十八宿，人经脉上下、左右、前后二十八脉，周身十六丈二尺，以应二十八宿。

［考注］

①五十营："营"，"行"义。五十营即运行五十周。

［释文］

黄帝说：我想知道经气在人体运行五十周是怎样的？岐伯答道：周天有二十八宿，每宿的距离是三十六分，人体经脉之气，一昼夜运行五十周，合一千零八分，等于一昼夜中行历了二十八宿。人体的经脉上下、左右、前后共二十八脉，脉气运行人体一周共十六丈二尺，相应于二十八宿。

［原文］

漏水下百刻，以分昼夜。故人一呼，脉再动，气行三寸，一吸，脉亦再动，气行三寸，呼吸定息，气行六寸。十息气行六尺，日行二分，二百七十息，气行十六丈二尺，气行交通[①]于中[②]，一周于身，下水二刻，日行二十五分[③]。五百四十息，气行再周于身，下水四刻，日行四十分[④]。二千七百息，气行十周于身，下水二十刻，日行五宿二十分[⑤]。一万三千五百息，气行五十营于身，水下百刻，日行二十八宿，漏水皆尽，脉终矣。所谓交通者，并行一数也[⑥]。故五十营备，得尽天地之寿[⑦]矣。凡行八百一十丈也[⑧]。

［考注］

①交通："交"，"集"义；"通"，"同"义，即"汇集"义。《元包经传》李江注："交，集。"《广雅·释诂》："交，合也。"《庄子·天地》成玄英疏："通，同也。"

②中：指心。《论语·先进》何晏集解："中，犹心也。"

③二十五分：《甲乙·卷一·第九》作"二十分有奇"。

④四十分：《甲乙·卷一·第九》作"四十分有奇"。

⑤二十分：《甲乙·卷一·第九》"分"下有"有奇"二字。

⑥所谓交通者，并行一数也：衍文。此为前文"交通"之注文，误入正文。

⑦寿：通"筹"，"数"义。郭霭春："'寿'与'筹'通。《仪礼·乡射礼》郑注：'筹，算也'，'算'有'数'义。"

⑧凡行八百一十丈：衍文。郭霭春："'得尽天地之寿'于文业已结束，乌得再云凡行八百一十丈也。"

［释文］

用漏水下百刻容器的方法，来分昼夜的时间，所以人呼气一次，脉跳二次，脉气运行三寸，吸气一次，脉也跳二次，脉气行三寸，一呼一吸，气行六寸。十息，气行六尺，日行二分。二百七十息，气行十六丈二尺，气行汇集于心，循行全身一遍，漏水下二刻，日行二十分有奇。五百四十息，气行两周于身，漏水下四刻，日行四十分有奇。二千七百息，气行十周于身，漏水下二十刻，日行五宿二十分有奇。一万三千五百息，气行五十周于身，漏水下百刻，日行二十八宿，漏水已尽，脉气终止五十周。脉气昼夜五十周运行，是尽得天地自然之数了。

营气第十六

［原文］

黄帝曰：营气之道，内[①]谷为宝。谷入于胃，乃[②]传之肺，流溢于中，布散于外，精专[③]者行于经隧，常营无已，终而复始，是谓天地之纪。故气从太阴出，注手阳明，上行注足阳明，下行至跗上，注大指间，与太阴合，上行抵髀。从脾注心中，循手少阴，出腋下臂，注小指，合手太阳，上行乘腋出䪼内，注目内眦，上巅下项，合足太阳，循脊下尻，下行注小指之端，循足心注足少阴，上行注肾，从肾注心，外散于胸中。循心主脉，出腋下臂，出[④]两筋之间，入掌中，出中指之端，还注小指次指之端，合手少阳，上行注膻中，散于三焦，从三焦注胆，出胁注足少阳，下行至跗上，复从跗注大指间，合足厥阴，上行至肝，从肝上注肺，上循喉咙，入颃颡[⑤]之窍，究[⑥]于畜门[⑦]。其支别者，上额循巅下项中，循脊入骶，是督脉也，络阴器，上过毛中，入脐中，上循腹里，入缺盆，下注肺中，复出太阴。此营气之所行也。逆顺之常也。

［考注］

①内：通“纳”，“容纳”义。《吕览·季春纪》王念孙注：“内，即纳字。”

②乃：为“气”之音转。《甲乙·卷一·第一》正作“气”。可证。

③精专：“精”，“气”义；“专”通“抟”，“聚”义。即“气聚”

之义。《周礼·大司徒》孙诒让注："'专'，'抟'之借字。"

④出：《甲乙·卷一·第十》作"入"。

⑤颃颡：上额。颃颡之窍，指脑。《说文句读》："'亢'作'颃'。"《左传·昭公二十二年》孔颖达疏："亢，高也。"《庄子·人间世》成玄英疏："颡，额也。"《太玄·傒》范望注："颡，头也。"《后汉书·梁统传论》李贤注："亢，上极之名也。"

⑥究："止"义。

⑦畜门："畜"为"嗅"之音转。"嗅"，"气"义。嗅门指鼻。《论语·乡党》邢禺疏："嗅，谓鼻歆其气。"《汉书·景帝纪》颜师古注："畜，读曰蓄"。"蓄"，"嗅"古声同，故可通转。

[释文]

黄帝说：脉是运行经气的通道，容纳谷气为贵。水谷入胃，化生之精气传流于肺，流溢五脏之中，布散六腑。气聚合后行于经脉，常行不止，终而复始。这是天地间生命运动的规律。脉气从手太阴肺经开始，行注手阳明大肠经，上行至足阳明胃经，下行至足背，流注足大指间，与足太阴脾经相接，上行至脾经，从脾的经络注于心中，再沿手少阴心经，出腋，下臂内，注手小指之端，与手太阳小肠经相合。上行出腋，至眼眶下内侧，注入眼内角，再上行至头顶，下项，与足太阳膀胱经相合，沿脊，下尻，注入足小指之端，行足心流注足少阴肾经，上行注入肾，从肾流注心包络，络散胸中。沿心包络脉，出腋，下臂，入两筋之间，入掌中，注于中指之端，再流注无名指之端，与手少阳三焦经相合，上行注于膻中，散于三焦之络，从三焦经络流注胆，出胁部，流注足少阳胆经，下行至足背，再从足背流注到足大指间，与足厥阴肝经相合，上行至肝，从肝再流注至肺，上行喉咙，流入脑窍，止于鼻。其分支，上额，行头顶，下项，沿脊入骶部，这正是督脉的通路。连络阴器，上过毛际，入脐中，上行腹内，注入缺盆，下注肺中，重新从太阴肺经开始运行。这是脉气运行的大概，经气上下分布的常态。

脉度第十七

[原文]

黄帝曰：愿闻脉度。岐伯答曰：手之六阳，从手至头，长五尺，五六三丈。手之六阴，从手至胸中，三尺五寸，三六一丈八尺，五六三尺，合二丈一尺。足之六阳，从足上至头，八尺，六八四丈八尺。足之六阴，从足至胸中，六尺五寸，六六三丈六尺，五六三尺，合三丈九尺。跻脉从足至目，七尺五寸，二七一丈四尺，二五一尺，合一丈五尺。督脉任脉各四尺五寸，二四八尺，二五一尺，合九尺。凡都合一十六丈二尺，此气之大经遂也。经脉为里，支而横①者为络，络之别者为孙。盛而血者疾诛之。盛者泻之，虚者饮药②以补之。

[考注]

①横：衍文。去之例合。

②饮药：衍文。去之例合。

[释文]

黄帝说：愿知经脉长度。岐伯答道：双手六条阳经，从手至头，各长五尺，五六是三丈。双手六条阴经，从手至胸，各长三尺五寸，三六是一丈八尺，五六是三尺，共二丈一尺。双足的六阳经，从足上至头，各长八尺。六八是四丈八尺。双足的六阴经，从足至胸中，各长六尺五寸，六六是三丈六尺，五六是三尺，共三丈九尺。跻脉从足至目，各长七尺五寸，二七是一丈四尺，二五一尺，共一丈五尺。督脉、任脉各长四尺五寸，二四是八尺，二五是一尺，共九尺。上总是一十六丈二尺。这是大经脉的长度。经脉在内，其分支为络，络的分支为孙络。络盛瘀血的应急刺之。邪气盛应泻，正气虚应补。

［原文］

五藏常内阅[①]于上七窍也，故肺气通于鼻，肺和则鼻能知臭香矣；心气通于舌，心和则舌能知五味矣；肝气通于目，肝和则目能辨五色矣；脾气通于口，脾和则口能知五谷矣；肾气通于耳，肾和则耳能闻五音矣。五藏不和则七窍不通，六府不和则留为痈[②]。故邪在府则阳脉不和[③]，阳脉不和[③]则气留之，气留之则阳气盛矣。阳气太盛则阴不利，阴不利则血留之，血留之则阴气盛矣。阴气太盛，则阳气不能荣也，故曰关。阳气太盛，则阴气弗能荣也，故曰格。阴阳俱盛，不得相荣，故曰关格。关格者，不得尽期[④]而死也。

［考注］

①阅：为“穴”之音转，“通”义。《说文通训定声》：“阅，叚借为穴”。

②痈：为“雍”之音转，“聚”义。《群经平议·孟子》俞樾按：“痈，读为雍。”《汉书·杨雄传》颜师古注：“壅，聚也。”

③和：《甲乙·卷一·第四》作“利”。

④尽期：“尽”为“其”之误；“期”为“气”之音转。“尽期”，即“其气”之义。

［释文］

五脏之气在常态下内通面上七窍。肺气通于鼻，肺和则鼻能和香臭；心气通于舌，心和则舌能感知五味；肝气通于目，肝和则目能辨五色；脾气通于口，脾和则口能知五味水谷；肾气通于耳，肾和则耳能听知五音。五脏不和，七窍会气阻滞不通，六腑不和，气机会壅滞不畅。所以邪气在腑则阳脉不利，阳脉不利则气留滞，气留滞则阳气盛。阳气过盛，则阴脉不利，阴脉不利则血瘀留，血瘀留则阴气盛。阴气过盛，则阳气不能正常运行，所以叫做“关”。阳气过盛，则阴气不能正常运行，所以叫做“格”。阴阳都过盛，不能正常运行，所以叫做“关格”。关格，不能得其气而致死亡。

［原文］

黄帝曰：跻脉安起安止？何气荣水①？岐伯答曰：跻脉者，少阴之别，起于然骨之后，上内踝之上，直上循阴股入阴，上循胸里入缺盆，上出人迎之前，入烦，属目内眦，合于太阳、阳跻而上行，气并相还，则为濡目，气不荣则目不合。

［考注］

①荣水：“荣”与“营”通，“行”义。“水”为“也”之误。《甲乙·卷二·第二》“水”作“也”。

［释文］

黄帝说：跻脉起止何处？何气运行它？岐伯答道：跻脉是足少阴肾经的络脉，起于然骨后的照海穴处，上内踝，直上行大腿内侧，入阴器，上行胸内，入缺盆，出人迎之前，入颧骨处，注入眼内角，与足太阳膀胱经相合，上行，阴阳二跻脉气并行滋于目，气不行目则目不能合。

［原文］

黄帝曰：气独行五藏，不荣六府，何也？岐伯答曰：气之不得无行也，如水之流，如日月之行不休。故阴脉荣其藏，阳脉荣其府，如环之无端，莫知其纪，终而复始。其流溢之气，内溉藏府，外濡腠理。

［释文］

黄帝说：气独行于五脏，不行于六腑是为什么？岐伯答道：气行不能停止，像流水和日月运行一样没有休止。所以阴脉行其脏，阳脉行其腑，如环无端，不知起端，终而复始。其流溢的脉气，内溉脏腑，外养肌肤。

［原文］

黄帝曰：跻脉有阴阳，何脉当其数①？岐伯答曰：男子数①其阳，女子数①其阴。当②数①者为经，其不当②数①者为络也。

［考注］

①数：引为“察”义。《孙子兵法·用问》李筌注：“度，数也。”《大戴礼记·小辨》王聘珍注：“度，察也。”

②当：“可”义。《助字辨略》：“‘当’字，义与‘可’近。”

［释文］

黄帝说：跻脉有阴跻、阳跻之别，当察何脉？岐伯答道：男子察阳跻脉，女子察阴跻脉。可察的是经，不可察的是络。

营卫生会第十八

［原文］

黄帝问于岐伯曰：人焉受气？阴阳焉会？何气为营？何气为卫？营安从生？卫于焉①会？老壮不同气②，阴阳异位，愿闻其会③。岐伯答曰：人受气于谷，谷入于胃，以④传于肺。五藏六府，皆以受气。其清为营，浊者为卫，营在⑤脉中，卫在⑤脉外，营周不休，五十而复大⑥会。阴阳相贯，如环无端。卫气行于阴二十五度，行于阳二十五度，分为昼夜。故气至阳而起，至阴而止。故曰：日中而阳陇，为重阳；夜半而阴陇，为重阴。故太阴主内，太阳主外，各行二十五度，分为昼夜。夜半为阴陇，夜半后而为阴衰，平旦阴尽而阳气受矣。日中为阳陇，日西而阳衰，日入阳尽而阴气受矣。夜半而大⑥会，万民皆卧，命曰合阴。平旦阴尽而阳受气，如是无已，与天地同纪。

［考注］

①于焉：《甲乙·卷一·第十一》作“安从”。

②气：疑衍，去之例合。

③会：“要”义。《资治通鉴·晋纪》胡三省注：“会，要也。”

④以：《甲乙·卷一·第十一》作“气”。

⑤在：《甲乙·卷二·第十一》作“行”。

⑥大：为“之”之误。

[释文]

黄帝问岐伯说：人怎样接受脉气？阴阳之脉怎样相会？什么是营气？什么是卫气？营气从什么地方产生？卫气从哪里相合？老年壮年不同，昼夜气行的位置不同，愿知其要。岐伯答道：人接受的经脉之气来源于水谷。水谷入胃后化生精气，气传注于肺。五脏六腑，都得以接受其精气。其质清的是营气，质浊的是卫气。营气行脉中，卫气行脉外，行运不止，五十周为一昼夜的周期。阴阳之脉相通，如圆环无端止。卫气行于阴分二十五周次，又行于阳分二十五周次，分为昼夜各半。所以卫气起于阳经，止于阴经。所以说：日中阳盛为重阳，夜半阴盛为重阴。因此太阴经主内，太阳经主外，营卫之气各行其二十五周次，昼夜各半。夜半为阴盛，夜半以后是阴衰，黎明时阴气尽而阳气生。日中为阳盛，日西是阳衰，日入黄昏后，阳气尽而阴气起。夜半为营卫交会之时，人们正睡眠，叫做“合阴”。早晨阴气尽而阳气生，如此循行不止，和自然界日月运行同理。

[原文]

黄帝曰：老人之不夜瞑者，何气使然？少壮之人不昼瞑[①]者，何气使然？岐伯答曰：壮者之气血盛，其肌肉滑，气道通，荣卫之行，不失其常，故昼精而夜瞑。老者之气血衰，其肌肉枯，气道涩，五藏之气相搏[②]，其营气衰少而卫气内伐，故昼不精，夜不瞑。

[考注]

①不昼瞑：《甲乙·卷一·第十一》作“不夜寝”。

②相搏：“相”，“皆”义；“搏”通“薄”，“少”义。《公羊传·恒公三年》何休注：“胥，相也。”《方言·卷七》：“胥，皆也。”《甲乙·卷一·第十一》“搏”作“薄”。《淮南子·要略》高诱注：“薄，

少也。”

［释文］

黄帝说：老人夜不眠，是什么气造成的？青壮年夜不醒，是什么气造成的？岐伯答道：青壮年气血盛，其肌肉滑利，脉道畅通，营卫之气正常运行，所以白天精力旺盛而夜间正常睡眠。老年人气血衰减，肌肉枯萎，脉道涩滞，五脏之气都减少，其营气减少，卫气内衰，所以白天无精神，夜间不能睡眠。

［原文］

黄帝曰：愿闻营卫之所行，皆何道从来？岐伯答曰：营出于中焦[①]，卫出于下焦[②]。黄帝曰：愿闻三焦[③]之所出。岐伯答曰：上焦[④]出于胃上口[⑤]，并咽以上，贯膈而布胸中，走腋，循太阴之分而行，还至阳明，上至舌[⑥]，下足阳明，常与营俱行于阳二十五度，行于阴亦二十五度，一周也，故五十度而复大会于手太阴矣。黄帝曰：人有热，饮食下胃，其气未定[⑦]，汗则出，或出于面，或出于背，或出于身半，其不循卫气之道而出何也？岐伯曰：此外伤于风，内开腠理，毛蒸理泄，卫气走之，固不得循其道，此气慓悍滑疾，见开而出，故不得从其道，故命曰漏泄。

［考注］

①焦：为“巢”之音转。“部”义。《淮南子·主术》高诱注：“焦，或作巢。”《玄应音义·卷八》注：“巢，谓位止处所也。”

②下焦：“下”为“上”之误；“焦”，“部”义。郭霭春：“《太素·卷十二》首篇、《千金·卷二十·第四》、《外台·卷六》引《删繁》、《灵枢略》‘下’并作‘上’。”

③三焦：“三”为“上”之误。郭霭春：“‘三’误，应作‘上’。”

"焦"、"气"义。"上焦"，即"上气"之义。指呼吸之气。下文之"中焦"、"下焦"等，"焦"均"气"义。《广雅·释器》王念孙疏："焦烟之训为臭，为声臭之臭也。"《荀子·王霸》杨倞注："臭，气也。"是"焦"有"气"义。《灵枢·邪客》："宗气积于胸中，出于喉咙，以贯心脉，而行呼吸焉。"此"宗气"与此"上焦（气）"义同，即呼吸之气。

④上焦：上部之气。主要指呼吸之气。

⑤胃上口：指气管。《太素·卷十二》杨上善注云："咽胃之际，名曰胃上口。胃之上口出气，即循咽上布胸中。"此正指气管呼吸之气。篇中之"循太阴"、"至阳明"，下"足阳明"，正指寸口、人迎、足背之动脉，均由上气分布所致。

⑥舌：为"鼻"之误。郭霭春："沈又彭曰：'舌字误，应作鼻'。"作"鼻"，与"上焦（上气）"之例义正合。

⑦未定：为"上走"之误。

［释文］

黄帝说：愿知营卫之气从什么地方来的？岐伯答道：营气出于中部，卫气出于上部。黄帝说：愿知上气从哪里来？岐伯答道：上部之气出于胃上之气管，行咽，通膈而布散胸中，走腋下，沿手太阴肺经而行至寸口，返回足阳明胃经之人迎动脉处，上至鼻，下足背之动脉，常与营气同行于阳经二十五周次，行于阴经也二十五周次，五十周次而重新会于手太阴经。黄帝说：人有热时，饮食入胃，其气上走，则汗出。或出于面部，或出于背部，或出于偏半身。它不依卫气运行之道而出，这是为什么？岐伯说：这是外伤于风邪，在内使腠理开泄，毛孔张开，卫气因而行走其处，所以不能行其常道。此风邪之气滑利疾速，见开泄处即出，所以不行卫气之常道。这叫做"漏泄"。

［原文］

黄帝曰：愿闻中焦之所出。岐伯答曰：中焦亦并胃中，出上焦之后。此所受气者，泌糟粕，蒸津液，化其精微，上注于肺，乃化而为血，以奉生身，莫贵于此，故独得行于经隧，命曰营气。黄帝曰：夫血之与气，异名同类，何谓也？岐伯答曰：营①卫者，精气也，血者神气②也。故血之与气，异名同类焉。故夺血者无汗，夺汗者无血。故人生有两死而无两生③。

［考注］

①营：衍文。“卫”与下文“血”对举，去此“营”字例合。郭霭春：“‘营’是衍文，应据《外台·卷六》删。”

②神气：“神”为“身”之音转。“神气”，即“身气”。

③人生有两死而无两生：前“生”字，为“身”之音转。“两”为“其”之误。“死”、“生”二字互易。即“人身有其生而无其死”。人身离不开气血，所以说有气血则生，无气血则死。

［释文］

黄帝说：愿知中气从哪里产生。岐伯答道：中气也产生于胃，在上部之下。这里接受水谷之气，弃糟粕，升津液，产生水谷精气，向上输注于肺脉，变成血液，以养生命之身，没有比此更为重要的，所以能独行于经脉，叫做营气。黄帝说：血与气，名不同却属同类营养物质，这是为什么？岐伯答道：卫气是水谷精微之气，营血是人身营养之气，所以血与气，名不同类相同。所以丧失血的没有汗，丧失汗的血会减少，人身有其生而无其死。

［原文］

黄帝曰：愿闻下焦之所出。岐伯答曰：下焦者，别①回肠，注于膀胱而渗入焉。故②水谷者，常并居于胃中，成③糟粕，而俱下于大肠，而成下焦，渗而俱下，济泌[4]别[5]汁，循下焦而渗入膀胱焉。黄帝曰：人饮酒，酒亦[6]入胃，谷未熟而小便独先下何也？岐伯答曰：酒者熟谷之液也，其气悍以清[7]，故后谷而入，先谷而液出焉。黄帝曰：善。余闻[8]上焦如雾，中焦如沤，下焦如渎，此之谓也。

［考注］

①别：为“络”之音转，“通”义。

②故：为“与”之音转。

③成：通“盛”，“盛纳”义。

④济泌：渗泄。

⑤别：为“彼”之音转。“其”义。“别”、“彼”古声近，故可通转。《诗·周颂》朱熹集传：“彼，其国也。”《楚辞·招魂》朱熹集注：“彼，谓其处。”

⑥亦：为“者”之音转，助词，无义。《潜夫论·述赦》汪继培笺：“亦，今作乃。”《经传释词》：“其，犹乃也。”又“其，犹之也”，《经词衍释》：“者，犹之也。”是“亦”、“者”古通之证。

⑦清：《甲乙·卷一·第十一》作“滑”。

⑧余闻：《甲乙·卷一·第十一》作“故曰”。例合。

［释文］

黄帝说：愿知下气是怎样产生的。岐伯答道：下气者，迪回肠，注于膀胱而主渗泻水液。其气与水谷之气常同居于胃肠之中，盛纳水谷糟粕，下于大肠，而成下气，渗液下出。渗泄其汁，沿下部而渗入膀胱。黄帝说：人饮酒，酒入胃后常先于水谷渗泄之液而从小便尿出，这是为什么？岐伯答道：酒是熟谷酿造之液，其气疾快滑利，所以晚水谷而饮，却早于水谷而尿出。黄帝说：讲得好！所以说上部之气像雾露，中部之气像沤汁，下部之气像小水沟。说的就是这个道理。

四时气第十九

[原文]

黄帝问于岐伯曰：夫四时之气，各不同形，百病之起，皆有所生，灸刺之道，何者为定[①]？岐伯答曰：四时之气，各有所在，灸刺之道，得气[②]穴为定[①]。故春取经血[③]脉分肉之间，甚者深刺之，间者浅刺之；夏取盛经孙络，取分间绝[④]皮肤；秋取经输，邪在府，取之合；冬取井荥，必深以留之。

[考注]

①定："准"义。《周礼·考工记》孙诒让正义："准，犹定也。"

②气：为"其"之音转。

③血：衍文。

④绝：衍文。去之例合。

[释文]

黄帝问岐伯说：四时气候，各不相同，百病之生，四时都可以产生。灸刺之法，以什么为准？岐伯答道：四时气候，各有发病部位。灸刺之法，以得其穴为准。所以春刺经脉肌肉之间，重病深刺，轻病浅刺；夏刺瘀盛之血络，刺肌肉皮肤间；秋刺经腧之穴，邪气在六腑，刺合穴；冬刺井、荥之穴，必须深刺并留针。

[原文]

温疟汗不出，为五十九痏[①]，风瘀肤胀，为五十七痏，取皮肤之血者，尽取之。

[考注]

①痏：《甲乙·卷七·第五》作“刺”。

[释文]

温疟无汗，用热病五十九穴的刺法治疗。风水浮肿，用水病五十七穴的刺法治疗。同时刺皮肤络脉的瘀血，全部刺出其瘀血。

[原文]

飧泄，补三阴之[①]，上补阴陵泉，皆久留之，热行乃止。

[考注]

①之：《甲乙·卷十一·第五》作“交”。

[释文]

食泄病，刺三阴交穴，上刺阴陵泉穴，二穴都久留针，待针下有热感行动时止针。

[原文]

转筋于阳治其阳，转筋于阴治其阴，皆卒[①]刺之。

[考注]

①卒：为“焠”之音转。指火针。《素问·调经论》王冰注：“焠针，火针也。”

[释文]

转筋发生在外侧部位的，刺其外侧的阳经；转筋发生在内侧部位的，刺其内侧的阴经。二者都用火针法进行针刺。

［原文］

徒疢①，先取环谷②下三寸③，以铍针针之，已刺而筩④之，而内之，入而复之⑤，以尽其疢。必坚⑥，来⑦缓则烦悗，来⑦急则安静。间日一刺之，疢尽乃止。饮闭⑧药，方刺之时徒⑨饮之，方饮无食，方食无饮。无食他⑩食百三十五日。

［考注］

①徒疢："徒"，"人"义；"疢"，同"水"。

②环谷："环"通"还"，"其"义；"谷"，"水"义。"还谷"，即"其水"之义。《经义述闻》："'还'与'环'通。"《汉书·地理志》颜师古注："还，及也。"《经词衍释》："及，犹若也，其也。"《文选·吴都赋》吕向注："谷，水也。"

③下三寸："下"为"之"之形误。"三寸"，疑为"居"字之分离致误。"之居"，即"之处"义。

④筩：为"动"之音转。

⑤之：《甲乙·卷八·第四》作"出"。

⑥必坚："坚"，为"急"之音转。"坚"、"急"古声同，故可通转。《礼记·曲礼》郑玄注："急，犹坚也。""坚"下，《甲乙·卷八·第四》有"束之"二字。郭霭春："'束'乃'刺'之坏字。"因此，"必坚束之"，即"必急刺之"。

⑦来：《甲乙·卷八·第四》作"束"，当从郭氏之说，为"刺"之坏字。

⑧闭：为"利"之音转。"闭"、"利"古韵近，故可通转。

⑨徒：副词，"但"义。《吕览·异用》高诱注："徒，但也。"

⑩他：疑为"咸"之误。

［释文］

人病水肿，先刺其水之处，用铍针刺治，已刺入后而动针，进针后复出，如此反复操作，以泻尽其水。必急刺之，刺得慢则出现烦闷，刺得快，水除则病人安静。隔日一刺，水尽为止。可饮利水之药，准备针刺时尽管饮服。饮药时不要吃饭，已吃饭不要饮药，即空腹饮服。禁食咸食一百三十五天。

［原文］

著痹不去，久寒不已，卒取其三里骨为[1]干。肠中不便，取三里，盛泻之，虚补之。

［考注］

①为：为“之”之音转。

［释文］

湿痹不愈，久寒不去，急刺足三里穴于胫骨之上端。大便不畅，刺足三里，盛则泻，虚则补。

［原文］

疠风[1]者，素[2]刺其肿上。已刺，以锐针针其处，按出其恶气[3]，肿尽乃止。常食方食，无食他食[4]。

［考注］

①疠风：“疠”，“病”义；“风”，为“肿”之音转。即“病肿”义。指痈肿。《文选·关中诗》吕向注：“疠，病。”《说文通训定声》：“风，叚借又为分。”《管子·海王》尹知章注：“分彊，半彊也。”《道士步虚词》倪潘注：“中天，半天也。”《国语·楚语》韦昭注：“中，身也。”《广雅·释诂》：“身，伢也。”又“重，伢也”，《诗·无将大车》马瑞辰传：“重之言肿也。”是“风”为“肿”转之证。《说文·疒部》：“痈，肿也。”

②素：为“速”之音转。“素”、“速”古声同，故可通转。

③气：《甲乙·卷十一·第九》作“血”。

④常食方食，无食他食：衍文。涉前文“方饮无食，方食无饮，无

食他食”而致误衍。

［释文］

病痈肿的，速刺其肿上，已刺，用尖锐之针刺其处，按出其瘀血，肿消后停止针刺。

［原文］

腹中常[①]鸣，气上冲胸，喘[②]不能久立，邪在大肠，刺肓之原，巨虚上廉、三里。

［考注］

①常：《甲乙·卷九·第七》作“雷”。

②喘：《甲乙·卷九·第七》无此字。

［释文］

腹中鸣响，气上行胸部，不能久站，这是病在大肠。刺脐部下方、上巨虚穴、足三里穴。

［原文］

小腹控[①]睾，引腰脊，上冲[②]心，邪在小肠者[③]，连睾系，属于脊，贯肝肺，络心系，气盛则厥逆，上冲肠胃，熏[④]肝，散于肓[⑤]，结于脐。故取之肓原[⑥]以散之，刺太阴以予[⑦]之，取厥阴以下之，取巨虚下廉以去之，按其所过之经以调之。

［考注］

①控：为“痛”之音转。《汉书·张骞传》颜师古注：“空，通也。”《说文通训定声》：“通，一为‘同’。”《左传·成公二年》李富孙释：“‘同’，作‘桐’。”《广雅·释诂》王念孙疏：“桐，亦‘恫’也。”《书·康诰》孔安国传：“恫，痛也。”是“控”、“痛”古通之证。

②冲："动"义。《方言·卷十二》："冲，动也。"

③者：为"也"之音转。《甲乙·卷九·第八》正作"也"。可证。

④熏："动"义。

⑤肓："腹"义。《素问·奇病论》张志聪注："肓者，即肠外之膏膜。"《广雅·释器》："膷，膜也。"《集韵》："膷，腹也。"

⑥肓原："腹穴"之义。"肓"有"腹"义。"原"有"穴"义。《诗·竹竿》陈奂传疏："源，古作原。"《希麟音义·卷十》注："水泉曰源。"《尔雅·释水》"氿泉穴出。"郝懿行疏："'穴'，《说文》作'泬'。"是"泬"、"源"义同。

⑦予：通"售"。"出"义。《诸子平议·管子》俞樾按："'予'字当训为'雠'，'雠'即'售'字。"《广韵·宥部》："售，卖物出手。"是"售"有"出"义。

［释文］

小腹痛，牵引睾丸，牵引腰痛，上动心部，是病邪在小肠。小肠连睾系，其脉络注脊，通肝肺，连络心系。其邪气盛则病气逆，上动肠胃，动及肝，连及腹，滞于脐部。所以刺腹部之穴以散之，刺太阴经以出邪气，刺厥阴经以下邪气，刺下巨虚穴以除邪气。按其所过的经脉去取穴调治。

［原文］

善呕，呕有苦，长[①]太息，心中憺憺，恐人将捕之。邪在胆，逆在[②]胃。胆液泄则口苦，胃气逆则呕苦，故曰呕胆。取三里以下胃气逆，则刺少阳血络以闭胆逆，却[③]调其虚实以去其邪。饮食不下，膈塞不通，邪在胃脘。在上脘则刺抑[④]而下之，在下脘则散而去之。

［考注］

①长：通"常"。《说文通训定声》："常，叚借为长。"

②在：为"于"之音转。《助字辨略》："在，犹于也。"

③却：后。

④抑：为“其”之音转。《助字辨略》：“抑字，犹且也。”《经词衍释》：“且，犹其也。”

［释文］

病人常呕吐，呕有苦汁，常叹气，心悸如害怕有人追捕一般，这是病邪在胆，逆连胃部。胆汁上泄则口苦，胃气逆上会吐苦汁，所以叫做“呕胆”。刺足三里以降胃气之逆，刺足少阳瘀血之络以止胆逆，后调其虚实以去其病邪。饮食不进，膈闭塞不通，是邪在胃脘。在上脘应刺其上脘之穴而下其邪，在下脘应刺下脘之穴而散其邪。

［原文］

小腹痛肿，不得小便，邪在三焦约[①]，取之太阳大[②]络，视其络脉与厥阴小[③]络结而血者，肿上及胃脘，取三里。

［考注］

①约：为“者”之音转。《战国策·楚策》鲍彪注：“约，犹节。”《说文义证》：“即，一作节。”《读书杂志·墨子》王念孙按：“即，当为既。”《助字辨略》：“已字，犹云既也。”《文选·陈太丘碑文》旧校：“五臣本‘已’作‘也’字。”《墨子·大取》孙诒让注：“也，同‘者’。”是“约”、“者”古通之证。

②大：为“之”之误。“太阳大络”，即太阳经之络，其瘀血不当有大络小络之分。

③小：为“之”之误。

［释文］

小腹痛肿，不能小便，这是病邪在三焦。刺足太阳膀胱经瘀血之络，视其络脉与厥阴肝经之络有结滞瘀血的，肿痛上及胃脘处的，刺足三里穴。

[原文]

覩其色，察其以[①]，知其散复者，视其目色，以知病之存亡也。一[②]其形，听其动静者，持气口人迎以视其脉，坚且盛且滑者病日进，脉软者病将下。诸经实[③]者病三日已。气口候阴，人迎候阳也。

[考注]

①以：为“目”之误。古以字作“㠯”，与“目”形近致误。

②一：为“视”之音转。《庄子·徐无鬼》陆德明释文：“一，身也。”《管子·心术》：“气者，身之充也。”《淮南了·原道》：“气者，生之充也。”《列女传》王照圆注：“视，犹生也。”是“一”、“视”通转之证。

③实：“平”义。《淮南子·精神》高诱注：“实，等也。”《说文·竹部》：“等，从竹从寺，寺，官曹之等平也。”

[释文]

视其色，察其目，知道其病的好转与恶散。视其目与色，可以知道病的存在与消失。视其形体，听其音声动静，持按寸口、人迎，以看其脉象，脉坚而且盛实滑的，是病日渐加重；脉软平和的，是病将消去。诸经之脉平调的，其病三日可愈。寸口察五脏之阴脉，人迎察六腑的阳脉。

五邪第二十

［原文］

邪在肺，则病皮肤痛，寒热，上气喘，咳动肩背，取之膺中外腧，背三节五藏[①]之傍，以手疾按之，快然，乃刺之。取之缺盆中以越之也。

［考注］

①五藏：衍文。涉其后“之傍”致衍。“五”为“之”之误赘，“藏”为“傍”之音转致赘。《甲乙·卷九·第三》无“五藏”二字。

［释文］

邪在肺，会皮肤痛，发热恶寒，哮喘，汗出，咳喘引动肩背，刺胸前之膻中穴及背部的肺俞穴。肺俞在第三椎节之旁，用手指用力按压其处，病人感到舒快，即刺此处。另刺天突穴以泻越肺部。

［原文］

邪在肝，则两胁中痛，寒中，恶血在内，行善掣，节时脚肿[①]，取之行间以引胁下，补三里以温胃中，取血脉以散恶血，取耳间青脉，以去其掣。

［考注］

①行善掣，节时脚肿：《甲乙·卷九·第四》作“胻节时肿，善掣”。

［释文］

邪在肝，两胁痛，中寒，瘀血在内，膝关节时肿，常筋脉痉挛。刺行间穴以缓胁下，补足三里穴以温胃中，刺瘀络以散瘀血，刺耳间青脉，以除其痉挛之证。

[原文]

邪在脾胃，则病肌肉痛。阳气有余，阴气不足，则热中善饥；阳气不足，阴气有余，则寒中肠鸣腹痛。阴阳俱有余，若俱不足，则有寒有热。皆调于三里。

[释文]

邪在脾，会出现肌肉痛，阳盛阴虚，会中热而善饥；阳虚阴盛，会中寒肠鸣腹痛。阴阳都盛或都虚，会有寒证有热证。这些病证都需要针刺足三里穴调治。

[原文]

邪在肾，则病骨痛阴痹。阴痹者，按之不得，腹胀腰痛，大便难，肩背颈项痛，时眩。取之涌泉、昆仑。视有血者尽取之。

[释文]

邪在肾，会病骨痛寒痹。寒痹，手按找不到具体痛处，腹胀，腰痛，大便难，肩背颈项都可疼痛，时常眩晕。刺涌泉穴、昆仑穴。见其瘀血之络脉，将其全部针刺泻出。

[原文]

邪在心，则病心痛喜悲，时眩仆，视有余不足而调之其输也。

[释文]

邪在心，会心痛，常悲伤，时常眩晕仆倒。根据其虚实而调刺其相应的腧穴。

寒热病第二十一

［原文］

皮寒热者，不可附席，毛发焦，鼻槁腊，不得汗。取三阳之络，以补手太阴。

［释文］

邪在皮毛而发寒热的，皮肤不能着席坑，毛发枯燥，鼻干，无汗，刺足太阳的络血，补手太阴的经穴。

［原文］

肌寒热者，肌痛，毛发焦而唇槁腊，不得汗。取三阳于下①以去其血者，补足太阴以出其汗。

［考注］

①于下："于"为"之"之音转。"下"，"络"义，即"之络"义。《群经平议·毛诗》俞樾按："于，犹与也。"《墨子·经说》孙诒让诂："之，犹与也。"是"于"、"之"古可通转之证。"下"有"络"义。李白《留别族弟浮屠谈皓》王琦辑注："落，犹下也。"《说文·革部》段玉裁注："落，络古今字。"

［释文］

邪在肌肉而发寒热的，肌肉疼痛，毛发枯燥，唇干，无汗。刺足太阳经之络，以去其瘀血，补足太阴经，以出其汗。

［原文］

骨寒热者，病①无所安，汗注不休，齿未槁。取其少阴于阴股之络。齿已槁，死不治。骨厥②亦然。

［考注］

①病：《甲乙·卷八·第一》作“痛”。

②厥：病。

［释文］

邪在骨发寒热的，痛无安处，汗出不止。齿未枯的，刺足少阴大腿内侧的络脉；齿已枯的，为死证，不可治疗。骨病也是这样。

［原文］

骨痹，举[①]节不用而痛，汗注烦心。取三阴之经补[②]之。

［考注］

①举：为“诸”之音转。《孟子·告子》“诸外”，《说苑》“诸”作“於”。《吴越春秋·夫差内传》徐天祐注：“举，作‘与’。”《墨子·耕柱》孙治让注：“与，吴抄本作‘於’。”是“举”、“诸”古通之证。

②补：“治”义。《大戴礼记·本命》王聘珍注：“补，犹治也。”

［释文］

骨痹，各关节疼痛不能活动，汗出，烦躁。刺三阴经以治之。

［原文］

身有所伤，血出多，及中风寒，若有所堕坠，四支懈惰不收，名曰体惰。取其小腹脐下三结交。三结交者，阳明、太阴也，脐下三寸关元也。

［释文］

身受外伤，出血多，或受风寒，或堕落损伤，导致四肢无力，不能动，叫做体惰。刺其小腹部脐下处的三结交穴。三结交，是足阳明胃经、足太阴脾经和脐下三寸关元穴。

［原文］

厥[①]痹者，厥气上及腹。取阴阳之络，视主[②]病也，泻阳补阴[③]经也。

［考注］

①厥：通“瘚”，“病”义。

②主：为“之”之音转。

③泻阳补阴：当作“补泻阴阳”，与前文“视之病也”，例始合。

［释文］

患痹病，病气上及腹部。刺阴经或阳经之络，并视其病情，补泻调治阴阳经脉。

［原文］

颈侧之动脉人迎。人迎，足阳明也。在婴[①]筋之前。婴[①]筋之后，手阳明也，名曰扶突。次脉，足[②]少阳脉也，名曰天牖。次脉，足太阳也，名曰天柱。腋下动脉，臂太阴也，名曰天府。

［考注］

①婴：为“颈”之音转。“婴筋”，即“颈筋”。《甲乙·卷三·第十二》“天牖，在颈筋间”，此云在“婴筋之后”。可证。

②足：为“手”之误。天牖穴为手少阳三焦经之穴。

［释文］

颈侧动脉处是人迎穴。人迎穴属足阳明胃经，在颈筋的前面。颈筋的后面，是手阳明大肠经之穴，叫扶突。再次后，是手少阳三焦经之穴，叫天牖。再次后，是足太阳膀胱经之穴，叫天柱。腋下动脉处，是手太阴肺经之穴，叫天府。

［原文］

阳迎[①]头痛，胸满不得息，取之人迎。暴瘖气鞕[②]，取扶突与舌本出血。暴聋气蒙，耳目不明，取天牖。暴挛痫眩，足不任身，取天柱。暴瘅内逆，肝肺相搏，血溢鼻口，取天府。此为天牖五部。

［考注］

①迎：通“逆”。《大戴礼记·子张问入官》王聘珍注：“迎，读曰逆。”

②鞕：为“鲠”之假字，“闭阻”义。《太素·卷二十六》正作“鲠”。可证。

［释文］

阳气上逆头痛，胸满，呼吸不利，刺人迎穴。突然失音，气机闭阻，刺扶突穴及刺舌根出血。突然耳聋，头晕，耳目不明，刺天牖穴。突然拘挛、癫痫、眩晕，走路不稳，刺天柱穴。突然发热气上逆，肝肺火邪相合，使口鼻出血，刺天府穴。这是天牖部五个要穴。

［原文］

臂阳明有入烦偏齿[①]者，名曰大迎，下齿龋取之。臂[②]恶寒补之，不恶寒泻之。足太阳[③]有入烦偏齿者，名曰角孙，上齿龋取之。在鼻与烦前。方病之时其脉盛，盛则泻之，虚则补之。一曰取之出鼻外。

［考注］

①入烦偏齿：“烦”，指“颧”。《易·夬》陆德明释文：“烦，颧也。”“偏”，“尽”、“止”义。《淮南子·主术》高诱注：“偏，犹

尽也。"

②臂：为"其"之误。

③足太阳：为"手少阳"之误。角孙穴属手少阳三焦经，不当云"足太阳"。

［释文］

手阳明经有入颧止于齿的，叫大迎穴，下牙龋齿用此穴治疗。其怕冷的用补法，不怕冷的用泻法。手少阳经有入颧止齿的，叫角孙穴，上牙龋齿用此穴治疗。其位置在鼻与颧骨前。正病之时该处脉盛大。盛用泻法，虚用补法。一说在鼻孔外取穴。

［原文］

足阳明有挟鼻入于面者，名曰悬颅，属口，对入系目本。视有过者取之，损有余，益不足，反者益其[①]。足太阳有通项入于脑者，正[②]属目本，名曰眼系。头目苦痛取之。在项中两筋间，入脑乃别[③]阴跻、阳跻，阴阳相交，阳入阴，阴出阳，交于目锐眦。阳气盛则瞋目，阴气盛则瞑目。

［考注］

①其：为"甚"之脱。张景岳："其，当作甚。"

②正：为"经"之音转。

③别：为"络"之音转。

［释文］

足阳明经有挟鼻旁入面的，叫做悬颅穴。该经注络口，互上入连眼底部。视其有病即刺之。泻有余，补不足，治反了则病甚。足太阳经有通项入于脑的，该经注络眼底部，名叫眼系，头目苦痛之症刺其经穴，在项中两筋间取穴治疗。该经入脑则连络阴跻、阳跻二脉。这两脉阴阳相交，阳入阴、阴出阳，交于眼内角。阳气盛则目张开，阴气盛则目合闭。

[原文]

热厥取足太阴、少阳，皆留之；寒厥取足阳明、少阴于足[1]，皆留之。

[考注]

①于足：当为衍文。去之例合。

[释文]

热病刺足太阴脾经、足少阳胆经，都留针；寒病刺足阳明胃经、足少阴肾经，都留针。

[原文]

舌纵涎下，烦悗[1]，取足少阴。振寒洒洒，鼓颔，不得汗出，腹胀烦悗取手太阴。刺虚者，刺其去也；刺实者，刺其来也。

[考注]

①烦悗：衍文。涉下文致衍。

[释文]

舌松弛流涎，刺足少阴肾经之穴。寒战，腮战抖，无汗，腹胀烦闷，刺手太阴肺经之穴。针刺使其虚的，是刺使邪气衰去；针刺使其实的，是刺使正气来复。

[原文]

春取络脉，夏取分腠，秋取气口[1]，冬取经输。凡此四时，各以时为齐。络脉治[2]皮肤，分腠治肌肉，气口[1]治筋脉，经输治骨髓、五藏。

［考注］

①气口："气"为"其"之音转，"口"为"骨"之脱误。"其骨"，与后文"经输"当互易，文例始合。

②治："主"义。下同。《素问·太阴阳明论》王冰注："治，主也。"

［释文］

春天刺络脉，夏天刺肌肉，秋天刺经脉，冬天刺其骨。大凡四时的刺法，各以其时的针刺深度为准。络脉主肌肤，分腠主肌肉，经脉主筋脉，其骨主骨髓、五脏。

［原文］

身有五部：伏兔一；腓二，腓者腨也①；背三；五藏之腧四；项五。此五部有痈疽者死。病始手臂者，先取手明阳、太阴而汗出；病始于头首②者，先取项太阳而汗出；病始足胫者，先取足阳明而汗出。臂太阴可汗出，足阳明可汗出。故取阴而汗出甚者，止②之于阳；取阳而汗出甚者，止③之于阴。

［考注］

①腓者腨也：《甲乙·卷十一·第九》无此四字。去之例合。

②首：衍文。义与前文"头"重复。去之义合。

③止：为"治"之音转。《吕览·情欲》旧校："'止'，一作'制'。"《尹文子·大道》钱熙祚校："藏本'治'作'制'。"是"止"、"治"古通之证。

［释文］

身体有五个重要部位：伏兔部、腓部、背部、五脏的腧穴、项部。这五个部位有痈疽病，都易导致死亡。病起于手臂的，先刺手阳明、手太阴两经之穴，使其汗出邪泄；病从头开始的，先刺项部足太阳经穴使其汗出邪泄；病从足胫部开始的，先刺足阳明经穴，使其汗出邪泄。针刺手太阴经穴可以发汗，针刺足阳明胃经穴也可以发汗。所以刺阴经而导致汗出不止的，治疗针刺其阳经；刺阳经而汗出不止的，治疗针刺其阴经。

[原文]

凡刺之害，中而不去则精[①]泄，不中而去则致气；精[①]泄则病甚而恇，致气则生为痈疽也。

[考注]

①精："气"义。

[释文]

大凡针刺之弊害，中病不去针则使正气散泄，不中病而去针则使邪气聚结；气泄则病加重而身体恇怯，邪气聚结则导致痈疽病。

癫狂第二十二

［原文］

目眦外决于面者，为锐眦，在内近鼻者，为内眦。上为外眦，下为内眦。

［释文］

眼角在面外方的，是锐眦，在内侧近鼻的，是内眦。上属外眦，下属内眦。

［原文］

癫疾始①生，先不乐②，头重痛，视举目赤③，甚作极④，已而烦心，候之于颜，取手太阳、阳明、太阴，血变而止。

［考注］

①始：通“之”。《说文通训定声》：“始，叚借为治。”《诗·无逸》作“治民”，《汉石经》作“以民”，《读书杂志·荀子》王念孙按：“之，本作‘以’。”是“始”、“之”古通之证。

②先不乐：“先”，涉前文“始”字之义致误。“始”本“之”之叚字。所以此“先”亦当为“之”字。“之”与“其”通。“之不乐”，即“其不乐”。

③视举目赤：“视举”，眼上翻；“目赤”之“赤”，为“直”之音转。“目赤”，即“目直”。与前文“视举”例合。《说文通训定声》：“赤，叚借又为斥。”《集韵·昔韵》：“斥，大也。”《说文·革部》段玉裁注：“直辕，谓牛车，所谓大车也。”是“赤”、“直”古通转之证。

④甚作极：“作”为“筋”之误。“极”，“急”义。《荀子·赋》

杨倞注："极，读为亟，急也。""甚筋极"，即"甚则筋拘急"之义。

[释文]

癫疾病发作，其神志郁闷，头重痛，眼球上翻，目直视，甚则筋脉拘急，并且烦躁。察其眉目间。刺太阳、阳明、太阴经的穴，至面部血色恢复正常而止。

[原文]

癫疾始作，而[①]引口啼呼喘悸者，候[②]之手阳明、太阳，左强者攻其右，右强者攻其左，血变而止。癫疾始作，先反僵，因而脊痛，候[②]之足太阳、阳明、太阴、手太阳，血变而止。

[考注]

①而：为"面"之误。

②候：当为"刺"之误，与前后文例始合。

[释文]

癫疾发作，面口牵引抽搐，啼叫气喘动，刺手阳明、手太阳之经穴，左侧盛的治其右侧，右侧盛的治其左侧，致面色复常为止。癫疾发作，其身体反张强硬，因此脊背痛。刺足太阳、足阳明、足太阴、手太阳的经穴，致面色复常为止。

[原文]

治癫疾者，常与之居，察其所当取之处。病至，视之有过者泻之。置其血于瓠壶之中[①]。至其发时，血独动[②]矣。不动[②]，灸穷骨二十壮。穷骨者，骶骨也。

[考注]

①置其血于瓠壶之中：衍文。此当为后人之法，误赘于此。

②动：引为“盛”义。《论语·子张》朱熹集注：“动，谓鼓舞之也。”《大戴礼记·五帝德》王聘珍注：“动，谓动众使民也。”后文“不动”，即“不盛”之义。不盛为虚证，所以用灸法。

［释文］

治疗癫疾病，应常和病人住在一起，以观察其当刺何处。病发作时，视其有病的脉络刺之泻瘀血。至其病发时，其有邪的血络独盛满。不盛，是虚证，可灸穷骨二十壮。穷骨就是骶尾骨。

［原文］

骨癫疾者，顑[①]、齿诸腧、分肉皆满而骨居[②]，汗出烦悗，呕多沃[③]沫，气下泄[④]，不治。

［考注］

①顑：《甲乙·卷十一·第二》作“颔”。《素问·至真要大论》王冰注：“颔，颊车，前牙之下也。”

②居：通“倨”。《甲乙·卷十一·第二》正作“倨”。《大戴礼记·劝学》王聘珍注：“倨，直也。”

③沃：为“涎”之音转。《甲乙·卷十一·第二》作“涎”。

④气下泄：指大小便失禁之证。

［释文］

骨癫病，腮齿诸处肌肉都胀满，骨强直，汗出，烦闷，呕吐多涎沫。出现大小便失禁的，多不能治疗。

［原文］

筋癫疾者，身倦挛急大[①]，刺项大经之大杼脉。呕多沃[②]沫，气下泄，不治。

［考注］

①大：为“也”之误。

②沃：《甲乙·卷十一·第二》作“涎”。

［释文］

筋癫病，身缩挛，筋脉拘急，刺项后的大杼穴治疗。如果出现呕多涎沫，大小便失禁的，多不能治疗了。

［原文］

脉癫疾者，暴仆，四肢之脉皆胀[1]而纵。脉满，尽刺之出血；不满，灸之挟项太阳，灸带脉于腰相去三寸，诸分肉本输。呕多沃沫，气下泄，不治。

［考注］

①胀：同“张”。《说文·疒部》段玉裁注：“张，即今之胀字也。”

［释文］

脉癫病，突然仆倒，四肢的脉都张大松弛。脉络盈满瘀血的，全部刺去其瘀血；脉络不充盈的，灸挟项旁的太阳经，并灸带脉离腰部三寸处及各相关肌肉四肢之穴。如果出现呕吐多涎沫，大小便失禁的情况，多为不治之证。

［原文］

癫疾者，疾发如狂者，死不治。

［释文］

癫病，如果病发作像狂病的，为死证，不能治疗。

［原文］

狂始生，先自悲也，喜忘、苦怒、善恐者，得之忧饥[1]，治之取手太阴、阳明，血变而止，及取足太阴、阳明。狂始发，少卧不饥，自高贤也，自辩智也，自尊贵也，善骂詈，日夜不休，治之取于阳明、太阳、太阴，舌下少阴，视之盛者，皆取之。不盛，释[②]之也。

［考注］

①忧饥："忧"，"恐"义；"饥"，为"矣"之音转。《吕览·知分》高诱注："忧，懼也。"《逸周书·商誓》朱右曾校："几，即饥。"《诸子平议·吕氏春秋》俞樾按："几，与既通。"《助字辨略》："既，即'已'也。"《经词衍释》："矣，犹'已'也。"是"饥"、"矣"古通之证。

②释：为"灸"之误。

［释文］

狂病发作，其独自悲伤，多忘，多怒，常害怕。此病得之惊恐所致。治疗刺手太阴、手阳明经穴，面色恢复正常为止，同时可刺足太阴、足阳明的经穴。狂病发作，少睡眠，不饥，自认为高贤，自认为聪明，自认为尊贵，常骂人，日夜不停。治疗刺手阳明、太阳、太阴、舌下少阴之络等处。视其血络盛的，都刺其出血。不盛的，可用灸法。

［原文］

狂言、惊、善笑、好歌乐、妄行不休者，得之大恐，治之取手阳明、太阳、太阴。狂，目妄见，耳妄闻，善呼者，少[①]气之所生也，治之取手太阳、太阴、阳明、足太阴[②]，头两顑[③]。狂者多食，善见鬼神，善笑而不[④]发于外者，得之有所大喜。治之取足太阴、太阳、阳明，后取手太阴、太阳、阳明。狂而新发，未应如此者，先取曲泉左右动脉，及盛者见血，有[⑤]顷已。不已，以法取之，灸骨骶二十壮。

［考注］

①少：为"心"之误。

②足太阴：《甲乙·卷十一·第二》作“足太阳”。

③顑：《甲乙·卷十一·第二》作“颔”。

④不：为“之”之音转。

⑤有：为“食”之误。《太素·卷三十·惊狂》作“食”。

[释文]

狂病狂言、惊恐、多笑、常乱唱、狂走不止的，因于过度惊恐所致。治疗刺手阳明、太阳、太阴等经的穴位。狂病目幻视、耳幻听、多呼叫的，这是心气失常所致之病。治疗刺手太阳、太阴、阳明、足太阳等经之穴及头部两腮处的穴位。狂病多食，常幻觉见鬼神，多笑而显于外的，是因于大喜过度所致的病。治疗刺足太阴、太阳、阳明等经穴，然后刺手太阴、太阳、阳明等经穴。狂病新起，其病状尚没有上述症状重的，先刺曲泉动脉左右处。其络脉有盛盈瘀血的，刺其出血，一顿饭的工夫可愈。不愈，依法再刺。同时可灸骶骨处二十壮。

[原文]

风逆①暴四肢肿②，身漯漯，唏然时寒，饥则烦，饱则善变③，取手太阴表里，足少阴、阳明之经，肉清取荥，骨清取井经④也。

[考注]

①风逆：“逆”引为“病”义。“风逆”，即“风病”之义。《广雅·释诂》：“逆，乱也。”《吕览·为欲》高诱注：“乱，犹难也。”《左传·僖公十年》：“不亦难乎。”《公羊传》作“不亦病乎”。是“逆”有“病”义。

②肿：《甲乙·卷十·第二》作“痛”。

③变：为“痛”之音转。古“变”、“病”、“痛”并通。

④经：衍文。去之例合。

［释文］

风病突然四肢痛，身汗出，瑟瑟怕冷，饥时烦躁，饱时疼痛。刺手太阴、手阳明表里二经、足少阴、足阳明等经穴。肌肉寒的刺荥穴，骨寒的刺井穴。

［原文］

厥逆为病也，足暴清，胸若将裂，肠若将以刀切之，烦而不能食，脉大小①皆涩。暖取足少阴，清取足阳明。清则补之，温则泻之。厥逆腹胀满，肠鸣，胸满不得息，取之下胸二胁②咳而动手者，与背腧以手按之立快者是也。

［考注］

①大小：当为“上下”之误。例始合。

②二胁：《甲乙·卷七·第三》作“三胁间”。

［释文］

厥逆之病，突然足冷，胸似裂开，肠似刀割，烦躁不能进食，脉上下都涩。足温的，刺足少阴经穴，足冷的刺足阳明经穴。足冷宜补，足温宜泻。厥逆病腹胀，肠鸣，胸满呼吸不利，刺胸下三胁肋之间，咳而应手而动之处，与背部以手按之有快感之处，是其穴。

［原文］

内①闭不得溲，刺足少阴，太阳与骶上，以长针。气逆则取其太阴、阳明。厥阴②甚取少阴、阳明动③者之经也。

［考注］

①内：为“溺”之音转。即今之“尿”字。“内”、“溺”古声同，

故可通转。

②厥阴："厥"为"瘚"之音转。"病"义；"阴"，衍文。《甲乙·卷九·第十》无"阴"字。例合。

③动：引为"盛"义。

[释文]

尿闭阻不能尿出，刺足少阴、足太阳经穴及骶骨上长强穴，用长针。气上逆而喘的，刺足太阴、足阳明两经之穴。病重的刺足少阴、足阳明盛盈充血的络脉出血。

[原文]

少气，身漯漯也。言吸吸也，骨痠体重，懈惰不能动，补足少阴。短气，息短不属，动作气索[①]，补足少阴去[②]血络也。

[考注]

①索：引为"少"义。《书·牧誓》孔颖达疏："索，散也。"

②去：为"志"之误。"志"又为"之"之假借。"志"字先形误为"忘"，"忘"字又义误为"去"。《集韵·语韵》："'去'字，或作'弃'。"《左传·昭公十三年》杜预注："弃，犹忘也。"

[释文]

气短，身汗出，说话时气促，骨弱身沉重，全身无力不愿活动，补足少阴经。短气，气不接续，动则气短，补足少阴之血络。

热病第二十三

［原文］

偏枯，身偏不用而痛，言不变，志不乱，病在分腠之间，巨针取之。益其不足，损其有余，乃可复也。痱之为病也，身无痛者，四肢不收，智乱不甚，其言微知，可治；甚则不能言，不可治也。病先起于阳，后入于阴者，先取其阳，后取其阴，浮而取之也。

［释文］

偏枯病，半身失用不能活动，身痛，说话不变，神志不乱。这是病在肌肉之间，用巨针刺治。补其不足，泻其有余，才可恢复。痱病，身不痛，四肢弛缓不收，神志乱错不严重，说话音微但清楚，可以治疗；其病重不能说话的，就不能治疗了。病先起于阳部，后连及阴部的，先刺其阳经，后刺其阴经，用浅刺法。

［原文］

热病三日，而气口静①，人迎躁②者，取之诸阳五十九刺，以泻其热而出其汗。实其阴以补其不足者③。身热甚，阴阳皆静者，勿刺也；其可刺者，急取之，不汗出则泄。所谓勿刺者，有死征也。

［考注］

①静：脉象柔和。

②躁：脉跳有力。

③实其阴以补其不足：疑为衍文。此治热病泻热去邪，出此八字文

义不合。

［释文］

热病三天，寸口脉柔和，人迎脉跳有力的，用诸阳热五十九穴的刺法治疗，以泻其热而出其汗。身热甚，但阴阳脉都静而不躁的，为脉证不合，不要刺。如是可刺之证，就应及时针刺，刺后汗不出的，应用泻法以泄其热邪。所以说不要刺，是因为有死征。

［原文］

热病七日八日，脉口动喘而短[①]者，急刺之，汗且自出，浅刺手大指间。

［考注］

①短：为“弦”之音转。《甲乙·卷七·第一》作“眩”。“眩”与“弦”通。

［释文］

热病七八天，寸口脉跳动急而弦的，急宜针刺治疗，汗将出。浅刺大指间的合谷穴。

［原文］

热病七日八日，脉微小，病者溲血，口中干，一日半而死；脉代者，一日死。热病已得汗出，而脉尚躁，喘且复热，勿刺。肤[①]喘甚者死。

［考注］

①肤：通“夫”。语首助词，无义。《公羊传·僖公三十一年》作“肤寸”，《书·大传》作“扶寸”，《汉书地理志》颜师古注：“夫，读曰扶。”是“肤”、“夫”古通之证。

[释文]

热病七八天，脉微小，病人尿血，口干，一天半而死。脉代止的，一天死。热病已发汗，脉仍躁急，喘并且再发热的，不要用刺法。喘重的，为死证。

[原文]

热病七日八日，脉不①躁，躁不①散②，数后，三日中有汗；三日不汗，四日死。未曾汗者，勿腠③刺之。

[考注]

①不：为“之”之音转。

②散：为“短”之音转。“散”、“短”古韵同，故可通转。

③腠：衍文。涉前“肤喘”之“肤”字致误衍。

[释文]

热病七八天，脉躁动，躁而短，数大便，三天中当出汗。三天无汗，第四天死。得病后从没有出汗的，不要针刺。

[原文]

热病先①肤痛，窒②鼻充面，取之皮，以第一针，五十九③。苛轸鼻④，索皮于肺，不得索之火。火者心也。

[考注]

①先：“先”为“始”字之互文而写作“先”（见《癫狂篇》）。“始”为“之”之借，“之”与“其”通。此“先”，即“其”义。

②窒：为“赤”之音转。红。《说文通训定声》：“赤，叚借又为斥。”又“斥，叚借为尺”，《别雅·卷五》：“赤寸，尺寸也。”《管子集校》：“斥与拆同。”《慧琳音义·卷三十二》注：“捇，经作坼。”《说文义证》：“捇，通作赤。”《说文通训定声》：“折，叚借又为窒。”“折”、“拆”形义并近，故可通转。《慧琳音义·卷十三》注：“拆，《考声》

作‘捺’。”

③五十九：《甲乙·卷七·第一》“九”下有“刺”字。

④苛轸鼻：“苛”，为“赤”之误；“轸”通“疹”。《说文通训定声》：“轸，叚借又为镇。”又“眕，叚借为镇”，《札樸·卷一》：“疹，通作眕。”是“轸”、“疹”古通之证。

［释文］

热病其肌肤痛，鼻赤面红，刺其皮，用九针中的第一种针镵针，取热病五十九刺的俞穴。鼻部红疹，刺肺俞穴，不可刺心俞穴。心属火，会克肺金。

［原文］

热病先身涩[①]，倚而热[②]，烦悗，干唇口嗌，取之皮[③]，以第一针，五十九。肤胀口干，寒[④]汗出，索脉于心，不得索之水。水者肾也。热病嗌干多饮，善惊，卧不能起[⑤]，取之肤肉，以第六针，五十九，目眦青[⑥]，索肉于脾，不得索之木。木者肝也。

［考注］

①涩：为“热”之误。“涩”为“湿”之音转，“湿”通“慹”。《说文通训定声》：“湿，叚借为慹。”“慹”与“热”形近致误。

②倚而热：《甲乙·卷七·第一》作“烦而热”。

③皮：为“脉”之误。郭霭春：“‘脉’是‘脈’之俗字。古或作‘𠂢’，与‘皮’易误。”

④寒：衍文。去之例合。

⑤起：《甲乙·卷七·第一》作“安”。

⑥青：为“赤”之误。《脉经·卷七·第十三》作“赤”。

［释文］

热病其身热，躁而热，烦闷，口干咽燥，刺其脉，用九针中的第一种针镵针，取热病五十九刺之穴。热病，皮肤胀满，口干，汗出，刺心俞穴，不可刺肾俞穴。肾属水，可克心火。热病，口干多饮，常惊恐，睡眠不安，刺肌肉，用九针中的第六种针员利针，取热病五十九刺之穴。目角赤红，刺脾俞穴，不可刺肝俞穴。肝属木，可克土。

［原文］

热病面青[①]脑痛，手足躁，取之筋间，以第四针，于[②]四逆，筋躄目浸[③]，索筋于肝，不得索之金。金者肺也。

［考注］

①青：为“赤”之误。

②于：为“其”之音转。《经词衍释》：“于，犹其也。”

③浸：为“青”之音转。“青”又为“赤”之误。

［释文］

热病面赤头痛，手足烦热，刺其筋。用九针中的第四种针锋针。其手足凉，筋拘挛，目赤的，刺肝俞，不可刺肺俞。肺属金，可克木。

［原文］

热病数惊，瘛疭而狂，取之脉[①]，以第四针，急泻有余者，癫疾毛发去[②]，索血于心，不得索之水。水者肾也。

［考注］

①脉：为“血”之误。郭霭春：“顾氏《校记》云：‘下言：索血于心。则脉当作血’。”

②去：为“毕”之音转。引为“直”义。《淮南子·览冥》高诱

注："毕，疾也。"《说文通训定声》："毕，叚借又为桀。""桀"与"棄（弃）"形近易误。《管子集校》："去，弃同。"

［释文］

热病屡次惊风，筋脉拘挛，狂躁，刺其血，用九针中的第四种针锋针，急泻其热证实邪。癫病毛发毕直的，刺心俞穴，不可刺肾俞穴。肾属水，水会克火。

［原文］

热病身重骨痛，耳聋而好瞑，取之骨，以第四针，五十九刺，骨病不食[①]，啮齿耳青[②]，索骨于肾，不得索之土。土者脾也。

［考注］

①食：为"立"之音转。

②青：为"聋"之音转。"青"、"聋"古韵近，故可通转。

［释文］

热病，身重骨痛，耳聋，嗜睡，刺其骨，用九针中的第四种锋针，用热病五十九刺之穴。骨病不能站立，咬牙、耳聋，刺肾俞穴，不可刺脾俞穴。脾属土，土会克水。

［原文］

热病不知所痛，耳聋[①]，不能自收[②]，口干，阳热甚，阴[③]颇有寒[④]者，热在髓，死不可治。

［考注］

①耳聋：衍文。涉上文致衍。

②收："止"义。《小尔雅·广言》："收，敛也。"

③阴：为"人"之音转。

④寒：为"汗"之音转。《廿二史考异》钱大昕按："寒，当作

‘罕’，并作‘汗’。”是寒、汗古通。

［释文］

热病痛处不定，不能自止，口干，阳热甚，人大汗出，是热在骨髓，为死证，不能治疗。

［原文］

热病头痛颞颥，目瘛脉痛[①]，善衄，厥[②]热病也，取之以第三针，视有余不足，寒热痔[③]。

［考注］

①痛：《甲乙·卷七·第一》作“紧”。

②厥：“其”之音转。《潜夫论·五德志》“厥中”，汪继培笺：“《论语》‘厥’作‘其’。”是“厥”、“其”古通之证。

③痔：为“之”之音转。《说文·疒部》：“痔，后病也，从疒寺声。”《说文·寸部》：“寺，从寸之声。”《潜夫论·遏利》汪继培笺：“至，旧作止。”《诗·墓门》作“讯之”，《韩诗》“之”作“止”，《吕览·达郁》王念孙疏：“古字‘时’与‘之’通。”《说文通训定声》：“时，叚借为峙。”《尔雅·释诂》郝懿行疏：“峙，又通作庤。”“庤”、“痔”形近义同，故可通转。此“痔”、“之”古通之证。

［释文］

热病头两侧疼痛，目直，筋脉拘紧，多鼻出血，其热病较重。刺用九针中的第三种针鍉针，视其虚实及寒热的不同而调治。

［原文］

热病体重，肠中热，取之以第四针，于其腧及下诸指间，索气于胃胳[①]得[②]气也。

［考注］

①胳：为“络”之音转。《甲乙·卷七·第一》作“络”。可证。

②得：为“之”之音转。

[释文]

热病，身体沉重，肠中热，刺用九针中的第四种针锋针，刺胃俞及诸趾间，并刺胃络之血气以泻其热。

[原文]

热病，挟脐急痛，胸胁满，取之涌泉与阴陵泉，取以第四针，针嗌里。

[释文]

热病，绕脐突然疼痛，胸胁胀满，刺涌泉穴及阴陵泉穴，用九针中的第四种针锋针，并刺廉泉穴。

[原文]

热病而汗且[①]出，及[②]脉顺可汗者，取之鱼际、太渊、大都、太白，泻之则热去，补之则汗出。汗出太甚，取内踝上横脉以止之。

[考注]

①且：通“阻”，“不”义。《韩非子·说林》王先慎集解：“沮、且同字。”《孟子·惠梁王》焦循正义：“沮、阻同训止，其字可通也。”《左传·文公二年》杜预注：“沮，止也。”是“且”、“阻”古通之证。

②及：为“其”之音转。《经词衍释》：“及，犹於也”，又“於，犹其也”。

[释文]

热病汗不出，其脉和能发汗的，刺鱼际、太渊、大都、太白等穴。泻则热邪去，补则汗能发。如果发汗太过不能止的，刺内踝上三阴交穴以止汗。

［原文］

热病已得汗而脉尚躁盛，此阴脉[①]之极[②]也，死；其得汗而脉静者，生。热病者脉尚盛躁而不得汗者，此阳脉[①]之极[②]也，死；脉盛躁得汗静者，生。

［考注］

①脉：为“气”之音转。《难经·十五难》作“其脉之来”，《素问·玉机真藏论》作“其气之来”。是“脉”、“气”古通之证。

②极：“尽”义。《孙子兵法·大攻》杜祐注：“极，尽也。”

［释文］

热病，已出汗而脉仍躁盛的，这是阴气尽了，为死证；汗出后脉平静，可生。热病，脉盛躁不能出汗的，是阳气尽了，为死证；脉盛躁但出汗后脉平静的，可生。

［原文］

热病不可刺者有九：一曰汗不出，大[①]颧发赤，哕者，死；二曰泄而腹满甚者，死；三曰目不明，热不已者，死；四曰老人婴儿，热而腹满者，死；五曰汗不出，呕下血者，死；六曰舌本烂，热不已者，死；七曰咳而衄，汗不出，出不至足者，死；八曰髓热者，死；九曰热而痉者，死。腰[②]折，瘛疭，齿噤龂也。凡此九者，不可刺也。

［考注］

①大：为“其”之误。

②腰：《甲乙·卷七·第一》“腰”下有“反”字。

［释文］

热病不可针刺的有九种情况：一是无汗，颧发红，哕的，为死证；二是泄泻腹胀满甚的，为死证；三是目不明，热不止的，为死证；四是老人婴儿，发热腹胀满的，为死证；五是无汗，呕血便血的，是死证；六是舌根烂，热不止的，为死证；七是咳血、鼻出血，无汗或汗出不能至足的，为死证；八是热邪深入骨髓的，为死证；九是热而痉挛的，是死证。其腰痉挛反折，筋脉拘急，牙关紧闭。凡此九种证候，都是死证，不能针刺治疗。

[原文]

所谓五十九刺者，两手外内侧各三，凡十二痏；五指间各一，凡八痏，足亦如是；头入发一寸傍三分各三，凡六痏；更入发三寸边五，凡十痏；耳前后口下者各一，项中一，凡六痏；巅上一，囟会一，发际一，廉泉一，风池二，天柱二。

[释文]

所说的治热病五十九穴：两手内外侧各三穴（少泽、关冲、商阳、少商、中冲、少冲），左右共十二次；手五指间各一穴（后谿、中渚、三间、少府），左右共八穴；足指间也各有一穴（束骨、临泣、陷谷、太白）；头部入发际一寸向两侧旁开各三穴（五处、承光、通天），左右共六穴；再入发际三寸两边各五穴（临泣、目窗、正营、承灵、脑空），左右共十穴；耳前后各一穴（听会、完骨），口下一穴（承浆），项中一穴（哑门），共六穴；巅顶一穴（百会），囟会一穴，前发际一穴（神庭），后发际一穴（风府），廉泉一穴，风池二穴，天柱二穴，共九穴。

[原文]

气满胸中，喘息，取足太阴大指之端，去爪甲如薤叶，寒则留之，热则疾之，气下乃止。

［释文］

胸中胀满，哮喘，刺足大指之端，去爪甲如薤叶宽处。寒证留针，热证快速去针，气降喘平后止针。

［原文］

心疝[①]暴痛，取足太阴、厥阴，尽刺去其血络。

［考注］

①疝：“寒”义。

［释文］

心寒突然疼痛，刺足太阴、厥阴两经，尽刺其瘀血之络而泻其邪。

［原文］

喉痹舌卷，口中干，烦心心痛，臂内廉痛，不可及头，取[①]手小指次指爪甲下，去端如韭叶。

［考注］

①取：《甲乙·卷九·第二》作“取关冲，在”。

［释文］

咽喉肿痛，口干，烦躁，心痛，臂内侧痛，手不能抬至头，刺关冲穴。该穴在无名指外侧去爪甲如韭叶宽处。

［原文］

目中赤痛，从内眦始，取之阴跻。风痉身反折，先取足太阳及[①]腘中及血络出血。中有寒，取三里。

［考注］

①及：为“之”之音转。《经词衍释》：“及，犹乃也。”《经传释

词》:“其，犹乃也。”《诸子平议·列子》俞樾按:“之，即其也。”是“及”通“之”之证。

[释文]

目赤痛，从内眼角开始，刺阴跻脉穴。风痉，角弓反张，先刺太阳经腘中的委中穴及刺其瘀血之络出血。有内寒的，刺足三里穴。

[原文]

癃，取之阴跻及三毛上及血络出血。

[释文]

小便不通，刺阴跻脉之穴及足大指多毛处之血络出其瘀血。

[原文]

男子如[1]蛊[2]，女子如[1]怚[3]，身体腰脊如解，不欲饮食，先取涌泉见血，视跗上盛者，尽见血也。

[考注]

①如：为“之”之音转。《仪礼·乡饮酒礼》郑玄注：“如，读若今之若。”《经词衍释》:“之，犹若也。”是“如”、“之”可通之证。

②蛊：腹胀满之病。《集韵·马韵》:“蛊，腹病。”

③怚：为“蛊”之音转。指腹胀病。

[释文]

男子腹胀满，女子腹胀满，身体腰脊痛如解开一般，不能饮食。先刺涌泉穴见血，再视足背之上充盛血络，尽刺泻其瘀血。

厥病第二十四

厥病："厥"为"疾"之音转。"病"义。"厥病"，即"疾病"。《读书杂志·史记》王念孙按："凡禹贡'厥'字，史公皆以'其'字代之。"《经传释词》："厥，犹之也。"又"及，犹瘀也"，"於，犹其也"，《群经平议·春秋左传》俞樾按："及，读为急。"《方言·卷十》钱绎笺："疾，与急同意。"《释名·释疾病》："疾，病也。"由此可证，此"厥病"，即"疾病"。

［原文］

厥[1]头痛，面若[2]肿起而[3]烦心，取之足阳明、太阴[4]。

［考注］

①厥：通"疾"，"病"义。下诸"厥"字，例同。

②若：为"之"之音转。《经传释词》："之，犹若也。"

③而：为"且"之音转。《经词衍释》："而，犹且也。"

④太阴：《甲乙·卷九·第一》作"太阳"。

［释文］

病头痛，面肿且烦躁，刺足阳明、足太阳之经穴。

［原文］

厥头痛，头脉[1]痛，心悲善泣，视头动脉反[2]盛者，刺尽去血，后调足厥阴。

［考注］

①脉，引为“跳”、“动”义。血气运行于经脉之中，循动不止，故脉可引为“动”、“跳”之义。

②反：为“之”之误。

［释文］

病头痛，头跳痛，心悲常哭。视其头上动脉处之有盛瘀血的，尽刺其出血，然后调其足厥阴肝经的腧穴。

［原文］

厥头痛，贞贞[①]头重而痛，泻头上五行，行五，先取手少阴，后取足少阴。

［考注］

①贞贞：《甲乙·卷九·第一》作“员员”。

［释文］

病头痛，痛而头晕头重，泻头顶五行之腧穴，每行有五穴。先刺手少阴经穴，后刺足少阴经穴。

［原文］

厥头痛，意[①]善忘[②]，按之不得[③]，取头面左右动脉，后取足太阴[④]。

［考注］

①意：“神”义。

②忘：通“妄”，“躁乱”义。《韩非子·用人》作“妄意”，王先慎集解：“《解老篇》‘妄’作‘忘’。”是“忘”、“妄”古通。《说文·女部》：“妄，乱也。”

③得：“能”、“可”义。《助字辨略》：“得，能也。”

④足太阴:《甲乙·卷九·第一》作“足太阳”。

［释文］

病头痛，神志常躁乱，痛不可按。刺头面左右之动脉，后刺足太阳经之穴。

［原文］

厥头痛，项先痛，腰脊为应。先取天柱，后取足太阳。

［释文］

病头痛，项部先痛，腰背随后疼痛。先刺天柱穴，后刺足太阳经之穴。

［原文］

厥头痛，头痛甚，耳前后脉涌[1]有热，泻出其血，后取足少阳[2]。

［考注］

①涌:为“痛”之音转。

②足少阳:《甲乙·卷九·第一》作“足太阳、少阴”。

［释文］

病头痛，头痛剧烈，耳前后痛，有灼热感。刺其血络泻其瘀血，然后再刺足太阳、少阴经之俞穴。

［原文］

真[1]头痛，头痛甚，脑尽痛，手足寒至节，死不治。

［考注］

①真:为“瘨”之音转。“病”义。

[释文]

病头痛，头痛剧烈，满头尽痛，手足凉至关节的，为死证，不能治疗了。

[原文]

头痛不①可取于②腧者，有所击堕，恶血在于内，若肉伤③，痛未已，可则刺，不可迭④取也。

[考注]

①不：为“之”之音转。

②于：为“其”之音转。

③肉伤：《甲乙·卷九·第一》“伤”下有“痛”字。

④迭：为“迟”字之赘误。

[释文]

头痛可取其相关腧穴治疗，但像跌仆损伤、瘀血在内一类的病证，或肌肉伤痛，痛不止，可即时刺其肿痛瘀血之处，不可迟刺。

[原文]

头痛不可刺①者，大痹为恶②，日作者，可令少愈，不可已。

[考注]

①不可刺：指不能针刺使其痊愈。

②大痹为恶：“大”，为“其”之误；“痹”，“病”义。《素问·脉要精微论》张志聪注：“病在阴者曰痹。”“为”，为“之”之音转；“恶”，“重”义。《说文·心部》：“恶，过也。”“大痹为恶”，即“其病之重”义。

［释文］

头痛针刺不能使其痊愈的，如其头痛严重，每日发作的，针刺可使其小愈，但不能治愈。

［原文］

头半寒[①]痛，先取手少阳、阳明，后取足少阳、阳明。

［考注］

①寒：为“偏”之音转。“寒”、“偏”古韵同，故可通转。

［释文］

半侧头偏痛，先刺手少阳、阳明经穴，后刺足少阳、阳明经穴。

［原文］

厥心痛，与背相控，善瘛，如从后触其心，伛偻者，肾心痛也。先取京骨、昆仑，发狂[①]不已，取然谷。

［考注］

①狂：《甲乙·卷九·第二》作“针”。

［释文］

病心痛，痛引背部，肌肉多拘急，像从后背触动其心，痛使病人曲身不能伸直的，是肾心痛，先刺京骨、昆仑穴。发针不愈，刺然谷穴。

［原文］

厥心痛，腹胀胸满，心尤痛甚[①]，胃心痛也。取之大都、太白。

［考注］

①心尤痛甚：衍文。前文已述“心痛”，此重复不例。

［释文］

病心痛，腹胀胸满的，是胃心痛。刺大都、太白穴。

［原文］

厥心痛，痛如以锥针刺其心，心痛甚者[①]，脾心痛也。取之然谷、太谿。

［考注］

①心痛甚者：衍文。去之例义合。

［释文］

病心痛，痛像以锥刺其心，是脾心痛。刺然谷、太谿穴。

［原文］

厥心痛，色苍苍如死状，终日不得太息，肝心痛也。取之行间、太冲。

［释文］

病心痛，面色青灰如死人状，整天不止，是肝心痛。刺行间、太冲穴。

［原文］

厥心痛，卧若徒[①]居，心痛间[②]，动作痛益甚，色不[③]变，肺心痛也。取之鱼际、太渊。

［考注］

①徒：为“徙”之误。“徙”为“栖”之音转。《玉篇·西部》：“栖，鸟栖宿也。”

②间：引为“止”义。《左传·昭公元年》杜预注：“间，差（瘥）也。”

③不：为“之”之音转。

[释文]

病心痛，静卧或者夜宿时，其心痛停止发作，活动后疼痛加重，痛时面色改变，这是肺心痛。刺鱼际、太渊穴。

[原文]

真心痛，手足清至节，心痛甚，旦发夕死，夕发旦死。

[释文]

病心痛，手足凉至肘膝关节，其心痛严重的，早晨发病傍晚死，傍晚发病早晨死。

[原文]

心痛不可刺者，中有盛聚，不可取于腧。肠中有虫瘕及蛟蛕，皆不可取以小针。

[释文]

心痛不宜针刺治疗的，如中有大积大聚，不能刺其相关俞穴。肠中有寄生虫的，不能用小针治疗。

[原文]

心肠[①]痛，侬作痛[②]，肿聚，往来上下行，痛有休止，腹热，喜渴涎出者，是蛟蛕也。以手聚按而坚持之，无令得移，以大针刺之，久持之，虫不动，乃出针也。腹侬痛，形中上者[③]。

[考注]

①肠：《甲乙·卷九·第二》作“腹”。

②恢作痛：《甲乙·卷九·第二》作“发作”二字。
③腹恢痛，形中上者：此八字疑是注文误入正文。

[释文]

心腹痛发作，腹肿肌聚，上下不定，阵痛，腹部发热，口渴，流涎，这是蛔虫病，手指合并按其痛处并坚持之，不使移动，再用大针刺之，久按虫不动，再出针。

[原文]

耳聋无闻，取耳中。

[释文]

耳聋听不见声音，刺耳中之穴。

[原文]

耳鸣，取耳前动脉。

[释文]

耳鸣，刺耳前的动脉。

[原文]

耳痛不可刺者，耳中有脓，若有干耵聍，耳无闻也。

[释文]

耳痛不能针刺的，是耳中有脓液，或耳内有干耵聍，听不见声音的病证。

[原文]

耳聋，取手①小指次指爪甲上与肉交者，先取手，后取足。

[考注]

①手：《太素·卷三十·耳聋》作“手足”。

[释文]

耳聋，刺无名指外端爪甲与肉交之处，先刺手，再刺足。

[原文]

耳鸣，取手[①]中指爪甲上，左取右，右取左。先取手，后取足。

[考注]

①手：《太素·卷三十·耳聋》作“手足”。

[释文]

耳鸣，刺中指端爪甲处。左病刺后，右病刺左。先刺手，后刺足。

[原文]

足髀不可举，侧而取之，在枢合中以员利针，大针不可刺。

[释文]

足腿不能举动，使病人侧卧，刺髀枢处之环跳穴，用员利针，不能用大针。

[原文]

病注下血，取曲泉。

[释文]

泄泻下血，刺曲泉穴。

[原文]

风痹淫泺[①]病不可已者，足如履冰，时如入汤中，股[②]胫淫泺[③]，烦心头痛，时呕时悗，眩已汗出，久则目眩，悲以[4]喜恐，短气不乐，不出三年死也。

［考注］

①淫泺：《甲乙·卷十·第一》作“注”。“注”为“之”之音转。

②股：《甲乙·卷十·第一》作“肢”。

③淫泺：“灼热”义。“淫”，“过”、“甚”义；“泺”为“烁”之假，“热”义。《左传·昭公七年》杜预注：“淫，过也。”《文选·七发》李善注：“烁，亦热也。”“泺”、“烁”古韵同，故可通假。

④以：为“已”之音转。《管子·立政》戴望校：“以、已古通。”“已”，为“止”义。

［释文］

风痹之病久不愈的，足像踩在冰上，时又像进入热汤之中，肢胫灼热，烦躁，头痛，时常呕吐，时常烦闷。眩晕罢就会出汗，时间长了眼就会昏眩。悲伤罢又常惊恐，气短，郁闷，不出三年就会死亡。

病本第二十五

病本：据篇中文义，此“病”，当为“标”之音转。“病本”，即“标本”。“病”、“标”古声同，故可通转。

［原文］

先病而后逆者，治其本；先逆而后病者，治其本；先寒而后生病者，治其本；先病而后生寒者，治其本；先热而后生病者，治其本；先泄而后生他病者治其本，必且调之，乃治其他病。先病而后中满者，治其标；先病后泄者，治其本；先中满而后烦心者，治其本。有客气，有同①气。大小便不利治其标，大小便利，治其本。

［考注］

①同：为“固”之误。《素问·标本病传论》新校正：“按全元起本‘同’作‘固’。”

［释文］

先病而后气逆的，治其本；先气逆而后病的，治其本；先受寒而后生病的，治其本；先病而后生寒证的，治其本；先受热而生病的，治其本；先泄泻而后生他病的，治其本。必须先调治其始病，再治其后生病。先有他病而后生中胀满之病的，治其标；先有他病而后泄泻的，治其本。先胀满而后烦心的，治其本。有新客之邪气，有久固之病邪。大小便不利的，治其新病之标，大小便通利的，治其久病之本。

［原文］

病发而有余，本而标之，先治其本，后治其标；病发而不足，标而本之，先治其标，后治其本。谨详察间甚，以意[①]调之。间者并行，甚为[②]独行。先小大便不利而后生他病者，治其本也[③]。

［考注］

①以意：《甲乙·卷六·第二》作“而”。

②为：《甲乙·卷六·第二》作“者”。

③本也：“也”前十六字，与前文重复，当为衍文。去之例合。

［释文］

病发为实证的，由本及标，先治其本，后治其标；病发为虚证的，由标及本，先治其标，后治其本。慎察轻重而调治。轻病标本同治，重病单治标或本。

杂病第二十六

[原文]

厥[1]挟脊而痛者，至顶，头沉沉然，目𥇍𥇍然，腰脊强，取足太阳腘中血络。

[考注]

①厥：为“瘚”之音转。“病”义。下同。

[释文]

病脊两旁疼痛，连及头顶，头沉重，眼昏眩，腰脊强直。刺足太阳经委中穴之络脉出血。

[原文]

厥胸满面肿，唇漯漯[1]然，暴言难，甚则不能言。取足阳明。

[考注]

①漯漯：郭霭春：“‘漯漯’，疑是‘累累’之误字。‘累’正字作‘纍’。《汉书·石显传》颜注：‘纍纍，重积也’。重积则厚，故以‘累累’形容唇肿之厚。”

[释文]

病胸满面肿，唇肿胀，突然说话困难，甚则不能说话，刺足阳明经穴。

[原文]

厥气走喉而不能言，手足清，大便不[1]利，取足少阴。

[考注]

①不：为“之”之音转。

[释文]

病气走喉而不能说话，手足凉，大便通利的，刺足少阴经穴。

[原文]

厥而腹向向[①]然，多寒气，腹中穀穀[②]，便溲难[③]。取足太阴。

[考注]

①向向：为“响响”之音转。《说文通训定声》：“向，叚借为响。”

②腹中穀穀：当为衍文。前已云“腹向向然”。此复出义重不例。

③便溲难：“便”，指大便；“溲”为“泄”之误；“难”为“然”之误，“然”通“焉”。肠寒之证当腹泻而不当“便溲难”。《集韵·仙韵》“‘然’，古作‘難’。”古“然”字脱其火部即成“难（難）”字。“然”通“焉”，语末助词，无义。《群经平议·礼记》俞樾按：“然，犹焉也。”是“然”、“焉”古通。

[释文]

病腹中鸣响的，多是寒气，大使泄泻。刺足太阴经穴。

[原文]

嗌干，口中热如胶，取足少阴[①]。

[考注]

①足少阴：《甲乙·卷七·第一》作“足少阳”。

[释文]

咽干，口中黏热，刺足少阳经穴。

[原文]

膝中痛，取犊鼻，以员利针，发而间之[①]。针大如氂，刺膝无疑[②]。

[考注]

①发而间之：针刺使它痊愈。《左传·襄公十年》杜预注："间，疾差（瘥）也。"

②针大如氂，刺膝无疑：八字疑是注文，误赘正文。

[释文]

膝关节痛，刺犊鼻穴，用员利针，针刺使它痊愈。

[原文]

喉痹不能言，取足阳明；能言，取手阳明。

[释文]

喉肿痛不能说话的，刺足阳明经穴；能说话的，刺手阳明经穴。

[原文]

疟不[①]渴，间日而作，取足阳明；渴而日作，取手阳明。

[考注]

①不：为"之"之音转。

[释文]

疟疾口渴，隔日发作的，刺足阳明经穴；渴而每日发作的，刺手阳明经穴。

[原文]

齿痛，不恶清饮，取足阳明；恶清饮，取手阳明。

[释文]

牙痛，不怕冷饮的，刺足阳明经穴；怕冷饮的，刺手阳明经穴。

[原文]

聋而不痛者，取足少阳；聋而痛者，取手阳明。

[释文]

耳聋不痛的，刺足少阳经穴；耳聋疼痛的，刺手阳明经穴。

[原文]

衄而不止，衃血流，取足太阳；衃血，取手太阳；不已，刺宛①骨下；不已，刺腘中出血。

[考注]

①宛：通“腕”。《甲乙·卷十二·第七》正作“腕”。

[释文]

鼻出血不止，时流瘀血，刺足太阳经穴。瘀血止，刺手太阳经穴。不止，刺腕骨穴。不止，刺腘中委中穴出血。

[原文]

腰痛，痛①上②寒，取足太阳阳明；痛①上②热，取足厥阴；不可以俯仰，取足少阳；中热而喘，取足少阴，腘中血络。

[考注]

①痛：《甲乙·卷九·第八》无“痛”字。
②上：为“其”之误。

[释文]

腰痛，其寒证，刺足太阳、阳明的经穴；其热证，刺足厥阴经穴；不能俯仰的，刺足少阳经穴；内热气喘的，刺足少阴经穴，并刺委中穴出血。

［原文］

喜怒[①]而不欲食，言[②]益小，刺足太阴；怒[①]而多言[②]，刺足少阳[③]。

［考注］

①怒：引为“胀满”义。《荀子·君子》王先谦集解：“怒，盖盈溢之义。”

②言：为“食”之误。

③足少阳：《甲乙·卷九·第五》作“足少阴”。

［释文］

经常腹胀满，不想吃饭，食量渐小，刺足太阴经穴；胀而尚能吃饭的，刺足少阴经穴。

［原文］

顑[①]痛，刺手阳明与顑之盛脉出血。

［考注］

①顑：《甲乙·卷九·第一》作“颔”。

［释文］

腮下颏痛，刺手阳明经穴及下颏附近盛络出血。

［原文］

项痛不可俯仰，刺足太阳；不可以顾，刺手太阳也。

［释文］

头项痛不能俯仰，刺足太阳经穴；不能转动颈部的，刺手太阳经穴。

[原文]

小腹满大，上走胃[①]，至心，淅淅身时寒热，小便不利，取足厥阴。

[考注]

①胃：《甲乙·卷九·第九》作“胸”。

[释文]

小腹胀满，上至胸，达心部，发热恶寒，小便不利，刺足厥阴经穴。

[原文]

腹满，大便不利，腹大[①]，亦[②]上走胸嗌，喘息喝喝然，取足少阴。

[考注]

①腹大：衍文。与前“腹满”义重。

②亦：《甲乙·卷九·第七》无。

[释文]

腹胀满，大便不利，逆气上走胸咽部，会出现哮喘有声之症。刺足少阴经穴。

[原文]

腹满食不化，腹向向然，不能大便，取足太阴。

[释文]

腹胀满，食物不消化，肠鸣，不能大便，刺足太阴经穴。

[原文]

心痛引腰脊，欲呕，取足少阴。

[释文]

心痛牵引腰脊，想吐，刺足少阴经穴。

[原文]

心痛，腹胀，啬啬然，大便不利，取足太阴。

[释文]

心痛，腹胀，大便涩干不利，刺足太阴经穴。

[原文]

心痛引背不得息，刺足少阴；不已，取手少阳。

[释文]

心痛牵引背部痛，不能停止，刺足少阴经穴；不愈，刺手少阳经穴。

[原文]

心痛引小腹满，上下无常处，便溲难，刺足厥阴。

[释文]

心痛牵引小腹胀痛，上下无定处，大小便困难，刺足厥阴经穴。

[原文]

心痛，但①短气不足以息②，刺手太阴。

[考注]

①但："凡是"义。《助字辨略》："此但字，犹云凡也。"

②息："息"后疑脱"者"字。

[释文]

心痛，凡是气短呼吸困难的，刺手太阴经穴。

[原文]

心痛，当九节刺之，按已[①]，刺按之，立已；不已，上下求之，得之立已。

[考注]

①按已：《太素·卷二十六·厥心痛》作“不已”。

[释文]

心痛，在九推下刺之，不愈，刺后上下按动其针，得气后立愈。再不愈，以针上下提插寻求针感，得气后立愈。

[原文]

顑[①]痛，刺足阳明曲周动脉见血，立已；不已，按人迎于[②]经，立已。

[考注]

①顑：《甲乙·卷九·第一》作“颔”。

②于：为“之”之音转。

[释文]

腮颏部疼痛，刺足阳明曲绕的络脉见血，立愈。不愈，按人迎之经穴，立愈。

[原文]

气逆上，刺膺中陷者与下胸动脉[①]。

[考注]

①与下胸动脉：疑为前文“膺中陷”之注文，误入正文。

[释文]

气喘，刺天突穴处。

［原文］

腹痛，刺脐左右动脉，已刺按之，立已；不已，刺气街，已刺[1]按之，立已。

［考注］

①已刺：衍文。《甲乙·卷九·第七》无。

［释文］

腹痛，刺脐旁左右的动脉，刺后按压该处，立愈；不愈，刺气冲穴，刺后按压，立愈。

［原文］

痿厥，为四末束悗，乃疾解之，日二，不仁者十日而知，无休，病已止。

［释文］

痿弱肌肉麻木无力之病，将其手足四腕束缚，少时急松解开，每日二次。肌肤麻木不仁的，十日有效，其间不停止治疗，直至病愈为止。

［原文］

哕[1]，以草刺鼻，嚏，嚏而已；无息[2]，而疾[3]迎[4]引[5]之立已；大惊之，亦可已。

［考注］

①哕：呃逆。《素问·宣明五气》张志聪注："哕，呃逆也。"

②无息：闭气停止呼吸。

③疾："病"义。

④迎：衍文。涉后"引"音致赘。《甲乙·卷十二·第一》无"迎"字。

⑤引：为“因”之音转。《法言·问神》李轨注：“或因者，引而伸之。”

[释文]

呃逆，以草刺触其鼻孔内，使之打喷嚏，即可愈；或闭气停止呼吸，而病因之立愈；或使其大惊，也可使愈。

周痹第二十七

周痹："周"为"同"之假，"同"又通"痛"。此"周痹"，即"痛痹"。《管子·揆度》戴望校："元本'同'作'周'。"此"周"、"同"古通。《潜夫论·五德志》汪继培笺："'同'、'桐'古字通。"《广雅·释诂》："桐，痛也。"此"同"、"痛"古通。

［原文］

黄帝问于岐伯曰：周痹之在身也，上下移徙，随脉其①上下，左右相应，间不容空。愿闻此痛，在血脉之中邪？将在分肉之间乎？何以致是？其痛之移也，间不及下针，其慉②痛之时，不及定治③，而痛已止矣，何道使然？愿闻其故。岐伯答曰：此众痹④也，非周痹也。

［考注］

①其：为"之"之音转。

②慉：通"蓄"，"聚"义。《甲乙·卷十·第一》正作"蓄"。可证。

③定治："定"为"拯"之音转。"定治"，即"拯治"，"治疗"之义。《经义述闻》："'正'与'定'通。"《管子集校》："正，读如整。"《吕览·劝学》毕沅校："'整'、'承'通。"又"'拯'、'承'通。"是定、拯、整、正古并通。

④众痹："众"为"卒"之音转，"走"义。"众痹"，即"走痹"之义。《诗·黍苗》陆德明释文："'士卒'，一本作'士众'。"是"众"、"卒"古通。《淮南子·修务》高诱注："步曰卒。"《说文·步

部》："步，行也。"是"卒"有"行走"义。

［释文］

黄帝问岐伯说：痛痹在人身，上下移动，随血脉之上下，左右相对应发病，无处不到。愿知此病邪是在血脉中，还是在肌肉中？怎样致此？其痛处之变动，等不及下针，其聚痛之时，来不及治疗，而疼痛已停止发作了，这是什么原因使它这样？愿知其道理。岐伯答道：这是走痹，不是痛痹。

［原文］

黄帝曰：愿闻众痹。岐伯对曰：此各在其处，更发更止，更居更起，以右应左，以左应右，非能周①也，更发更休也。黄帝曰：善。刺之奈何？岐伯对曰：刺此者，痛虽已止，必刺其处，勿令复起。

［考注］

①非能周："非"为"其"之误；"能"为"之"之音转；"周"，通"痛"。"非能周"，即"其之痛"。《文选·月赋》李善注："'能'，古'台'字也。"《汉书·地理志》"治水"之"治"，颜师古注："《燕刺王传》作'台'字。"《说文通训定声》："治，叚借为始。"《助字辨略》："适，始也。"《诗·北门》毛传："适，之也。"是"能"、"之"古通之证。

［释文］

黄帝说：愿知走痹。岐伯答道：走痹散发人体各部，易发易止，易动易静，从右及左，从左及右。其痛，以易发易止为特征。黄帝说：讲得好！怎样针刺？岐伯说：刺此病，痛虽停止了，但仍需刺其痛处，以不使它再发作。

［原文］

帝曰：善。愿闻周痹何如？岐伯对曰：周痹者，在于血脉之中，随脉以上，随脉以下，不能左右，各当其所。黄帝曰：刺之奈何？岐伯对曰：痛从上下者，先刺其下以[①]过之[②]，后刺其上以脱[③]之；痛从下上者，先刺其上以[①]过之[②]，后刺其下以脱[③]之。

［考注］

①以：为“之”之音转。《读书杂志·荀子》王念孙按：“之，本作以。”是“以”、“之”古通。

②过之：“过”，“病”义；“之”，衍文。去之例义合。

③脱：“去”义。《古墨行》任渊注：“脱帽，谓去其管弓皮也。”

［释文］

黄帝说：讲得好！愿知痛痹是怎样的情况？岐伯答道：痛痹，邪气在血脉中，随脉而上，随脉而下，以上下发病为特征，不能左右对称。黄帝说：怎样针刺？岐伯答道：痛从上而下的，先刺其下部的病，后刺其上部以去其邪；痛从下而上的，先刺上部之病，后刺其下部以去其邪。

［原文］

黄帝曰：善。此痛[①]安生？何因而有名？岐伯对曰：风寒湿气，客于外[②]分肉之间，迫[③]切而为沫[④]，沫[④]得寒则聚，聚则排分肉而分[⑤]裂也。分[⑤]裂则痛，痛则神归[⑥]之，神归[⑥]之则热，热则痛解，痛解则厥[⑦]，厥[⑦]则他[⑧]痹发，发则如是。

［考注］

①痛：通“病”。《甲乙·卷十·第一》作“病”。

②外：为“脉”之音转。《史记·扁鹊仓公列传》“阴阳外变”之“外”，《素问·玉版论要》作“脉”。是“外”、“脉”古通之证。

③迫："急"义。

④沫："血"义。《文选·报任少卿书》吕向注："血沾面曰沫。"

⑤分："分"下，当脱"肉"字。例义始合。"分肉"，即"肌肉"义。

⑥归："至"义。《书·洪范》蔡沈集传："归者，来而至也。"

⑦厥："寒"义。

⑧他："其"义。

[释文]

黄帝说：讲得好！此病怎样产生？因什么而有此名？岐伯答道：风寒湿三气，侵于脉及肌肉之间，急切而为血病，血遇寒则聚滞，聚滞会排挤肌肉而肌肉分裂，肌肉分裂则痛，痛则神气至，神气至则发热，发热则疼痛消除，痛除后又遇寒，寒则其病又发作，发作则导致此病时发时止而不愈。

[原文]

帝曰：善。余已得其意矣[①]。此内不在藏，而外未发于皮，独居分肉之间，真[②]气不能周[③]，故命曰周痹。故刺痹者，必先切循其下之六经[④]，视其虚实，及大络之血结而不通，及虚而脉陷空者而调之，熨而通之，其瘛坚[⑤]，转引[⑥]而行之。黄帝曰：善。余已得其意矣，亦得其事也。九者经巽之[⑦]，理十二经脉阴阳之病也。

[考注]

①余已得其意矣：衍文。郭霭春："此九字涉下误衍。当删。"

②真：为"正"之音转。

③周："行"义。

④必先切循其下之六经：《甲乙·卷十·第一》作"必先循切其上下之大经"。义较《灵枢》为妥。

⑤瘛坚："坚"为"紧"之音转。"瘛紧"，指筋脉肌肉拘急痉挛。

《甲乙·卷十·第一》作“瘛紧者”。

⑥转引：指导引、按摩之法。

⑦九者经巽之：“九者”，为“灸其”之音转。“巽”为“络”之音转。“之”为“者”之音转。“九者经巽之”，即“灸其经络者”。《列子·天瑞》殷敬顺释文：“‘九’，当作‘久’。”《说文通训定声》：“‘灸’，叚借为‘久’。”是“九”、“灸”古通；《经词衍释》：“者，犹之也。”《经传释词》：“其，犹之也。”是“者”、“其”古通；《国语·吴语》韦昭注：“落，殒也。”《文选·七命》张铣注：“落，伤也。”《说文通训定声》：“落，叚借又为络。”《释名·释姿容》：“践，残也。”《群经平议·尚书》俞樾按：“巽，作‘践’”。是巽、络古通之证。

［释文］

黄帝说：讲得好！此病内不在脏腑，而外不发于皮肤，独在肌肉之间，正气不能行流，所以叫做痛痹。所以刺痛痹，必须察按其上下之经脉，视其虚实，如血络瘀结不通，或血络虚陷等情况而调治。用热熨法使其血脉畅通。其筋脉肌肉拘急痉挛的，用导引、按摩等法行其气血。黄帝说：讲得好！我已知其理，掌握其方法了。灸其经络，调治十二经脉阴阳之病。

口问第二十八

口问："口问"之词，义不类。"口"，当为"别"之脱。"问"，"学说"义。"口问"，即"别说"、"其他学说"义。《列子·说符》张湛注："问，犹学也。"

[原文]

黄帝闲居①，辟左右而问于岐伯曰：余已闻九针之经②，论阴阳逆顺六经已毕，愿得口问③。岐伯避席再拜曰：善乎哉问也！此先师之口传也。黄帝曰：愿闻口传。岐伯答曰：夫百病之始生也，皆生于风雨寒暑，阴阳喜怒，饮食居处。大惊卒恐，则血气分离，阴阳破败④，经络厥⑤绝，脉道不通，阴阳相逆，卫气稽留，经脉空虚，血气不次，乃失其常。论不在经⑥者，请道其方。

[考注]

①闲居：安坐。《文选·夜行塗口作》张铣注："闲居，静居也。"《国语·鲁语》韦昭注："居，坐也。"

②经："说"义。《荀子·成相》王先谦集解："经，道也。"《广雅·释诂》："道，说也。"

③口问：其他学说。

④败：为"散"之误。郭霭春："熊本、周本、统本、金陵本、藏本、日抄本、张注本并作'散'。按《太素》作'散'，与各本合。"

⑤厥：为"其"之音转。"其"又通"之"。《潜夫论·五德志》"厥中"汪继培笺："《论语》'厥'作'其'。"《战国策·燕策》鲍彪注："之，犹其也。"

⑥经："常"义。

［释文］

黄帝安坐，退去左右的人而问岐伯说：我已知九针之说，论述阴阳逆顺六经之理已罢，愿知其他学说。岐伯离座再拜说：问得好啊！这是先师所口传的医说。黄帝说：愿知口传的医说。岐伯答道：百病之生，都因于风雨寒暑、阴阳喜怒、饮食居处等因素。大惊大恐，则血气分离失和，阴阳破散，经络断绝，脉道不通，阴阳错乱，卫气滞留，经脉空虚，血气无序，于是失其常态而致病。这些论说都不在常法之内。臣讲一讲其方法。

［原文］

黄帝曰：人之欠者，何气使然？岐伯答曰：卫气昼日行于阳，夜半则行于阴。阴者主夜，夜者卧。阳者主上，阴者主下。故阴气积于下，阳气未尽，阳引①而上，阴引①而下，阴阳相引，故数②欠。阳气尽，阴气盛，则目瞑；阴气尽而阳气盛，则寤矣。泻足少阴，补足太阳。

［考注］

①引："行"义。

②数：为"始"之音转。"数"、"始"古声近，故可通转。《礼记·檀弓》郑玄注："始，犹生也。"

［释文］

黄帝说：人打哈欠，是怎样造成的？岐伯答道：卫气白天行于阳，夜间行于阴。阴主夜，夜间人主睡眠。阳主上，阴主下。阴聚于下，阳气尚存，阳行而上，阴行而下，阴阳相引，所以打哈欠。阳气尽，阴气盛，就会目闭而睡。阴气尽，阳气盛，就会觉醒。治疗应泻足少阴经穴，补足太阳经穴。

［原文］

黄帝曰：人之哕者，何气使然？岐伯曰：谷入于胃，胃气上注于肺。今有故寒气与新谷气，俱还[①]入于胃，新故相乱，真[②]邪相攻，气并[③]相逆，复出于胃，故为哕。补手太阴，泻足少阴。

［考注］

①还："至"义。《逸周书·周祝》孔晁注："还，犹至也。"

②真：为"正"之音转。

③并："盛"义。

［释文］

黄帝说：人呃逆，是怎样产生的？岐伯说：水谷入胃，胃化生精气上注于肺。现在旧寒气和新谷气都至于胃中，新旧相乱，正邪相搏，气盛而逆上，从胃逆行于口，所以成为呃逆。治疗应补手太阴经穴，泻足少阴经穴。

［原文］

黄帝曰：人之唏[①]者，何气使然？岐伯曰：此阴气盛而阳气虚，阴气疾而阳气徐，阴气盛而阳气绝，故为唏。补足太阳，泻足少阴。

［考注］

①唏：通"欷"。"泣"义。《说文通训定声》："'唏'，叚借为'欷'。"《玉篇·欠部》："欷，泣余声也。"

［释文］

黄帝说：人悲泣，是怎样造成的？岐伯说：这是阴气盛而阳气虚，阴气快，阳气慢，阴气盛，阳气衰，所以悲泣。治疗补足太阳经穴，泻足少阴经穴。

［原文］

黄帝曰：人之振寒者，何气使然？岐伯曰：寒气客于皮肤，阴气盛，阳气虚，故为振寒寒慄，补[①]诸阳。

［考注］

①补："补"有"治"义，引为"刺"义。《大戴礼记·本命》王聘珍注："补，犹治也。"后文"痿厥心悗，刺足大指间"之"刺"，正与前文"补足外踝下"之"补"对举。是"补"有"刺"义之证。

［释文］

黄帝说：人寒战是怎样导致的？岐伯说：寒气侵入皮肤，阴气盛，阳气虚，所以寒战、战栗。治疗刺诸阳经之穴。

［原文］

黄帝曰：人之噫者，何气使然？岐伯曰：寒气客于胃，厥逆从下上散，复出于胃，故为噫。补足太阴、阳明。一曰补眉本也。

［释文］

黄帝说：人嗳气，是怎样产生的？岐伯说：寒气侵入胃中，其逆气从下上泄，返出于胃，所以嗳气。治疗刺足太阴、阳明经穴。一说治眉根处。

［原文］

黄帝曰：人之嚏者，何气使然？岐伯曰：阳气和利[①]，满于心[②]，出于鼻，故为嚏。补足太阳荥。眉本，一曰眉上也[③]。

［考注］

①和利："和"，"盛"义；"利"，"疾速"义。《书·五子之歌》

蔡沈集传："和，平也。"《玉篇·亏部》："平，成也。"《九经古义·公羊上》："成与盛通。"《周礼·耕人》孙诒让注："利，疾速也。"

②心："中"义。

③眉本，一曰眉上也：眉本，郭霭春校："此二字，乃足太阳之旁注，误入正文。"《甲乙·卷十二·第一》无"一曰眉上也"五字。

［释文］

黄帝说：人打喷嚏，是什么造成的？岐伯说：阳气盛急，满于中，出于鼻，所以打喷嚏。治疗应刺足太阳经荥穴通谷。

［原文］

黄帝曰：人之亸[①]者，何气使然？岐伯曰：胃不实则诸脉虚，诸脉虚则筋脉懈惰，筋脉懈惰则行阴[②]用力，气不能复，故为亸。因其所在，补[③]分肉间。

［考注］

①亸：为"惰"之音转。周身松弛无力。

②阴：为"引"之音转。"阴"、"引"古音近，故可通转。

③补："刺"义。

［释文］

黄帝说：人周身无力，是怎样产生的？岐伯说：胃气虚则诸脉都虚，诸脉虚则筋脉松弛无力，筋脉松弛无力则行动吃力，气不能恢复，所以全身无力。根据其所在部位，刺肌肉间。

［原文］

黄帝曰：人之哀而泣涕出者，何气使然？岐伯曰：心者，五藏六府之主也；目者，宗[①]脉之所聚也，上液之道也；口鼻者，气之门户也。故悲哀愁忧则心动[②]，心动则五藏六府皆摇[③]，摇则宗脉感[④]，宗脉感则液道开，液道开故泣涕出焉。液者，所以灌精[5]濡空窍者也，故上液之道开则泣，泣不止则液竭，液竭则精[5]不灌，精不灌则目无所见矣。故命曰夺精[6]。补天柱，经[7]挟项。

［考注］

①宗：为“众”之音转。

②动：为“痛”之音转，“悲痛”义。

③摇：“动”义。

④感：“动”义。

⑤精：为“睛”之假字。《文选·七启》“失睛”，五臣本作“失精”。是“精”、“睛”古通之证。

⑥精：通“津”。《素问·太阴阳明论》“不能为胃行其津液”，郭霭春校：“赵本、吴本、藏本‘津’并作‘精’。”是“精”通“津”之证。

⑦经：当为“在”之误。《甲乙·卷三·第六》：“天柱，在挟项。”

［释文］

黄帝说：人悲哀泣涕出，是什么造成的？岐伯说：心是五脏六脏之主；目是众脉之所聚集处，是上部津液的通道；口鼻是气出入的门户。所以悲伤愁忧则心悲痛，心悲痛则五脏六腑都动，动则众脉动，众脉动则液道开，液道开所以泣涕流出。液，所以灌目睛而润孔窍，上液之道开于是泣流，泣涕流不止则液枯竭，液枯竭则睛得不到灌养，睛不灌养则目不能视物，所以叫做夺津。刺天柱穴。天柱穴在挟项后发际。

［原文］

黄帝曰：人之太息者，何气使然？岐伯曰：忧思则心系急，心系急则气道约[1]，约[1]则不利，故太息以伸出之。补手少阴、心主、足少阳，留之也。

[考注]

①约："缩"义。《周礼·匠人》郑玄注："约，缩也。"

[释文]

黄帝说：人叹气，是什么造成的？岐伯说：忧愁思虑使心系急，心系急则气道收缩，收缩则气道不利，所以叹气以舒伸之。治疗刺手少阴、手厥阴、足少阳经穴，留针。

[原文]

黄帝曰：人之涎下者，何气使然？岐伯曰：饮食者皆入于胃，胃中有热则虫动，虫动则胃缓[①]，胃缓则廉泉开，故涎下。补足少阴。

[考注]

①缓："张"义。《说文·系部》："缓，绰也。"《诗·淇奥》朱熹集传："绰，开大也。"

[释文]

黄帝说：人流涎，是什么造成的？岐伯说：饮食入胃，如果胃中热则虫动，虫动则胃张大，胃张则廉泉张开，所以口涎流出。治疗刺足少阴经穴。

[原文]

黄帝曰：人之耳中鸣者，何气使然？岐伯曰：耳者宗[①]脉之所聚也，故胃中空则宗脉虚，虚则下溜脉[②]有所竭者[③]，故耳鸣。补客主人，手大指爪甲上与肉交者也。

[考注]

①宗：为"众"之音转。

②下溜脉："下"为"人"之误；"溜"通"留"，"留"又为"囟"之误。指头。"下溜脉"即"人囟脉"，人头脉之义。

③者：为"也"之音转。《经传释词》："者，犹'也'也。"

［释文］

黄帝说：人耳鸣，是什么造成的？岐伯说：耳是众脉所聚之处，所以胃气虚则众脉虚，脉虚则人头脉有所衰竭，耳失养所以耳鸣。治疗刺客主人穴及手大指端的少商穴。

［原文］

黄帝曰：人之自啮舌者，何气使然？岐伯曰：此厥[1]逆走上，脉气辈[2]至也。少阴气至则啮舌，少阳气至则啮颊，阳明气至则啮唇矣。视主[3]病者则补之。

［考注］

①厥：病。

②辈：为"倍"之音转。"辈"、"倍"古声近，故可通传。《说文通训定声》："倍，叚借为背。"《慧琳音义·卷四十四》注："辈，或从北作輩。"是"辈"、"倍"古通之证。

③主：为"之"之音转。

［释文］

黄帝说：人自己咬舌，是什么造成的？岐伯说：这是病气逆上，脉气倍至所致。少阴气盛则咬舌，少阳气盛则咬颊，阳明气盛则咬唇。视其病之不同而采用相应的刺法。

［原文］

凡此十二邪者，皆奇邪[1]之走空窍者也。故邪之所在，皆为[2]不[3]足。故上气不[4]足，脑为之不[4]满，耳为之苦鸣，头为之苦倾[5]，目为之眩；中气不[3]足，溲便为之变，肠为之苦鸣[6]；下气不[3]足，则乃为痿厥心悗[7]。补足外踝下，留之。

［考注］

①奇邪："奇"为"疾"之音转。"奇邪"、即"疾邪"，"病邪"之义。

②为：通"谓"，"叫做"义。《经传释词》："谓，犹为也。"

③不：为"之"之音转。助词，在此无义。

④不：衍文。去之上下文义例合。

⑤倾：头重欲倾。

⑥鸣：为"痛"之音转。《周礼·秋官》郑玄注："鸣，吟也。"《小学蒐佚·考声》："吟，呻吟，痛苦声。"

⑦痿厥心悗："厥"，"病"义；"心"为"足"之误。《太素·卷二十七·十二邪》作"足"；"悗"，引为"软弱"义。《庄子·大宗师》陆德明释文："悗，婉顺也。""痿厥足悗"，即"痿病足软弱"之义。《素问·痿论》："肺热叶焦，则皮毛虚弱急薄，著则生痿躄也。"正指痿证病足之证。

［释文］

大凡上述十二种病邪，都是病邪上走孔窍所致。所以邪之所在，都为实证。因此，上气实，头会胀满，耳会严重鸣响，头会沉重欲倾，目会眩晕；中气实，大小便会病涩滞不利，肠痛剧烈；下气实，则为痿病足软弱难行。治疗刺足外踝下的昆仑穴，留针。

［原文］

黄帝曰：治之奈何？岐伯曰：肾主为欠，取足少阴，肺主为哕，取手太阴、足少阴。唏者，阴与[1]阳绝，故补足太阳，泻足少阴。振寒者，补诸阳。噫者，补太阴、阳明。嚏者，补足太阳、眉本[2]。亸，因其所在，补分肉间。泣出，补天柱经侠颈，侠颈者，头中分[③]也。太息，补手少阴、心主、足少阳，留之。涎下，补足少阴。耳鸣，补客主人、手大指爪甲上与肉交者。自啮舌，视主病者则补之。目眩头倾，补足外踝下，留之。痿厥心悗，刺足大指间上二寸，留之。一曰足外踝下，留之。

［考注］

①与：《甲乙·卷十二·第一》作“盛”。

②眉本：衍文。

③分：“处”义。

［释文］

黄帝说：怎样治疗？岐伯说：肾主欠，刺足少阴经穴，肺主哕，刺手太阴、足少阴经穴。泣，阴盛阳虚，补足太阳经穴，泻足少阴经穴。寒战，刺诸阳经穴。嗳气，刺太阴、阳明经穴。嚏，刺足太阳经穴。身无力，据其病处，刺肌肉间。流泣涕，刺天柱穴，在颈项后发际中。叹气，刺手少阴、手厥阴、足少阳经穴，留针。流涎，刺足少阴经空。耳鸣，刺客主人穴、少商穴。咬舌，视其病刺之。目眩头倾，刺外踝下昆仑穴，留针。痿厥足悗，刺足大指上之太冲穴，留针。一说刺外踝下昆仑穴，留针。

师传第二十九

［原文］

黄帝曰：余闻先师，有所心藏，弗著于方[①]。余愿闻[②]而藏之，则[③]而行之，上以治民，下以治身，使百姓无病，上下和亲，德泽下流，子孙无忧，传于后世，无有终时，可得闻乎？岐伯曰：远乎哉问也！夫治民与自治，治彼与治此，治小与治大，治国与治家，未有逆而能治之也。夫惟顺而已矣。顺者，非独阴阳脉论[④]气之逆顺也。百姓[⑤]人民皆欲顺其志也。

［考注］

①方：古人刻写文字的版木。《礼记·中庸》郑玄注："方，版也。"《管子·霸形》"削方墨笔"尹知章注："方，谓版牍也。"

②闻："知"义。

③则："准"、"遵"义。《论语·泰伯》朱熹集注："则，犹准也。"

④论：疑为"血"之误。

⑤百姓：百官。《国语·周语》"百姓兆民"韦昭注："百姓，百官也。官有世功，受氏姓也。"

［释文］

黄帝说：我听说先师有些医术经验只记在心中，不载于版牍上。我愿知而记之，遵而运用之，上可以治民，下可治自身，让百姓无病，上下亲和，圣德之术流传，使子孙健康无病，流传后代，永不终止。可以听一听吗？岐伯说：问得有远见！治民与自治，治彼与治此，治小与治大，治国与治家，道理都是一样的，没有能逆其规律而治的，只有顺其规律治理才行。顺，不单指阴阳气血的逆顺，百官人民都应顺其意愿。

［原文］

黄帝曰：顺之奈何？岐伯曰：入国问俗，入家问讳，上堂问礼，临病人问所便①。黄帝曰：便②病人奈何？岐伯曰：夫中热消瘅则便寒③，寒中之属则便热④。胃中热，则消谷，令人悬⑤心善饥，脐以上皮热；肠中热，则出黄如糜，脐以下皮寒⑥。胃中寒，则腹胀；肠中寒，则肠鸣飧泄。胃中寒，肠中热，则胀而且泄；胃中热，肠中寒，则疾饥，小腹痛胀。

［考注］

①便：为“病”之音转。《读书杂志·荀子》王念孙按：“辨，读为变。”《周礼·地官》孙诒让正义：“辨，辩字同。”《尔雅·释训》邵晋涵正义：“便，又通作辨。”《尔雅·释诂》郝懿行疏：“平，通作便。”《书·君奭》孙星衍注：“平与抨通。”《说文通训定声》：“抨，叚借又为并。”《释名·释疾病》：“病，并也。”是“便”、“病”古通之证。

②便：为“辨”之音转。“辨别”义。

③中热消瘅则便寒：据《素问·腹中论》“夫子数言热中消中”、《素问·脉要精微论》“风成为寒热，瘅成为消中”，此句之“瘅”，当为“中”之误。“消瘅”，即“消中”。“寒”为“瘅”之音转。“热”义。“便”为“病”之音转。“便瘅”，即“病热”之义。

④热：为“寒”之误。

⑤悬：“空”义。

⑥寒：为“热”之误。与上下文例始合。

［释文］

黄帝说：怎样顺治？岐伯说：进入一个国家，要问当地的风俗；进入一个家庭，要问人家的忌讳信仰；登堂时应问人家的礼节；临病人要问其所病。黄帝说：怎样辨别病人？岐伯说：中热、消中是病热，中寒之类是病寒。胃中热，消谷快，使人心空常饥，脐部上皮肤发热；肠中热，大便黄色如糜状，脐以下皮肤发热。胃中寒，会腹胀；肠中寒，会肠鸣水泻。胃中寒，肠中热，会胀而泻；胃中热，肠中寒，会速饥饿，小腹胀痛。

[原文]

黄帝曰：胃欲寒饮，肠欲热饮，两者相逆，便[①]之奈何？且夫王公大人血食之君，骄姿从[②]欲，轻人，而无能禁之，禁之则逆其志，顺之则加其病，便[①]之奈何？治之何先？

[考注]

①便：通“辨”。

②从：为“纵”之音转。

[释文]

黄帝说：胃宜寒饮食，肠宜热饮食，两者相反，怎样察辨？且王公贵族，骄傲放纵，轻视平民，不能劝阻，阻止他则逆其意愿，顺从他会加重病情，这时怎样察辨？治疗从何处先着手？

[原文]

岐伯曰：人之情，莫不恶死而乐生，告之以其败，语之以其善，导[①]之以其所便[②]，开之以其所苦，虽有无道之人，恶有不听者乎？

[考注]

①导：“教”义。《玉篇·寸部》：“导，教也。”

②便：“病”之音转。

[释文]

岐伯说：人之性，没有不怕死的而都愿意生，如果告诉他对身体的坏处，告知他治疗的好处，教育他对其病的认识，解开其病痛之虑，尽管是无德之人，哪里会有不听的呢？

[原文]

黄帝曰：治之奈何？岐伯曰：春夏先治其标，后治其本；秋冬先治其本，后治其标。

[释文]

黄帝说：怎样治疗？岐伯说：春夏先治在外的标病，后治在内的本治；秋冬先治在内的本病，后治在外的标病。

[原文]

黄帝曰：便①其相逆者奈何？岐伯曰：便①此者，食饮衣服，亦欲适寒温②，寒无③凄怆，暑无③出汗。食饮者，热无灼灼，寒无沧沧。寒温中适，故气将持④，乃不致邪僻⑤也。

[考注]

①便：为“辨”之音转。

②亦欲适寒温：“亦”，为“其”之音转；“欲”为“姿”之音转，“体”义；“适”，为“之”之音转。“亦欲适寒温”，即“其体之寒温”之义。《潜夫论·述赦》汪继培笺：“亦，今作乃。”《经传释词》：“其，犹乃也。”是“亦”、“其”古通。《读书杂志·汉书》王念孙按：“欲，当为恣。”《玄应音义卷二》注：“恣，姿也。”《玉篇·女部》：“姿，姿态也。”是“欲”、“姿”古通之证。

③无：为“之”之音转。

④持：为“等”之音转。“平”义。《说文通训定声》：“持，叚借

为等。”《淮南子·主术》高诱注：“等，同也。”《周礼·大宗伯》郑玄注：“等，犹齐等也。”《玉篇·亏部》：“平，齐等也。”

⑤邪僻：同义复词，指病邪。

[释文]

黄帝说：怎样辨其相逆反的情况？岐伯说：辨这种情况，主要是饮食、穿戴、起居，其身体的寒热情况，如天寒之冷缩，天热之多汗。饮食方面，不能太热，也不能太寒凉；衣服方面，应寒温适中。因此人体之气才能平和无偏，才能不患疾病。

[原文]

黄帝曰：《本藏》以身形支节䐃[①]肉，候[②]五藏六府之小大焉。今夫王公大人，临朝即位之君而问焉，谁可扪循[③]之而后答乎？岐伯曰：身形支节者，藏府之盖[④]也，非[⑤]面部之阅[⑥]也。

[考注]

①䐃：“脂”义。

②候：“察”义。《说文解字注》：“候，司望也。”

③扪循：“扪”通“问”。“先”义。《墨子·号令》孙诒让注：“门，当作闻。”《说文通训定声》：“问，叚借为闻。”《仪礼·聘礼记》郑玄注：“问，犹遗也，犹献也。”《玉篇·犬部》：“献，上也。”《吕览·权动》高诱注：“先，犹上也。”“循”通“巡”，“察”义。《说文通训定声》：“循，叚借为巡。”《希麟音义·卷二》注：“巡，察也。”由此“扪循”，即“先察”义。

④盖：覆盖。《左传·成公二年》杜预注：“盖，覆也。”

⑤非：为“同”之误。

⑥阅：“察”义。《集韵·薛韵》：“阅，察也。”

[释文]

黄帝说：《本脏》篇以身形肢节脂肉，去察测五脏六腑的大小。现在王公贵人或临朝即位之君发问，谁能先察看他们的身形肢节然后回答呢？岐伯说：身形肢节，是覆盖人体之体表组织，其观察方法与观察面部的方法相同。

［原文］

黄帝曰：五藏之气，阅[①]于面者，余已知之矣，以肢节知而阅[①]之奈何？岐伯曰：五藏六府者，肺为之盖，巨[②]肩陷咽，候见其外。黄帝曰：善。

［考注］

①阅："察"义。

②巨：为"平"之误。

［释文］

黄帝说：五脏之气，察其面部，我已知道了，现在想知怎样察肢节？岐伯说：五脏六腑，肺好比在上之盖，它平肩入陷咽内，其征象可见于在外肩、咽。黄帝说：讲得好！

［原文］

岐伯曰：五藏六府，心为[①]之主，缺盆[②]为[①]之道[③]骷骨[④]，有余[⑤]，以[⑥]候髑骬[⑦]。黄帝曰：善。

［考注］

①为：为"谓"之音转。

②缺盆：锁骨。《史记·扁鹊仓公列传》司马贞索隐："缺盆，人乳房上骨名也。"《素问·刺禁论》张志聪注："缺盆，在喉旁两横骨陷中，若缺盆然，故以为名。"

③道：为"其"之假字。《韩非子·十过》王先慎集解："《事类赋》引'道'作'自'。"《吕览·高义》旧校："'自'，一作'为'。"《文选·移书让太常博士》"为古文"，五臣本作"其古文"。是道、其、

为、自古并通。

④骺骨："骺"，"端"义。"骺骨"，即"端骨"之义。缺盆为心正上之骨，所以称其为"骺骨"，即"边端之骨"义。《玉篇·骨部》："骺，骨端也。"《国语·晋语》韦昭注："端，正也。"《文选·日出东南隅行》李周翰注："端，上也。"

⑤有余："有"，"主"义；"余"，为"示"之误。"示"有"察"义。"有示"，即"主察"之义。《周礼·宰夫》孙诒让正义："凡事有专主者谓之有司。"是"有"有"主"义。《诗·敬之》陈奂传疏："'示'，古'视'字。"《释名·释言语》王先谦集解："示，有明察是非之义。"

⑥以：为"亦"之音转。《诗·泉水》孔颖达疏："亦，已也。"《管子·立政》戴望校："以、已古通。"是"亦"、"以"古通。

⑦髃骭：同义复词。肩骨。《玉篇·骨部》："髃，髃骭，肩骨。"《集韵·曷部》："髃，骨名，一谓之骭。"

［释文］

岐伯说：五脏六腑，心叫做君主，锁骨叫做其端骨，主察心脏。心脏又可察肩骨。黄帝说：讲得好！

［原文］

岐伯曰：肝者主[1]为将[2]，使[3]之候外，欲知坚固，视目大小。黄帝曰：善。

［考注］

①主：为"之"之音转。

②将："大"义。《诗·臣工》郑玄笺："将，大也。"

③使：为"其"之音转。《楚辞·惜诵》朱熹集注："使，一作以。"《经词衍释》："以，犹之也。"《经传释词》："其，犹之也。"是"使"、"其"古可通转之证。

［释文］

岐伯说：肝是五脏之大脏，其之察于外，想知其是否坚固，可察目之大小明暗。黄帝说：讲得好！

［原文］

岐伯曰：脾者主为卫①，使之迎粮。视唇舌好恶，以知吉凶。黄帝曰：善。

［考注］

①卫：为“胃”之假字。《荀子·臣道》杨倞注：“‘为’，或为‘违’。”《管子集校》：“‘违’之通作‘围’。”《群经平议·尔雅》俞樾按：“‘卫’，‘围’之叚字。”《战国策·西周策》吴师道注：“‘为’、‘谓’通借。”《素问·气厥论》“谓之食亦”，《太素》“谓”作“胃”。是“卫”、“胃”古通之证。

［释文］

岐伯说：脾主为胃配合，其接受消化水谷。察看口唇色泽好坏，可以知道脾胃功能的好坏。黄帝说：讲得好！

［原文］

岐伯曰：肾者主为外①，使之远听，视耳好恶，以知其性。黄帝曰：善。愿闻六府之候。

［考注］

①外：为“水”之误。郭霭春：“‘外’是‘水’的误字。”

［释文］

岐伯说：肾主水，其可使耳远听，所以察看耳的听力好坏，可知肾的功能状态。黄帝说：讲得好！愿知六腑之察法。

［原文］

岐伯曰：六府者，胃为之海，广①骸②大③颈张④，胸⑤五谷乃容⑥；鼻隧以长⑦，以候大肠；唇厚⑧人中长[7]，以候小肠；目下果[8]大[9]，其胆乃横[10]；鼻孔在[11]外，膀胱漏泄；鼻柱中央起[12]，三焦乃约[13]。此所以候六府者也。上下三[14]等，藏安且良矣。

［考注］

①广：为“夫”之误。语首助词，无义。

②骸：通“胲”。指面颊之肉。《千金·卷十六·第一》正作“胲”。

③大：衍文。涉前“广”字之义致衍。

④张：为“者”之误。“张”为“长”之假。“长”为“其”之误。“其”通“者”。《墨子·所染》孙诒让注：“长、张字通。”

⑤胸：为“其”之赘误。“其”之误作“匈”，“匈”通“胸”，致误成“胸”字。

⑥容：为“窅”之误。“视望”义。《文选·敬亭山诗》李善注：“窅，远望也。”

⑦长：为“者”之误。“者”通“其”，“其”又误作“长”。

⑧果：为“巢”之脱。指眼胞。

⑨大：为“者”之误。“者”通“也”，“也”误作“大”。

⑩横：通“衡”，引为“察”、“辨”义。《荀子·致士》杨倞注：“衡，读为横。”《资治通鉴·汉纪》胡三省注：“衡，所以平轻重也。”《公羊传·庄公七年》何休注：“衡，平也。”《诗·采菽》马瑞辰笺：“平即辨也。”

⑪在：为“之”之音转。

⑫起：为“者”之音转。《文选·杂体诗三十首》旧校：“起，五臣本作‘岂’。”《经词衍释》：“岂，犹其也。”《经词衍释》：“者，犹之也。”《经传释词》：“其，犹之也。”是“起”、“者”、“其”古并通之证。

⑬乃约：为“之要”之音转。《经词衍释》：“乃，犹以也。”“之，犹以也。”是“乃”、“之”古通。《群经平议·荀子》俞樾按：“‘约’与‘要’一声之转，古亦通用。”

⑭三：为“之”之误。

［释文］

岐伯说：六腑：胃为水谷之海，其面颊及颈，是察看其容纳五谷情况的外在部位；鼻道，可以察测大肠；唇口、人中，可以察看小肠；眼下胞，可以察胆；鼻孔之旁，可以察看膀胱排泄水液的情况；鼻柱中间，是察看三焦的重要部位。这就是从外部察看六腑的大概方法。所察的部位上下平等不偏，说明六腑功能良好。

决气第三十

决：“别”、“辨”义。《史记·外戚世家》司马贞索隐：“决者，别也。”

［原文］

黄帝曰：余闻人有精、气、津、液、血、脉，余意以为一气耳，今乃辨为六名，余不知其所以然。岐伯曰：两神①相搏②，合而成形③，常先身生④，是谓精。何谓气？岐伯曰：上焦开发，宣五谷味，熏肤，充身泽毛，若雾露之溉，是谓气。何谓津？岐伯曰：腠理发泄，汗出溱溱⑤，是谓津。何谓液？岐伯曰：谷入气满，淖泽注于骨，骨属⑥屈伸，泄⑦泽补益脑髓，皮肤润泽，是谓液。何谓血？岐伯曰：中焦受气取汁，变化而赤，是谓血。何谓脉？岐伯曰：壅遏营气，令无所避，是谓脉。

［考注］

①神：为“身”之音转。《说文通训定声》：“神，叚借为申。”《尔雅·释诂》郝懿行疏：“身，又通作伸。”《广雅·释诂》：“申，伸也。”《白虎通义·五行》：“申，身也。”是“神”、“身”古可通转。

②搏：“交”义。《庄子·徐无鬼》成玄英疏：“搏，接也。”《淮南子·原道》高诱注：“接，交也。”

③形：“身”义。《庄子·天道》成玄英疏：“形，身也。”

④常先身生：“常”，通“尝”，“始”义；“先”为“生”之误；“生”为“形”之音转。“常先身生”，即“尝生身形”，“始生身形”之义。《诸子平议·列子》俞樾按：“‘常’、‘尝’古通用。”《助字辨

略》："未尝，犹未始也。""生"、"形"古韵同，故可通转。

⑤溱溱：盛貌。《后汉书·班固传》李贤注："溱溱，盛貌。"

⑥属：通"主"。

⑦泄：为"其"之赘误。

［释文］

黄帝说：我听说人身有精、气、津、液、血、脉，我以为是一种物质，你现在却分为六种名称，我不知其详细之道理。岐伯说：两身相交，合而成身，始生成身形，这种物质叫做精。什么叫做气？岐伯说：例如从上部发生的，能够宣散五谷精微之气，温养皮肤，养身润毛发，像雾露一样普施滋润灌养的物质，叫做气。什么叫做津？岐伯说：腠理发泄出的汗液，就叫做津。什么叫做液？岐伯说：水谷精微之气充溢后，流泽注于骨节，骨节主屈伸，其精微汁泽又可补益脑髓，润泽皮肤，这就是液。什么叫做血？岐伯说：中部脾胃受水谷化为精微汁液，再转化为红色的营养物质，叫做血。什么叫做脉？岐伯说：封闭营血之气，令其不能停止地运行其中，这种组织就是脉。

［原文］

黄帝曰：六气者，有余不足，气之多少，脑髓[①]之虚实，血脉之清浊，何以知之？岐伯曰：精脱者，耳聋；气脱者，目不明；津脱者，腠理开，汗大泄；液脱者，骨属[②]屈伸不利，色夭，脑髓消，胫痠，耳数鸣；血脱者，色白，夭然不泽，其脉空虚。此其候也。

［考注］

①脑髓：指代津液。

②属：为"之"之音转。

[释文]

黄帝说：六气的虚实，精气的多少，津液的满溢亏损，血液的稀稠，怎样知道？岐伯说：失精的，耳聋；失气的，目视物不清；损失津的腠理开，大汗出；损失液的，骨节不能屈伸，色枯，脑髓消耗，腿酸无力，耳鸣；损失血的，面色白，色枯槁不润泽，其脉空虚无力。这是其征象。

[原文]

黄帝曰：六气者，贵贱何如？岐伯曰：六气者，各有部①主也。其贵贱善恶，可为②常主③。然五谷与④胃为大海⑤也。

[考注]

①部："所"义。《后汉书·卓茂传》李贤注："部，谓所部也。"

②可为："可"为"所"之误；"为"通"谓"。"可为"，即"所谓"。

③主："气"之音转。"主"通"之"，"之"可通"其"，"其"可通"气"。

④与：为"之"之音转。

⑤大海："大"疑"水"之误。"水下"下脱"谷"字。胃为水谷之海。

[释文]

黄帝说：六气的主次是怎样的？岐伯说：六气各有其所主，其主次好坏，即以所说的常气为标准来判断。但是，容纳五谷之胃是水谷之海，人身六气的生化源泉。

肠胃第三十一

[原文]

黄帝问于伯高曰：余愿闻六府传谷者，肠胃之小大长短，受谷之多少奈何？伯高说：请[①]尽言之。谷所从出入浅深远近长短之度：唇至齿长九分，口广二寸半；齿以后至会厌，深三寸半，大容五合；舌重十两，长七寸，广二寸半。咽门重十两，广一寸半；至胃长一尺六寸，胃纡曲屈伸之[②]，长二尺六寸，大一尺五寸，径五寸，大容三斗五升；小肠后附脊，左环回周迭积，其注于回肠者，外附于脐上，回运环十六曲，大二寸半，径八分分之少半，长三丈二尺；回肠当脐，左[③]环，回周叶积而下回运环反十六曲，大四寸，径一寸寸之少半，长二丈一尺；广肠傅脊，以受回肠，左环叶脊[④]，上下辟，大八寸，径二寸寸之大半，长二尺八寸。肠胃所入至所出，长六丈四寸四分，回曲环反，三十二曲也。

[考注]

①请：为“臣”之音转。“请”、“臣”古韵近，故可通转。“请”本为“卿”之音转，“卿”、“臣”又义近而通。《孟子·告子》作“为臣”，《盐铁论》“臣”作“卿”。《说文通训定声》：“臣，叚借为发声之词。”

②之：衍文。《难经·四十二难》作“无”。

③左：《难经·四十二难》作“右”。

④脊：《甲乙·卷二·第七》作“积”。

[释文]

黄帝问伯高说：我愿知六腑传送水谷，肠胃的大小长短，受纳水谷的容量是怎样的？伯高说：臣详细说一说。水谷自入口到排出，其肠胃的深浅、远近、长短是：唇至齿，长九分，口宽二寸半；牙齿后方至会厌，深三寸半，能容五合食物；舌重十两，长七寸，宽二寸半；咽门重十两，宽一寸半；咽至胃长一尺六寸，胃体纡曲可伸缩，长二尺六寸，周长一尺五寸，直径五寸，能容三斗五升；小肠后附着脊，从左旋环转，环绕一周重叠，其连回肠处，外附脐上方，回运环绕十六曲，周长二寸半，直径八分又三分之一分，长三丈二尺；回肠当脐部向右环旋，回周叠积而下，回运反复十六曲，周长四寸，直径一寸又三分之一寸，长二丈一尺；广肠附脊，以接受来自回肠的水谷糟粕，向左环绕叠积，上下不齐，周长八寸，直径二寸又三分之二寸，长二尺八寸。肠胃从开端至出口，总长度是六丈四寸四分，其中回曲环反是三十二曲。

平人绝谷第三十二

［原文］

黄帝曰：愿闻人之不食，七日而死何也？伯高曰：臣请[①]言其故。胃大一尺五寸，径五寸，长二尺六寸，横屈受水谷三斗五升。其中之谷常留二斗，水一斗五升而满。上焦[②]泄气，出其精微，慓悍滑疾。下焦[③]下溉诸肠。小肠大二寸半，径八分分之少半，长三丈二尺，受谷二斗四升，水六升三合合之大半。回肠大四寸，径一寸寸之少半，长二丈一尺，受谷一斗，水七升半。广肠大八寸，径二寸寸之大半，长二尺八寸，受谷九升三合八分合之一。肠胃之长，凡五丈八尺四寸，受水谷九斗二升一合合之大半，此肠胃所受水谷之数也。

［考注］

①请：为“谨”之音转。

②上焦：“上部”义，指胃之上部。

③下焦：“下部”义，指胃之下部。

［释文］

黄帝说：愿知人不吃饭，为什么七天会死？伯高说：臣谨言其缘故。胃周长一尺五寸，直径五寸，长二尺六寸，可容纳水谷三斗五升，其中经常存留食物二斗，水一斗五升，充满其中。胃的上部有宣散精气作用，其所出精微之气，疾速滑利，可养利全身。胃的下部，可将消化的水谷下传诸肠。小肠周长二寸半，直径八分又三分之一分，长三丈二尺，容纳食物二斗四升，水六升三合又三分之二合。回肠周长四寸，直径一寸又三分之一寸，长二丈一尺，容纳食物一斗，水七升半。广肠周长八寸，直径二寸又三分之二寸，长二尺八寸，容纳水谷糟粕九升三合又八分之一合。肠胃的长度，总五丈八尺四寸，容纳水谷九斗二升一合又三分之二合，这是肠胃容纳水谷之总容量。

[原文]

平人则[①]不然[②]，胃满则肠虚，肠满则胃虚，更[③]虚更[③]满。故气得上下，五藏安定，血脉和利，精神乃居。故神者，水谷之精气也。故肠胃之中，当留谷二斗，水一斗五升。故平人日再后，后二升半，一日中五升，七日五七三斗五升，而留水谷尽矣，故平人不食饮七日而死者，水谷精气津液皆尽故也。

[考注]

①则：为“者”之音转。

②然：为“满”之音转。“然”、“满”古韵同，故可通转。

③更：“互”义。《汉书·五行志》颜师古注：“更，互也。”

[释文]

正常人肠胃不能常满，胃满肠就虚，肠满胃就虚，互虚互满，气才能够上下调，五脏安平，血脉和顺，精神乃安。所以人的神气，是水谷精气产生的。肠胃里经常存留食物二斗，水一斗五升。常人每日大便两次，每次排便二升半，一天排泄五升，七天五七三斗五升，肠胃中所存的水谷食物就竭尽了，所以正常人不吃不喝七日而死，那是因为水谷津液都竭尽的原因啊。

海论第三十三

［原文］

黄帝问于岐伯曰：余闻刺法于夫子，夫子之所言，不离于营卫血气。夫十二经脉者，内属[①]于府藏，外络于肢节，夫子乃[②]合之于四海乎？岐伯答曰：人亦有四海、十二经水。经水者，皆注于海，海有东西南北，命曰四海。黄帝曰：以人应之奈何？岐伯曰：人有髓海，有血海，有气海，有水谷之海。凡此四者，以应四海也。

［考注］

①属：为“注”之音转。

②乃：为“曰”之误。

［释文］

黄帝问岐伯说：我听说刺法在人体，如你所说，离不开营卫气血。人体十二经脉，内注于脏腑，外连于肢节，你怎么说它合于四海呢？岐伯答道：人也有四海、十二经水。大地的经水，都流注于海，海有东西南北，所以叫四海。黄帝说：人是怎样与它相应的？岐伯说：人有髓海，有血海，有气海，有水谷之海。凡此四者，以应四海。

［原文］

黄帝曰：远乎哉！夫子之合人天地四海也，愿闻应之奈何？岐伯答曰：必先明知阴阳表里荥输所在，四海定矣。

[释文]

黄帝说：讲得真深远！你将人体与四海合并而论，愿知它们怎样相应？岐伯答道：必先明知经脉的阴阳表里荥输所在，四海就可以确定。

[原文]

黄帝曰：定之奈何？岐伯曰：胃者水谷之海，其输上在气街，下至三里；冲脉者为十二经之海，其输上在于大杼，下出于巨虚之上下廉；膻中者为气之海，其输上在于柱骨之上下，前在于人迎；脑为髓之海，其输上在于其盖，下在风府。

[释文]

黄帝说：怎样定四海输注的要穴？岐伯说：胃是水谷之海，其输注要穴，上在气冲，下在足三里；冲脉是十二经之海，其输注要穴，上在大杼，下在上、下巨虚穴；膻中是气海，其输注要穴，上在哑门，下在大椎，前在人迎；脑是髓海，其输注要穴，上在百会，下在风府。

[原文]

黄帝曰：凡此四海者，何利何害？何生何败？岐伯曰：得顺者生，得逆者败；知调者利，不知调者害。

[释文]

黄帝说：凡此四海，什么是利？什么是害？什么是生？什么是败？岐伯说：顺其规律为生，逆其规律为败；知调养为利，不知调养为害。

[原文]

黄帝曰：四海之逆顺奈何？岐伯曰：气海有余者，

气满胸中，悗息，面赤；气海不足，则气少不足以言。血海有余，则常想其身大，怫然不知其所病；血海不足，亦[1]常想其身小，狭然[2]不知其所病。水谷之海有余，则腹满，水谷之海不足，则饥不受谷食。髓海有余，则轻劲有力，自过其度；髓海不足，则脑转耳鸣，胫痠眩冒，目无所见，懈怠安卧。

［考注］

①亦：为“则”之声转。《甲乙·卷一·第八》作“则”。可证。

②狭然：“狭”为“猝”之误。“狭然”即“猝然”。

［释文］

黄帝说：四海的逆顺是怎样的？岐伯说：气海有余，就会气满胸中，胸闷面赤；气海不足，会气短，说话无力；血海有余，则常感身胀大，浑然不知病处；血海不足，则常感身小，猝然不知病处。水谷之海有余，会腹胀满；水谷之海不足，则饥而不能食。髓海有余，则身轻有力，力过常人；髓海不足，会头眩耳鸣，腿酸头晕，目花看不清东西，全身无力，静卧。

［原文］

黄帝曰：余已闻逆顺，调之奈何？岐伯曰：审守其输而调其虚实，无犯其害。顺者得复，逆者必败。黄帝曰：善。

［释文］

黄帝说：我已知道逆顺了，怎样调治？岐伯说：审辨掌握其腧穴，调其虚实，不犯其错治之弊。顺其病治而可复康，逆其病治必失败。黄帝说：讲得好！

五乱第三十四

[原文]

黄帝曰：经脉十二者，别为五行，分为四时，何失而乱？何得而治？岐伯曰：五行有序，四时有分，相顺则治，相逆则乱。

[释文]

黄帝说：十二经脉，分属于五行，分别与四时相应，什么是失调而乱？什么是相和而正常？岐伯说：五行有规律，四时各有分主之气，相适应则正常，相违背则生乱。

[原文]

黄帝曰：何谓相顺？岐伯曰：经脉十二者，以应十二月。十二月者，分为四时。四时者，春秋冬夏，其气各异。营卫相随，阴阳已①和，清浊不相干②，如是则顺之而治。

[考注]

①已：《甲乙·卷六·第四》作“相”。例合。

②干：“乱”义。《淮南子·说林》高诱注：“干，乱也。”

[释文]

黄帝说：什么叫做相顺？岐伯说：十二经脉，与十二月相应。十二月分为四时。四时之春夏秋冬，其气候各不相同。营卫相和，阴阳调和，清浊不乱，这就是顺其规律而正常。

［原文］

黄帝曰：何谓逆而乱？岐伯曰：清气在阴[①]，浊气在阳[②]，营气顺[③]脉，卫气逆行，清浊相干，乱于胸中，是谓大悗。故气乱于心，则烦心密嘿[④]，俯首静伏[⑤]；乱于肺，则俯仰喘喝，接[⑥]手以呼；乱于肠胃，则为霍乱；乱于臂胫，则为四厥；乱于头，则为厥逆，头重[⑦]，眩仆。

［考注］

①阴：指五脏。《素问·金匮真言论》："言人身藏府中阴阳，则藏者为阴，府者为阳。肝、心、脾、肺、肾，五藏皆为阴。"

②阳：指六腑。《素问·金匮真言论》："胆、胃、大肠、小肠、膀胱、三焦六府皆为阳。"

③顺：通"巡"。"行"义。《诸子平议·贾子》俞樾按："巡乃顺字之叚借。"《左传·襄公元年》杜预注："巡，行也。"

④密嘿：通"默默"。不安貌。《玉篇·口部》："'嘿'与'默'同。"《类篇·山部》："密，默也。"《楚辞·弔屈原文》朱熹集注："默默，不自得也。"

⑤俯首静伏：衍文。心气乱，不当反安静。义不合。

⑥接：《甲乙·卷六·第四》作"按"。

⑦重：为"痛"之音转。《甲乙·卷六·第四》正作"痛"。可证。

［释文］

黄帝说：什么叫相逆而乱？岐伯说：清气在五脏，浊气在六腑，营血行脉中，这是正常情况。如果卫气逆其道而行，清浊相乱，乱于胸中，叫做大闷。因此，气乱于心，会烦躁不安；乱于肺，会哮喘前后俯仰，按胸抬肩呼吸不畅；乱于肠胃，会成霍乱吐泻之证；乱于臂胫，会成手足寒凉之证；乱于头，会成气逆头痛，眩晕仆倒之证。

[原文]

黄帝曰：五乱者，刺之有道[1]乎？岐伯曰：有道[1]以来[2]，有道[1]以去[3]，审知其道，是谓身宝。黄帝曰：善。愿闻其道[1]。岐伯曰：气在于心者，取[4]之手少阴、心主之输；气在于肺者，取之手太阴荥、足少阴输；气在于肠胃者，取之足太阴、阳明，不下者，取之三里；气在于头者，取之天柱、大杼；不知，取足太阳荥输；气在于臂足[5]，取之先去血脉，后取其阳明、少阳之荥输。

[考注]

①道："法"义。《左传·定公五年》杜预注："道，犹法术。"

②来：引为"补"义。

③去：引为"泻"义。

④取："刺"义。

⑤足："胫"义。《集韵·映韵》："胫，足也。"是"足"、"胫"同义。

[释文]

黄帝说：针刺五乱证有方法吗？岐伯说：有补法，有泻法，审知其法，叫做治身之宝。黄帝说：讲得好！愿知其法。岐伯说：乱气在心，刺手少阴、厥阴经穴；乱气在肺，刺手太阴荥穴、足少阴腧穴；乱气在肠胃，刺足太阴、阳明经穴，邪不去的，刺足三里穴；乱气在头，刺天柱、大杼穴；无效，刺足太阳荥、腧之穴；乱气在臂胫，先刺瘀络出血，再刺阳明、少阳荥、腧之穴。

[原文]

黄帝曰：补泻奈何？岐伯曰：徐入徐出，谓之导[1]

气，补泻无[②]形，谓之同精[③]，是非[④]有余不足也，乱气之相逆也。黄帝曰：允[⑤]乎哉道，明乎哉论。请著之玉版，名曰治乱[⑥]也。

［考注］

①导："养"义。《论语·学而》何晏集注："导，治也。"《孟子·尽心》赵岐注："养，治也。"

②无：通"其"。《易·归妹》陆德明释文："'不'，本亦作'无'。"《太素·卷二十二·三刺》作"精气不分"，《灵枢·本神》作"精气之分"，《读书杂志·荀子》王念孙按："'之'，本作'以'。"《诗·采绿》马瑞辰笺："'之'，犹'其'也。"是"无"、"其"、"不"、"之"、"以"古并通之证。

③同精："同"为"通"之音转。"除"义。"精"为"病"之音转。"同精"，即"除病"之义。《说文通训定声》："通，叚借为同。"《汉书·高帝纪》颜师古注："通，亦徹也。"《尔雅·释诂》郝懿行疏："病，又与炳通。"《战国策·魏策》鲍彪注："精，犹明。"《太玄·玄测》司马光集注："炳，亦明也。"是"精"、"病"古通转之证。

④是非："是"通"视"；"非"为"其"之误。"是非"，即"视其"，"根据其"之义。《管子集校》："'是'与'视'通。"

⑤允：为"光"之误。《太素·卷十二·营卫气行》作"光"。义合。

⑥治乱：郭霭春："'治'是'五'之误字。"

［释文］

黄帝说：怎样补泻？岐伯说：慢进针慢出针，叫做养气，补泻其身，叫做除病。根据其虚实和乱气相逆的不同情况去治疗。黄帝说：这真是光大之术，开明之论，请刻著于玉版，就叫做《五乱》篇吧。

胀论第三十五

［原文］

黄帝曰：脉之应于寸口，如何[1]而胀？岐伯曰：其脉大坚以涩者，胀也。黄帝曰：何以知藏府之胀也？岐伯曰：阴为藏，阳为府。

［考注］

①如何：当作“何如”。例始合。

［释文］

黄帝说：脉象反映于寸口，什么是胀病之脉象？岐伯说：其脉大坚而涩的，是胀病。黄帝说：怎样辨知五脏六腑的胀病呢？岐伯说：阴脉坚大涩是五脏之胀病，阳脉坚大涩是六腑的胀病。

［原文］

黄帝曰：夫气之令人胀也，在于血脉之中耶，藏府之内乎？岐伯曰：二者皆存焉，然非胀之舍也。黄帝曰：愿闻胀之舍。岐伯曰：夫胀者，皆在于藏府之外，排[1]藏府而郭[2]胸胁，胀皮肤，故命曰胀。

［考注］

①排：“撑胀”义。《孟子·滕文公》赵岐注：“排，壅也。”

②郭：《甲乙·卷八·第三》作“廓”。

［释文］

黄帝说：气滞使人胀，是病在血脉中呢，还是在脏腑之内呢？岐伯说：二者都涉及此病，但不是胀病之处。黄帝说：愿知胀病的病处。岐伯说：胀病都在脏腑之外，撑胀脏腑而扩撑胸胁，胀皮肤，所以叫做胀。

[原文]

黄帝曰：藏府之在胸胁腹里之内也，若匣匮之藏禁器也，各有次舍，异名而同处，一域之中，其气各异，愿闻其故。黄帝[①]曰：为解其意，再问。岐伯曰：夫胸腹，藏府之郭也；膻中者，心主之宫城也；胃者，太仓也；咽喉小肠者，传送[②]也；胃[③]之五窍者，闾里门户也；廉泉玉英者，津液之道也。故五藏六府者，各有畔界，其病各有形状。营气循[④]脉，卫[⑤]气逆为脉胀，卫气并脉循[④]分，为肤胀。三里而泻[⑥]，近者一下，远者三下。无问虚实，工在疾泻。

[考注]

①黄帝："黄"后九字，当为衍文。与前文类重。《甲乙·卷八·第三》无此九字。

②送：《甲乙·卷八·第三》作"道"。

③胃：为"面"之误。

④循："行"义。

⑤卫：疑为"其"之误。指营气。营行脉中，所以后文云"脉胀"。

⑥三里而泻：《甲乙·卷八·第三》作"取三里泻之"。

[释文]

黄帝说：脏腑在胸胁腹内，好像匣匮藏着的秘物，各有部位，名不同而同在一腔之内。一处之中，其性质各不相同。愿知其因。岐伯说：胸腹如脏腑之城围。膻中是心的宫城；胃是水谷的大仓库；咽喉小肠是传送物质之通道；面部五窍，好比闾里的门户；廉泉穴、玉英穴，是津液的通路。所以五脏六腑，各有界地，其病各有症状。营气运行脉中，其气逆乱会成为脉胀证。卫气依附脉而行于肌肉之间，卫气逆乱，就会成为肤胀。治疗它应刺足三里穴泻之，新病刺泻一次，久病刺泻三次。不须问胀病的虚实，医生治疗在于针刺急泻。

［原文］

黄帝曰：愿闻胀形。岐伯曰：夫心胀者，烦心短气，卧不安；肺胀者，虚满而喘咳；肝胀者，胁下满而痛引小腹；脾胀者，善哕，四肢烦悗[①]，体重[②]不能胜衣，卧不安；肾胀者，腹满引背央央[③]然，腰髀痛。六府胀：胃胀者，腹满，胃脘痛，鼻闻焦臭，妨于食，大便难；大肠胀者，肠鸣而痛濯濯，冬日重[④]感于寒，则飧泄不化；小肠胀者，少腹䐜胀，引腰而痛；膀胱胀者，少腹满而气癃；三焦胀者，气满于皮肤中，轻轻[⑤]然而不坚；胆胀者，胁下痛胀，口中苦，善太息。凡此诸胀者，其道[⑥]在一。明知逆顺，针数[⑦]不失。泻虚补实，神去其室[⑧]，致邪失正，真[⑨]不可定[⑩]。粗之所败，谓之夭命。补虚泻实，神归其室[⑧]，久塞[⑪]其空[⑫]，谓之良工。

［考注］

①悗：《甲乙·卷八·第三》作“闷”。

②重：为“肿”之音转。

③央央：通“怏怏”，不安宁。杜甫《奉赠韦左丞丈二十二韵》仇兆鳌注：“怏怏，不平貌。”

④重：为“之”之音转。

⑤轻轻：《甲乙·卷八·第三》作“殼殼”。

⑥道："法"义。

⑦数：通"术"。《庄子·天运》成玄英疏："数，算术也。"《孙子兵法》贾林注："数，算数也。"是"数"、"术"古通之证。

⑧室："身"义。《淮南子·俶真》高诱注："室，身也。"

⑨真：为"正"之音转。正气。

⑩定："安"义。《吕览·孝行》高诱注："定，安也。"

⑪久塞："久"为"欠"之误。引为"泻"义；"塞"，引为"补"义。

⑫空：指腧穴。

[释文]

黄帝说：愿知胀病的症状。岐伯说：心胀，烦躁，短气，睡不安；肺胀，胸满喘咳；肝胀，胁下胀满，痛引小腹；脾胀，常呃逆，四肢胀撑不适，身肿不能穿衣，睡卧不安；肾胀，腹胀满引背部不安适，腰股痛。六腑胀：胃胀，腹胀满，胃脘痛，鼻闻异常焦气，妨碍饮食，便秘；大肠胀，肠鸣，腹痛，冬日受寒，会水泄，食物不消化；小肠胀，小腹胀满，牵引腰部痛；膀胱胀，小腹满，尿闭不通；三焦胀，皮肤胀满，空而不坚；胆胀，胁下痛胀，口苦，常叹气。凡此诸胀病，其治法为一类，明知逆顺补泻，针术不失。如果泻虚补实，则神气去其身，聚邪失正，正气不能安平。劣医治疗之失败，叫做伤命。正常补虚泻实，神气在身，正气不失。正确补泻俞穴，叫做良医。

[原文]

黄帝曰：胀者焉生？何因而有？岐伯曰：卫气之在身也，常然并脉循分肉。行有逆顺，阴阳相随，乃得天和，五藏更始①，四时循序，五谷乃化。然后②厥③气在下④，营卫留止，寒气逆上，真邪相攻，两气相搏⑤，乃合为胀也。黄帝曰：善。何以解惑？岐伯曰：合⑥之于真[7]，三合[6]而得。帝曰：善。

［考注］

①更始："更"为"皆"之误；"始"为"治"之音转。《甲乙·卷八·第三》作"皆治"。

②后：《甲乙·卷八·第三》作"而"。

③厥："寒"义。

④下：为"内"之误。

⑤搏："交"义。《庄子·徐无鬼》成玄英疏："搏，接也。"《淮南子·原道》高诱注："接，交也。"

⑥合：为"治"之脱误。

⑦真：为"瞋"之脱。"胀"义。

［释文］

黄帝说：胀病是怎样产生的？是什么原因导致的？岐伯说：卫气在人身，正常时依附血脉行于肌肉之间，其运行有逆顺，上下内外相和，于是与自然规律相合，五脏都正常，四时有序和调，五谷生化正常。然而寒气在内，营卫之气滞留，寒气逆上，正邪相攻，两气相交，于是成为胀病。黄帝说：讲得好！怎样消除其乱气？岐伯说：治其瞋胀，三刺而效。黄帝说：讲得好！

［原文］

黄帝问于岐伯曰：胀论[1]言无问虚实，工在疾泻，近者一下，远者三下。今有其三而不下者，其过焉在？岐伯对曰：此言陷[2]于肉肓[3]，而[4]中气穴者也。不中气穴，则气内闭；针不[5]陷肓[3]，则气不行；上[6]越中[7]肉，则卫气相乱，阴阳相逐[8]。其于胀也，当泻不泻，气故不下，三而不下，必更其道[9]，气下乃止，不下复始，可以万全。乌有殆者乎？其于胀也，必审其胗[10]，当泻则泻，当补则补，如鼓应桴，恶有不下者乎？

［考注］

①胀论：“胀”为“尔”之误。“尔”误赘为“脉”，又误为“胀”。“尔”，“你”义。“论”，衍文。

②陷：“刺”义。

③肓：为“骨”之误。

④而：为“不”之误。下文“不中气穴”，可证。

⑤不：为“之”之音转。

⑥上：为“其”之误。

⑦中：为“之”之音转。《资治通鉴·唐纪》胡三省注：“中，当正也。”《荀子·议兵》王先谦集解：“方止，各本作‘方正’。”《经词衍释》：“止，亦或作‘之’。”是“中”、“之”古通之证。

⑧逐：《甲乙·卷八·第三》作“逆”。

⑨道：“法”义。

⑩脉：《甲乙·卷八·第三》作“诊”。“诊”为“疹”之假字。“疹”有“病”义。

［释文］

黄帝问岐伯说：你说不问虚实，医生治胀在于急泻，新病刺泻一次，久病刺泻三次。现在有三次而病不去，其错在哪里？岐伯答道：这是刺其肉骨，没有刺中其腧穴。刺不中腧穴，则气内闭阻；针之刺至骨，则气滞不行；其刺过之肌肉，则卫气逆乱，内外相逆。其刺治胀病，当泻不泻，所以病气不除。三刺病不去，必更换刺法，病气除则愈。不除重新再刺，这样可以不出现失误，怎么会有失败的呢？其治疗胀病，必须审辨其病，当泻则泻，当补则补，这样才能如槌击鼓，效果像声响马上出现，怎么会有病邪不除的情况呢？

五癃津液别第三十六

五癃："癃"为"中"之音转。"五癃"，即"五中"，指五脏。《说文·疒部》："癃，从疒隆声。"《荀子·正论》："'隆正'，犹'中正'。"是"癃"、"中"通转之证。《素问·阴阳类论》："五中所主，何藏最贵?"王冰注："五中，谓五脏。"

别：通"辨"，"辨别"义。钱大昕《廿二史考异》："古书'辨'与'别'通。""五癃津液别"，即"五藏津液辨别"之义。

［原文］

黄帝问于岐伯曰：水谷入于口，输于肠胃，其液别①为五，天寒衣薄则为溺与气②，天热衣厚则为汗，悲哀气并③则为泣，中热胃缓则为唾。邪气内逆，则气为之闭塞而不行，不行则为水胀④，余知其然也，不知其何由生，愿闻其道⑤。

［考注］

①别："分"义。

②与气：衍文。去之例合。郭霭春："《伤寒论》成注卷五引无'与气'二字。"

③并："甚"义。

④水胀："胀"字衍，涉后文"水胀"之"胀"而衍。此"水"，指病理之水液滞留，也隐喻正常之水，在病邪作用下成病理之水。作"水"，与上文"溺"、"汗"、"泣"、"唾"正成五种。例始与其问相合。

⑤道："说"义。《周礼》郑玄注："道，说也。"

[释文]

黄帝问岐伯说：水谷饮食从口进入肠胃，其津液分为五种，天寒衣薄成为尿，天热衣厚成为汗，悲哀之甚则为泪，中热胃松缓则成为唾。邪气内侵，气闭塞而不行，则成水。我已知道了。不知它们是怎样产生的，愿知其说。

[原文]

岐伯曰：水谷皆入于口，其味有五，各[①]注其海，津液各走其道。故三[②]焦出气[③]，以温肌肉，充皮肤，为其[④]津；其流[⑤]而不行者，为液。

[考注]

①各：《甲乙·卷一·第十三》作"分"。

②三：为"上"之误。《甲乙·卷一·第十三》作"上"。

③出气："出"为"之"之误。"出气"，即"之气"。古"主"与"之"通。"之"先音转为"主"，"主"又形误为"出"。

④其：衍文。去之例合。《甲乙·卷一·第十三》无"其"字。

⑤流：通"留"，《甲乙·卷一·第十三》正作"留"。

[释文]

岐伯说：水谷都从口入，其味道有五种，分别注入人身之四海（气海、血海、水谷之海、髓海）。人体的津液各走其道。所以上焦之气，可温润肌肉，养皮肤，是津；其留滞关节及髓腔不流行的，是液。

[原文]

天暑衣厚则腠理开，故汗出；寒留于分肉之间，聚沫则为痛。天寒则腠理闭，气湿[①]不行，水下留于膀胱，则为溺与气[②]。

［考注］

①湿：《甲乙·卷一·第十三》作“涩”。

②与气：衍文。

［释文］

天热衣厚使汗孔张开，所以汗出；寒邪留滞肌肉之间，津液凝聚则产生痛。天寒汗孔闭合，气涩不畅，水下留于膀胱，成为尿。

［原文］

五藏六府，心为之主，耳为之听，目为之候，肺为之相[①]，肝为之将[②]，脾为之卫[③]，肾为之外[④]。故五藏六府之津液，尽上渗于目，心悲气并[⑤]则心系急，心系[⑥]急则肺举，肺举则液上溢。夫心系[⑦]与肺，不能常举，乍上乍下[⑧]，故咳[⑨]而泣出矣。

［考注］

①相：为“气”之音转。《颜氏家训》：“相戏”之“相”，盧文弨校：“一本作‘为’。”《经词衍释》：“‘之’，犹‘为’也。”《诸子平议·列子》俞樾按：“‘之’，即‘其’也。”《集韵·末韵》：“乞，或通作‘气’。”《诸子平议·晏子春秋》俞樾按：“乞，当作‘既’。”《经词衍释》：“‘既似’，犹‘其似’也。”是“相”、“气”古通之证。

②将：“大”义。《方言·卷一》：“将，大也。”

③卫：为“胃”之音转。

④外：为“水”之误。《太素·卷二十九·津液》作“水”。义合。

⑤并：“甚”义。

⑥心系：《甲乙·卷一·第十三》无。

⑦系：为“之”之音转。

⑧乍上乍下：前“乍”为“其”之误；后“乍”，为“不”之误。即“其上不下”。例义始合。

⑨咳：为“呿”之误。“张口”之义。《太素·卷二十九·津液》作“呿”。郭霭春：“按：作‘呿’是。杨注：‘呿者，泣出之时，引气张口也’。”

［释文］

五脏六腑，心是司主，耳主为听，目主为察视，肺主气，肝是藏血主筋的大脏，脾主与胃共同消化水谷，肾主水。所以五脏六腑的津液，都可上渗于目。心悲气甚则心系急，急则肺上举，上则液上溢。心与肺，不能常上，其上而不下，所以张口引气而泪流出。

［原文］

中热则胃中消谷，消谷则虫①，上下②作，肠胃充郭③，故胃缓④，胃缓④则气逆，故唾出。

［考注］

①虫：为“空”之音转。孙诒让《札迻》：“虫，当为‘痋’之借字。”段玉裁《说文解字注》：“痋即‘疼’字也。”《汉书·张骞传》颜师古注：“空，通也。”《说文通训定声》：“通，一为‘同’。”《左传·成公二年》李富孙释文：“同，作‘桐’。”王念孙疏：“桐，亦恫也。”《书·康诰》孔安国传：“恫，痛也。”《广雅·释诂》：“疼，痛也。”是“虫”、“空”、“痛”、“疼”古并通之证。

②上下：为“其”字之分离致误。

③充郭：“空虚”义。《文选·咏史》李善注：“空，廓也。”“廓”与“郭”同。

④缓：“松弛”义。

［释文］

中热则胃消化水谷快，水谷消化后则胃中空，其胃仍蠕动。

胃空虚，所以胃松弛，松弛则不能约束其气而气上逆，所以唾液产生。

[原文]

五谷之津液和合而为膏者，内渗入于骨空，补益脑髓，而下流于阴股①。阴阳不和，则使液溢而下流于阴①，髓液皆减而下，下过度则虚，虚故腰背②痛而胫酸。

[考注]

①阴股："阴"为"胫"之音转；"股"为"骨"之音转。"股"、"骨"古声同，故可通转。

②背：《甲乙·卷一·第十三》作"脊"。

[释文]

五谷化生的津液合而成为膏脂，内渗骨孔，补益脑髓，下流入胫骨。阴阳失和，液溢而下流于胫，髓液随之减少损失，损失过度则髓液虚，髓液虚则腰脊痛而胫酸痛。

[原文]

阴阳气道不通，四海闭塞，三焦不泻①，津液不化，水谷并行②肠胃之中，别③于回肠，留于下焦，不得渗膀胱，则下焦胀，水溢则为水胀。此津液五别之逆顺也。

[考注]

①泻：引为"通"义。

②并行："并"，"聚"义；"行"为"于"之误。《甲乙·卷一·第十三》作"于"。"并行"，即"并于"，"聚于"之义。《说文句读》："并，一曰聚也。"

③别：为"团（團）"之音转，"聚"义。《读书杂志·墨子》王念

孙按："'别'，读为'遍'。"《书·舜典》作"遍于"，《续汉·祭祀志》作"班于"，《文选·和王主簿怨情》"班扇"之"班"，五臣本作"团"字。是"别"、"团"、"遍"、"班"古并通之证。《文选·长笛赋》李善注："团，聚貌。"

［释文］

阴阳气道不通，人体的四海闭塞，三焦不通，津液不能运化，水谷津液聚于肠胃之中，聚于回肠，留于下部，不能渗泄于膀胱，于是下部胀满，水溢出而成为胀之病。这是辨别津液逆顺的大致情况。

五阅五使第三十七

五阅："阅"通"穴"。"五阅"即"五穴"，指面部五官。面部五官犹如五脏在外之通穴，所以叫"五穴"。《说文通训定声》："阅，叚借为穴。"

五使："使"，为"气"之音转。"五使"，即"五气"。指五脏之气。《楚辞·九章》朱熹集注："使，一作'以'。"《说文通训定声》："始，叚借为治。"《诗·无逸》作"治民"，《汉石经》作"以民"，《庄子·大宗师》成玄英疏："始，生也。"《诗·蓼莪》朱熹集传："生者，本其气也。""使"、"始"古韵同，"始"、"气"古韵近，故可通转。

［原文］

黄帝问于岐伯曰：余闻刺①有五官五阅②，以观五气。五气者，五藏之使③也。五时之副也④。愿闻其五使③当安出？岐伯曰：五官者，五藏之阅②也。黄帝曰：愿闻其所出，令可为常。岐伯曰：脉出于气口，色见于明堂，五色更⑤出，以应五时⑥，各如其常，经⑦气入藏，必当治里。

［考注］

①刺：为"其"之音转。此篇不涉针刺的内容。作"刺"解，义难通。

②阅：通"穴"。

③使：为"气"之音转。

④五时之副也：衍文。疑为注文误入正文。去之义合。

⑤更："互"义。

⑥五时："时"为"气"之音转。"五时"，即"五气"。指五脏之气。《尔雅》作"四时"，《唐石经》作"四气"。是"时"、"气"古通之证。

⑦经：为"病"之音转。

［释文］

黄帝问岐伯说：我听说面部的五官好比五脏的通穴，可以观察五气。五气，就是五脏之气。愿知其五气是怎样表现于面部的？岐伯说：五官，是五脏的外在通穴。黄帝说：愿知其在五官的反映，使它成为诊病的常规。岐伯说：脉见于寸口处，色见于鼻部明堂处。五色互出，以反映五脏之气，各表示它的功能常态。病气入脏，必当及时治内。

［原文］

帝曰：善。五色独[①]决于明堂乎？岐伯曰：五官已辨，阙庭[②]必张[③]，乃立[④]明堂。明堂广大，蕃蔽[⑤]见外[⑥]，方壁高基，引垂居外[⑦]，五色乃治。平博广大，寿中百岁。见此者，刺之必已。如是之人者，血气有余，肌肉坚致[⑧]，故可苦[⑨]已[⑩]针。

［考注］

①独：为"之"之音转。

②阙庭：眉间。

③张：为"章"之借字，"察辨"义。"张"、"章"古韵同，故可通假。《广雅·释诂》："张，大也。"《经义述闻》："章，大也。"《孔子家语·曲礼子贡问》王肃注："章，别也。"钱大昕《廿二史考异》："古书'辨'与'别'通。"

④乃立："乃"，副词。"随即"义。《经词衍释》："乃犹即也。""立"，动词，引为"视"、"察"义。《礼记·曲礼》郑玄注："立，平

视也。”

⑤蕃蔽：同义复词，“覆盖”义，此指头发。头发覆盖头部皮肤，故喻为蕃蔽。《老子·十五章》王弼注：“蔽，盖覆也。”《诗·崧高》朱熹集传：“蕃，蔽也。”

⑥外：引为“盛”、“实”义。《诗·蟋蟀》朱熹集传：“外，余也。”《孟子·告子》焦循正义：“余，犹多也。”

⑦引垂居外：“引”通“龂”，指齿龈；“垂”为“齿”之误；“居”，“安”义；“外”，“实”义。“矧齿居外”，即“牙齿安固”之义。孙鼎宜：“‘引’读曰‘矧’，声误。《曲礼》注：‘齿本曰矧’，‘矧’即‘龂’之假字。《说文》：‘龂，齿本也’。”《吕览·上农》高诱注：“居，安也。”

⑧致：通“緻”。“密”义。《诗·假乐》陆德明释文：“‘緻’，本或作‘致’。”是“致”、“緻”古通。《文选·西都赋》李善注：“緻，密也。”

⑨苦：为“取”之音转。“刺”义。郭霭春：“‘苦’误，应作‘取’。‘苦’古在模韵，‘取’，古今俱在候韵，模候音转。”

⑩已：为“以”之音转。

［释文］

黄帝说：讲得好！五色怎样辨别于明堂处？岐伯说：五官之色已辨别，眉间之色必察，随即察看明堂处的色泽。明堂部宽大，头发茂盛，面部方圆，牙齿安固，五色才正常。面部五官平正开阔，可以寿至百岁。见此征象，有病的刺必能愈。如此之人，血气盛，肌肉固密，治疗可以用针刺之法。

［原文］

黄帝曰：愿闻五官。岐伯曰：鼻者，肺之官也；目者，肝之官也；口唇者，脾之官也；舌者，心之官也；耳者，肾之官也。

[释文]

黄帝说：愿知五官的归属。岐伯说：鼻是肺之官；眼是肝之官；口是脾之官；舌是心之官；耳是肾之官。

[原文]

黄帝曰：以官何候？岐伯曰：以候五藏。故肺病者，喘息鼻胀[①]；肝病者，眦青；脾病者，唇黄；心病者，舌卷短，颧赤；肾病者，颧与[②]颜黑。

[考注]

①胀：《甲乙·卷一·第四》作“张”。

②颧与：二字疑衍。前文心病已有“颧赤”。此不当复出“颧与”。此二字涉“颧赤”之音致衍。

[释文]

黄帝说：怎样察五官？岐伯说：五官用以察五脏。肺病，喘息气急而鼻孔张开煽动；肝病，目眦青暗；脾病，口唇枯黄；心病，舌短缩，颧部红赤；肾病，颜面发黑。

[原文]

黄帝曰：五脉安[①]出？五色安[①]见？其常色殆者如何？岐伯曰：五官不辨[②]，阙庭不张[③]，小其明堂，蕃蔽不见，又埤其墙，墙下无基，垂角去外[④]。如是者，虽平常，殆，况加疾哉。

[考注]

①安：为“焉”之音转。疑问代词。《汉书·霍光传》颜师古注：“安，犹焉也。”

②辨：“明”义。《大戴礼记·文王官人》王聘珍注：“辨，明也。”

③张：为“章”之音转。“明”义。《周礼·考工记》郑玄注：

"章，明也。"

④垂角去外："垂"为"齿"之误。"角"、"貌"义。《汉书·律历志》："角为貌。""去"，"失"义。《战国策·燕策》鲍彪注："去，犹失也。""外"，"茂"、"实"义。"齿角去外"，即"牙齿不固"义。

［释文］

黄帝说：五脏之脉怎样产生？五脏之色怎样显现？其常色与病色怎样区别？岐伯说：五官不亮，阙庭不明，明堂部狭小，头发稀少，面瘦无肉，下巴尖而不方，牙齿不固。这样的人，看似正常，实则潜伏着病患，况且再加上疾患呢！

［原文］

黄帝曰：五色之见于明堂，以观五藏之气，左右高下，各有形①乎？岐伯曰：府②藏之在中也，各以③次舍。左右上下，各如其度也。

［考注］

①形：为"定"之音转。定处。

②府：郭霭春："张注本作'五'。按：作'五'是。与上'五脏之气'相合。"

③以：为"有"之音转。《经词衍释》："有，古读为以。"

［释文］

黄帝说：五色显现在明堂，可观察五脏之气，其左右高下，分别有定处吗？岐伯说：五脏在人体内，各有其固定位置。它反映在面部的五色，左右上下也分别有其定处。

逆顺肥瘦第三十八

逆顺："上下"之义。引为"常人"之义。《周礼·宰夫》贾公颜疏："逆者，问上之言。"《周易稗疏》："自上而下谓之顺。"《书》蔡沈集传："上下，上天下民也。"《大戴礼记·子张问入官》："上者，民之仪也。"《史记·晋世家》裴骃集解："下，谓人。"由此，"逆顺"，可引为"正常人"之义。

［原文］

黄帝问于岐伯曰：余闻针道①于夫子，众多毕悉矣。夫子之道①，应若失②，而据未③有坚④然者也。夫子之问学熟⑤乎？将审察于物而心生之乎？岐伯曰：圣人之为道者，上合于天，下合于地，中合于人事，必有明法，以起度数法式检押⑥，乃后可传焉。故匠人不能释尺寸而意短长，废绳墨而起平木⑦也。工人不能置规而为圆，去矩而为方。知用此者，固自然之物，易用之教，逆顺⑧之常也。

［考注］

①道："法"、"术"义。

②失：通"矢"。箭。

③未：为"之"之音转。

④坚："必"义。《广雅·释诂》："坚，固也。"《吕览·本味》高诱注："固，必也。"

⑤熟：为"孰"之音转。疑问代词，"谁"义。《战国策·秦策》

吴师道注："孰、熟通。"《国语·晋语》韦昭注："孰，谁也。"

⑥法式检押："规矩"义。《礼记·王制》郑玄注："法，谓法度。"《说文·工部》："式，法也。"《后汉书·仲长统传》李贤注："检押，犹规矩也。"是"法式"与"检押"，同义复词，均是"规矩"之义。

⑦平木：《太素·卷二十二·刺法》作"水平"。

⑧逆顺："上下"之义。

［释文］

黄帝问岐伯说：我听说你的针术，大家都已知道了。你的针法效果好像箭矢之快，而其学必有所据，你的学问是继承谁的呢？还是用心辨析事物而自已创造的？岐伯说：我承圣人之术，上应合天，下应合地，中应合人事。必知明法，才能产生标准规矩，然后可传于世。所以匠人不能离开尺寸而测长短，废绳墨而产生水平标准。工人不能废规而成圆，弃矩而成为方。知此规则，本是顺应自然之物理，是便于应用之法，上下之常理。

［原文］

黄帝曰：愿闻自然奈何？岐伯曰：临深决水，不用功力，而水可竭也，循掘[①]决冲[②]，而经可通也。此言气之滑涩，血之清浊，行之逆顺[③]也。

［考注］

①掘：为"穴"之音转。《战国策·秦策》吴师道注："'掘'即'窟'，古字通。"《盐铁论·轻重》张之象注："窟，土室也。"《说文·穴部》："穴，土室也。"《大戴礼记·夏小正》王聘珍注："穴，土窟也。"

②冲：引为"病"义。《文选·魏都赋》李善注："冲，虚也。"《吕览·圜道》高诱注："虚，病。"

③逆顺："上下"义。

［释文］

黄帝说：愿知气血之自然状态是怎样的？岐伯说：在低深处放水，不用费力，水就可流尽了。依穴泄病邪，经脉气血就可畅通。这是说人体气有滑涩的不同，血有清浊的不同，气血运行有上下的不同，治病应因人而宜。

［原文］

黄帝曰：愿闻人之白黑肥瘦小长，各有数[①]乎？岐伯曰：年质[②]壮大[③]，血气充盈[④]，肤革[⑤]坚固，因加以[⑥]邪。刺此者，深而留之，此肥人也。广肩腋项，肉薄厚皮而黑色，唇临临然[⑦]，其血黑以浊，其气涩以迟，其为人也，贪于取与。刺此者，深而留之，多益其数也。

［考注］

①数："差别"义。《逸周书·大聚》朱右曾校释："数，等差也。"

②质：为"之"之音转。《诸子平议·庄子》俞樾按："'至'、'质'古通用。"《诗·北门》陈奂传疏："之，犹'至'也。"是"质"、"之"古通之证。

③大：为"者"之误。

④盈：《甲乙·卷五·第六》作"盛"。

⑤肤革：《甲乙·卷五·第六》作"皮肤"。

⑥加以："加"，"胜"义；"以"，为"其"之音转。《楚辞·沈江》王逸注："加，盛也。"《墨子·明鬼》孙诒让注："胜者盛也。"

⑦临临然：喻大厚状。《广韵·侵韵》："临，大也。"《广雅·释诂》："临之言隆也。"

［释文］

黄帝说：愿知人黑白胖瘦高低不同，其针刺有差别吗？岐伯说：年壮者，气血充盛，皮肤坚固，因此易于胜邪，刺这样的人，深刺而留针，胖人以此为准。如果肩腋宽大，肉薄，皮厚，色黑，嘴唇厚，其血色暗而稠，其气行迟涩，其为人贪取。刺这样的人，深刺而留针，多增加针刺的次数。

[原文]

黄帝曰：刺瘦人奈何？岐伯曰：瘦人者，皮薄色少，肉廉廉然，薄唇轻言，其血清气滑，易于脱气，易于损血。刺此者，浅而疾之。

[释文]

黄帝说：怎样刺瘦人？岐伯说：瘦人皮薄血色不足，肌肉消瘦，唇薄声轻，其血稀，其气滑利，容易损伤气血。刺这样的人，浅刺而快速出针。

[原文]

黄帝曰：刺常人奈何？岐伯曰：视其白黑[①]，各为调之，其端正敦[②]厚者，其血气和调。刺此者，无失常数[③]也。

[考注]

①白黑：指肤色之浅深。

②敦：《甲乙·卷五·第六》作“纯”。“纯”，无偏、正常之义。《庄子·齐物论》郭象注：“纯者，不杂者也。”

③数：度。标准。

[释文]

黄帝说：怎样刺一般体态的常人？岐伯说：根据其肤色的浅深，分别决定针刺的浅深。正常人，其血气和调。刺这样的人，不能离开正常的针刺标准。

[原文]

黄帝曰：刺壮士真骨[①]者奈何？岐伯曰：刺壮士真骨[①]，坚肉缓节监监然。此人重[②]则气涩血浊，刺此者，深而留之，多益其数；劲[③]则气滑血清，刺此者，浅而疾之。

[考注]

①真骨：通“之穴”。《史记·龟策列传》“而骨直空枯”张守节正义：“直，语发声也。”《礼记·射仪》郑玄注：“之，发声也。”《庄子·田子方》陆德明释文：“直，本亦作‘真’。”是“真”、“之”古可通转。“骨”为“穴”之音转。“骨”为“搰”之脱，“搰”与“掘”同，“掘”通“穴”。《说文·手部》：“掘，搰也。”

②重：体重。指胖人。

③劲：为“轻”之音转。体轻。指瘦人。郭霭春：“‘劲’，当作‘轻’。”

[释文]

黄帝说：怎样刺壮年人的腧穴？岐伯说：刺壮年人腧穴有两种情况：壮年人多肌肉坚固，关节坚大，其肥胖者多气涩血稠，刺这样的人应深刺并留针，多增加针刺次数；其体瘦者多气滑利，血清稀，刺这样的人，应浅刺并快速出针。

[原文]

黄帝曰：刺婴儿奈何？岐伯曰：婴儿者，其肉脆血少气弱，刺此者，以豪[①]针，浅刺而疾发针，日再可也。

[考注]

①豪：为“毫”之借字。

[释文]

黄帝说：怎样刺婴儿？岐伯说：婴儿肉软气血弱，刺这样的人，用毫针浅刺，一日两次即可。

［原文］

黄帝曰：临深决水奈何？岐伯曰：血清气浊[①]，疾泻之，则气竭焉。黄帝曰：循掘决冲奈何？岐伯曰：血浊气涩，疾泻之，则经可通也。

［考注］

①浊：为“滑”之误。《太素·卷二十二·刺法》作“滑”。郭霭春：“按：作‘滑’是。‘气滑’与下‘气涩’相对。”

［释文］

黄帝说：怎样使用临深决水法？岐伯说：血清气滑，急用此法泻之，则邪气可衰竭。黄帝说：怎样使用循穴泻病法？岐伯说：血稠气涩，急用此法泻之，则经脉气血可通。

［原文］

黄帝曰：脉行之逆顺[①]奈何？岐伯曰：手之三阴，从藏走手；手之三阳，从手走头；足之三阳，从头走足；足之三阴，从足走腹。

［考注］

①逆顺：“上下”义。

［释文］

黄帝说：经脉循行的上下路线是怎样的？岐伯说：手三阴经，从胸至手；手三阳经，从手至头；足三阳经，从头至足；足三阴经，从足至腹。

［原文］

黄帝曰：少阴之脉独[①]下行何也？岐伯曰：不然[②]。

夫冲脉者，五藏六府之海也，五藏六府皆禀焉。其上者，出于颃颡[3]，渗诸阳，灌诸精[4]；其下者，注少阴之大络，出于气街，循阴股内廉，入腘中，伏行骭骨[5]内，下至内踝之后属而别[6]；其下者，并于少阴之经，渗三阴；其前后，伏行出附属，下循跗入大指间，渗诸络而温肌肉。故别络[7]结则跗上不动，不动则厥[8]，厥则寒矣。黄帝曰：何以明之？岐伯曰：以言导[9]之，切而验之，其非必动，然后乃可明逆顺[10]之行也。黄帝曰：窘乎哉！圣人之为道也，明于日月，微于毫厘。其非夫子，孰能道之也。

［考注］

①独：为“其”之音转。

②不然：衍文。《甲乙·卷二·第二》无此二字。

③颃颡：指脑。

④精：为“阴”之音转。“精”、“阴”古韵近，故可通转。《甲乙·卷二·第二》作“阴”。可证。

⑤骭骨：胫骨。“骭”为“骱”之脱误。“骱”即胫骨。

⑥别：为“络”之音转。

⑦别络：“别”为“络”之音转；“络”，“经”义。“别络”，即“经脉”义。《文选·遊天台山赋》吕向注：“落，经也。”《方言·卷五》钱绎笺：“箬、络、落，并与洛通。”是“经”、“络”古义同。

⑧厥：通“瘚”。“病”义。

⑨导：通“道”，“问”义。《论语·子张》刘宝楠正义：“‘道’，犹‘导’也。”《春秋繁露·王道》凌曙注：“道，读曰导。”是“导”、“道”古通。《官子·君臣》尹知章注：“道，犹言也。”《广雅·释诂》：“曰，言也。”《经传释词》：“一人之言而自为问答者，则加曰字以别之。”

⑩逆顺：“上下”义。

［释文］

黄帝说：足少阴肾经，其脉是怎样下行的？岐伯说：冲脉是五脏六腑之海，五脏六腑都接受它的滋养。其脉上行，出于脑窍，渗络诸阳经，灌络诸阴经；其脉下行，流注少阴的大络，出于气冲穴，沿大腿内侧入膝腘中，深行于胫骨内侧，再向下络注于内踝之后；其下行分支，与足少阴肾经并行，渗络三阴经；其前行分支，深行出外踝外，从足背入大指间，渗入诸络脉，润养肌肉。所以经络结滞则足背之脉不跳动，不跳动则病，病则足寒。黄帝说：怎样才能察知？岐伯说：用言语问之，切脉而察之，其不是病态则足背之脉必然跳动正常。然后可知道经脉上下运行的正常与否。黄帝说：真是要理！圣人的医术，明似日月，精似毫厘，如果不是您，谁能讲得如此明白呢。

血络论第三十九

[原文]

黄帝曰：愿闻其奇①邪而不在经者②。岐伯曰：血络是也。

[考注]

①奇：为“疾”之音转，“病”义。

②经者：《甲乙·卷一·第十四》“者”下有“何也”二字。例合。

[释文]

黄帝说：愿知其病邪不在经脉，这是为什么？岐伯说：这是病邪在血络。

[原文]

黄帝曰：刺血络而仆者，何也？血出而射者，何也？血少①黑而浊者，何也？血出清而半②为汁者，何也？发③针而肿者，何也？血出若多若少而面色苍苍者，何也？发针而面色不④变而烦悗者，何也？多出血而不动摇⑤者，何也？愿闻其故。

[考注]

①少：《甲乙·卷一·第十四》作“出”。例合。

②半：为“并”之误，“甚”义。

③发：“出”义。

④不：为“之”之音转。

⑤不动摇：不能减其病。

[释文]

黄帝说：刺血络而晕倒的，是为什么？血出如喷的，是为什么？血出暗而稠的，是为什么？血出稀甚则为清汁的，是为什么？出针后针处瘀肿的，是为什么？出血或多或少，面色发青的，是为什么？出针而面色变，烦闷不安的，是为什么？出血多而不能减其病的，是为什么？愿知其原因。

[原文]

岐伯曰：脉气盛而血虚者，刺之则脱气，脱气则仆；血气俱盛而阴气[1]多者，其血滑，刺之则射；阳气畜[2]积，久留而不泻者，其血黑以浊，故不能射；新饮而液渗于络，而未合[3]和于血也，故血出而汁别[4]焉；其不新饮者，身中有水，久则为肿。阴气积于阳，其气因[5]于络，故刺之，血未出而气先行，故肿；阴阳之气，其新相得而未和合[3]，因而泻之，则阴阳俱脱，表里相离，故脱色而[6]苍苍然；刺之血出多，色不[7]变而烦悗者，刺络而虚经，虚经之属于阴者，阴脱，故烦悗；阴阳相得[8]而合[3]为痹[9]者，此内溢[10]于经，外注[11]于络。如是者，阴阳俱有余[12]，虽多出血而弗能虚也。

[考注]

①阴气："阴"为"津"之音转。"阴气"，即"津气"，指津液。前文"灌诸精"，《甲乙》"精"作"阴"，《素问·太阴阳明论》"不能为胃行其津液"，郭霭春校："赵本、吴本、藏本，'津'并作'精'。"是"阴"、"津"通转之证。

②畜：通"蓄"。《甲乙·卷一·第十四》正作"蓄"。可证。

③合：为"之"之误。

④别：通"变"。"改变"之义。"别"、"辨"古通，"辨"通

“变”，故“别”可通“变”。

⑤因：为“引”之音转。“行”义。《法言·问神》李轨注：“或因者，引而伸之。”《文选·宋孝武宣贵妃诔》张铣注：“引，将行也。”

⑥而：为“面”之误。《太素·卷二十三·量络刺》作“面”。

⑦不：为“之”之音转。

⑧得：“盛”义。《战国策·西周策》鲍彪注：“得，犹胜。”“胜”、“盛”义同。

⑨痹：“病”义。

⑩溢：引为“甚”义。

⑪注：通“属”。“连”义。

⑫余：“实”义。指病邪盛。

［释文］

岐伯说：脉气盛而血虚的，刺络泄血会脱气，脱气就会倒仆；血气都盛，津液盛的，其血滑利，刺络时会血射如喷；阳气蓄积，久留不泻，其血色暗而稠，刺络所以不能喷射；刚喝完水，水液渗入血络，尚未与血混合，所以刺出之血有清汁的改变；如果未饮水，而身体内有水津滞留，时间长了会成为水肿。血气滞于阳络，其气行于络，所以刺络时血还没有出来而气先行，局部因此肿；阴阳之经气，其初始而尚未盛和，如果泻络，会导致阴阳都伤损，表里失和，所以面失色而青暗；刺络血出多，面色变，烦悗的，是刺血络泻血导致经虚，经虚属于阴虚。阴血脱失，所以烦闷；阴阳都盛而为病，内甚于经，外连于络，这样则阴阳都邪实，所以刺络虽出血多而仍不能虚减其病。

［原文］

黄帝曰：相①之奈何？岐伯曰：血脉者，盛坚横以赤，上下无常处，小者如针，大者如筋，则②而泻之万全也。故无失数③矣。失数③而反。各如其度④。

［考注］

①相："察"义。《孙子兵法·行军》张预注："相，犹察也。"

②则：为"刺"之音转。《甲乙·卷一·第十四》作"刺"。

③数：为"术"之音转。

④度：通"术"。"法"义。《老子·陆德明释文》："'数'，作'计'。"《大戴礼记》卢辩注："'度'，犹'计'也。"是"度"、"数"古通。"数"又通"术"。

［释文］

黄帝说：怎样察辨？岐伯说：瘀血之络，常常充盈坚硬，色赤，上下无定处，小的像针，大的像筋。刺血络泻其血，是万全之策。所以不要脱离刺血络的治疗大法，失其法就会适得其反。各种刺血络的适应证都应遵其大法。

［原文］

黄帝曰：针入而肉著者，何也？岐伯曰：热气因于针则针热，热则肉著于针。故坚[①]焉。

［考注］

①坚：为"紧"之音转。

［释文］

黄帝说：进针后被肌肉裹住，这是为什么？岐伯说：人体的热气作用于针则针热，针热所以被肌肉裹住，所以发紧。

阴阳清浊第四十

[原文]

黄帝曰：余闻十二经脉，以应十二经水者，其五色各异，清浊不同。人之血气[①]若一[②]。应之奈何？岐伯曰：人之血气[①]，苟能若[③]一，则天下为一矣，恶有乱者乎？黄帝曰：余问一人，非问天下之众。岐伯曰：夫一人者，亦[④]有乱气，天下之众，亦有乱人[⑤]，其合[⑥]为一耳。

[考注]

①血气："气"为"脉"之音转。"血气"，即"血脉"。《难经·十五难》"其脉之来"，《素问·玉机真藏论》"脉"作"气"，是"气"、"脉"通假之证。

②若一："若"为"与"之音转；"一"，为"其"之音转。"若一"，即"与其"。《经传释词》："之，犹若也。"《经义述闻》："与，即'以'也。"《楚辞·离骚》旧校："以，一作'之'。"是"若"、"与"古通之证。《助字辨略》："'壹'字在此犹云'是'也。"又"'其日'，犹云'是日'也。"《诗·小宛》李富孙释："'壹'、'一'古今字。"是"一"、"其"古通之证。

③若："似"义。《管子·小问》尹知章注："若，似也。"

④亦：为"其"之音转。

⑤人：为"也"之误。

⑥合：为"道"之脱。"道"脱为"首"，又误为"合"。

[释文]

黄帝说：我听说人的十二经脉，以应合十二经水。十二经水五色不同，清浊不同，人的血脉怎样与它相应？岐伯说：人的血脉，如果能像一种，那天下之众物就都会成为一种了，哪里还会有逆乱的情况呢？黄帝说：我问的是人的经脉，而不是问天下众物。岐伯说：人体，其有乱气，天下众物，也有混乱的情况，其道理相同。

[原文]

黄帝曰：愿闻人气之清浊。岐伯曰：受①谷者浊，受①气者清。清者注②阴③，浊者注②阳④。浊而清者，上出于咽；清而浊者，则下行。清浊相干⑤，命曰乱气。

[考注]

①受："盛纳"义。《广韵·有韵》："受，容纳也。"《广雅·释诂》："受，盛也。"

②注："行"、"走"义。《汉书·沟洫志》颜师古注："注，引也。"《文选·宋孝武宣贵妃诔》张铣注："引，将行也。"《文选·北使洛》李善注："引，犹进也。"

③阴：指脏。

④阳：指腑。

⑤干："乱"义。

[释文]

黄帝说：愿知人气的清浊。岐伯说：盛纳谷物者是浊腑，盛纳清气的是清脏。清气行于脏，浊气行于腑。浊中之清的，上出至咽喉；清中之浊的，下行至肠胃。清浊相乱，叫做乱气。

[原文]

黄帝曰：夫阴清①而阳浊②，浊者③有清，清者③有浊。清浊④别之奈何？岐伯曰：气之大别，清者上注于肺，浊者下走于胃。胃之清气，上出于口，肺之浊气，下注于经，内积于海。

［考注］

①阴清：脏气清。

②阳浊：腑气浊。

③者：为“中”之音转。《甲乙·卷一·第十二》正作“中”。

④清浊：衍文。涉上文致衍。《甲乙·卷一·第十二》无。

［释文］

黄帝说：脏气清，腑气浊。浊中有清，清中有浊。怎样辨别？岐伯说：辨气之大则，清气上行至肺，浊气下行至肠胃。肠胃之清气，又上出至口；肺中之浊气，又下行至经脉，内聚于气海。

［原文］

黄帝曰：诸阳①皆浊，何阳①浊②甚乎？岐伯曰：手太阳独受阳之浊，手太阴独受阴之清。其清者上走空窍，其浊者下行诸经。诸阴皆清，足太阴独受其浊。

［考注］

①阳：阳腑。

②浊：为“独”之假字。《甲乙·卷一·第十二》作“独”。

［释文］

黄帝说：各阳腑都受纳浊物，哪个腑更重要？岐伯说：手太阳小肠独受阳腑的浊气最多，手太阴肺独受阴脏的清气最多。气之清的，上走孔窍，气之浊的，下行各经。各阴脏都盛纳清气，唯独足太阴脾能接受胃中的浊气。

［原文］

黄帝曰：治之奈何？岐伯曰：清者其气滑，浊者其气涩，此气之常也。故刺阴者，深而留之；刺阳者，浅而疾之。清浊相干者，以数[1]调之也。

[考注]

①数：通“术”。“法”义。

[释文]

黄帝说：怎样治疗？岐伯说：清气滑利，浊气涩滞。这是气的正常性质。所以刺脏病，应深刺并留针；刺腑病，应浅刺而快出针。清浊之气相乱的，依相应之刺法调治。

阴阳系日月第四十一

系："合"义。《鬼谷子·本经》陶弘景注："系，属也。"《周礼·州长》陆德明释文："属，合也。"

［原文］

黄帝曰：余闻天为阳，地为阴，日为阳，月为阴，其合之于人奈何？岐伯曰：腰以上为天，腰以下为地。故天为阳，地为阴。故足之十二经脉，以应十二月，月生①于水，故在下者为阴。手之十指，以应十日，日主火，故在上者为阳。

［考注］

①生：为"主"之误。与下文"日主火"例始合。

［释文］

黄帝说：我听说天为阳，地为阴，日为阳，月为阴，它与人怎样相应？岐伯说：腰以上为天，腰以下为地。所以天属阳，地属阴。因此，足的十二经脉，可应十二月。月主水，所以在下的属阴。手的十指，可应天干的十日。日主火，所以在上的属阳。

［原文］

黄帝曰：合之于脉奈何？岐伯曰：寅者，正月之生阳也，主左足之少阳；未者六月，主右足之少阳；卯者二月，主左足之太阳；午者五月，主右足之太阳；辰者三月，主左足之阳明；巳者四月，主右足之阳明。此两阳合于前，故曰阳明。申者，七月之生阴也，主右足之少阴；丑者十二月，主左足之少阴；酉者八月，主右足之太阴；子者十一月，主左足之太阴；戌者九月，主右足之厥阴；亥者十月，主左足之厥阴。此两阴交[①]尽[②]，故曰厥阴。

［考注］

①交：为"之"之误。

②尽："极"、"盛"义。《集韵·准韵》："尽，极也。"《文选·剧秦美新》吕延济注："极，多也。"《文选·报任少卿书》刘良注："极，重也。"

［释文］

黄帝说：怎样与经脉配合？岐伯说：正月建寅，阳气生发，应合左足少阳经；六月建未，应合右足少阳经；二月建卯，应合左足太阳经；五月建午，应合右足太阳经；三月建辰，应合左足阳明经；四月建巳，应合右足阳明经。此在少阳、太阳两阳之中，所以叫阳明；七月建申，应右足少阴经；十二月建丑，应合左足少阴经；八月建酉，应合右足太阴经；十一月建子，应合左足太阴经；九月建戌，应合右足厥阴经；十月建亥，应合左足厥阴经。此两阴之盛极，所以叫厥阴。

［原文］

甲主左手之少阳，己主右手之少阳。乙主左手之太阳，戊主右手之太阳。丙主左手之阳明，丁主右手之阳明。此两火并合，故为阳明。庚主右手之少阴，癸主左手之少阴。辛主右手之太阴，壬主左手之太阴。

［释文］

甲日应合左手少阳经，己日应合右手少阳经。乙日应合左手太阳经，戊日应合右手太阳经。丙日应合左手阳明经，丁日应合右手阳明经。这是两阳相合，所以叫阳明。庚日应合右手少阴经，癸日应合左手少阴经。辛日应合右手太阴经，壬日应合左手太阴经。

[原文]

故足之阳者，阴中之少阳也；足之阴者，阴中之太阴也。手之阳者，阳中之太阳也；手之阴者，阳中之少阴也。腰以上者为阳，腰以下者为阴。

[释文]

足的阳经，是阴中的小阳；足的阴经，是阴中的大阴。手的阳经，是阳中的大阳；手的阴经，是阳中的小阴。腰以上属阳，腰以下属阴。

[原文]

其于五藏也，心为阳中之太阳，肺为阴①中之少阴，肝为阴中之少阳，脾为阴中之至阴，肾为阴中之太阴。

[考注]

①阴：为“阳”之误。据上文例：“阴中之少阳”、“阳中之少阴”，胸在上为阳，腹在下为阴。此当为“阳中之少阴”。郭霭春：“‘阴中’，日刻本、张注本、黄校本并作‘阳中’。按：《太素》作‘阳中’，与日刻本合。证以《九针十二原》，亦合。”

[释文]

具体到五脏，心为阳中之太阳，肺为阳中之小阴，肝为阴中之小阳，脾为阴中之极阴，肾为阴中之大阴。

[原文]

黄帝曰：以①治之奈何？岐伯曰：正月、二月、三月，人气在左，无刺左足之阳；四月、五月、六月，人气在右，无刺右足之阳。七月、八月、九月，人气在右，无刺右足之阴；十月、十一月、十二月，人气在左，无刺左足之阴。

［考注］

①以：为“其”之音转。《经词衍释》：“以，犹‘之’也。”《经传释词》：“其，犹‘之’也。”是“以”、“其”古通。

［释文］

黄帝说：怎样治疗？岐伯说：一、二、三月，人气在左，不宜刺左足的阳经；四、五、六三月，人气在右，不宜刺右足的阳经；七、八、九三月，人气在右，不宜刺右足的阴经；十、十一、十二月，人气在左，不宜刺左足的阴经。

［原文］

黄帝曰：五行以东方为甲乙木，王①春。春者苍色，主肝。肝者，足厥阴也。今乃以甲为左手之少阳，不合于数②何也？岐伯说：此天地之阴阳也，非四时五行之以次行也。且夫阴阳者，有名而无形，故数之可十，离③之可百，散之可千，推之可万。此之谓也。

［考注］

①王：为“主”之误。《太素·卷五·阴阳合》作“主”。

②数：引为“规律”义。

③离：“分”义。

［释文］

黄帝说：五行以东方甲乙木主春季，春主青色，主肝。肝是足厥阴经，你现在以甲日应合左手少阳经，与五行配合之规律不合，这是为什么？岐伯说：这是天地阴阳的变化规律，不是以四时五行配合规律排列次序的，所以不合。况且阴阳是个大的概念，有其名而没有具体形状可见。所以用阴阳之说解释事物，可以由一到十，由十扩大到百，由百分散成千，由千推演到万。正是这个道理。

病传第四十二

[原文]

黄帝曰：余受九针于夫子，而私览于诸方，或[①]有导引行气，乔[②]摩、灸、熨、刺、焫、饮药之一[③]者，可独守耶？将[④]尽行之乎？岐伯曰：诸方者，众人[⑤]之方也，非一人[⑤]之所尽行也。

[考注]

①或：通“又”。《经词衍释》：“或，犹‘又’也。”

②乔：为“挢”之脱，引为“按”义。《说文·手部》：“挢，举手也。”《甲乙·卷六·第十》作“按”。

③一：“皆”、“诸”义。《荀子·劝学》杨倞注：“一，皆也。”

④将：“或”义。《玉篇·寸部》：“将，或也。”

⑤人：为“病”之脱。“病”脱为“丙”，再脱为“人”。

[释文]

黄帝说：我从你那里学到了九针之说，而且自学了多种方书，又旁及导引、按摩、灸、熨、刺血、烧熏、饮药等各种方法，它们可单独使用呢，或者是一同使用？岐伯说：各种方法，是治疗众多病种使用的，而不是一种病要全用上。

[原文]

黄帝说：此乃所谓守一[①]勿失，万物毕者也。今余已闻阴阳之要，虚实之理，倾移之过，可治之属[②]，愿闻病之变化，淫[③]传绝败而不可治者，可得闻乎？岐伯曰：要乎哉问！道，昭乎其如日[4]醒，窘乎其如夜瞑。能被[5]而服[6]之，神[7]与[8]俱成[9]，毕[10]将服[6]之，神[7]自得[11]之，生神[7]之理。可著于竹帛，不[12]可传于子孙。

［考注］

①一：为“其”之音转。

②属：“类”义。《书·吕刑》蔡沈集传：“属，类也。”

③淫：“病”义。

④日：《甲乙·卷六·第十》作“旦”。

⑤被：通“比”，比较。《说文通训定声》：“被，叚借为彼。”《集韵·至韵》：“比，或作俾。”《广雅·释言》：“彼，俾也。”《尔雅·释诂》郝懿行疏：“俾，一作俾。”是“被”、“比”古通之证。

⑥服：“用”义。《荀子·赋》杨倞注：“服，用也。”

⑦神：为“身”之音转。

⑧与：为“之”之音转。《经义述闻》：“与，即‘以’也。”《楚辞·离骚》旧校：“以，一作‘之’。”

⑨成：“盛”、“健”义。

⑩毕：通“必”。《墨子·大取》孙诒让注：“‘必’与‘毕’通。”

⑪得：“生”义。《庄子·大宗师》成玄英疏：“得者，生也。”

⑫不：为“其”之音转。“不”、“之”、“以”、“其”古并通。

［释文］

黄帝说：这就是所说的守其治疗要则不失，则诸病均可归纳于此。现在我已知道阴阳之要点，虚实之道理，偏失致病之原因，可治之病类。愿意再了解一下病的变化，病传危重不能治疗的，是否可以知道？岐伯说：问得真重要！医理大法，明白的像早晨之清醒，糊涂的像夜间之睡眠。能比较而应用，身体才能都健壮。必须遵从应用其法，才能生身却病。这是生身之原理。此说可著书于竹帛，可传于子孙后代。

[原文]

黄帝曰：何谓日醒？岐伯曰：明于阴阳，如惑之解，如醉之醒。黄帝曰：何谓夜瞑？岐伯曰：瘖乎其无声，漠乎其无形，折毛发理，正气横倾，淫邪泮衍，血脉传溜[①]，大[②]气入藏，腹痛下淫[③]，可以致死，不可以致生[④]。

[考注]

①传溜："传"为"抟"之音转，"聚"义；"溜"为"留"之通假，《甲乙·卷六·第十》正作"留"。

②大：疑为"其"之误。

③下淫："下"为"之"之误；"淫"，"甚"义。

④不可以致生：当为衍文。义不类。去之义例合。

[释文]

黄帝说：什么叫旦醒？岐伯说：明知阴阳，如解开疑惑，解开醉酒清醒一般。黄帝说：什么叫夜瞑？岐伯说：暗然不知其病声，漠然不知其病形，毛败腠伤，正气倾失之时仍不知道。致使病邪漫衍，邪气聚留血脉，病气入脏，腹痛严重，甚则至死。

[原文]

黄帝曰：大[①]气入藏奈何？岐伯曰：病先发于心，一日而之肺，三日而之肝，五日而之脾，三日不已，死。冬夜半，夏日中。

[考注]

①大：为"其"之误。

[释文]

黄帝说：病邪怎样侵犯传入内脏？岐伯说：病先发生于心

的，一日传至肺，三日传至肝，五日传至脾。再过三日不愈，为死证。冬天死在半夜，夏天死在中午。

［原文］

病先发于肺，三日而之肝，一日而之脾，五日而之胃，十日不已，死。冬日入，夏日出。

［释文］

病先发生在肺，三日传至肝，再过一日，传至脾，五日传至胃。十日不愈，为死证。冬天死在傍晚，夏天死在早晨日出时。

［原文］

病先发于肝，三日而之脾，五日而之胃，三日而之肾。三日不已，死。冬日入[①]，夏早食。

［考注］

①日入：《甲乙·卷六·第十》作“日中”。

［释文］

病先发生于肝的，三日传至脾，五日传至胃，再过三日传至肾。再三日不愈，为死证。冬天死在中午，夏天死在早饭时。

［原文］

病先发于脾，一日而之胃，二日而之肾，三日而之膂[①]膀胱，十日不已，死。冬人定[②]，夏晏食。

［考注］

①膂：衍文。《甲乙·卷六·第十》无。

②人定：“人”为“日”之音转。“人”、“日”古声同，故可通转。“定”为“旦”之音转。“定”、“旦”古声近，故可通转。“人定”，即“日旦”，“早晨”之义。

[释文]

病先发生于脾，一日传至胃，二日传至肾，三日传至膀胱。十日不愈，为死证。冬天死在早晨，夏天死在晚饭时。

[原文]

病先发于胃，五日而之肾，三日而之膂膀胱，五日而之心，二日[1]不已，死。冬夜半，夏日昳。

[考注]

①二日：《甲乙·卷六·第十》作“六日”。

[释文]

病先发生于胃的，五日传至肾，再过三日，传至膀胱。再过五日，传至心。再六日不愈，为死证。冬天死在半夜，夏天死在午后。

[原文]

病先发于肾，三日而之膂[1]膀胱，三日而上之心，三日而之小肠。三日不已，死。冬大[2]晨，夏早[3]晡。

[考注]

①膂：衍文。《甲乙·卷六·第十》无。

②大：为“旦”之音转。

③早：为“晏”之误。《甲乙·卷六·第十》作“晏”。

[释文]

病先发生在肾的，三日传至膀胱，再过三日传至心，再过三日传至小肠，再过三日不愈，为死证。冬天死在早晨，夏天死在傍晚。

[原文]

病先发于膀胱，五日而之肾，一日而之小肠，一[1]日而之心，二日不已，死。冬鸡鸣，夏下晡。

[考注]

①一：《甲乙·卷六·第十》作“二”。

[释文]

病先发生在膀胱，五日传至肾，再过一日传至小肠，再二日传至心，再二日不愈，为死证。冬天死在鸡叫之时，夏天死在午后未时。

[原文]

诸病以次相传，如是者，皆有死期，不可刺也。间一藏[1]，及二[2]三四藏者，乃[3]可刺也。

[考注]

①间一藏：“间”，为“见”之音转。“一藏”下，《素问·标本病传论》有“止”字。

②二：《素问·标本病传论》作“至”。

③乃：为“不”之误。

[释文]

各种病都按一定次序相传，这样的传变，都有死期，不能针刺治疗。见传其一脏的可治止，及至传三四脏的，已不能针刺治疗了。

淫邪发梦第四十三

［原文］

黄帝曰：愿闻淫邪泮衍奈何？岐伯曰：正[①]邪从外袭内，而未[②]有定舍，反[③]淫[④]于藏，不[⑤]得定处，与营卫俱行，而与[⑥]魂魄飞扬，使人卧不得安而喜梦。气淫[④]于府，则有余于外[⑦]，不足于内[⑧]；气淫[④]于藏，则有余于内，不足于外。

［考注］

①正：为“其”之误。

②未：为“之”之音转。

③反：为“其”之误。“其”音转为“及”，误为“反”。

④淫：为“侵”之音转。《文选·演连珠》李善注：“淫，犹侵也。”

⑤不：为“而”之误。

⑥与：为“使”之音转。《国语·晋语》韦昭注：“与，许也。”《广雅·释诂》王念孙疏：“许，犹御也。”《广雅·释诂》：“御，使也。”

⑦外：指腑。

⑧内：指脏。

［释文］

黄帝说：愿知病邪漫衍怎样使人发梦？岐伯说：其病邪从外袭内，而多有病处，其病邪侵入内脏，而得固定病位，随营卫之气行走，而使魂魄飞扬，使人睡卧不安而多梦。气侵于腑，则有余于腑，不足于脏；气侵入脏，则有余于脏，不足于腑。

[原文]

黄帝曰：有余不足有形乎？岐伯曰：阴气盛则梦涉大水而恐惧，阳气盛则梦大火而燔焫，阴阳俱盛则梦相杀。上盛则梦飞，下盛则梦堕，甚饥则梦取，甚饱则梦予。肝气盛则梦怒，肺气盛则梦恐惧、哭泣、飞扬[①]，心气盛则梦善笑恐畏[②]，脾气盛则梦歌乐，身体重不举，肾气盛则梦腰脊两解不属[③]。凡此十二盛者，至而泻之，立已。

[考注]

①飞扬：衍文。涉前“上盛则梦飞”之“飞”致衍。

②恐畏：衍文。涉前“肺气盛则梦恐惧”之“恐惧”致衍。

③属：“连”义。

[释文]

黄帝说：有余和不足有表现吗？岐伯说：阴气盛令梦涉大水、害怕；阳气盛会梦大火燃烧，阴阳都盛会梦相互残杀。上盛梦飞，下盛梦堕落。甚饥梦取物，甚饱梦给他人物。肝气盛梦怒；肺气盛梦恐惧、哭泣；心气盛梦喜笑；脾气盛梦歌乐、身沉重不愿活动；肾气盛梦腰脊痛如折断不连。上述十二邪盛致梦之证，见则泻之，立愈。

[原文]

厥[①]气客于心，则梦见丘山烟火；客于肺，则梦飞扬，见金铁之奇物；客于肝，则梦山林树木；客于脾，则梦见丘陵大泽，坏屋风雨；客于肾，则梦临渊，没居水中，客于膀胱，则梦游行；客于胃，则梦饮食；客于大肠，则梦田野；客于小肠，则梦聚邑冲衢；客于胆，则梦斗讼自刳；客于阴气，则梦接内；客于项，则梦斩首；客于胫，则梦行走而不能前，及居深地窌苑中；客于股肱，则梦礼节拜起[②]；客于胞脯[③]，则梦溲便[④]。凡此十五不足[⑤]者，至而补[⑥]之，立已也。

［考注］

①厥：通“瘚”。“病”义。

②起：《甲乙·卷六·第八》作“跪”。

③胞脯：偏义词。指“脯”，即“直肠”。《广韵·职韵》：“脯，肥肠。”前已云“膀胱”，此不当重复。

④溲便：“溲”字衍文。此字本当在“客于膀胱”之下，例义始妥，误衍至此。“便”，指大便。

⑤不足：当为“有余”之误。邪之所客当为实，不当云“不足”。前文“气淫于府，则有余于外（府），不足于内（藏）；气淫于藏，则有余于内（藏），不足于外（府）”，是病邪所致，为有余之实证。《素问·通评虚实论》：“邪气盛则实，精气夺则虚。”

⑥补：“治”义。《大戴礼记·本命》王聘珍注：“补，犹治也。”

［释文］

病气侵入心，会梦见山丘烟火；侵入肺，会梦见飞扬飘物，见金属器物；侵入肝，梦见山林树木；侵入脾，梦见丘陵川泽，风雨坏屋；侵入肾，会梦见临深渊，淹没水中；侵入膀胱，会梦见游行；侵入胃，梦见饮食；侵入大肠，梦见田野；侵入小肠，梦见聚会街市中；侵入胆，梦见打斗自剖；侵入阴器，梦见房事；侵入项部，梦见斩首；侵入足胫，梦见行走不能，及居地穴中；侵入股臂，梦见礼节拜跪；侵入直肠，梦见大便。上述十五有余之证，至而治之，立愈。

顺气一日分为四时第四十四

［原文］

黄帝曰：夫百病之所始生也，必①起于燥湿、寒暑、风雨、阴阳、喜怒、饮食、居处。气合②而有形，得③藏而有名，余知其然也。夫百病者，多以旦慧昼安，夕加夜甚，何也？岐伯曰：四时之气使然。

［考注］

①必：为“毕”之音转。“皆”、“都”义。《礼记·月令》郑玄注：“毕，犹皆也。”

②合：为“生”之误。

③得：“有”义。《玉篇·有部》：“有，得也。”

［释文］

黄帝说：百病之生，都因于燥湿、寒暑、风雨、阴阳、喜怒、饮食、居处等因素。气生产生形体，有脏腑而有其名称，我已知道了。百病多是早晨轻白天稳定而傍晚加重夜间严重，这是为什么？岐伯说，这是四时之气使它这样的。

［原文］

黄帝曰：愿闻四时之气。岐伯曰：春生夏长，秋收冬藏，是气之常也，人亦应之。以一日分为四时，朝则为春，日中为夏，日入为秋，夜半为冬。朝则人气始生，病气衰，故旦慧；日中人气长，长则胜邪，故安；夕则人气始衰，邪气始生，故加；夜半人气入藏，邪气独居于身，故甚也。

[释文]

黄帝说：愿知四时之气对人的影响。岐伯说：春生夏长，秋收冬藏，是四时正常之气。人也与它相应。如果把一天分为四时，那么早晨是春天，中午是夏天，傍晚是秋天，半夜是冬天。早晨人体之气如春天之生发，所以病气衰减；中午人气旺盛，盛则能胜邪气，所以病安；傍晚人气开始收敛，邪气开始滋生，所以病加重；半夜人气闭藏于内脏，邪气独居身中，所以病严重。

[原文]

黄帝曰：其时有反者何也？岐伯曰：是不应四时之气，藏独[①]主其病者，是必以藏气之所不胜时者甚，以其所胜时者起也。黄帝曰：治之奈何？岐伯曰：顺天之时，而病可与[②]期[③]。顺者为工，逆者为粗。

[考注]

①独：为“之”之音转。

②与：为“以”之音转。《礼记·礼器》朱彬训：“与，即‘以’也。”

③期：为“起”之音转。“好转”义。

[释文]

黄帝说：其常有相反的情况，这是为什么？岐伯说：这是与四时之气不相应，以脏气的胜衰来主其病的轻重。这种情况必须是脏气衰时病重，脏气盛时病轻。黄帝说：怎样治疗？岐伯说：顺应四时自然之气，其病可以好转。顺应四时之气的是良医，违逆的是劣医。

[原文]

黄帝曰：善。余闻刺有五变[①]，以主五输，愿闻其数[②]。岐伯曰：人有五藏，五藏有五变[①]，五变[③]有五输，故五五二十五输，以应五时。

［考注］

①变：通“辨”，“分别”、“区别”义。

②数：为“术”之音转，“法”义。

③变：此“变”当为“脏”之误。张志聪：“一脏之中，有春刺荥，夏刺俞，长夏刺经，秋刺合，冬刺井之五俞。”

［释文］

黄帝说：讲得好！我听说刺有五种不同的方法，以主五脏五输。愿知其方法。岐伯说：人有五脏，五脏与自然界各有五种不同的应合关系，五脏有一年五时中刺荥、输、经、合、井穴的不同，所以五五二十五输穴，以应合春、夏、长夏、秋、冬等五时。

［原文］

黄帝曰：愿闻五变。岐伯曰：肝为牡藏，其色青，其时春，其日甲乙，其音角，其味酸；心为牡藏，其色赤，其时夏，其日丙丁，其音徵，其味苦；脾为牝藏，其色黄，其时长夏，其日戊己，其音宫，其味甘；肺为牝藏，其色白，其时秋，其日庚辛，其音商，其味辛；肾为牝藏，其色黑，其时冬，其日壬癸，其音羽，其味咸。是谓五变。

［释文］

黄帝说：愿知五脏应合自然界的“五变”情况。岐伯说：肝为阳脏，其色应青色，其时应春天，其日应甲乙日，其音应角音，其味应酸味；心为阳脏，其色应红色，其时应夏天，其日应丙丁日，其音应徵音，其味应苦味；脾为阴脏，其色应黄色，其时应长夏，其日应戊己日，其音应宫音，其味应甘味；肺为阴脏，其色应白色，其时应秋天，其日应庚辛日，其音应商音，其味应辛味；肾为阴脏，其色应黑色，其时应冬天，其日应壬癸日，其音应羽音，其味应咸味。这就是“五变”。

［原文］

黄帝曰：以主五输奈何？岐伯曰：藏[①]主[②]冬，冬刺井；色[③]主春，春刺荥；时[④]主夏，夏刺输；音[⑤]主长夏，长夏刺经；味[⑥]主秋，秋刺合。是谓五变以主五输。

［考注］

①藏：闭藏之气。

②主：引为“在”义。《史记·黥布列传》裴骃集注：“主，舍也。”《广韵·海韵》：“在，居也。”“舍”、“居”同义。故“主”有“在”义。

③色：生气之色。

④时：热盛日长之时。

⑤音：湿热如重浊之徵音之时。

⑥味：收敛谷物之秋时。

［释文］

黄帝说：五输怎样应合五时去针刺？岐伯说：闭藏之气在冬天，所以冬天刺井穴；生气之色在春天，所以春天刺荥穴；热盛日长之时在夏天，所以夏天刺输穴；湿热重浊如徵音之时在长夏，所以长夏刺经穴；收敛五谷之味在秋时，所以秋天刺合穴。这就是所说的五变以主五输。

［原文］

黄帝曰：诸原[①]安[②]合以致[③]六输[④]？岐伯曰：原[①]

独[⑤]不应五时，以经[⑥]合之，以应其数。故六六三十六输。

［考注］

①原：当为“府”之误，与下文义例始合。指六腑。

②安：为“焉”之音转。疑问代词。

③以致：“以”通“之”。“致”衍文。存之则义与“以”重，不类。

④六输：指井、荥、输、经、合、原六种输穴。

⑤独：为“之”之音转。

⑥经：指六腑之经脉。

［释文］

黄帝说：各腑怎样与六输相应？岐伯说：腑不与五时相应，而应合其相应的经脉，以应合其输数，所以六六三十六输。

［原文］

黄帝曰[①]：何谓藏主冬，时主夏，音主长夏，味主秋，色主春？愿闻其故。岐伯曰：病在藏者，取之井；病变于色者，取之荥；病时间时甚者，取之输；病变于音者，取之经。经满而血者，病在胃，及以饮食不节得病者，取之于合，故命曰味主合。是谓五变也。

［考注］

①黄帝曰：“黄”后九十二字，疑为前“藏主冬”一段经文之注文，误赘正文。所注之义，多牵强难合临床。如“病变于色者，取之荥；病时间时甚者，取之输”。五脏六腑之病，均可导致色泽之变化，又都可出现时轻时重的情况，这让人怎么去掌握其刺荥穴及输穴的适应证呢？另，该段中出现了“经满而血者”等义例不类之语，其误注错讹明显。且经文前已将五脏五输，六腑六输论述完毕，此复于篇末解释

"藏主冬"一段，当属衍文误注无疑。另，《甲乙·卷一·第二》将此段与《素问·四气调神大论》"逆春气则少阳不生"一段合并，另起段于"六六三十六输"之下，也可佐证此段为后人之注文。

[释文]

疑此段为赘误之文，故不释。

外揣第四十五

外揣：当为“司外揣内”之缩语。篇中有“司外揣内”之语，篇题则取其语而缩为“外揣”二字。“司”，“察”义；“外”为“脉”之音转，指色脉；“揣”，“定”义。《战国策·秦策》高诱注：“揣，定也。”“内”，在此指内脏之病。“司外揣内”，即“察其色脉而定内脏之病”之义。

［原文］

黄帝曰：余闻《九针》九篇，余亲授①其调②，颇③得其意。夫《九针》者，始于一而终于九，然未得其要道也。夫九针者，小之④则无⑤内，大之④则无⑤外，深不可为下，高不可为盖，恍惚无穷，流溢无极。余知其合于天道人事四时之变也。然余愿杂之毫毛，浑束⑥为一，可乎？岐伯曰：明乎哉问也！非独针道焉，夫治国亦然。

［考注］

①授：通“受”，接受。《太素·卷十九·知要道》正作“受”。可证。

②调：为“教”之音转。《荀子·臣道》杨倞注：“调和，乐也。”《礼记·乐记》郑玄注：“教，谓乐也。”《孟子·滕文公》：“校者，教也。”《汉书·食货志》颜师古注：“校，谓计数也。”《资治通鉴·齐纪》胡三省注：“调，算度也。”是“调”、“教”音转义通之证。

③颇：“少”义。《广雅·释诂》：“颇，少也。”

④之：为“针”之音转。“之”通“真”，“真”、“针”古音同，故“之”可通“针”。“小之则无内，大之则无外”，即“小针主内”、

“大针主外”之义。“无内”之“无”，为“之”之音转。此“内”、“外”，与下文之“下”、“盖”对举，而非此“小”、“大”与下文之“下”、“盖”对举。“内外上下”较“小大上下”义妥。故此“小之”、“大之”，当为“小针”、“大针”之义。

⑤无：为“之”之音转。

⑥浑束：“概括”义。《助字辨略》：“浑，全也。”《集韵·遇韵》：“束，约也。”

［释文］

黄帝说：我听说《九针》有九篇，并亲身接受其教说，略知一二。《九针》，始于第一篇而止于第九篇，然而我没有获知其中的要理。九针，小针主内，大针主外，其道理深奥无止境，高远无止境，其光泽无尽，流传无止。我知道针道之理与天地人事四时的变化相适应。我愿将众多的杂乱之说概括为一个要领，可以吗？岐伯说：问得真圣明啊！不单是针刺的道理如此，治国之道也是这样的。

［原文］

黄帝曰：余愿闻针道，非国事也。岐伯曰：夫治国者，夫[1]惟道焉。非道，何可小大深浅，杂合[2]而为一乎？

［考注］

①夫：衍文。去之例合。

②杂合：“概括”义。

［释文］

黄帝说：我愿知针理，而不是国事。岐伯说：治国，只有本着一个“理”字，没有理法，怎么能将小大深浅不同的说法概括为一类呢？

［原文］

黄帝曰：愿卒闻之。岐伯曰：日与月焉，水与镜焉，鼓与响焉。夫日月之明，不失其影，水镜之察，不失其形，鼓响之应，不后①其声。动摇②则应和③，尽得其情。

［考注］

①后：本为“迟”义，此引为“失”义。

②动摇：引为“变化”义。

③和：“合”义。《礼记·郊特牲》孔颖达疏：“和，犹合也。”

［释文］

黄帝说：愿尽知之。岐伯说：这好比日与月，水与镜，鼓与响。日月有明光，不会失掉影子；水镜之照看，不会失去其原形；鼓响之动应，不会失掉其声音。它们的变化，都是相互影响和应合的。知此则尽知针刺之理了。

［原文］

黄帝曰：窘乎哉！昭昭之明不可蔽。其不可蔽，不失阴阳也。合而察之，切①而验②之，见而得之，若清水明镜之不失其形也。五音不彰，五色不明，五藏波荡。若是则内外相袭③，若鼓之应桴，响之应声，影之似④形。故远者司外揣内⑤，近者司内揣外⑥，是谓阴阳之极，天地之盖⑦。请藏之灵兰之室，弗敢使泄也。

［考注］

①切：为“刌”之误。“刌”为“存”之音转。“察”义。

②验：“明”义。

③袭：“因”义。《荀子·议兵》王先谦集解：“袭，亦因也。”

④似：为“应”之音转。涉前文“应桴”、“应声”之“应”而转

为“似”。

⑤司外揣内：“外”通“脉”，“揣”，“定”义。即“察色脉而定内脏之病”义。

⑥司内揣外：此“内”，指由体内排泄之大小便。“外”指脏脉之病。“司内揣外”，即“察其大小便而定脏脉之病”之义。

⑦盖：“合”义。《史记·司马相如列传》司马贞索隐：“盖，合也。”

［释文］

黄帝说：重要啊！昭昭光明不可隐蔽。它不隐蔽，才能不失阴阳之相互应合。临证应综合诸法而察病，察而明之，见而知之，好像清水明镜不失其真形。如果五音不明，五色不知，则五脏病变，这样会内外相因，疾病好像声响应鼓桴、影子应身形一样随即而至。所以久病的察其色脉而知其内脏的病状，新病的察其大小便而知其脏脉的病变。这是阴阳间至要之理，天地间共同之道。请藏于灵兰之室，不敢使它散失。

五变第四十六

五变："变"，为"病"之音转。"五变"，即"五病"。篇中论述"风厥"、"消瘅"、"寒热"、"痹"、"积聚"五种病变，所以叫"五病"。《读书杂志·荀子》王念孙按："辨，读为变。"《周礼·地官》孙治让正义："辨、辩字同。"《尔雅·释训》邵晋涵正义："便，又通作辩。"《尔雅·释诂》郝懿行疏："平，通作便。"《书·君奭》孙星衍注："平与抨通。"《说文通训定声》："抨，叚借为并。"《释名·释疾病》："病，并也。"是"变"、"病"古可通转之证。

[原文]

黄帝问于少俞曰：余闻百疾之始期①也，必②生于风雨寒暑，循毫毛而入腠理，或复还③，或留止，或为风肿④汗出，或为消瘅，或为寒热，或为留痹，或为积聚。奇邪⑤淫溢，不可胜数。愿闻其故。夫同时得病，或病此，或病彼，意者⑥天之为人生风⑦乎？何其异也？少俞曰：夫天之生风⑦者，非以私百姓也，其行公平正直。犯者得之，避者得无殆。非求人而人自犯之。

[考注]

①期：为"起"之音转。

②必：通"毕"，"都"义。《礼记·月令》郑玄注："毕，犹皆也。"

③复还：同义复词，"反复"义。《淮南子·原道》高诱注："还，

复也。”

④肿：为“病”之音转。《灵枢·癫狂》“暴四肢肿”之“肿”，《甲乙·卷十·第二》作“痛”，《灵枢·周痹》“此痛安生”，《甲乙·卷十·第一》作“此病安生”。是“肿”、“病”、“痛”并通之证。

⑤奇邪：“奇”为“疾”之音转。“疾邪”，即“病邪”之义。

⑥意者：“意”为“气”之音转。“意者”，即“气者”。“气者”二字，当在“生风”之后，义例始合。《文选·为曹公作书与孙权》“意危”，五臣本作“气危”。是“意”、“气”古通之证。

⑦风：为“病”之音转。“风”通“肿”，“肿”通“病”。故“风”与“病”可以通转。

[释文]

黄帝问少俞说：我听说百病之发生，都是由于风雨寒暑等邪气所致。病邪从毫毛入于腠理，或反复传变，或留止，或成为风病汗出，或成为消瘅，或成为寒热，或成为久痹，或成为积聚。病邪漫衍，不能尽说，愿知其原因。患者同时得病，有的生此病，有的生彼病，难道是天使人生病的吗？为什么会不同呢？少俞说：自然界的致病因素，并不是暗偏于哪些人，它公平正直，违逆触犯，就会得病，积极防避，就不会有病。不是病邪找人，而是人不注意防避而触犯它。

[原文]

黄帝曰：一[①]时遇风，同时得病，其病各异，愿闻其故。少俞曰：善乎哉问！请论以比匠人。匠人磨斧斤[②]，砺刀削[③]，斲材木。木之阴阳，尚有坚脆，坚者不入，脆者皮弛，至其交节，而缺斤斧焉。夫一木之中，坚脆不同，坚者则刚，脆者易伤，况其材木之不同，皮之厚薄，汁之多少，而各异耶。夫木之早花先生叶者，遇春霜烈风，则花落而叶萎；久曝大旱，则脆木薄皮者，枝条汁少而叶萎；久阴淫雨，则薄皮多汁者，皮溃而漉；卒风暴起，则刚脆之木，枝折杌[4]伤；秋霜疾风，则刚脆之木，根摇而叶落。凡此五者，各有所伤，况于人乎？

［考注］

①一："同"义。《国语·晋语》韦昭注："一，同也。"

②斧斤：同义复词，指"斧"。《文选·琴赋》刘良注："斤，斧也。"

③刀削：同义复词。指刀。《书·顾命》孔颖达疏："削，为刀之别名。"

④杌："断"义。《慧琳音义·卷二十四》注："杌，断也。"

［释文］

黄帝说：同时遇风，同时得病，而病状却不同，愿知其故。少俞说：问得好！臣用匠人作比喻。匠人磨斧刀，砍削木材。木材的阴阳面，有坚硬和脆薄的不同，坚的刀斧难入，脆的皮松弛，但其木节却坚硬得可损缺斧刀。一木之中，尚有坚脆之不同。坚则刚硬，脆则易伤，何况材木不同，皮的厚薄，汁液的多少，而都不相同。树木早开花先生叶的，遇春寒烈风，就会花落而叶枯萎；久燥干旱，脆木皮薄的，会汁液少而枝叶枯萎；久阴连雨，薄皮多汁之木，会皮溃渗水；大风暴发，则刚脆之木，枝折断伤；秋霜疾风，则刚脆之树木，易动摇而叶先落。上述五种材木的情况，各有不同的损伤，何况是人呢？

［原文］

黄帝曰：以人应木奈何？少俞答曰：木之所伤也，皆伤其枝，枝之刚脆而坚，未成伤也。人之有常[1]病也，亦因其骨节皮肤腠理之不坚固者，邪之所舍也。故常[1]为病也。

［考注］

①常：为“伤”之音转。“常”、“伤”古韵同，故可通转。

［释文］

黄帝说：怎样将人和树木相比？少俞答道：树木之伤，都伤其树枝。树枝坚硬的，就不会损伤。人的伤病，也是由于其骨节皮肤腠理的不坚固，邪气侵入人体，所以伤而成为疾病。

［原文］

黄帝曰：人之善病风厥[①]漉汗者，何以候之？少俞答曰：肉不坚，腠理疎，则善病风。黄帝曰：何以候肉之不坚也？少俞答曰：䐃[②]肉不坚，而无分理，理者粗理[③]，粗理[④]而皮不致[⑤]者，腠理疎。此言其浑然[⑥]者。

［考注］

①厥：通“瘚”，“病”义。

②䐃：为“胭”之误。“肌脂”义。《甲乙·卷十·第二》作“胭”。

③理者粗理：《甲乙·卷十·第二》作“肉不坚”。

④粗理：《甲乙·卷十·第二》作“肤粗”。

⑤致：为“緻”之假字。“密”义。

⑥浑然：大概。

［释文］

黄帝说：人易病风病汗出不止的，怎样察辨？少俞答道：肌肉不坚实，腠理疏松，就易患风邪之病。黄帝说：怎样察辨其肌肉不坚实呢？少俞答道：肌肉不坚，是肌肉无明显的分理，肉不坚实，肤粗而皮不致密。这是大致的情况。

［原文］

黄帝曰：人之善病消瘅者，何以候之？少俞答曰：

五藏皆柔弱者，善病消瘅。黄帝曰：何以知五藏之柔弱也？少俞答曰：夫柔弱者，必有[①]刚强，刚强多怒，柔者易伤也。黄帝曰：何以候柔弱之与刚强？少俞答曰：此人薄皮肤而目坚固以深者，长冲[②]直扬。其心刚，刚则多怒，怒则气上逆，胸中蓄积，血气逆留，髋皮充饥[③]，血脉不行，转[④]而为热，热则消肌肤，故为消瘅。此言其人[⑤]暴刚而肌肉弱者也。

[考注]

①必有："必"为"心"之误。下文"其心刚"，可证。"有"，为"之"之音转。

②冲：《甲乙·卷十一·第六》作"衡"，指"眉"。

③髋皮充饥：《甲乙·卷十一·第六》作"腹皮充胀"。

④转：为"抟"之音转。"聚"义。

⑤人：为"心"之误。

[释文]

黄帝说：人易患热病消瘅的，怎样察辨？少俞答道：五脏都柔弱的，易患热病消瘅。黄帝说：怎样知道五脏的柔弱。少俞答道：柔弱，是心气刚强，刚强则多怒，柔弱的内脏易伤。黄帝说：怎样察辨体质的柔弱与心气的刚强？少俞答道：这样的人皮肤薄，目光坚定，眼眶深陷，眉毛直扬，他的心气刚直，刚直则多怒，怒则气机上逆，胸中聚气而胀满，血气留滞，腹皮充胀，血脉不行，聚而成热，热则消灼肌肤，而成为热病消瘅。这是说此人心气暴烈而肌肉柔弱，所以易致此病。

[原文]

黄帝曰：人之[①]善病寒热者，何以候之？少俞答曰：小骨弱肉者，善病寒热。黄帝曰：何以候骨之小大，肉之坚脆，色之不一也。少俞答曰：颧骨者，骨之本也。颧大则骨大，颧小则骨小。皮肤薄而其肉无䐃，其臂懦懦然，其地色殆[②]然，不与其天同色，污[③]然独异，此其候也。然后[④]臂薄者，其髓不满，故善病寒热也。

[考注]

①之：为“有”之音转。《甲乙·卷八·第一》作“有”。可证。

②殆：为“炱”之音转，黑色。《玉篇·火部》：“炱，炱煤，烟尘也。”《甲乙·卷八·第一》作“炱”。

③污：浊色。《释名·释言语》：“污，洿也，如洿泥也。”《玄应音义·卷十七》注：“洿，浊水也。”

④后：衍文。去之例合。《甲乙·卷八·第一》无。

[释文]

黄帝说：人有易病寒热的，怎样察辨？少俞答道：骨骼小，肌肉软弱的人，易患寒热病。黄帝说：怎样察辨骨的大小，肌肉的坚与弱，面色之不同？少俞答道：颧骨是观察骨小大的根本。颧骨大则身体骨骼大，颧骨小则身体骨骼小。皮肤瘦薄而肌肉少脂不润泽的，他的臂膊消瘦，其下巴颏发黑，与额色不同，其色浊黑有区别。这是其征象。臂瘦，其骨髓少而不能充满，所以易患恶寒发热之病。

[原文]

黄帝曰：何以候人之善病痹者？少俞答曰：粗理而肉不坚者，善病痹。黄帝曰：痹之高下有处乎？少俞答曰：欲知其高下者，各视其部。

[释文]

黄帝说：怎样察辨人易患痹病？少俞答道：腠理粗，肌肉不坚实的，易患痹病。黄帝说：痹病高低有固定病位吗？少俞答道：想知道其高低之病位，分别察其相应部位的症状表现即可。

［原文］

黄帝曰：人之善病肠中积聚者，何以候之？少俞答曰：皮肤薄而不泽，肉不坚，而[①]淖泽，如此则肠胃恶[②]，恶[②]则邪气留止，积聚乃伤[③]。脾胃之间[④]，寒温不次，邪气稍[⑤]至，稸积留止，大聚乃起。

［考注］

①而：当为“不”之误。义始合。

②恶：“病”义。《左传·成公六年》杜预注：“恶，疾疢。”

③伤：《甲乙·卷八·第二》作“作”。义妥。

④肠胃之间：《甲乙·卷八·第二》作“肠胃之积”。

⑤稍：《甲乙·卷八·第二》作“乃”。

［释文］

黄帝说：人易患肠胃积聚病，怎样察辨？少俞答道：皮肤瘦薄不润滑，肌肉不坚实，不光滑。这样的人易患肠胃病。病则邪气留止，积聚于是发生。肠胃之积聚，多由于寒温饮食失常，邪气才侵入，久聚留止，大积大聚之病就形成了。

［原文］

黄帝曰：余闻病形，已知之矣。愿闻其时[①]。少俞答曰：先立[②]其年，以知其时[①]。时高[③]则起，时下[④]则殆，虽不[⑤]陷下[⑥]，当年有冲通[⑦]，其病必起，是谓因形[⑧]而生病，五变[⑨]之纪[⑩]也。

［考注］

①时：为“气”之音转。

②立：引为“察”义。《礼记·曲礼》郑玄注：“立，平视也。”

③时高：气盛。

④时下：气衰。

⑤不：为“之”之音转。

⑥陷下：“衰弱”义。

⑦冲通：指突发异常之气。

⑧形：指外气。《战国策·韩策》鲍彪注：“形，在外者。”

⑨五变：五病。

⑩纪：规律。

［释文］

黄帝说：我听了病状之说，已经知道了。愿知其气。少俞答道：先察其年，可以知其气。气盛则病起，气衰则病衰，虽然气衰，但当年出现了突发异常之气候，其病仍然可以发生。这叫做因外邪之气而致病。这也是五病发生的基本规律。

本藏第四十七

本藏：“本”为“论”之音转。“本藏”，即“论藏”。“本”、“论”古韵同，故可通转。《广雅·释言》：“论，道也。”《庄子·知北游》成玄英疏：“本，道也。”是“本”、“论”古可通转之证。

［原文］

黄帝问于岐伯曰：人之血气精神者，所以奉[1]生[2]而周[3]于性命者也。经脉者，所以行血气而营阴阳[4]，濡[5]筋骨，利关节者也。卫气者，所以温分肉，充皮肤，肥[6]腠理，司关[7]合者也。志意者，所以御[8]精神，收魂魄，适寒温[9]，和喜怒者也。是故血和则经脉流行，营覆阴阳[10]，筋骨劲强，关节清[11]利矣。卫气和则分肉解利[12]，皮肤调柔，腠理致密矣。志意和则精神专直[13]，魂魄不散，悔[14]怒不起，五藏不受邪矣。寒温和则六府化谷，风痹不作，经脉通利，肢节得安矣。此人之常平也。五藏者，所以藏精神血气魂魄者也。六府者，所以化水谷而行津液者也。此人之所以具受于天也，无愚智贤不肖，无以相倚[15]也。然有其独尽天寿[16]，而无邪僻之病，百年不衰，虽犯风雨卒寒大暑，犹有[17]弗能害也。有其不离屏蔽室内，无怵惕之恐，然犹不免于病，何也？愿闻其故。

[考注]

①奉："养"义。《左传·昭公六年》杜预注："奉，养也。"

②生：为"身"之音转。

③周："调"义。《广雅·释诂》："周，调也。"

④营阴阳："周行内外"义。张景岳："营阴阳者，言气血往复运行于身体内外也。"《文选·魏都赋》张载注："周行为营。"

⑤濡："润"义。

⑥肥："实"义。《战国策·秦策》高诱注："肥，犹厚也。"《诸子平议·荀子》俞樾按："厚，重也。"《礼记·少仪》郑玄注："重，犹实也。"

⑦关：为"开"之误。郭霭春："《素问·阴阳应象大论》王注引、《云笈七签·卷五十七·第三》引并作'开'。"

⑧御："主"义。《礼记·曲礼》郑玄注："御，犹主也。"

⑨适寒温：衍文。此三字涉《灵枢·本神篇》"顺四时而适寒温，和喜怒而安居处"一句致衍。本句论脏腑主神，与寒温不涉。

⑩营覆阴阳："营"，"行"义；"覆"，"覆盖"，引为"遍"义："阴阳"，指"内外"。"营覆阴阳"，即"遍行身体内外"之义。

⑪清：为"滑"之误。《太素·卷六·五脏命分》作"滑"。

⑫解利：滑利。

⑬专直："专"通"抟"，"聚"义。"直"与"专"互文同义。《经传释词》："直，犹特也，专也。"

⑭悔：为"恚"之音转。"悔"、"恚"古韵近。故可通转。《论语·为政》黄侃疏："悔，恨也。"《战国策·齐策》鲍彪注："恚，恨也。"

⑮倚：为"异"之音转。不同。张景兵："倚，一曰当作'异'。"

⑯天寿：自然年寿。

⑰有：为"之"之音转。

[释文]

黄帝问岐伯说：人的血气精神，所以养身而调节其生命。经脉，所以行气血而周行人体内外，润筋骨，滑利关节。卫气，所以温养肌肉，充养皮肤，实腠理，司主其开合。志意等神气，所以主精神，安魂魄，调和喜怒等情志。因此，血气和则经脉流行通畅，遍行人体内外。于是筋骨坚强有力，关节灵活滑利。卫气调和，则肌肉滑利，皮肤柔和，腠理致密。志意调和则精神集中，魂魄不散，恚怒不发生，五脏不受病邪之扰。寒温合适，则六腑化谷正常，不生风痹，经脉通利，肢体安和。这是人体的正常状态。五脏的功能，是藏纳精神血气魂魄；六腑的功能，是消化水谷通行水液。这是人体天生的功能，没有愚和智、贤和不肖的分别，没有不相同的。但是，有的人能活够自然之年寿，而没有疾病，寿至百岁，动作不衰，虽也遇到风雨酷寒大暑等致病因素，却不能伤害身体。有的人虽不离屏风室内，没有惊恐喜怒情志之伤，却仍然免不了生病，这是为什么？愿知其原因。

［原文］

岐伯对曰：窘乎哉问也！五藏者，所以参天地，副[①]阴阳，而连[②]四时，化[③]五节[④]者也。五藏者，固[⑤]有小大高下坚脆端正偏倾者；六府亦有小大长短厚薄结[⑥]直缓急。凡此二十五者，各有不同，或善或恶，或吉或凶，请言其方。

［考注］

①副："顺"义。《汉书·礼乐志》颜师古注："副，称也。"《慧琳音义·卷二十二》注："称，顺也。"

②连："合"义。《周礼·大司徒》郑玄注："连，犹合也。"

③化："从"义。《淮南子·主术》高诱注："化，从也。"

④五节："节"为"气"义。"五节"，即"五气"。五种气候。《太平御览·卷一》注："节，犹气也。"

⑤固："常"义。《吕览·守时》高诱注："固，常也。"

⑥结："曲"义。《广雅·释诂》："结，曲也。"《吕览·仲冬》高诱注："结，纡也。"

[释文]

岐伯答道：问得很重要！五脏的生理功能，与天地相参，与阴阳相顺，与四时相合，与五气相从。五脏，正常时有小大、高低、坚脆、端正、偏倾不同情况；六腑也有小大，长短、厚薄、曲直、缓急等不同。凡此二十五种，各不相同，或善或恶，或吉或凶，臣讲一讲其理。

[原文]

心小[①]则安，邪弗能伤，易伤以忧[②]，心大[③]则忧不能伤，易伤于邪[④]。心高则满于肺中，悗而善忘，难开以言；心下则藏外[⑤]，易伤于寒，易恐以[⑥]言。心坚则藏安守固，心脆则善病消瘅[⑦]热中。心端正则和利难伤；心偏倾则操持不一[⑧]，无守司[⑨]也。

[考注]

①小：小实。

②忧：概指情志。

③大：虚大。

④邪：指外邪。

⑤外：为"弱"之误。

⑥以：为"之"之音转。

⑦消瘅：概指热病。

⑧操持不一：气血运行不平。

⑨守司：引为"规矩"义。

[释文]

心脏小实，则外邪不能伤害，而易被情志所伤；心脏虚大，情志不能伤，而易伤于外邪。心脏位置高，会撑满于肺部，烦闷多忘，难以劝导；心脏位置低，则脏弱，易伤于寒邪，易受恐吓。心坚实则脏安神固；心脆弱则多热病内热。心位置端正，则脏气和利，外邪难伤；心的位置偏倾不正，则气血运行不平，没有规矩。

［原文］

肺小则少饮[①]，不病喘喝[②]；肺大则多饮[①]，善病胸痹喉痹逆气。肺高则上气肩息[③]；肺下则居贲迫肺[④]，善胁下痛。肺坚则不病咳上气；肺脆则苦病消瘅易伤。肺端正则和利难伤；肺偏倾则胸偏痛也。

［考注］

①饮：此指水饮病。与下文“不病喘喝”例始合。

②喘喝：哮喘病。哮喘病有哮鸣声，所以叫“喘喝”。《玉篇·口部》：“喝，嘶声也。”

③上气肩息：指哮喘病。哮喘病呼气困难，所以抬肩以助呼吸。

④肺：为“肝”之误。郭霭春：“《太素·卷六·五脏命分》、《千金·卷十七第一》并作‘肝’。”

［释文］

肺脏小实则安固，少病水饮病，不病哮喘；肺脏虚大则易患水饮病，易患胸痹、喉痹等气逆闭阻之病。肺脏位置高，易患哮喘病；肺脏位置低则迫贲迫肝，常胁下痛。肺坚固则不病喘咳；肺脆弱则多病热病伤津。肺脏端正则脏气和利，难被外邪损伤；肺脏偏倾不正，则易患胸胁痛。

［原文］

肝小则藏安，无胁下之病；肝大则逼胃迫咽，迫咽则苦膈中，且胁下痛。肝高则上支贲[①]，切[②]胁悗[③]，为息贲[4]；肝下则逼胃，胁下空，胁下空则易受邪。肝坚则藏安难伤；肝脆则善病消瘅易伤。肝端正则和利难伤；肝偏倾则胁下痛也。

[考注]

①贲：为“鬲”之误。“鬲”通“膈”。杨上善：“贲，当作‘膈’。”

②切：为“且”之音转。郭霭春：“‘切’，拟应作‘且’，‘切’、‘且’声误。”

③悗：《甲乙·卷一·第五》作“下急”。

④息贲：哮喘病。

[释文]

肝脏小实则脏安固，没有胁下之病；肝脏虚大则逼胃迫咽，多病隔阻不通之病，并且胁下疼痛。肝脏位置高，会上撑膈，并且胁下拘急，成为哮喘病；肝脏位置低，会压迫胃，胁下空虚，空虚则易感受外邪。肝脏坚固则脏气安固，外邪难伤；肝脏脆弱则多病热病伤津。肝脏位置端正则脏气和利，外邪难伤；肝脏位置偏倾，会胁下疼痛。

[原文]

脾小则藏安，难伤于邪也；脾人则苦凑眇[1]而痛，不能疾行。脾高则眇引季胁而痛；脾下则下加于大肠，下[2]加于大肠则藏苦受邪。脾坚则藏安难伤；脾脆则善病消瘅易伤。脾端正则和利难伤；脾偏倾则善满善胀也。

[考注]

①凑眇：“凑”通“走”；“眇”字，唐以前少见，当为“肊”之误。指胸。《玉篇·肉部》：“肊，胸也。”《说文通训定声》：“凑，叚借为走。”

②下：疑为“其”之误。

［释文］

脾小实则脏气安固，难伤于外邪；脾虚大则易走胸引起疼痛，不能快走。脾脏位置高，会胸引胁下端疼痛；脾的位置低会下迫大肠，其下迫大肠，使其易受外邪。脾坚实则脏气安固，外邪难伤；脾脆弱则易病热病伤津。脾的位置端正，则脏气和利，外邪难伤；脾的位置偏倾则易患胀满之病。

［原文］

肾小则藏安难伤；肾大则善病腰痛，不可以俯仰，易伤以邪。肾高则苦背膂痛，不可以俯仰；肾下则腰尻痛，不可以俯仰，为狐疝。肾坚则不病腰背痛；肾脆则善病消瘅易伤。肾端正则和利难伤；肾偏倾则苦腰尻痛也。凡此二十五变者，人之所苦[①]常病。

［考注］

①苦：衍文。去之例义合。

［释文］

肾小实则脏气安固，难被外邪所伤；肾虚大则易病腰痛，不能俯仰，易被外邪所伤。肾脏位置高则多背脊痛，不能俯仰；肾脏位置低则腰骶疼痛，不能俯仰，或成为时上时下的狐疝。肾脏坚实则不病腰背痛；肾脏脆弱则多病热病伤津。肾脏端正则脏气和利，外邪难伤；肾脏偏倾则常腰骶疼痛。凡此二十五种脏器之不同状态，为人常见之病因。

［原文］

黄帝曰：何以知其然也？岐伯曰：赤色小理者心小，粗理者心大，无髑骬者心高，髑骬小短举[①]者心下，髑骬长者心下[②]坚，髑骬弱小以薄者心脆，髑骬直下不举者心端正，髑骬倚一方者心偏倾也。

[考注]

①举：疑为衍文。去之例合。

②下：衍文。《甲乙·卷一·第五》无此字。

[释文]

黄帝说：怎样知道五脏的情况呢？岐伯说：皮肤色赤，纹理小密的心脏小，纹理粗疏的心脏大。看不见胸骨剑突的，心脏的位置高；胸骨剑突小短的，心脏位置低；胸骨剑突长，心脏坚实；胸骨剑突小弱薄，心脏脆弱；胸骨剑突直下不高突，心脏端正；胸骨剑突偏斜的，心脏就偏倾。

[原文]

白色小理者肺小，粗理者肺大。巨肩反膺陷喉[①]者肺高，合腋张胁者肺下。好[②]肩背厚者肺坚，肩背薄者肺脆。背膺厚者肺端正，胁偏疎[③]者肺偏倾也。

[考注]

①反膺陷喉："反"为"大"之误。"高"、"突"之义。"陷"，为"上"之音转。"人膺上喉"，即"胸大喉头高"之义。

②好：为"厚"之音转。下文"膺厚"，《千金·卷十七·第一》作"膺好"。是"好"、"厚"通假之证。

③疎：为"倚"之音转。偏倾。

[释文]

皮肤白色，纹理小密的，肺脏小；纹理粗疏的，肺脏大。肩宽大、胸高大、喉头在上的，肺脏位置高；腋部缩陷、胁部胀满的，肺脏的位置低。肩背厚的肺坚实；肩背薄的肺脆弱。胸背厚的肺脏端正；胁偏斜的肺脏偏倾。

［原文］

青色小理者肝小，粗理者肝大。广胸反[1]骹者肝高，合胁兔[2]骹者肝下。胸胁好[3]者肝坚，胁骨弱者肝脆。膺腹好[3]相得[4]者肝端正，胁骨偏举者肝偏倾也。

［考注］

①反：为“大”之误。

②兔：为“俛”之脱。即“俯”字。引为“下”、“小”义。

③好：为“厚”之音转。

④得：“宜”义。《经义述闻》王引之按：“得，犹便也。”《急救篇·卷二》颜师古注：“便，宜也。”

［释文］

皮肤青色，纹理小密的，肝脏小；纹理粗疏的，肝脏大。宽胸大骨的，肝脏位置高；缩胁小骨的，肝脏位置低。胸胁厚的肝脏坚实；胁骨弱的肝脏脆弱。胸腹厚薄适宜的，肝脏位置端正；胁骨偏高的，肝脏位置偏倾。

［原文］

黄色小理者脾小，粗理者脾大。揭唇者脾高，唇下纵者脾下。唇坚者脾坚，唇大而不坚者脾脆。唇上下好[1]者脾端正，唇偏举者脾偏倾也。

［考注］

①好：为“厚”之音转。

［释文］

皮肤黄色，纹理小密的，脾脏小；纹理粗疏的，脾脏大。唇上翘的脾脏位置高；唇下垂的脾脏位置低。唇坚实的脾脏坚实；

唇胀大不坚的脾脏脆弱。唇上下厚薄相宜的脾脏位置端正；上或下唇偏高不对称的，脾脏位置偏倾。

[原文]

黑色小理者肾小，粗理者肾大。高耳者肾高，耳后陷者肾下。耳坚者肾坚，耳薄不坚者肾脆。耳好[①]前居牙车者肾端正，耳偏高者肾偏倾也。凡此诸变[②]者，持[③]则安，减[④]则病也。

[考注]

①好："厚"之音转。

②变："异"义，不同。《礼记·曾子问》郑玄注："变，谓异礼。"

③持：通"治"。"正常"义。《廿二史考异·后汉书》："持，本是'治'字。"是"持"、"治"通假之证。

④减："失"义。《经义述闻》："'减'与'竭'，皆消灭也。"《太玄·玄错》："失，大亡。"《吕览·权动》高诱注："竭，亡也。"

[释文]

皮肤黑色，纹理小密的，肾脏小；纹理粗疏的，肾脏大。耳高的肾脏位置高；耳向后陷的，肾脏位置低。耳坚的肾脏坚固；耳薄不坚的肾脏脆弱。耳厚其垂平直于牙车处的，肾脏位置端正；一耳偏高的，肾脏位置偏倾。凡此各脏不同。正常时则安和无病，脏气损失时则易病。

[原文]

帝曰：善。然非余之所问也[①]。愿闻人之有不可[②]病者，至尽天寿，虽有深忧大恐，怵惕之志，犹不能减[③]也，甚寒大热，不能伤也；其有不离屏蔽室内，又无怵惕之恐，然不免于病者，何也？愿闻其故。岐伯曰：五藏六府，邪之舍也。请[④]言其故。五藏皆小者，少病，苦燋心，大愁忧；五藏皆大者，缓于事，难使以[⑤]忧。五藏皆高者，好高举措；五藏皆下者，好出人下；五藏皆坚者，无病；五藏皆脆者，不[⑥]离[⑦]于病；五藏皆端正者，和利得[⑧]人心[⑨]；五藏皆偏倾者，邪心而善盗，不可以为人平，反复言语[⑩]也。

［考注］

①然非余之所问也：当为衍文。与上下文义不类。《甲乙·卷一·第五》无此七字。

②可：为"得"之音转。《春秋繁露·保位权》凌曙注："'得'，他本作'可'。"是"可"、"得"通假之证。

③减：为"感"之音转。"伤"义。《甲乙·卷一·第五》正作"感"。与下文之"伤"，例义合。

④请：为"臣"之音转。

⑤以：为"其"之音转。

⑥不：为"之"之音转。"其"义。

⑦离：为"罹"之音转。罹患。《楚辞·招魂》蒋骥注："'离'，与'罹'同。"

⑧得："知"义。《吕览·上德》高诱注："得，犹知也。"

⑨心：为"平"之误。

⑩反复言语：指行为反复无常。

［释文］

黄帝说：讲得好！愿知人有不得病的，尽其自然年寿。虽有忧恐情志之扰，不能伤其身，大寒大热之邪，不能伤其体；有的虽不离屏风室内，又无惊恐等情志之扰，却仍免不了得病，这是为什么？愿知其原因。岐伯说：五脏六腑，是邪气侵犯之处，我讲一讲其原因。五脏都小的，病少，却多烦心、忧愁等情志之病；五脏都大的，心宽，难使其忧愁之病；五脏都高的，心高志傲；五脏都低的，意志自悲卑下；五脏都坚实的，无病；五脏都脆弱的，其常患病；五脏都端正的，气血和利，知人正常；五脏都偏倾的，心生邪念而盗窃，没有常人之道德，行为反复无常。

［原文］

黄帝曰：愿闻六府之应[①]。岐伯答曰：肺合大肠，大肠者，皮其应：心合小肠，小肠者脉其应；肝合胆，胆者，筋其应：脾合胃，胃者，肉其应；肾合三焦膀胱，三焦膀胱者，腠理毫毛其应。

［考注］

①应："合"义。《淮南子·原道》高诱注："应，和也。"《庄子·寓言》成玄英疏："和，合也。"

［释文］

黄帝说：愿知六腑的配合关系。岐伯答道：肺合大肠，皮是大肠之合；心合小肠，脉是小肠之合；肝和胆，筋是胆之合；脾合胃，肉是胃之合；肾合三焦膀胱，毫毛是三焦膀胱之合。

［原文］

黄帝曰：应之奈何？岐伯口：肺应皮，皮厚者大肠厚，皮薄者大肠薄，皮缓腹裹大者大肠大[①]而长，皮急者大肠急而短，皮滑者大肠直[②]，皮肉不相离者大肠结[③]。

［考注］

①大：《甲乙·卷一·第五》作"缓"。

②直：通"脜"，"滑"义。孙鼎宜："'直'，读曰'脜'，脜亦滑也。"

③结："曲"义。

［释文］

黄帝说：六腑怎样具体相配合？岐伯说：肺合皮，皮厚的大肠厚，皮薄的大肠薄，皮松弛的大肠缓而长，皮急的大肠急而短，皮滑的大肠滑，皮肉附著不易分离的大肠曲涩不利。

［原文］

心应脉，皮厚者脉厚，脉厚者小肠厚；皮薄者脉薄，脉薄者小肠薄。皮缓者脉缓，脉缓者小肠大而长；皮薄而脉冲[①]小者，小肠小而短。诸阳经脉皆多纡曲者，小肠结。

［考注］

①冲："虚"义。杨上善："冲，虚也。"

［释文］

心合脉，皮厚的脉厚，脉厚的小肠厚；皮薄的脉薄，脉薄的小肠薄。皮松缓的脉松缓，脉松缓的小肠大而长；皮薄脉虚小的，小肠小而短。诸在外的络脉多纡屈的，小肠多曲涩不畅。

［原文］

脾应肉，肉䐃坚大者胃厚，肉䐃么[①]者胃薄。肉䐃小而么[②]者胃不坚；肉䐃不称身者胃下，胃下者下管约不利。肉䐃不坚者胃缓，肉䐃无小里累[③]者胃急。肉䐃多少[④]里累者胃结[⑤]，胃结者上管约不利也。

［考注］

①么："小"义。《元包经传·孟阴》李江注："么，小也。"

②么：此"么"，当为"弱"之误。若作"么"，则与此句前文之

“小”字义重，不例。

③里累：“里”，当为“裹”之误；“累”，为“垒”之音转。“裹垒”，指小结。《管子·轻重》戴望校：“垒，作‘累’。”是“累”、“垒”古可通假。《广雅·释诂》：“垒，积也。”

④少：当为“小”之误。此“多小裹垒”与前文“无小裹垒”始例合。

⑤结：气滞结。

[释文]

脾合肉，肉脂坚大的胃厚，肉脂小的胃薄。肉脂小而弱的胃不坚实；肉脂与身体不相称的胃下垂，胃下垂则下脘不利。肉脂不坚实的胃松缓，肉脂没有小结的胃气急，肉脂多小结的胃气滞。胃气滞则上脘不利。

[原文]

肝应爪，爪厚色黄者胆厚，爪薄色红者胆薄。爪坚色青者胆急，爪濡色赤者胆缓，爪直色白无约[①]者胆直，爪恶色黑多纹者胆结也。

[考注]

①约：为“纹”之误。郭霭春：“‘约’为‘纹’之误字。‘无纹’与下‘多纹’相对。”

[释文]

肝合爪，爪厚色黄的胆厚，爪薄色红的胆薄，爪坚色青的胆急，爪软色红的胆松缓，爪光直色白无纹的胆直，爪畸形色黑多纹理的胆纡曲不直。

[原文]

肾应骨，密理厚皮者三焦膀胱厚，粗理薄皮者三焦膀胱薄。疏腠理者三焦膀胱缓，皮急而无毫毛者三焦膀胱急，毫毛美而粗者三焦膀胱直，稀毫毛者三焦膀胱结也。黄帝曰：厚薄美恶皆有形，愿闻其所病。岐伯答曰：视其外应，以知其内藏，则知所病矣。

［释文］

肾合骨。纹理密而皮厚的三焦膀胱厚；纹理粗皮薄的，三焦膀胱薄。腠理疏松的三焦膀胱松缓，皮急无毫毛的三焦膀胱急，毫毛旺而粗的三焦膀胱直，毫毛稀少的三焦膀胱纡曲不直。黄帝说：厚薄好坏都有表现，愿知其所病。岐伯答道：视其外在的表现，可知内脏的状况，就会知道它所发生的疾病了。

禁服第四十八

禁服："禁"为"经"之音转。"禁"、"经"古声同韵近，故可通转。"服"为"脉"之误。"禁服"，即"经脉"。疑此篇为《经脉》篇之遗漏，而另成其篇。《太素·卷八·经脉连环》："《禁脉》之言，凡刺之理，经脉为始。"是《太素》名"禁脉"，此篇名"禁服"。《太素》所引"凡刺之理，经脉为始"，正此篇中之文。李克龙等《黄帝内经太素校注》："'脉'，今本《灵枢》、《甲乙》均作'脉'，据《铜人经·卷一》当作'服'。"是"脉"、"服"古医经多有混淆之例。

［原文］

雷公问于黄帝曰：细子得受业，通①于九针六十篇，旦暮勤服②之，近③者编绝，久③者简垢，然尚讽诵弗置，未尽解于④意矣。《外揣》言浑束为一，未知所谓也。夫大⑤则无⑥外，小⑦则无⑥内，大小无极⑧，高下无度。束⑨之奈何？士之材力，或有厚薄，智虑褊⑩浅，不能博大深奥，自强于学若细子，细子恐其散于后世，绝于子孙，敢问约⑪之奈何？黄帝曰：善乎哉问也！此先师之所禁，坐⑫私传之也，割臂歃血之盟也。子若欲得之，何不斋乎？

［考注］

①通：为"诵"之音转。《庄子·大宗师》陆德明释文："诵，通也。""通"、"诵"古韵同，故可通转。

②服："习"义。《管子集校》："服，习也。"

③近者编绝，久者简垢："近"、"久"二字互易。郭霭春："'近'与'久'上下误倒，应作'久者编绝，近者简垢'，杨注：'其简之书，远年者，编有断绝；近年者，简生尘垢'，是杨所据本不误。"

④于：为"其"之音转。

⑤大：指大针。

⑥无：为"之"之音转，"其"义。

⑦小：指小针。

⑧极："尽"义。《礼记》郑玄注："极，犹尽也。"

⑨束："约"、"要"义。《战国策·韩策》鲍彪注："束，犹约。"

⑩褊：为"偏"之借字。郭霭春："熊本作'偏'。"

⑪约：通"要"。《说文通训定声》："要，叚借为约。"

⑫坐："我"义。《汉书·灌夫传》颜师古注："坐，谓坐上之人也。"

[释文]

雷公问黄帝说：我接受医学，诵读九针六十篇，早晚勤奋学习。年代久远的书编，绳索已断，年代近的竹简，已尘土垢满，但我仍然读习不弃，可仍不能尽解其意。《外揣》中说，概括医理为一个要点，不知其说的是什么？大针主内，小针主外，大小针理针术无止尽，高深无止，其要点是什么？人的能力，有大小，智慧偏浅的，不能发扬医学之深奥，像我这样发奋自强而学习的人不多。我恐医学后世散失，断于后代，因此，敢问医学的精要是怎样掌握的？黄帝说：问得好！这是先师所秘之术，我私下传你的。它要经过歃血盟誓，才能传授，你何不先斋戒以示诚意呢？

[原文]

雷公再拜而起曰：请①闻②命于是③也。乃斋宿三日而请曰：敢问今日正阳，细子愿以受盟。黄帝乃与俱入斋室，割臂歃血。黄帝亲祝曰：今日正阳，歃血传方，有敢背此言者，反[4]受其殃。雷公再拜曰：细子受之。黄帝乃左握其手，右授之书。曰：慎之慎之，吾为子言之。

［考注］

①请：为“臣”之音转。

②闻：“听”义。《汉书·贾山传》颜师古注：“闻，谓声之闻也。”

③是：“此”义。《左传·昭公十六年》杜预注：“是，犹此也。”

④反：为“必”之误。《太素·卷十四·人迎脉口诊》作“必”。

［释文］

雷公再拜后说：我听命于此。于是斋戒三日而请求说：敢问今天正午，我愿意以盟受术。黄帝和他共入斋室，割臂出血。黄帝祝告说：今日正午，歃血传术，有敢违背此誓言的，必受祸殃。雷公再拜说：我谨慎接受。黄帝左握其手，右手授给他书，说：慎重啊！记住我对你说的话。

［原文］

凡刺之理，经脉为始[1]，营[2]其所行，知其度量，内刺[3]五藏，外刺[4]六府，审察卫气，为百病母，调[5]其虚实，虚实乃止[6]。泻其血络，血尽不殆矣。雷公曰：此皆细子之所以通[7]，未知其所约[8]也。

［考注］

①始：“先”义。《国语·晋语》韦昭注：“始，先也。”

②营：“察”义。《吕览·孟冬》高诱注：“营，度也。”《国语·晋语》韦昭注：“度，揆也。”

③刺：为“次”之音转，“分别”义。《周礼·弓人》孙诒让正义：“次，亦言相比次也。”《太素·卷十四·人迎脉口》作“次”。

④刺：为“别”之误。“分别”、“分辨”义。《太素·卷十四·人迎脉口》作“别”。

⑤调：“察”义。《玉篇·言部》：“调，度也。”

⑥止：为“知”之音转。《诗·采薇》王先谦疏：“‘知’，作‘之’。”《诗·墓门》“讯之”之“之”，《韩诗》作“止”。是“止”、“知”古通之证。

⑦通：“知”义。《淮南子·主术》高诱注：“通，知也。”

⑧约：为“要”之借字。

[释文]

大凡针刺之理，经脉为先。察其所行，知其小大短长，内别五脏，外辨六腑，审察卫气，为百病的根本。察其虚实，虚实就会知道；泻其瘀络，瘀血除尽就不会衰败。雷公说：这些我已经知道了，但不知其要点。

[原文]

黄帝曰：夫约方①者，犹约囊②也，囊满而弗约，则输泄③，方④成⑤弗约⑥，则神与⑦弗俱⑧。雷公曰：愿为下⑨材者，勿⑩满而约⑥之。黄帝曰：未⑪满而知约⑥之以为工，不⑫可以为天下师。

[考注]

①约方：“约”通“要”；“方”，“法”义。“约方”，即“要法”义。

②约囊：“约”通“要”；“囊”为“害”之音转。“约囊”，即“要害”，“关键之处”义。“害”与“妨”通，“妨”、“囊”古韵同，故“妨”又音转为“囊”。《国语·楚语》韦昭注：“害，伤也。”《老子·十二章》河上公注：“妨，伤也。”《汉书·董仲舒传》颜师古注：“害，犹妨也。”《墨子·杂守》孙诒让注：“害，谓要害。”《义府·要害》：“要害，言身中要紧处。”

③囊满而弗约，则输泄：衍文。系误注“约囊”之文字而又误入经文。

④方："法"义。

⑤成："备"义。《庄子·大宗师》郭庆藩集释："成，犹备也。"

⑥约：通"要"。

⑦神与："神"为"身"之音转；"与"，为"之"之音转。"神与"，即"身之"。

⑧俱："全"义。《荀子·正名》杨倞注："具，全也。"《说文通训定声》："具，叚借为俱。"

⑨下：为"之"之误。

⑩勿：为"其"之误。

⑪未：为"其"之误。

⑫不：为"其"之音转。

［释文］

黄帝说：要法，好比要害和关键。具备了方法而无要点，就好比身体功能不健全。雷公说：愿成为有用之材，方法博多而又知其要。黄帝说：其方法博多而又知其要点的，才能成为良医，才能为天下人之师。

［原文］

雷公曰：愿闻为工。黄帝曰：寸口主中，人迎主外，两者相应，俱往俱来，若引绳大小齐等。春夏人迎微大，秋冬寸口微大。如是者名曰平人。

［释文］

雷公说：愿意掌握良医之法。黄帝说：寸口脉主五脏，人迎脉主六腑。二脉跳动相应合一致，同来同去，好像绳牵引一样脉跳大小相等。春夏人迎脉跳动略大，秋冬寸口脉跳动略大。这是正常的情况，叫做平人。

［原文］

人迎大①一倍于寸口，病在足少阳，一倍而躁②，在手少阳；人迎二倍，病在足太阳，二倍而躁，病在手太阳；人迎三倍，病在足阳明，三倍而躁，病在手阳明。盛则为热，虚则为寒，紧则为痛痹，代则乍甚乍间。盛则泻之，虚则补之，紧痛[3]则取之分肉，代则取血络且饮药，陷下则灸之。不盛不虚，以经[4]取[5]之，名曰经刺[6]。人迎四倍者，且大且数，名曰溢阳[7]，溢阳为外格[8]，死不治。必审按其本末，察其寒热，以验[9]其藏府之病。

［考注］

①大："盛"义。

②躁："数"义。指脉跳快。

③痛：衍文。前"紧"字，指脉象，"痛"字与脉象无涉，当衍。《甲乙·卷四·第一》无此字。

④经：为"平"之音转。

⑤取："为"义。《逸周书·周祝》朱右曾校释："为，取也。"

⑥经刺："经"，"常"义。"刺"字，当为衍文。前文诸"取"字，多为"刺"义。此"刺"涉前文"取"字之义致赘。

⑦溢阳：盛阳。

⑧格："闭阻"义。

⑨验："明"义。《玉篇·马部》："验，征也。"《左传·昭公三十年》杜预注："征，明也。"

［释文］

人迎脉盛一倍于寸口脉，病在足少阳，一倍而数，病在手少阳；人迎脉盛二倍于寸口脉，病在足太阳，二倍而数，病在手太阳；人迎脉盛三倍于寸口脉，病在足阳明，三倍而数，病在手阳明。盛就是热证，虚就是寒证，紧脉是痛痹病，代脉是轻重相间之病。盛就应泻，虚就应补。脉紧应刺其肌肉，脉代应刺其血络并饮药，络脉虚陷用灸法，直致其不盛不虚，以平为度。这叫做常法。人迎脉盛四倍于寸口脉，并且疾数的，叫做盛阳，盛阳为经气外闭之证，为死证。不能治疗。治病必须审察其标本，察其寒热，以明其脏腑之病。

［原文］

寸口大于人迎一倍，病在足厥阴，一倍而躁，在手心主；寸口二倍，病在足少阴，二倍而躁，在手少阴；寸口三倍，病在足太阴，三倍而躁，在手太阴。盛则胀满，寒中，食不化[①]；虚则热中，出糜[②]，少气，溺色变；紧则痛痹；代则乍痛乍止。盛则泻之，虚则补之，紧则先刺而后灸之，代则取血络而后调之，陷下则徒灸之。陷下者，脉血结于中，中有著血，血寒，故宜灸之。不盛不虚，以经取之。寸口四倍者，名曰内关，内关者，且大且数，死不治。必审察其本末之寒温，以验其藏府之病。

［考注］

①寒中、食不化：当在“虚则”后，义始合。

②热中、出糜：当在“胀满”后，义始合。

［释文］

寸口脉盛于人迎脉一倍，病在足厥阴，一倍而数，病在手厥阴；寸口脉盛于人迎脉二倍，病在足少阴，二倍而数，病在手少阴；寸口脉盛三倍于人迎脉，病在足太阴，三倍而数，病在手太阴。盛，会出现胀满、热中、大便黄糜等症；虚，会出现寒中、食不化、短气、尿色变白等症。脉紧会病痛痹，脉代其痛间歇性发作。盛就应泻，虚就应补。脉紧的先刺后灸；脉代的先刺血络出瘀血而后调和之；血络虚陷的但用灸法。络陷下是血气滞于中，内有滞血，血寒，所以用灸法。治疗致其不盛不虚，以平为度。寸口脉盛四倍于人迎脉，叫做内关。内关，脉大而数，为死证，不可治疗。治病必察审其标本寒热，以明其脏腑之病。

［原文］

通其营[①]输，乃可传于大数[②]。大数[②]曰：盛则徒[③]泻之，虚则徒[③]补之。紧则灸刺且饮药，陷下则徒[③]灸之。不盛不虚，以经取之。所谓经[④]治者，饮药，亦曰[⑤]灸刺。脉急则引[⑥]，脉大以[⑦]弱[⑧]，则[⑨]欲安静。用力无劳也[⑩]。

［考注］

①营：为“荥”之通假。《甲乙·卷四·第一》正作“荥”。可证。

②数：为“术”之音转。

③徒：“但”义。《庄子·在宥》成玄英疏：“徒，但也。”

④经：“常”义。

⑤曰：为“用”之音转。《甲乙·卷四·第一》作“用”。

⑥引：指筋脉牵引拘急之证。

⑦以：为“则”之音转。《经词衍释》：“以，犹之也。”《经传释词》：“其，犹之也。”又“则犹其也”。是“以”、“则”古可通转。

⑧弱：为“热”之音转。

⑨则：“则”前，拟脱“小”字。

⑩用力无劳也：《甲乙·卷四·第一》作“无劳用力”。

［释文］

明其腧穴的，才能传授给他医术大法。大法是：盛则泻，虚则补。脉紧应灸刺加饮药，络虚陷但用灸法，致其不盛不虚，以平为准则。所说的常规治法，是饮服药物，或用灸刺之法。脉急则成筋脉牵引拘急之证，脉大则成热证，脉小则想安静，无力劳作。

五色第四十九

[原文]

雷公问于黄帝曰：五色独[①]决于明堂乎？小子未知其所谓也。黄帝曰：明堂者，鼻[②]也。阙者眉间也，庭者颜也，蕃者颊侧也，蔽者耳门也，其间欲方大，去之十步[③]，皆[④]见[⑤]于外，如是者寿必中百岁。

[考注]

①独：为“之”之音转。

②鼻：“鼻”后，拟脱“上”字。

③步：为“寸”之误。

④皆：为“色”之音转。“皆”、“色”古韵近，故得通转。

⑤见：“显”义。《庄子·则阳》成玄英疏：“见，显也。”

[释文]

雷公问黄帝说：察五色主要是辨别明堂的颜色吗？我不知其所说的含义。黄帝说：明堂，是指鼻上的部分。阙只指眉间，庭指上下颜面，蕃指颊侧的头发，蔽指耳上的头发。两蕃之间宜宽大，相离十寸为好。光润之色显见于外，如此之人可寿命百岁。

[原文]

雷公曰：五官[①]之辨奈何？黄帝曰：明堂骨高以起，平以直，五藏次[②]于中央，六府挟其两侧，首[③]面上[④]于[⑤]阙庭，王宫[⑥]在[⑦]于下极[⑧]。五藏安于胸中，真[⑨]色以[⑩]致，病色不见，明堂润泽以清，五官[①]恶得无辨[⑪]乎？雷公曰：其不辨⑪者，可得闻乎？黄帝曰：五色之见也，各出其色部。部骨陷⑫者，必不免于病矣。其色部乘袭⑬者，虽病甚，不死矣。雷公曰：官⑭五色奈何？黄帝曰：青黑为痛，黄赤为热，白为寒，是谓五官⑮。

［考注］

①五官："官"为"宫"之误。"五官"，当为"五宫"。指五脏。

②次："列"义。

③首：为"视"之音转。"首"、"视"古声近，故可通转。

④上：引为"察"义。"上"有"知"义，"知"有"别"义。"别"、"辨"古通，有"察"义。《论语·雍也》刘宝楠正义："上，谓上知。"《吕览·有始》高诱注："知，犹别也。"

⑤于：为"其"之音转。

⑥王宫："王"为"五"之误。"五宫"，指五脏。

⑦在："察"义。

⑧极：为"之"之音转。柳宗元《为京兆府请复尊号表》蒋之翘注："'极'，一本作'至'。"《诗·北门》陈奂传疏："之，犹至也。"是"极"、"之"古通之证。

⑨真：为"正"之音转。

⑩以：为"之"之音转。

⑪辨："明"义。

⑫陷：指沉暗枯败之色。

⑬乘袭：指明润之色。"乘"，"上"义，色显现。与前文之"陷"对举。"袭"，"明"义。《文选·封燕然山铭》李周翰注："乘，上也。"《文选·魏都赋》吕向注："袭，著也。"《周礼·大宗伯》郑玄注："著，明也。"

⑭官：为"观"之音转。观察。《说文通训定声》："官，叚借为馆。"《诗·公刘》马瑞辰笺："'馆'、'观'古同声通用。"

⑮五官："官"为"色"之误。"五官"，为"五色"之误。与上文"五色之见也"例始合。

[释文]

雷公说：望色怎样察辨五脏之病？黄帝说：明堂处骨高起，平而且直。五脏列于其中间，六腑在其两侧。望面色先察阙、庭之部，五脏可察见其中。五脏在胸腹内安平无病的，正色可见，病色不见。明堂部润泽光亮，五脏健康怎么会不知呢？雷公说：其不懂之处，可以听一听吗？黄帝说：五色的显现，各见其部位。其部位色沉暗枯败的，必不能免于疾病。其部位色泽润泽明亮的，虽然病重，不会死亡。雷公说：怎样观察五色的主病？黄帝说：青色、黑色主疼痛；黄色、赤色为热证；白色为寒证。这是五色主病。

[原文]

雷公曰：病之益甚，与其方[①]衰如何？黄帝曰：内外皆在[②]焉。切其脉口滑小紧以[③]沉者，病益甚，在中；人迎气大紧以[③]浮者，其病益甚，在外。其脉口浮滑者，病日进；人迎沉而滑者，病日损。其脉口滑以[③]沉者，病日进，在内；其人迎脉滑盛以[③]浮者，其病日进，在外。脉之浮沉及人迎与寸口气小大[④]等者，病难已。病之在藏，沉而大者，易已。小为逆。病在府，浮而大者，其病易已。人迎盛坚[⑤]者，伤于寒；气口盛坚[⑤]者，伤于食。

[考注]

①方：将。

②在："察"义。

③以：为"而"之音转。

④大：疑为"不"之误。后文"大者易已，小为逆"。此论脉小为逆，"大"字当误。所以下文云"病难已"。

⑤坚：为"紧"之音转。《甲乙·卷四·第一》正作"紧"。可证。

［释文］

雷公说：病之渐重，和病将衰退，其脉象是怎样的？黄帝说：内外部都要察。察其寸口脉滑、小、紧、沉的，病渐重，病在五脏；察其人迎脉大、紧、浮的，病渐重，病在六腑。寸口脉浮滑的，病渐重；人迎脉沉滑的，病日减。寸口脉沉滑的，病渐重，病在五脏；人迎脉滑大浮的，病渐重，病在六腑。脉跳浮沉不等，及人迎寸口脉都小而不等的，病难愈。病在五脏，脉沉而大的，易愈；小为病逆不易愈。病在六腑，脉浮而大的，其病易愈。人迎脉大紧的，是伤于寒邪；寸口脉大紧的，是伤于饮食。

［原文］

雷公曰：以色言病之间甚奈何？黄帝曰：其色粗[①]以明[②]，沉夭者为甚。其色上行者病益甚；其色下行如云彻散者病方已。五色各有藏部，有外部，有内部也。色从外部走内部者，其病从外走内；其色从内走外者，其病从内走外。病生于内者，先治其阴，后治其阳，反者益甚；其病生于阳者，先治其外，后治其内，反者益甚。其脉滑大以代而[③]长者，病从外来，目有所见，志[④]有所恶[⑤]。此阳气之并[⑥]也。可变[⑦]而已。

［考注］

①粗：引为“浮”义。《广雅·释器》：“粗，覆也。”《释名·释言语》：“覆者孚也，如孚甲之在物外也。”

②明：《甲乙·卷一·第十五》“明”下有“者为间”三字。例合。

③代而：衍文。涉前文“大以”之音而致衍。去之义合。

④志：“心”义。

⑤恶：为“存”之误。“察”义。《甲乙·卷四·第一》作“存”。

⑥并；为“病”之通假。郭霭春：“日抄本‘并’作‘病’。”

⑦变：通“辨”。辨别。

[释文]

雷公说：怎样望色以诊断病的轻重？黄帝说：色浮而明的病轻，沉而枯暗的病重。其色加重的病渐重，其色渐消如云散退的病将愈。五脏的病色，各有其显现部位。外侧为六腑，内侧为五脏。病色从外侧走内侧的，是病从外入内；其病色从内侧走外侧的，其病从内走外。病生于内的，先治其内，后治其外，治反了会加重病；病生于外的，先治其外，后治其内，治反了会加重病。其脉滑大而长的，是外病，目可察其色，心可识其病。这是阳气之病。可辨证而治愈。

[原文]

雷公曰：小子闻风者，百病之始[①]也。厥逆[②]者，寒湿之起[③]也。别[④]之奈何？黄帝曰：常[⑤]候阙中。薄泽为风，冲[⑥]浊为痹，在地[⑦]为厥。此其常也。各以其色言其病。

[考注]

①始：“先”义。

②厥逆：寒凉之证。

③起：“生”义。《文选·和王著作八公山诗》吕延济注：“起，犹生也。”

④别：辨。

⑤常：为“当”之音转。《甲乙·卷一·第十五》作“当”。

⑥冲：为“重”之音转。《广雅·释训》王念孙疏：“‘憧憧’、‘冲冲’，并字异而义同。”《说文通训定声》：“重，叚借为憧。”是“冲”、“重”通转之证。

⑦地：“下”义。

[释文]

雷公说：我听说风邪是百病之起因。手足寒凉之证，是由寒湿之邪产生的。怎样察辨？黄帝说：当察阙中，色浅薄的是风邪，色重浊的是痹病，色见面下部的，是手足寒凉之证。这是望色之常法。各以其色辨其病。

［原文］

雷公曰：人不病卒[①]死，何以知之？黄帝曰：大[②]气入于藏府者，不病而卒死矣。雷公曰：病小愈而卒死者，何以知之？黄帝曰：赤色出两[③]颧，大如母指者，病虽小愈，必卒死。黑色出于庭，大如母指，必不病而卒死。

［考注］

①卒：通“猝”。突然。

②大：为“卒”之误。“卒”通“猝”。

③两：为“于”之误。此“出于颧”与下文“出于庭”，例正合。

［释文］

雷公说：人无病突然死亡，怎样预知？黄帝说：突然之邪气侵入脏腑，所以突然死亡。雷公说：有的病稍见好转，却又突然死亡，这怎样预知？黄帝说：红色见于颧部，如拇指大小，病虽少愈，必突然死亡。黑色见于额部，如拇指大小，必无病而突然死亡。

［原文］

雷公再拜曰：善哉！其死有期乎？黄帝曰：察色以言其时。雷公曰：善乎！愿卒闻之。黄帝曰：庭者，首面也。阙上者，咽喉也。阙中者，肺也。下极[①]者，心也。直[②]下者，肝也。肝左者，胆也。下者，脾也。方上者，胃也。中央者，大肠也。挟大肠[③]者，肾也。当肾者，脐也。面王[④]以上者，小肠也；面王[④]以下者，膀胱子处也。颧者，肩也。颧后者，臂也。臂下者，手也。

目内眦上者，膺乳也。挟绳[⑤]而上者，背也。循牙车以下[⑥]者，股也。中央者，膝也。膝以下者，胫也。当胫以下者，足也。巨分者，股里也。巨屈者，膝膑也[⑦]。此五藏六府肢节之部也。各有部分。有部分[⑧]。用阴和阳，用阳和阴。当[⑨]明部分，万举万当。能别左右。是谓大道。男女异位[⑩]，故曰阴阳。审察泽夭，谓之良工。

［考注］

①极：为“之”之音转。

②直：为“其”之音转。《说文通训定声》：“置，叚借又为直。”《经义述闻》：“‘置’、‘德’古字通。”《管子集校》：“‘得’、‘德’通。”《文选·与山巨源绝交书》旧校：“‘得’，作‘其’字。”是“直”、“其”古通。

③挟大肠：《甲乙·卷一·第十五》作“侠傍”。

④面王：“王”为“上”之音转。“面王”，即“面上”。“王”、“上”古韵同，故可通转。《尔雅·释诂》：“王，君也。”《吕览·当务》高诱注：“上，君也。”

⑤绳：为“睛”之音转。“绳”、“睛”古韵近，故可通转。

⑥下：《甲乙·卷一·第十五》作“上”。

⑦巨分者，股里也，巨屈者，膝膑也：当为衍文。义与上文股膝之说重复。

⑧有部分：衍文。郭霭春：“蒙上文误衍。”

⑨当：《甲乙·卷一·第十五》作到“审”。义妥。

⑩男女异位：指男女病色部位左右逆顺不同。《素问·玉版论要》：“女子右为逆，左为从；男子左为逆，右为从。”王冰注：“左为阳，故男子右为从而左为逆；右为阴，故女子右为逆而左为从。”

［释文］

雷公再拜后说：讲得好！突然死亡，可预知死期吗？黄帝说：察其面色，可知其时。雷公说：好啊！愿尽知之。黄帝说：

天庭是头面望色之要部。阙上主咽喉，阙中主肺，其下是心，其下是肝。肝左是胆，胆下是脾，脾上是胃。面部中央是大肠，大肠旁是肾，与肾齐是脐。面上部是小肠，面下部是膀胱子宫。颧是肩，颧后是臂，臂下是手。眼内角上是胸乳，挟睛旁上部是背。牙车上是股，牙车中是膝，膝下是胫，胫下是足。这是五脏六腑、臂胫肢节在面部的位置，各有其色部。察阴知阳，察阳知阴，审明色部，万病不误。能比辨左右，叫做大法。男子病色在左为逆，在右为顺；女子病色在右为逆，在左为顺。所以说男女不同。能审察色泽的明润枯暗，叫做良医。

［原文］

沉浊为内，浮泽①为外，黄赤为风，青黑为痛，白为寒，黄而膏润为脓，赤甚者为血，痛②甚为挛，寒③甚为皮不仁。五色各见其部，察其浮沉，以知浅深；察其泽夭，以观成败；察其散抟，以知远近；视色上下，以知病处；积神于心，以知往今。故相④气不微，不知是非，属意勿去，乃知新故。色明不粗⑤，沉夭为甚；不⑥明不⑥泽，其病不甚。其色散，驹驹然⑦，未有聚⑧。其病⑨散而气痛，聚未成⑩也。

［考注］

①泽：《甲乙·卷一·第十五》作“清”。

②痛：为“青”之音转。涉前“青黑”之“青”而音转为“痛”。

③寒：为“黑”之音转。“寒”、“黑”古声近，故可通转。《素问·疟论》：“寒者，阴气也。”《周礼·春官》郑玄注：“黑云为阴。”

④相：“察”义。

⑤粗：“败”义。《尔雅·释器》：“粗，覆也。”《论语·阳货》朱熹集注：“覆，倾败也。”

⑥不：为“且”之误。

⑦驹驹然：“驹驹”，为“拘拘”之音转。“好”义。郭霭春：“‘驹’，应读为‘拘’。《淮南子·精神训》高注：‘拘拘，好貌’。”

⑧聚：引为“病”义。《广雅·释诂》：“聚，蹇也。”《易·蹇》孔颖达疏：“蹇，难也。”《经义述闻》：“古人多谓患为难。”《慧琳音义·卷二十七》注：“难，患也，痾也。”

⑨病：在此引为“伤败”义。《国语·晋语》韦昭注：“病，败也。”

⑩聚未成：“聚”，“病”义；“未”为“之”之音转；“成”通“盛”。即“病之盛”之义。

[释文]

色沉浊病在脏，色浮清病在腑。黄、赤是风邪，青、黑是痛证，色白是寒，色黄润泽的是痈脓，色赤甚的是瘀血，青甚的是筋挛，黑甚的是肌肤麻木不仁。五色各见其部位。察色的浮沉，可以知道病的浅深；察色的润枯，可以知道病之好坏；察色的散聚，可以知道病的新久；察色的上下，可以知病的部位；用心察辨，可以知古今之病。所以察气不精，不知是非。专心察病，才能够了解其新久变化。色明不败，沉夭则是病重。色明而润泽，其病不重。病色散，面色好转，是无病邪。色败散而气痛，是病加重了。

[原文]

肾乘心，心先①病，肾为应，色皆如是。

[考注]

①先：疑为“色”之误。义始合。

[释文]

肾病传及心脏，心脏在面之部位即见肾病的黑色，这是肾病及心在面部的反映。其他脏病邪传变所见的病色，都是这样。

[原文]

男子色在于面王[①]，为小腹痛，下为卵痛，其圜直[②]为茎痛，高为本[③]，下为首[④]，狐疝㿉阴之属也。

[考注]

①王：为“上”之音转。

②圜直：指病色之形状圆直。

③高为本：“高”，指色浓而明显；“本”，引指病重。《管子集校》：“本，作农。”《书·洪范》孔安国传：“农，厚也。”

④下为首：“下”，病色消散；“首”，为“收”之音转，指病邪收敛。“首”、“收”古音同，故可通转。《文选·洛神赋》李周翰注：“首饰，谓钗冠之属。”《广雅·释器》：“收，冠也。”《庄子·天运》成玄英疏：“首，头也。”《汉书·昭帝纪》颜师古注：“冠者，首之所著。”是“首”、“收”古可通转之证。

[释文]

男子病色在面上部，为小腹痛；在面下部，为卵痛。其病色圆直的，为茎痛。其色浓而明显的，是病重；其色消散的，是病邪收敛。狐疝下阴之病用此望色法。

[原文]

女子在于面王[①]，为膀胱子处之病。散为痛[②]，抟为聚[③]。方员[④]左右，各如其色形。其随而下至胝[⑤]为淫[⑥]，有[⑦]润如膏状，为暴食不洁。

[考注]

①王：为“上”之音转。

②痛：为“通”之音转，通利，引指邪气消去。

③聚：引为“病”义。

④员：通“圆”。《说文通训定声》：“员，叚借又为圆。”

⑤胝：郭霭春："'胝'疑为'脤'之误字，'脤'则为'唇'之借字。《庄子·德充符》释文引崔注：'脤、唇同'。'其随而下至脤'者，谓望其色由面王而下至唇也。"

⑥淫：指白带病。《素问·痿论》王冰注："白淫，谓白物淫衍，如精之状，女子阴器中绵绵而下也。"

⑦有：为"其"之音转。"其"，指病色。《经词衍释》："有，犹为也，其也。"

［释文］

女子病色在面上部的，是膀胱子宫之病。其病色消散，为邪气消去；其病色浓聚，为病重。方圆左右，其病色形状各不相同。病色由面上下至唇的，是白带病。其病色光润如膏脂的，是暴食或吃了不洁食物之食积病。

［原文］

左为左，右为右①，其色有邪，聚散而不端②，面色所指③者也。色者，青黑赤白黄，皆端满④有⑤别乡⑥，别乡⑥赤者，其色亦⑦，大如榆荚，在面王⑧为⑨不日⑩。其色上锐⑪，首空⑫上向⑬，下锐下向⑬。在左右如法。以五色命藏，青为肝，赤为心，白为肺，黄为脾，黑为肾。肝合筋，心合脉，肺合皮，脾合肉，肾合骨也。

［考注］

①左为左，右为右：《甲乙·卷一·第十五》作"左为右，右为左"。"为"，在此引为"察"义。《左传·昭公元年》杜预注："为，治也。"《战国策·赵策》杜预注："治，犹校。"《广韵·校韵》："校，检校。"《后汉书·周黄徐姜申屠传》李贤注："检，犹察也。"

②端：引为"常"义。《国语·晋语》韦昭注："端，正也。"《书·说命》孔安国传："正，长也。"《说文通训定声》："常，叚借为长。"

③指：为"知"之音转。

④端满："端"，"常"义；"满"为"瞒"之音转。"显"、"见"义。"端满"，即"常显"义。"满"、"瞒"古音同，故可通转。《玄应音义·卷十七》注："瞒，平视也。""视"可引为"见"义。

⑤有：为"其"之音转。

⑥别乡：与前文之"部分"、"色部"、"脏部"等互文同义。"乡"为"处"义，"别"为"分"义。"别乡"，即"分部"义。指五脏病色或常色在面部的不同位置。《汉书·东方朔传》颜师古注："别，分也。"《匡谬正俗·卷八》："乡者，居也。"《周礼·大史》郑玄注："居，犹处也。"

⑦亦：为"异"之音转。

⑧王：为"上"之音转。

⑨为：为"之"之音转。

⑩不日：即日。不超过一日。《诗·灵台》朱熹集注："不日，不终日也"。

⑪上锐："上"为"之"之误；"锐"为"睿"之音转。"显明"义。《国语·楚语》韦昭注："睿，明也。"

⑫首空："首"为"上"义；"空"为"锐"之误。"首锐"，即"病色的上部明显"之义。与下文之"下锐"正对举。"锐"为"睿"之音转。

⑬向："处"义。《庄子·天地》陆德明释文："向，本又作乡。""乡"有"处"义。

［释文］

左察右，右察左，其病色每聚散无常规，察面色即可知道。色分青、黑、赤、白、黄五种，都常见于其相应的部位。如分部色赤，其色异常，大如榆荚，出现在面上常不到一日。其色明显，病色上端明显的，病在上部；病色下端明显的，病在下部。病色出现在左右的，以此法类推。用五色来应合五脏，青属肝，赤属心，白属肺，黄属脾，黑属肾。另外，肝与筋相合，心与脉相合，肺与皮相合，脾与肉相合，肾与骨相合。

论勇第五十

[原文]

黄帝问于少俞曰：有人于此，并行并立，其年之长少等也，衣之厚薄均也。卒然遇烈风暴雨，或病或不病，或皆病，或皆不病，其故何也？少俞曰：帝问何急？黄帝曰：愿尽闻之。少俞曰：春青[1]风，夏阳风，秋凉风，冬寒风。凡此四时之风者，其所病各不同形。

[考注]

①青：《甲乙·卷六·第五》作“温”。

[释文]

黄帝问少俞说：有人生活起居一样，年龄相等，衣服厚薄相同，突然遭遇烈风暴雨侵袭，有的病有的不病，或都病，或都不病，这是为什么？少俞说：你先问什么呢？黄帝说：我愿意都知道。少俞说：春天是温风，夏天是热风，秋天是凉风，冬天是寒风。凡此四时之风，其致病是各不相同的。

[原文]

黄帝曰：四时之风，病人如何？少俞曰：黄色薄皮弱肉者，不胜春之虚[1]风；白色薄皮弱肉者，不胜夏之虚风；青色薄皮弱肉者，不胜秋之虚风；赤色薄皮弱肉者，不胜冬之虚风也。

[考注]

①虚：引为“邪”、“病”义。《吕览》高诱注：“虚，病。”《文

选·新漏刻铭并序》李周翰注："虚，损也。"下诸"虚"，例同。

[释文]

黄帝说：四时的风邪，怎样使人患病？少俞说：色黄皮薄肌肉软弱的人，不耐春天的邪风；色白皮薄肌肉软弱的人，不耐夏天的邪风；色青皮薄肌肉软弱的人，不耐秋天的邪风；色赤皮薄肌肉软弱的人，不耐冬天的邪风。

[原文]

黄帝曰：黑色不病乎？少俞曰：黑色而皮厚肉坚，固①不伤于四时之风。其皮薄而肉不坚，色不一者，长夏至而有虚风者，病矣。其皮厚而肌肉坚者，长夏至而有虚风，不病矣。其皮厚而肌肉坚者，必②重感于寒，外内皆然，乃③病。黄帝曰：善。

[考注]

①固：为"其"之音转。《经传释词》："固，犹乃也。""乃，犹其也。"是"固"、"其"通转之证。

②必："若"、"如果"义。《经词衍释》："必，犹若也。"

③乃：为"亦"之音转，"也可"义。《潜夫论·述赦》汪继培笺："亦，今作'乃'。"是"乃"、"亦"古通。

[释文]

黄帝说：黑色的人不生病吗？少俞说：色黑皮厚肌肉坚实的人，他一般不会伤于四时的风邪。但皮薄肌肉不坚实，色不固定的，农历六月的风邪，可使他生病。如果色黑皮厚肌肉坚实，六月的风邪，也不能使他生病。其色黑皮厚肌肉坚实的人，如果重感于寒邪，内外受邪，也可得病。黄帝说：讲得好！

[原文]

黄帝曰：夫人之忍痛与不忍痛者，非①勇怯之分也。

夫勇士之不[②]忍痛者，见难则前，见痛则止[③]；夫怯士之[④]忍痛者，闻难则恐，遇痛不[⑤]动。夫勇士之忍痛者，见难不恐，遇痛不动；夫怯士之不忍痛者，见难与痛，目转面[⑥]盻，恐不能言，失气惊，颜色变化，乍[⑦]死乍生。余见其然也，不知其何由，愿闻其故。少俞曰：夫忍痛与不忍痛者，皮肤之薄厚，肌肉之坚脆缓急之分也，非[①]勇怯之谓[⑧]也。

[考注]

①非：为“其”之误。

②不：衍文。去之义合。

③止：为“制”之音转。

④之：“之”下，当脱“不”字，义始合。怯士不能忍痛，当云“不忍痛”。

⑤不：为“而”之误。

⑥面：为“而”之误。郭霭春：“刘校云：详文义应改为‘而’形近而误。”

⑦乍：通“作”。《墨子·兼爱》孙诒让注：“乍，古与‘作’通。”

⑧谓：当为“故”之误。义始合。

[释文]

黄帝说：人能忍痛和不能忍痛，是勇士和怯士的区分之处。勇士能忍痛，见难敢前，见痛能制服它；怯士不能忍痛，见难则怕，遇痛乱动。勇士能忍痛的，见难不怕，遇痛不动；怯士不能忍痛，见难和痛，目珠吓得左右乱转，害怕得不能说话，失气惊恐，面色变白，作死作生之状。我看到这样的情形，不知道是为什么？愿知其因。少俞说：人能忍痛和不能忍痛，其皮肤的厚薄，肌肉的坚软松紧有区别。这是勇怯不同的原因。

[原文]

黄帝曰：愿闻勇怯之所由然。少俞曰：勇士者，目深以固，长衡直扬，三焦[①]理横。其心端直，其肝大以坚，其胆满以傍[②]。怒则气盛而胸胀，肝举而胆横，眦裂而目扬，毛起而面苍[③]。此勇士之由然也。

［考注］

①三焦：指上、中、下人体之三部。

②傍：通“旁”，“大”义。《广雅·释诂》王念孙疏：“‘旁’与‘傍’通。”《管子集校》：“旁，大也。”

③苍：疑为“赤”之误。人怒则面红耳赤，不当云“苍”。

［释文］

黄帝说：愿知勇怯产生的详细原因。少俞说：勇士目多眶深坚固，眉粗而直，上下肌肉丰满，其心端正，肝大而坚实，胆汁盛满而胆囊大。发怒时气盛胸胀，肝上胆逆，目瞪眉扬，毛发竖起，面红赤。这是勇士的具体情况。

［原文］

黄帝曰：愿闻怯士之所由然。少俞曰：怯士者，目大而不[①]减[②]，阴阳相失[③]，其[④]焦理纵[⑤]，䯏骬短而小，肝系[⑥]缓[⑦]，其胆不满而纵，肠胃挺，胁下空，虽方[⑧]大怒，气不能满其胸，肝肺[⑨]虽举，气衰复下，故不能久怒。此怯士之所由然者也。

［考注］

①不：为“之”之音转。

②减：“陷”义。《慧琳音义·卷十一》注：“减，欠陷也。”

③失：“虚”义。

④其：“其”下，当脱“三”字。“三焦理纵”，与前文“三焦理横”例合。

⑤纵：松弛。

⑥系：当作“糸”，“小”义。《广韵·锡部》：“糸，细丝也。”《广雅·释诂》：“糸，微也。”《玉篇·糸部》：“糸，么也。”《元包经传·孟阴》李江注：“么，小也。”

⑦缓：“软”义。

⑧方：“其”义。《诗·行苇》陈奂传疏：“方，犹且也。”《经词衍释》：“且，犹其也。”

⑨肺：为“胆”之误。郭霭春：“‘肺’，疑为‘胆’之误字。律以前文‘肝举胆横’，可知。”

［释文］

黄帝说：愿知怯士产生的详细原因。少俞说：怯士，眼大而陷下，阴阳气虚，其上中下三部的肌肉腠理松弛，胸骨剑突短小，肝脏小而软弱，其胆汁不盛满，胆囊松弛，胃肠易下垂，胁下空虚。虽其大怒，但气不能满其胸，肝胆虽举，怒气衰减后立即降下，所以不能久怒。这是怯士的具体情况。

［原文］

黄帝曰：怯士之得酒，怒不避勇士者，何藏使然？少俞曰：酒者，水谷之精，熟谷之液也。其气慓悍，其入于胃中，则胃张，气上逆，满于胸中，肝浮胆横。当是之时，固比勇士，气衰则悔。与勇士同类，不知避之，名曰酒悖也。

［释文］

黄帝说：怯士喝酒后，怒而不避勇士的，是哪一脏器导致他这样的？少俞说：酒是水谷之精华，熟谷酿制之汁液，它的性质急烈。所以酒入胃后，使胃胀，气上逆，撑满胸中，肝上胆逆。这时，可与勇士相比，但酒气衰去则后悔。酒后怯士与勇士同样，不知避难，这叫做酒逆。

背腧第五十一

［原文］

黄帝问于岐伯曰：愿闻五藏之腧，出于背者。岐伯曰：胸[①]中[②]大腧[③]，在杼骨[④]之端，肺腧在三焦之间，心腧在五焦之间。膈腧在七焦之间，肝俞在九焦之间，脾腧在十一焦之间，肾腧在十四焦之间，皆挟脊相去三寸所。则欲得而验之，按其处，应在中而痛解，乃其腧也。灸之则可，刺之则不可。气盛则泻之，虚则补之。以火补者，毋吹其火，须自灭也；以火泻者，疾吹其火。传[⑤]其艾，须其火灭也。

［考注］

①胸：为“背”之误。“胸”或写作“胷”，与“背”形近致误。

②中：为“之”之音转。

③大腧：“腧”为“杼”之音转。指大杼穴。大杼穴在第一胸椎棘突下旁开1.5寸处。

④杼骨：“杼”为“柱”之音转。颈椎骨一名“柱骨”。颈椎骨下端为大杼穴，所以说“在柱骨之端”。

⑤传：为“转”之音转。转动。

［释文］

黄帝问岐伯说：愿知背部五脏之俞穴。岐伯说：背部之大杼穴，在颈椎骨下端。肺俞穴在第三脊节之间，心俞穴在第五脊节之间，膈俞穴在第七脊节之间，肝俞穴在第九脊节之间，脾俞穴在第十一节之间，肾俞穴在第十四节之间，其穴都在脊骨旁，两穴相距三寸。想验证其穴，按压其处，病人感到痛苦好转舒适的，就是该穴。这些穴，宜灸，不宜刺。邪气盛应泻，正气虚应补。用艾火补治的，不要吹灭艾火，使其自灭，以延长灸治时间；用艾火泻治的，急吹其火，转动艾头，使其火灭，以缩短灸治时间。

卫气第五十二

［原文］

黄帝曰：五藏者，所以藏精神魂魄者也，六府者，所以受水谷而行①化物者也。其气内干②五藏，而外络肢节。其浮③气之不循经者，为卫气；其精④气之行于经者，为营气。阴阳相随，外内相贯，如环之无端。亭亭淳淳乎，孰能穷之。然其分别阴阳，皆有标本虚实所离⑤之处。能别阴阳十二经者，知病之所生。候虚实之所在者，能得⑥病之高下。知六府⑦之气街者，能知解结契绍⑧于⑨门户⑩。能知虚石⑪之坚软者，知补泻之所在。能知六经标本者，可以无惑于天下。

［考注］

①行：衍文。《甲乙·卷二·第四》无。去之例合。

②干：《甲乙·卷二·第四》作“循于”。

③浮：为“浊”之音转。《灵枢·营卫生会》：“清者为营，浊者为卫。营行于脉中，卫行于脉外。”

④精：为“清”之音转。营气之“清”，与卫气这“浊”对举。

⑤离：为“罹”之音转。“病”义。

⑥得：“知”义。《吕览·君守》高诱注：“得，犹知也。”

⑦六府：《甲乙·卷二·第四》作“经”。

⑧解结契绍：“解结”，“解病”之义；“契绍”，“开结”之义。《文选·南都赋》李善注：“结，犹同也。”“同”通“痛”、“病”。《说文·糸部》：“绍，紧纠也。”《诗·大雅·绵》毛传：“契，开也。”

⑨于：为“之”之音转。

⑩门户：门户为出入必经之处，引为“要道”、“关键”之义。《论衡·祭意》：“门户，人所出入。”

⑪石：为“实”之借字。《甲乙·卷二·第四》正作“实”。

［释文］

黄帝说：五脏，所以藏纳精神魂魄；六腑，所以受纳水谷而消化食物。水谷之精气，内行于五脏，外注于肢节。其浊气不循经脉的，是卫气，其清气行于经脉的，是营气。上下相从，内外相通，如圆环之无端止，滚滚流行，谁能止之？然而察辨其阴阳，都有标本虚实，所病之处。能辨别阴阳十二经脉的，知病所生之因；能察虚实之所在的，能知病之上下病位；能知经脉的气街要道的，可知解病开结的关键；能知虚实补泻的，可知补泻的要领；能知六经标本的，可以不败于天下之众病。

［原文］

岐伯曰：博哉圣帝之论！臣请[①]尽意[②]悉言之。足太阳之本，在跟以上五寸中，标在两络命[③]门。命门者，目也。足少阳之本，在窍阴之间，标在窗笼之前。窗笼者，耳也。足少阴之本，在内踝下上三寸中，标在背腧与舌下两脉也。足厥阴之本，在行间上五寸所，标在背腧也。足阳明之本，在厉兑，标在人迎颊挟颃颡也。足太阴之本，在中封前上四寸之中，标在背腧与舌本也。

［考注］

①请：为“谨”之音转。

②尽意：衍文。《甲乙·卷二·第四》无。

③命：为“明”之音转。

［释文］

岐伯说：你说得真广泛！我尽量详细讲解。足太阳经脉之本，在足跟以上五寸处，其标在两侧的睛明穴，睛明，就是目旁之穴。足少阳经脉之本，在窍阴穴，其标在耳前，就是耳前的听宫穴。足少阴经脉之本，在内踝上三寸处的交信穴，其标在背部的肾俞穴及舌下两脉处的廉泉穴。足厥阴经脉之本，在行间穴上五寸处的中封穴，其标在背部的肝俞穴。足阳明经脉之本，在厉兑穴，其标在人迎穴、咽上之上嗓处。足太阴经脉之本，在中封穴前上处的三阴交穴，其标在背部的脾俞穴和舌根。

［**原文**］

手太阳之本，在外踝之后，标在命门之上一寸也。手少阳之本，在小指次指之间上二寸，标在耳后上角下外眦也。手阳明之本，在肘骨中，上至别阳①，标在颜下合②钳上③也。手太阴之本，在寸口之中，标在腋内动④也。手少阴之本，在锐骨之端，标在背腧也。手心主之本，在掌后两筋之间二寸中，标在腋下下⑤三寸也。凡候此者，下虚则厥⑥，下盛则热；上虚则眩，上盛则热⑦痛。故石⑧者绝⑨而止之，虚者引而起⑩之。

［**考注**］

①别阳：杨上善："背臑，手阳明络，各曰别阳。"

②合：当为"及"之误。

③钳上："上"为"大"之误。"大"为"钛"之借字。指耳。《甲乙·卷二·第五》："钳大者，耳也。"

④动：《甲乙·卷二·第四》"动"下有"脉"字。义例合。

⑤下：衍文。《甲乙·卷二·第四》无。

⑥厥："寒"义。

⑦热：衍文。去之例合。

⑧石：通"实"。《甲乙·卷二·第四》正作"实"。

⑨绝："竭"义。《淮南子·本经》高诱注："绝，竭也。"

⑩起：引为“愈”义。

［释文］

手太阳经脉之本，在手外踝后的养老穴，其标在睛明穴上方一寸处。手少阳经脉之本，在手小指次指间上二寸处的液门穴，其标在耳后上角的角孙穴，及外眦的丝竹空穴。手阳明经脉之本，在肘骨中的曲池穴，上至臂臑处，其标在颜面下及耳旁的头维穴。手太阴经脉之本，在寸口中的太渊穴，其标在腋下动脉天府穴。手少阴经脉之本，在掌后锐骨端的神门穴，其标在背部的心俞穴。手厥阴经脉之本，在掌后二寸两筋间的内关穴，其标在腋下三寸处的天池穴。凡察诸经脉病变，下虚就是寒证，下盛就是热证；上虚是眩晕证，上盛是痛证。所以实证竭而治之，虚证补而愈之。

［原文］

请言气街[①]：胸气有街，腹气有街，头气有街，胫气有街。故气在头者，止[②]之于脑；气在胸者，止[②]之膺与背腧；气在腹者，止[②]之背腧，与冲脉于脐左右之动脉者；气在胫者，止[②]之于气街[③]，与承山踝上以下。取此者用毫针，必先按而在[④]久[⑤]应于手，乃刺而予之。所治[⑥]者，头痛眩仆，腹痛中满暴胀，及有新积[⑦]。痛可移[⑧]者，易已也；积不痛[⑨]，难已也。

［考注］

①气街：“街”当为“结”之音转。“街”、“结”古声同，故可通转。“结”为“聚”义。“气结”，为气聚集之处。《文选·放歌行》刘良注：“结，聚也。”

②止：“聚”义。与前文之“街（结）”互文同义。《诗·正月》隐奂传疏：“止，集也。”《集韵·缉韵》：“集，聚也。”

③气街：此“气街”，指气冲穴。张景岳：“此云气街，谓足阳明经穴，即气冲也。”

④在：为“之”之音转。《助字辨略》：“在，犹於也。”《经传释词》：“於，犹之也。”是“在”、“之”古可通转之证。

⑤久：当为“其”之误。义始合。

⑥治：《甲乙·卷二·第四》作“刺”。

⑦积：引为“病”义。

⑧移：“缓”义。《经义述闻》：“移，为宽衍之义。”

⑨积不痛：“积”，为“止”义。“积”、“痛”二字互易。当作“痛不积”，即“痛不止”之义。《庄子·天道》成玄英疏：“积，滞也。”《淮南子·原道》高诱注：“滞，止也。”

[释文]

现在讲一讲气聚之处：胸气有聚集之处，腹气有聚集之处，头气有聚集之处，胫气有聚集之处。所以气在头，聚集于脑；气在胸，聚集在胸部与背俞；气在腹，聚集在背部之俞及冲脉在脐左右的动脉处；气在胫，聚集在气冲穴及承山穴和足踝上下处。刺此气聚之处，应用毫针，必须先按其处，待脉动应手，再刺治之。所刺之病包括头痛眩晕仆倒，腹痛，脘腹胀满，及其他新感之病。针刺后疼痛能够缓解的，病易愈；痛不止的，病难愈。

论痛第五十三

[原文]

黄帝问于少俞曰：筋骨之强弱，肌肉之坚脆，皮肤之厚薄，腠理之踈密，各不同，其于针石火焫之痛何如？肠胃之厚薄坚脆亦不等，其于毒药[①]何如？愿尽闻之。少俞曰：人之骨强、筋弱[②]、肉缓[③]、皮肤厚者耐痛。其于针石之痛、火焫亦然。

[考注]

①毒药：泛指药物。

②弱：《甲乙·卷六·第十一》作"劲"。

③缓："软"义。《吕览·任地》高诱注："缓，柔也。"《史记·乐书》张守节正义："柔，软也。"

[释文]

黄帝问少俞说：筋骨的强弱，肌肉的坚脆，皮肤的厚薄，腠理的疏松致密，各不相同，他们耐受针石、火灸治疗时的疼痛是怎样的？肠胃的厚薄、坚脆也不相同，他们耐受药物的情况是怎样的？愿尽知之。少俞说：人骨坚强、筋有力、肉柔软、皮肤厚的耐痛。对于针石、火灸之痛也是这样。

[原文]

黄帝曰：其耐火焫者，何以知之？少俞答曰：加[①]以[②]黑色而美[③]骨者，耐火焫。黄帝曰：其不耐针石之痛者，何以知之？少俞曰：坚肉薄皮者，不耐针石之痛，于火焫亦然。

[考注]

①加：为“肤”之误。

②以：为“之”之音转。

③美：“大”义。《诗·简兮》陈奂传疏：“美人，硕人也。”《诗·大田》郑玄笺：“硕，大也。”

[释文]

黄帝说：怎样知道他能够耐火灸？少俞答道：皮肤黑而骨大的人，能够耐受火灸。黄帝说：怎样知道他不能耐受针石之痛？少俞说：肌肉虽坚实但皮肤薄的，不能耐受针石之痛，对于火灸，也是这样。

[原文]

黄帝曰：人之病，或[①]同时而伤[②]，或易已，或难已，其故何如？少俞曰：同时而伤，其身多热者易已，多寒者难已。

[考注]

①或：衍文。去之例合。

②伤：“病”义。《国语·晋语》韦昭注：“伤，病也。”

[释文]

黄帝说：人患病，同时而病，有的易愈，有的难愈，这是为什么？少俞说：同时而病，身体多热的易愈，身体多寒的难愈。

[原文]

黄帝曰：人之胜毒[①]，何以知之？少俞曰：胃厚、色黑、大骨及[②]肥者，皆胜毒[①]；故[③]其瘦而薄[④]胃者，皆不胜毒[1]也。

［考注］

①毒：指毒药。泛指药物而言。

②及：《甲乙·卷六·第十一》作“肉”。

③故：衍文。《甲乙·卷六·第十一》无。去之例合。

④薄：“弱”义。《后汉书·赵咨传》李贤注：“薄，微也。”《孟子·公孙丑》赵岐注：“微，小也。”《战国策·齐策》高诱注：“弱，小也。”

［释文］

黄帝说：怎样知道人之耐药？少俞说：胃厚、色黑、大骨肉肥的，都能耐受药物；瘦人而胃弱的，都不能耐受药物。

天年第五十四

天年：自然年寿。《庄子·天道》郭象注："天者，自然也。"

［原文］

黄帝问于岐伯曰：愿闻人之始生，何气筑[①]为基[②]？何立[③]而为楯[④]？何失而死？何得而生？岐伯曰：以母[⑤]为基，以父[⑥]为楯，失神者死，得神者生也。黄帝曰：何者为神[⑦]？岐伯曰：血气已[⑧]和，荣卫已[⑧]通，五藏已[⑧]成，神气舍心，魂魄毕具，乃成为人。

［考注］

①筑：为"之"之音转。"筑"、"之"古声近，故可通转。

②基："源始"义。《淮南子·原道》高诱注："基，始也。"

③立：为"气"之音转。涉前"何气"之"气"而音转为"立"。

④楯："本"义。《孙子兵法·作战》王皙注："楯，干也。"《说文通训定声》："干，叚借为幹。"《广雅·释木》："本，幹也。"

⑤母：阴。

⑥父：阳。

⑦神：为"人"之音转。与后文"乃成为人"例合。

⑧已：为"之"之音转。《仪礼·丧服礼》郑玄注："已犹止也。"《诗·基门》"讯之"之"之"，《韩诗》作"止"。此"已"、"之"古通之证。

［释文］

黄帝问岐伯说：愿知人之生，什么气是源始？什么气是本？

失什么而死？得什么而生？岐伯说：以阴为源始，以阳为本，失神则死，得神则生。黄帝说：什么是人？岐伯说：血气和，营卫通，五脏形成，神气在心，魂魄具备，这就成为人。

［原文］

黄帝曰：人之寿夭各不同，或夭，寿①，或卒死，或病久②，愿闻其道。岐伯曰：五藏坚固，血脉和调，肌肉解利，皮肤致密，营卫之行，不失其常，呼吸微徐③，气以度行，六府化谷，津液布扬，各如其常，故能长久。

［考注］

①寿："寿"前脱"或"字。应据《太素·卷二·寿限》补。

②久：为"之"之误。

③微徐："畅和"义。《素问·刺法论》王冰注："微即徐也。"《尔雅·释天》陆德明释文："徐，舒也。"

［释文］

黄帝说：人的寿夭各不同。或夭折，或长寿，或猝死，或生病。愿知其理。岐伯说：五脏坚固，血脉和调，肌肉滑利，皮肤致密，营卫气行，不失常律，呼吸畅和，气行有度，六腑化生水谷功能，津液布散功能等都正常，所以能长寿。

［原文］

黄帝曰：人之寿百岁而死，何以致①之？岐伯曰：使②道隧③以长，基墙高以方，通调营卫，三④部三里⑤，起⑥骨高肉满，百岁乃得终。

［考注］

①致：为"知"之音转。郭霭春："张注本作'知'。"

②使：为"气"之音转。

③隧：深直。

④三：疑为“面”之误。

⑤里：“部”义。《吕览·疑似》毕沅按：“《后汉书·张衡传》‘部’引作‘乡’。”《孟子·告子》赵岐注：“乡，犹里。”

⑥起：为“其”之音转。

［释文］

黄帝说：怎样知道人能长寿百岁？岐伯说：气道深直而长，面方圆，营卫之气和调，面部上中下三处，骨高肉满。这样的人可以寿尽百岁。

［原文］

黄帝曰：其气之盛衰，以至其死，可得闻乎？岐伯曰：人生十岁，五藏始定，血气已通，其气在下，故好走；二十岁，血气始盛，肌肉方长，故好趋；三十岁，五藏大①定，肌肉坚固，血脉盛满，故好步；四十岁，五藏六府十二经脉，皆大盛以平定，腠理始疏，荣华颓落，发颇②斑白，平③盛不摇，故好坐；五十岁，肝气始衰，肝叶始薄，胆汁始灭④，目始不明；六十岁，心气始衰，苦忧悲，血气懈惰，故好卧；七十岁，脾气虚，皮肤枯；八十岁，肺气衰，魄离⑤，故言善误；九十岁，肾气焦⑥，四藏⑦经脉空虚；百岁，五藏皆虚，神气皆去，形骸独居而终矣。

［考注］

①大：疑为“平”之误。

②颇：《素问·上古天真论》作“鬓”。

③平：当为“其”之误。

④灭：《甲乙·卷六·第十二》作“减”。义合。

⑤魄离：《甲乙·卷六·第十二》作“魂魄离散”。

⑥焦：为“竭”之音转。

⑦四藏：《甲乙·卷六·第十二》作“脏乃萎枯”。

[释文]

黄帝说：人体气的盛衰，从生至死，可以知道吗？岐伯说：人年龄十岁，五脏初定，血气和通，经气在下，所以喜跑；二十岁，血气始盛，肌肉盛满，所以喜快走；三十岁，五脏平定，肌肉坚固，血脉盛满，所以喜走；四十岁，五脏六腑十二经脉都已盛实而平定，腠理开始稀疏，面色开始衰落，发鬓颁白，体胖不欲动，所以好坐；五十岁，肝气开始衰退，肝叶开始变薄，胆汁开始减少，眼开始昏花；六十岁，心气开始衰退，常悲忧，血气滞缓，所以好躺卧；七十岁，脾气虚，皮肤枯干；八十岁，魂魄离散，所以话常说错；九十岁，肾气竭虚，脏腑经脉之气空虚；百岁，五脏之气都已虚衰，神气消失，形骸独存而就要死亡掉了。

[原文]

黄帝曰：其不能终寿而死者，何如？岐伯曰：其五藏皆不坚，使道不长，空外以张，喘息暴疾，又卑基墙，薄脉少血，其肉不石①，数中风寒，血气虚，脉不通，真②邪相攻，乱而相引③，故中④寿而尽也。

[考注]

①石：为“实”之音转。《太素·卷二·寿限》正作“实”。可证。

②真：疑为“其”之误。

③引：为“淫”之音转。“引”、“淫”古声同韵近，故可通转。《文选·论盛孝章书》吕延济注：“引，去。”《文选·高唐赋》李善注：“淫淫，去远貌。”

④中：“半”义。《列子·力命》张湛注：“中，半也。”

[释文]

黄帝说：人不能尽自然年寿而死的，是什么原因？岐伯说：他的五脏都不坚实，气道不长，鼻孔外张，喘息气急，面部肌肉瘦削，脉弱血少，肌肉不实，屡中风寒，血气虚，脉道不通，邪气相攻，乱而甚，所以半寿而死。

逆顺第五十五

［原文］

黄帝问于伯高曰：余闻气有逆顺，脉有盛衰，刺有大约[①]，可得闻乎？伯高曰：气之逆顺者，所以应天地、阴阳、四时、五行也；脉之盛衰者，所以候血气之虚实有余不足。刺之大约[①]者，必明知病之可刺，与其未可刺，与其已[②]不可刺也[③]。

［考注］

①约：为“要”之音转。

②已：为“忌”之音转。禁忌。《诗·大叔于田》郑玄笺：“忌，读如彼已之子之已。”

③不可刺也：当为衍文。义与前“未可刺”重复。去之例合。

［释文］

黄帝问伯高说：我听说气有逆顺，脉有盛衰，刺法有大要，可以知道吗？伯高说：气的逆顺，所以应合天地、阴阳、四时、五行；脉的盛衰，所以察辨血气的虚实，正气的有余和不足。刺法之大要，必须知道病的能刺，和其不能刺，及其针刺禁忌。

［原文］

黄帝曰：候之奈何？伯高曰：兵法曰：无迎逢逢之气，无击堂堂之阵。刺法曰：无刺熇熇之热，无刺漉漉之汗，无刺浑浑[①]之脉，无刺病与脉相逆者。黄帝曰：候其可刺奈何？伯高曰：上工，刺其未生者也；其次，刺其未盛者也；其次，刺其已衰者也。下工，刺其方袭[②]者也，与其形之盛者也，与其病之与脉相逆者也。故曰：方其盛也，勿敢毁伤，刺其已衰，事必大昌。故曰：上工治未病，不治已病。此之谓也。

［考注］

①浑浑："大"义。《广雅·释训》："浑浑，大也。"

②袭："重"义。《韩非子·孤愤》王先慎集解："袭，重也。"

［释文］

黄帝说：怎样察辨？伯高说：兵法书中说：不迎击士气盛锐的军队，不打阵容威壮的军队。刺法书中说：不刺盛热之证，不刺盛汗之证，不刺脉盛大之证，不刺脉证相逆之证。黄帝说：怎样察其可刺之证？伯高说：良医，刺其病未显露之时，刺其病未盛之时，其次刺其病邪衰退之时。劣医，刺其病正重之时，和其邪盛之时，及其病脉相逆之证。所以说：邪正盛，不敢针刺，刺其邪衰时，事必成功。所以说：良医刺治未见之初病，不刺已盛之病。就是这个意思。

五味第五十六

[原文]

黄帝曰：愿闻谷气有[①]五味，其入五藏，分别[②]奈何？伯高曰：胃者，五藏六府之海[③]也，水谷皆入于胃，五藏六府皆禀气于胃。五味各走[④]其所喜。谷味酸，先走肝；谷味苦，先走心；谷味甘，先走脾；谷味辛，先走肺；谷味咸，先走肾。谷气津液已行，营卫大[⑤]通，乃化糟粕，以次传下。

[考注]

①有：为“之”之音转。

②别：通“辨”。

③海：“大”义。胃是水谷容纳的大仓库，所以叫做“海”。《玉篇·水部》：“海，大也。”

④走：“入”义。

⑤大：为“乃”之误。

[释文]

黄帝说：愿知水谷五味之气，其走五脏，怎样分辨？伯高说：胃是五脏六腑的大仓库，饮食水谷都入于胃，五脏六腑的精气都来源于胃。五味各走其所喜之脏。酸味先入肝；苦味先入心；甘味先入脾；辛味先入肺；咸味先入肾。水谷精微之气和津液行散体内，营卫通利，肠胃所化的糟粕，依次下传排泄体外。

[原文]

黄帝曰：营卫之行奈何？伯高曰：谷始入于胃，其精微者，先出于胃之两焦[①]，以溉五藏。别出两行[②]营卫之道。其大[③]气之抟而不行者，积于胸中，命曰气海。出于肺，循喉咽，故呼则出，吸则入。天地之精气[④]，其大数常出三入一[⑤]。故谷不入，半日则气衰，一日则气少矣。

［考注］

①焦："端"义。"两焦"，指胃之两端。即五脏所聚之处。"焦"有"短"义。"短"、"端"古音同，故可通转。《荀子·富国》杨倞注："'焦侥'，短人，长三尺。"

②行：《甲乙·卷六·第九》"行"下有"于"字。

③大：为"天"之误。"大气"，即"天气"。指呼吸之气。

④精气：指水谷、空气。

⑤出三入一："三"为"自"之脱误，即鼻。《尔雅·释诂》邢昺疏："'自'，古文以为鼻。""一"，为"口"之脱。"出三入一"，即"出鼻入口"。呼吸之气出鼻，水谷之气入口。

［释文］

黄帝说：营卫之气怎样运行？伯高说：水谷先入于胃，其精微之气始出胃之两端，以溉灌五脏。它又分出两股于营卫之道。其天气聚而不行的，积于胸中，叫做气海，出肺，行喉咙。所以呼则浊气出，吸则清气入。天地的水谷空气，其大致的区别是天气出鼻，水谷之气入口。所以水谷不入，半日气会衰减，一日气会明显减少。

［原文］

黄帝曰：谷之五味，可得闻乎？伯高曰：请[①]尽言之。五谷：秔[②]米甘，麻酸，大豆咸，麦苦，黄黍辛。五果：枣甘，李酸，栗咸，杏苦，桃辛。五畜：牛甘，犬酸，猪咸，羊苦，鸡辛。五菜：葵甘，韭酸，藿咸，薤苦，葱辛。

［考注］

①请：为“臣”之音转。

②杭：《甲乙·卷六·第九》作“粳”。

［释文］

黄帝说：谷食的五味，可以知道吗？伯高说：臣尽量讲讲。五谷：粳米甘，芝麻酸，大豆咸，小麦苦，黄黍辛。五果：大枣甘，李子酸，栗子咸，杏苦，桃辛。五畜：牛肉甘，狗肉酸，猪肉咸，羊肉苦，鸡肉辛。五菜：葵菜甘，韭菜酸，豆叶咸，薤白苦，葱辛。

［原文］

五色：黄色宜[1]甘，青色宜[1]酸，黑色宜[1]咸，赤色宜[1]苦，白色宜[1]辛。凡此五者，各有所宜。五宜：所言五色[2]者，脾病者，宜食秔米饭牛肉枣葵；心病者，宜食麦羊肉杏薤；肾病者，宜食大豆黄卷[3]猪肉栗藿；肝病者，宜食麻犬肉李韭；肺病者，宜食黄黍鸡肉桃葱。

［考注］

①宜：为“之”之音转。《诗·假乐》“宜君宜王”陆德明释文作“且君且王”，《诗·载弛》陈奂传疏：“古‘且’、‘而’同也。”《经词衍释》：“之，犹而也。”是“宜”、“之”古通之证。

②五色：为“五宜”之误。《太素·卷二·调食》作“五宜”。例合。

③黄卷：衍文。《甲乙·卷六·第九》无此二字。例合。

［释文］

五色：黄色的谷物多味甘，青色的谷物多味酸，黑色的谷物多味咸，赤色的谷物多味苦，白色的谷物多味辛。凡此五色之五味，各有所适宜之病。五宜：所说的五宜是，脾病宜食粳米饭牛肉枣葵等甘之食物；心病宜食小麦羊肉杏薤等味苦之食物；肾病宜食大豆猪肉栗豆叶等味咸之食物；肝病宜食芝麻猪肉李韭等味酸之食物；肺病宜食黄黍鸡肉桃葱味辛之食物。

［原文］

五禁：肝病禁辛，心病禁咸，脾病禁酸，肾病禁甘，肺病禁苦。

［释文］

饮食五禁：肝病禁食辛味食物，心病禁食咸味食物，脾病禁食酸味食物，肾病禁食甘味食物，肺病禁食苦味食物。

［原文］

肝色青，宜食甘，秔米饭牛肉枣葵皆甘；心色赤，宜食酸，犬肉麻李韭皆酸；脾色黄，宜食咸，大豆豕肉栗藿皆咸；肺色白，宜食苦，麦羊肉杏薤皆苦；肾色黑，宜食辛，黄黍鸡肉桃葱皆辛。

［释文］

肝应合青色，宜食甘味，粳米饭牛肉枣葵都属甘味食物；心应合赤色，宜食酸味，猪肉芝麻李子韭菜都属于酸味食物；脾应合黄色，宜食咸味，大豆猪肉栗子豆叶都属于咸味食物；肺应合白色，宜食苦味，小麦羊肉杏薤都属于苦味食物；肾应合黑色，宜食辛味，黄黍鸡肉桃葱都属于辛味食物。

水胀第五十七

［原文］

黄帝问于岐伯曰：水与肤[①]胀、鼓胀、肠覃、石瘕、石水[②]，何以别之？岐伯答曰：水始起也，目窠上微肿，如新卧起之状，其颈脉动，时咳，阴股间寒，足胫瘇，腹乃大，其水已成矣。以手按其腹，随手而起，如裹水之状，此其候也。

［考注］

①肤：为“腹”之音转。《方言·卷七》钱绎笺：“‘皮肤’与‘皮傅’，声近义同。”《广雅·释诂》：“肤，傅也。”《说文·人部》段玉裁注：“傅，古假借为敷。”《汉书·百官公卿表》颜师古注：“傅，覆也。”《战国策·东周策》吴师道注：“‘复’，‘覆’通。”《札迻》孙诒让按：“‘复’与‘腹’通。”是“肤”、“腹”古通之证。

②石水：衍文。《甲乙·卷八·第四》无。

［释文］

黄帝问岐伯说：水胀、腹胀、鼓胀、肠覃、石瘕等病，怎样辨别？岐伯答道：水胀初起，目窠先轻微肿胀，如刚睡醒一般，颈的人迎脉搏动快，时常咳嗽，大腿内侧寒凉，足胫肿，最后腹肿大，水胀病就形成了。用手按其腹，其凹陷之处随手而起，好像里面裹着水一样，这是其征象。

［原文］

黄帝曰：肤胀何以候之？岐伯曰：肤胀者，寒气客于皮肤[①]之间，然不坚，腹大，身[②]尽[③]肿，皮厚，按其腹，窅[④]而不[⑤]起，腹色不变，此其候也。

［考注］

①皮肤：为“脐腹”之音转。

②身：当为“其”之误。

③尽：引为“甚”义。

④窅：《甲乙·卷八·第四》作“腹陷”。

⑤不：为“之”之音转。

［释文］

黄帝说：腹胀病怎样察辨？岐伯说：腹胀，是寒气侵于脐腹之间，腹空而不坚，腹胀大，其甚肿大，皮肤厚。按其腹部，其凹陷处随手而起。腹部肤色不变。这是其征象。

［原文］

鼓胀何如？岐伯曰：腹胀身皆大[①]，大与肤胀等也。色苍黄，腹筋起。此其候也。

［考注］

①腹胀身皆大：《甲乙·卷八·第四》作“腹身皆肿大”。

［释文］

鼓胀病怎样察辨？岐伯说：腹身都肿大，其腹部肿大与腹胀病一样，但是肤色青黄，腹筋暴起。这是其征象。

［原文］

肠覃何如？岐伯曰：寒气客于肠外[①]，与卫[②]气相搏，气不得荣[③]，因有[④]所系，癖[⑤]而内著，恶气乃起，瘜肉乃生。其始生也，大如鸡卵，稍以益大，至其成，如怀子之状，久者离岁。按之则坚，推之则移，月事以时下。此其候也。

[考注]

①外：为“脉”之音转。

②卫：通“胃”。《千金·卷二十一·第四》正作“胃”。

③荣：《甲乙·卷八·第四》作“营”。

④有：为“之”之音转。

⑤癖：为“瘕”之误。《甲乙·卷八·第四》作“瘕”。

[释文]

肠覃怎样察辨？岐伯说：寒气侵于肠脉，与胃气搏结，气不能行，因此结滞，瘕块内著，秽气随之而起，瘜肉于是产生。其初始大如鸡卵，渐大，至其病成，好像怀孕一样。病久的在一年以上，其肿物按之坚硬，推之可移动。月经仍然正常来。这是其征象。

[原文]

石瘕何如？岐伯曰：石瘕生胞中，寒气客于子门，子门闭塞，气不得通，恶血当泻不泻，衃以留止，日以益大，状如怀子，月事不以时下，皆生于女子，可导而下。

[释文]

石瘕病怎样察辨？岐伯说：石瘕病生在女子胞宫中，这是寒气侵于子宫口，子宫口闭塞，气不能通，瘀血应泻出不能泻出，败血留阻，日渐增大，好像怀孕一样。月经不能按时来。此病都生于女子。可通导而去其病。

[原文]

黄帝曰：肤胀鼓胀可刺邪？岐伯曰：先泻[①]其胀[②]之

血络，后调其经。刺去其血络也。

［考注］

①泻：《甲乙·卷八·第四》作“刺”。

②胀：《甲乙·卷八·第四》作“腹”。

［释文］

黄帝说：腹胀、鼓胀能针刺吗？岐伯说：先刺腹部的血络，后调其经脉。尽刺去其血络的瘀血。

贼风第五十八

贼风："贼"为"诸"之音转。"贼风"，即"诸风"。各种风邪。《今古文集解》："则，当作贼，古假借字。"《经词衍释》："则犹之也，於也。"《论语·学而》皇侃疏："诸，犹之也。"《礼记·射义》郑玄注："诸，犹於也。"是"贼"、"诸"古通之证。

［原文］

黄帝曰：夫子言贼风邪气之伤人也，令人病焉，今有其不离屏蔽，不出空①穴之中，卒然病者，非②不离③贼风邪气，其故何也？

［考注］

①空：为"室"之误。《太素·卷二十八·诸风杂论》作"室"。

②非：为"其"之误。

③离：为"罹"之借字。"患"义。

［释文］

黄帝说：你说诸风邪气伤人，可使人生病。现在有的人不离屏风，不出室内，却突然而病，他不被诸风邪气所伤，其病是为什么？

［原文］

岐伯曰：此皆尝有所伤于湿①气，藏于血脉之中，分肉之间，久留而不去。若有所堕坠，恶血在内而不去。

卒然喜怒不节，饮食不适，寒温不时，腠理闭而不通。其开而遇风寒，则血气凝结，与故邪相袭[②]，则为寒痹。其有热则汗出，汗出则受风，虽不遇贼风邪气，必有因加[③]而发焉。

［考注］

①湿："邪"义。《广雅·释诂》："湿，忧也。"《孟子·公孙丑》赵岐注："忧，病也。"

②袭："合"义。《国语·周语〉韦昭注："袭，合也。"

③加：疑为"此"之误。指旧邪。

［释文］

岐伯说：这都是曾被病邪所伤，邪气藏于血脉之中，肌肉之间，久留不去。或是坠跌损伤，瘀血在内不去。如果突然喜怒失常，饮食失调，寒温失调，腠理闭塞，或腠理开而遇风寒，于是血气凝结，与旧邪相合，成为寒痹病。其有热的会汗出，汗出则易受风。虽不遇诸风邪气，必因此旧邪而发病。

［原文］

黄帝曰：今夫子之所言者，皆病人之所自知也。其毋所遇邪气，又毋怵惕之所志，卒然而病者，其故何也？惟有因鬼神之事乎？

［释文］

黄帝说：你所讲的，都是病人自己知道的。其不遇邪气，又无惊恐等情志所伤，突然而病的，是什么原因？难道有鬼神作祟的事吗？

［原文］

岐伯曰：此亦有故邪留而未发，因而志有所恶[①]，及有所慕[2]，血气内乱，两气相搏[3]。其所从来者微，视之不见，听而不闻，故似鬼神。

［考注］

①恶：为“忧”之音转，“忧虑”义。《吕览·审分》“神无恶乎”毕沅新校正：“‘恶乎’，《淮南》作‘怨乎’。”《楚辞·通路》旧校：“忧，一作愁。”《汉书·王莽传》作“民怨”，《通典·食货》作“民愁”。是“恶”、“忧”古通之证。《孟子·梁惠王》焦循正义：“忧，思也，虑也。”

②慕：据杨上善注，当为“喜”字之误。杨上善：“故有所恶，即为怒也；梦有所乐，即为喜也。”

③搏：“合”义。《庄子·徐无鬼》成玄英疏：“搏，接也。”《淮南子·原道》高诱注：“接，交也。”《玉篇·交部》：“交，合也。”

［释文］

岐伯说：这也是因为旧邪存在，尚未发作，由于过忧大喜等情志因素，使血气内乱，新旧邪气相合，所以突然发病。由于其病来无预兆，所以视不可见，听又听不到，好似鬼神作祟一样。

［原文］

黄帝曰：其祝[1]而已者，其故何也？岐伯曰：先巫者，因[2]知百病之胜[3]，先[4]知其病之所从生者，可祝[1]而已也。

［考注］

①祝：“告”义。《文选·高唐赋》李周翰注：“祝，告祭词也。”

②因：为“固”之误。“本”义。《太素·卷二十八·诸风杂论》作“固”。

③胜：所侵之邪。

④先：为“而”之误。

［释文］

黄帝说：其告知病从预防及生活调理而使病愈的，是为什么？岐伯说：古代巫医即用此法。他们本来知道百病入侵的邪气，而知其病生之因，所以能告知其防治调理之法而使病愈。

卫气失常第五十九

[原文]

黄帝曰：卫气之留于腹中，搐积不行，苑蕴不得常所，使人支①胁，胃中满，喘呼逆气者，何以去之？伯高曰：其气积于胸中者，上取②之；积于腹中者，下取②之；上下皆满者，傍③取②之。

[考注]

①支：引为“胀”义。《玉篇·支部》：“支，载充也。”

②取：刺。

③傍：通“并”，“皆”、“都”义。《集韵·宕韵》：“傍，或作‘并’。”《广雅·释言》：“并，俱也。”

[释文]

黄帝说：卫气留于腹中，蓄积不行，郁结无常处，使人胁胀，胃胀满，气喘息急，怎样去除？伯高说：其气积聚于胸中的，刺上部之穴；积聚于腹中的，刺下部之穴；上下都胀满的，上下都针刺。

[原文]

黄帝曰：取之奈何？伯高对曰：积于上，泻人迎、天突、喉中；积于下者，泻三里与气街；上下皆满者，上下取之，与季胁之下一寸。重者，鸡足①取之。诊视其脉大而弦急，及绝不至者，及腹皮急甚者，不可刺也。黄帝曰：善。

［考注］

①鸡足：“鸡”，为“其”之音转。“鸡”、“其”古声同，故可通转。“足”，“多”义。

［释文］

黄帝说：怎样针刺？伯高答道：气滞在上，刺泻人迎、天突、喉中等穴；气滞在下，刺泻足三里与气冲穴；胸腹上下都胀满，上下各穴都刺之，另刺季胁下章门穴。病重的，多刺。诊见其脉大弦急，或脉绝止不至的，或腹皮坚紧的，都不能针刺。黄帝说：讲得好！

［原文］

黄帝问于伯高曰：何以知皮肉、气血、筋骨之病也？伯高曰：色起两眉薄泽者，病在皮；唇色青黄赤白黑者，病在肌肉；营气[①]濡[②]然者，病在血气；目色青黄赤白黑者，病在筋；耳焦枯受尘垢，病在骨。

［考注］

①营气：指脉气。

②濡：通“耎”，“弱”义。《通雅·卷三》：“濡弱，耎弱也。”《汉书·刘辅传》颜师古注：“耎，弱也。”

［释文］

黄帝问伯高说：怎样知道皮肉、气血、筋骨之病？伯高说：病色见于眉间而浅的，病在皮；唇有五色之病色的，病在肌肉；脉气弱的，病在血气；目见五色病变的，病在筋；耳枯而脏的，病在骨。

［原文］

黄帝曰：病形何如？取之奈何？伯高曰：夫百病变

化，不可胜数。然皮有部，肉有柱①，血气有输②，骨有属③。黄帝曰：愿闻其故。伯高曰：皮之部，输④于四末；肉之柱①，在⑤臂胫诸阳分肉之间，与足少阴分间；血之输，输④于诸络。气血留居，则盛而起。筋部无阴无阳，无左无右，候病所在。骨之属③者，骨空之所以受益⑥而益⑦脑髓者也。

[考注]

①柱：为“脂”之音转。《慧琳音义·卷三十一》注：“柱，指也。”《淮南子·坠形》庄达吉校：“指，应作‘脂’。”是“柱”、“脂”古通之证。

②输：通“腧”。即腧穴。

③属：“节”义，指关节。《国语·晋语》韦昭注：“属，结也。”“结”、“节”古韵同，故可通转。《文选·东京赋》薛综注：“结，止也。”《吕览·大乐》高诱注：“节，止也。”《素问·五藏生成》张志聪注：“节，骨节也。”

④输：通“注”，“察”义。《广雅·释诂》：“输，聚也。”《周礼·州长》陆德明释文：“属，聚也。”是“输”、“属”古通。“属”又与“注”古通。“注”，有“察”义。《群经平议·春秋谷梁传》俞樾按：“汁平志者，谓识之于史策也。”《周礼·司刺》郑玄注：“识，审也。”《大戴礼记·本命》王聘珍注：“审，察也。”

⑤在：“察”义。

⑥益：为“液”之音转。《甲乙·卷六·第六》作“液”。

⑦益：通“溢”，“滋溢”义。《甲乙·卷六·第六》作“溢”。

[释文]

黄帝说：病状怎样？怎样针刺？伯高说：百病的变化，不能尽数。皮有分部，肉有脂肪，血气有腧穴，骨有关节。黄帝说：愿知其理。伯高说：皮之分部，察其手足四肢；肉的脂膏，察其臂胫外侧肌肉之间，与足少阴所过的肌肉之间；血气的腧穴，察其诸经络穴。气血滞留，络脉常盛起。筋部不分上下左右，视其病证所在之处即可。骨之关节，与骨孔一样受津液髓液的滋养。

[原文]

黄帝曰：取之奈何？伯高曰：夫病变化，浮沉深浅，不可胜穷，各在①其处。病间者浅之，甚者深之。间者小②之，甚者众之。随变而调气，故曰上工。

[考注]

①在："察"义。

②小："少"义。

[释文]

黄帝说：怎样针刺？伯高说：病的变化，浮沉深浅，不能尽说其种类。各察其病处，病轻的浅刺，病重的深刺；病轻的少刺，病重的多刺。随病变而调治，所以叫做良医。

[原文]

黄帝问于伯高曰：人之肥瘦大小寒温，有老壮少小，别之奈何？伯高对曰：人年五十已①上②为老；二③十已①上②为壮；十八已①上②为少；六岁已①上②为小。

[考注]

①已："尽"，"满"义。《文选·泳怀诗》吕向注："已，尽也。"

②上：为"之"之误。

③二：为"三"之误。《甲乙·卷六·第六》作"三"。

[释文]

黄帝问伯高说：人的胖瘦、高低、寒热，及老、壮、少、小怎样辨别？伯高答道：人满五十岁为老；满三十岁为壮；满十八岁为少；满六岁为小。

［原文］

黄帝曰：何以度[①]知其肥瘦？伯高曰：人有肥[②]有膏[③]有肉[④]。黄帝曰：别此奈何？伯高曰：䐃[⑤]肉坚，皮满[⑥]者，肥[②]；䐃[⑤]肉不坚，皮缓者，膏；皮肉不相离[⑦]者，肉。

［考注］

①度："察"义。

②肥：为"肌"之误。肌肉丰满。

③膏：指肌肤润泽。

④肉：多脂多肉。

⑤䐃：为"胭"之误。肌脂。《甲乙·卷六·第六》作"胭"。

⑥满："紧"义。

⑦不相离："不"为"之"之音转；"相"，为"胥"之音转。"皆"、"都"义；"离"，为"多"义。《三家诗异文疏证补遗》："'胥'有'相'义，故可通。"《方言·卷七》："胥，皆也。"《集韵·支韵》："离，大琴也。"《易·象传》陆德明释文："离，犹并也。"《素问·生气通天论》王冰注："并，谓盛实也。"

［释文］

黄帝说：怎样察知其胖瘦？伯高说：人有肌肉丰满型、肌肤润泽型、多脂多肉型。黄帝说：怎样区别？伯高说：肌肉坚实，皮肤紧绷的，是肌肉丰满型；肌肉不坚，皮肤松缓的，是肌肤润泽型；皮厚脂肉都多的，是多脂多肉型。

［原文］

黄帝曰：身之寒温何如？伯高曰：膏者，其肉淖而粗理者，身寒；细理者，身热。脂者，其肉坚，细理者热；粗理者寒。

［释文］

黄帝说：身体的寒热，怎样辨别？伯高说：肌肤润泽型，其肌肉润泽，其纹理粗的，身寒；纹理细密的，身热。肌肉丰满型，皮肤纹理细的身热；皮肤纹理粗的身寒。

［原文］

黄帝曰：其肥瘦大小奈何？伯高曰：膏者，多气而皮纵缓，故能纵腹垂腴；肉者，身体容大；脂者，其身收①小。

［考注］

①收：为“瘦”之音转。“收”、“瘦”古韵同，故可通转。《国语·郑语》韦昭注：“收，取也。”《尔雅·释诂》：“收，聚也。”《慧琳音义·卷八十》注：“搜，取也。”《玉篇·手部》：“搜，聚也。”此“收”、“搜”古通。《方言·卷三》戴震疏：“搜、廋古通用。”《仪礼·聘礼记》郑玄注：“廋，廋人也。”

［释文］

黄帝说：怎样辨其肥瘦大小？伯高说：肌肉润泽型的人，多气而皮肤松弛，所以常肚腹下垂；多脂多肉型的人，身体肥胖；肌肉丰满型的人，其身体相对瘦小。

［原文］

黄帝曰：三者之气血多少何如？伯高曰：膏者多气，多气者热，热者耐寒；肉者多血则充形，充形则平①；脂者，其血清，气滑少，故不能大。此别于众②人者也。黄帝曰：众②人奈何？伯高曰：众②人皮肉脂膏不能相加也，血与气不能相多，故其形不小不大，各自称其身，命曰众[2]人。

［考注］

①平："盛"义。《战国策·齐策》鲍彪注："平，成也。"《战国策·秦策》黄丕烈注："'成'、'盛'同字。"

②众：为"平"之音转。"常"义。

［释文］

黄帝说：三种类型的人气血多少是怎样的？伯高说：肌肤润泽型多气，多气就会热，热则不怕冷寒；多脂多肉型多血而形体充实，充实则形盛胖；肌肉丰满型，其血清稀，气滑而少，所以不能使其身体胖大。这是他们与正常人的区别。黄帝说：常人是怎样的？伯高说：常人皮脂肌肉都不过盛，血气也不能偏多，所以其形体大小，与自身的皮脂肌肉都相称，所以叫做常人。

［原文］

黄帝曰：善。治之奈何？伯高曰：必先别[1]其三形，血之多少，气之清浊，而后调之，治无失常经。是故[2]膏人，纵腹垂腴；肉人者，上下容大；脂人者，虽脂不能大者。

［考注］

①别："辨"义。

②是故："是"后二十四字，与前文义重，当为衍文。

［释文］

黄帝说：讲得好！怎样治疗？伯高说：必须先辨其三种不同的类型，血的多少，气的清浊，然后再调治。治疗不失补虚泻实的常规治疗原则。

玉版第六十

［原文］

黄帝曰：余以小针为细物[①]也，夫子乃言上合之于天，下合之于地，中合之于人。余以为过针之意矣，愿闻其故。岐伯曰：何物大于天乎？夫大于针者，惟五兵者焉。五兵者，死之备[②]也，非生之具[③]。且夫人者，天地之镇[④]也，其不[⑤]可不参乎？夫治民者，亦惟[⑥]针焉。夫针之与五兵，其孰小乎？

［考注］

①物："术"义。《国语·周语》韦昭注："物，数也。"《管子集校》："数，术也。"

②备："具"义。《吕览·当务》高诱注："备，具也。"《孙子兵法·谋攻》曹操注："具，备也。"是"备"、"具"义同。

③具：工具。

④镇："重要"义。《国语·周语》韦昭注："镇，重也。"

⑤不：为"之"之音转。

⑥惟："如"义。

［释文］

黄帝说：我认为针刺是小法术，你却说它上合于天，下合于地，中合于人。我认为这有点过于夸大针刺之意义，愿知其理。岐伯说：什么物能大于天呢？大于针的金属器具，只有五种兵器是最常见的。五种兵器是杀人用的，不是生人的工具。况且人是天地间最重要的生灵，其与人治病的意义哪能不与天地相比呢？

其治国治民，也如针刺治病之理。这样看来，针与五兵器，它们的具体意义，谁大谁小不是很清楚吗？

［原文］

黄帝曰：病[①]之生时[②]，有[③]喜怒不测，饮食不节，阴气不足，阳气有余，营气不行，乃发为痈疽。阴阳不通，两[④]热相搏，乃化为脓。小针能取之乎？岐伯曰：圣人不能使化者，为之邪不[⑤]可留也。故两军相当，旗帜相望，白刃陈于中野者，此非一日之谋也。能使其民，令行禁止，士卒无白刃之难者，非一日之教也，须臾之得也，夫至使身被痈疽之病，脓血之聚者，不亦离[⑥]道[⑦]远乎！夫痈疽之生，脓血之成也，不从天下，不从地出，积微之所生也。故圣人自治于未有形也，愚者遭[⑧]其已成也。

［考注］

①病：为“痈”之音转。“病”、“痈”古韵近，故可通转。后文“乃发为痈疽”，可证。

②时：疑为“也”之误。

③有：为“其”之音转。

④两：为“其”之误。

⑤不：为“之”之音转。

⑥离：为“罹”之音转，“患”义。

⑦道：为“遭”之形误。“遭”与“罹”，互文同义。《别雅·卷一》：“遭离，遭罹也。”

⑧遭：“治”义。《说文·辵部》徐锴系传：“遭，直也。”《素问·大奇论》张志聪注：“直、值同。”《说文通训定声》：“治，叚借为值。”

［释文］

黄帝说：痈疽的产生，其喜怒不调，饮食不节，阴气虚，阳气盛，营血之气不行，于是发为痈疽。阴阳不通，其热聚结，于是成为脓。小针能治疗吗？岐伯说：圣人之所以不能尽快使病邪消除，是病邪能在人体内久留。好比两军敌对，旗帜相望，兵刃相见，这不是一天所谋划成的。如果能使其民令行禁止，兵士无刀刃之难，并不是一天的教育，一会儿的时间就能做到的。病邪毒气使人患痈疽之病，脓血之聚滞，不也是患病时间长了吗？痈疽的产生，脓血的形成，不是从天上掉下来的，也不是从地下生出来的，而是积小成大所致。所以圣人治其病初未形成之时，愚者则治其已成之时。

［原文］

黄帝曰：其已形，不予遭[①]，脓已成，不予见[②]，为之奈何？岐伯曰：脓已成，十死一生。故圣人弗使已成，而明为良方。著之竹帛，使能者踵[③]而传之后世，无有终时者，为其不予[④]遭[①]也。

［考注］

①遭："治"义。

②不予见：衍文。《甲乙·卷十一·第九》无。去之例义合。

③踵："继"义。《史记·太史公自序》司马贞索隐："踵，谓继也。"

④不予：衍文。涉前文"不予遭"之"不予"致衍。

［释文］

黄帝说：痈疽初形成，不治疗，脓已成，怎么办？岐伯说：脓已成的，十死一生。所以圣人不使其成脓前，即用良药治疗。此法可著写竹帛之上，使有才能的人继承而传于后人，没有终止之时，成为治疗痈疽的依据。

［原文］

黄帝曰：其已[1]有脓血而后遭[2]乎，不导之[3]以小针治乎？岐伯曰：以小治小者其功小[4]，以大治大者多害[5]。故其已成脓血者，其惟砭石铍针之所取也。

［考注］

①已：《甲乙·卷十一·第九》"已"下有"成"字。

②遭：治。

③导之：郭霭春："守山阁《校本》注云：'导之二字衍'。"

④小：当为"大"之误，义始合。

⑤多害：《甲乙·卷十一·第九》作"其功大"。

［释文］

黄帝说：其痈疽已成，有了脓血再治，不可以用小针刺吗？岐伯说：用小针治小病处功效大，用大针治大病处功效大。其已成脓血的，唯用砭石铍锋之大针刺治排脓。

［原文］

黄帝曰：多害者其不可全乎？岐伯曰：其在逆顺焉。黄帝曰：愿闻逆顺。岐伯曰：以[1]为伤[2]者，其白眼青[3]，黑眼小[4]，是一逆也；内药而呕者，是二逆也；腹[5]痛渴甚，是三逆也；肩项中不便，是四逆也；音嘶色脱，是五逆也。除此五者为顺矣。

［考注］

①以：为"已"之音转。

②伤：通"疡"，指脓溃烂。《左传·襄公十七年》陆德明释文："伤，一本作疡。"是"伤"、"疡"古通之证。

③青：当为"赤"之误。痈成脓，发热恶寒，当眼赤红，不当云

"青"。

④黑眼小：当为衍文。赘附"白眼青"而衍。

⑤腹：为"伤"之误。"伤"为"疡"之借字。郭霭春："《病源·卷三十二·痈溃后候》、《外台·卷三十七·痈疽发背证候等论》并作'伤'。"

[释文]

黄帝说：误治之害，不能救治吗？岐伯说：这要看其逆顺。黄帝说：愿知逆顺。岐伯说：已经成脓溃烂的，其眼白赤红，是一逆；服药而呕吐，不能服药的，是二逆；疡痈病，口大渴的，是三逆；肩颈不能活动，是四逆；音哑色败，是五逆。除此五种逆证外，其他是顺证。

[原文]

黄帝曰：诸病皆有逆顺，可得闻乎？岐伯曰：腹胀，身热，脉大①。是一逆也；腹鸣而满，四肢清，泄，其脉大，是二逆也；衄而不止，脉大，是三逆也；咳且溲血，脱形，其脉小劲，是四逆也；咳，脱形身热，脉小以疾，是谓②五逆也。如是者，不过十五日而死矣。

[考注]

①大：为"小"之误。郭霭春："《甲乙·卷四·第一下》校注：'一作小'。按：作'小'是。盖腹胀，身热，脉大为顺，脉小则脉证不合，故云为逆。"

②谓：衍文。《甲乙·卷四·第一》无。

[释文]

黄帝说：各种病邪都有逆顺，可以知道吗？岐伯说：腹胀、身热，脉反小，是一逆，腹鸣胀满，四肢凉，泄泻，脉反大，是二逆；鼻出血不止，脉反大，是三逆；咳嗽，尿血，消瘦，脉小反有力，是四逆；消瘦，身发热，脉小疾数，是五逆。如此五逆之证，不超过十五日会死掉。

［原文］

其腹大胀，四末清，脱形，泄甚，是一逆也；腹胀便血，其脉大，时绝，是二逆也；咳，溲血，形肉脱，脉搏[①]，是三逆也；呕血，胸满引背，脉小而疾，是四逆也；咳呕腹胀，且飧泄，其脉绝，是五逆也。如是者，不及一时[②]而死矣。工不察此者而刺之，是谓逆治。

［考注］

①搏：《甲乙·卷四·第一》作“喘”，“疾”义。

②一时：指一昼或一夜，即十二小时。《仪礼·既夕礼记》郑玄注：“时，朝夕也。”

［释文］

腹大胀满，手足凉，消瘦，泄泻严重，是一逆；腹胀，便血，其脉大，时常间断，是二逆，咳嗽，尿血，消瘦，脉疾数，是三逆；吐血，胸胀满牵引背部不适，脉小而数疾，是四逆；咳嗽，呕吐，腹胀，水泻，脉沉细欲绝，是五逆。这样的五种逆证，不过一朝一夕就会死掉。医生不察此而针刺，叫做逆治。

［原文］

黄帝曰：夫子之言针甚骏，以配天地，上数[①]天文，下度地纪，内别五藏，外次六府。经脉二十八会[②]，尽有周纪，能杀[③]生人[④]，不能起死者。子能反之乎？岐伯曰：能杀[③]生人[④]，不能起死者也。黄帝曰：余闻之则为[⑤]不[⑥]仁，然愿闻其道弗[⑦]行于人。岐伯曰：是明道也，其必然也。其如[⑧]刀剑之可以杀人，如饮酒使人醉也。

虽勿诊，犹可知矣。

［考注］

①数：为“度”之音转，“合”义。

②会：“处”义。

③杀：“治”义。《资治通鉴·晋纪》胡三省注：“杀，降也。”《庄子·外物》成玄英疏：“降，止也。”《吕览·情欲》旧校：“止，一作制。”《尹文子·大道》钱熙祚校：“治，一作制。”

④生人：生病之人。

⑤则为：为“此谓”之音转。《经词衍释》：“则，犹是也，此也。”“为”、“谓”古通。

⑥不：为“之”之音转。

⑦弗：为“之”之音转。《尔雅·释诂》：“弗，治也。”“治”通“之”。

⑧其如：“其”后十六字，文义不类，当为衍文。

［释文］

黄帝说：你说针的作用很大，可比天地。上合天文，下合地理，内辨五脏，外分六腑。经脉二十八处，都有周转规律。针刺能治生病之人，不能救死证，你能改变它吗？岐伯说：我也能治生病之人，而不能治死证。黄帝说：我听说这叫做仁术，愿知其术之应用于逆证之病人。岐伯说：逆证是明显易见的，医生必然可见。虽不诊察，仍然可知道。

［原文］

黄帝曰：愿卒闻之。岐伯曰：人之所受气者，谷也。谷之所注者，胃也。胃者，水谷气血之海也。海之所行云气者，天下[①]也。胃之所出气血者，经隧也。经隧者，五藏六府之大络也。迎[②]而夺之则已矣。

［考注］

①下：衍文。去之义合。

②迎：引为“刺”义。《经义述闻》王引之按：“迎，本作逆。”《文选·东方朔画赞》李善注：“逆，谓逆刺也。”

［释文］

黄帝说：愿尽知之。岐伯说：人体之所以能禀受气，是由于水谷所化生。谷物入胃，胃是水谷及气血产生的大仓库。海能产生云气，是天气所为。胃所以能出输气血，是因为有经脉的运行。经脉是五脏六腑的大通道。其有病，刺而去其邪即可愈。

［原文］

黄帝曰：上下[①]有数[②]乎？岐伯曰：迎[③]之五里[④]，中道[⑤]而止。五至[⑥]而已，五往[⑦]而藏之气尽矣。故五五二十五而竭[⑧]其输矣。此所谓夺其天气者也，非能绝其命而倾其寿者也。黄帝曰：愿卒闻之。岐伯曰：门规门[⑨]而刺之者，死于家中；入门[⑩]而刺之者，死于堂上。黄帝曰：善乎方，明哉道，请著之玉版，以为重宝，传之后世，以为刺禁，令民勿敢犯也。

［考注］

①上下：疑为“刺”之分离脱误。

②数：通“术”，“大法”、“大则”之义。

③迎：“刺”义。

④五里：“里”，“中”义。“五中”，指五脏之腧穴。《广韵·止韵》：“里，中里。”

⑤道：“处”义。

⑥五至：“五”，为“其”之音转。“至”，“得”义。引为“补”义。“五至”，即“其补”之义。

⑦五往："五"，为"其"之音转；"往"，"去"、"失"义。"五往"，即"其泻"之义。

⑧竭："尽"义。

⑨门规门："门规"为"开"之误。"开门"，引指虚证。孙鼎宜："'门规'，当作'开'。"

⑩入门："闭门"义。引为"实证"义。

[释文]

黄帝说：刺有大法吗？岐伯说：刺五脏之腧穴，中病处而止。其虚证补而愈，其实证泻而使脏之邪气尽去。所以五五二十五，尽其五脏之腧穴之数了。这就是所说的不要误治伤其天生之气。正确针刺是不会伤其生命减其寿命的。黄帝说：愿尽知之。岐伯说：虚证用泻法针刺，病人死于家中；实证用补法刺治，病人立即死于堂上。黄帝说：真是良法圣术！请刻著于玉版，当作重宝，传于后人，作为针刺的禁忌，使他们不犯虚虚实实之弊。

五禁第六十一

[原文]

黄帝问于岐伯曰：余闻刺有五禁。何谓五禁？岐伯曰：禁其[①]不可刺也。黄帝曰：余闻刺有五夺。岐伯曰：无泻其不可[②]夺者也。黄帝曰：余闻刺有五过。岐伯曰：补泻无过其度。黄帝曰：余闻刺有五逆。岐伯曰：病与脉相逆，命曰五逆。黄帝曰：余闻刺有九宜。岐伯曰：明知九针之论，是谓九宜。

[考注]

①其：为“者”之音转。

②不可：“不”为“之”之音转；“可”，衍文。

[释文]

黄帝问岐伯说：我听说刺有五禁。什么是五禁？岐伯说：就是禁刺其不可刺之证。黄帝说：我听说刺有五夺。岐伯说：就是不泻其虚证。黄帝说：我听说刺有五过。岐伯说：就是补泻不过其度。黄帝说：我听说刺有五逆。岐伯说：就是病证与脉象相反，所以叫五逆。黄帝说：我听说刺有九宜。岐伯说：详知九针之说，叫做九宜。

[原文]

黄帝曰：何谓五禁？愿闻其不可刺之时。岐伯曰：甲乙日自乘[①]，无刺头，无发蒙[②]于耳内。丙丁日自乘，无振埃[③]于肩喉廉泉。戊己日自乘，四季[④]无刺腹去[⑤]爪泻水。庚辛日自乘，无刺关节于股膝。壬癸日自乘，无刺足胫。是谓五禁。

[考注]

①自乘："自"为"之"之音转；"乘"，引为"病"义。"自乘"，即"之病"义。《文选·与满公琰书》旧注："自，作'於'字。"《诸子平议·荀子》俞樾按："古'之'字'於'字通用。"是"自"、"之"古通之证。《论语·学而》刘宝楠正义："乘，覆也。"《国语·晋语》韦昭注："覆，败也。"《吕览·君守》高诱注："败，伤。"《战国策·秦策》高诱注："败，害也。"

②发蒙："蒙"为"濛"之借字，指汗。"发濛"，即"发汗"。《诗·东山》王先谦疏："濛，作'蒙'。"《玉篇·水部》："濛，微雨皃。"

③振埃："振"，"攻"义；"埃"，指病邪。《荀子·王霸》杨倞注："振，击也。"《慧琳音义·卷三十八》注："击，攻也。"《说文·土部》："埃，尘也。"《慧琳音义·卷十五》注："埃，垢也。"

④四季：指辰、戌、丑、未之日。

⑤去：为"刺"之音转。"去"、"刺"古声近，故可通转。

[释文]

黄帝说：什么是五禁？愿知其不可刺之时日。岐伯说：甲乙日之病，不刺头，不发汗，不刺耳内。丙丁日之病，不攻邪，不刺肩喉廉泉穴。戊己日之病，辰、戌、丑、未日不刺腹，不刺爪，不泻水。庚辛日之病，不刺关节、股膝。壬癸日之病，不刺足胫。这是五禁。

[原文]

黄帝曰：何谓五夺？岐伯曰：形肉已[1]夺[2]，是一夺也；大夺血之[3]后[4]，是二夺也；大汗出之后，是三夺也；大泄之后，是四夺也；新产及大血之后，是五夺也。

此皆不可泻。

[考注]

①已：为“之”之音转。

②夺：“夺”后，拟脱“之后”二字。与下文之例始合。

③之：为“而”之音转。下文之“之”，例同。

④后：指泻法。小便为前，大便为后，所以用“后”指代泻法。

[释文]

黄帝说：什么是五夺？岐伯说：形肉消瘦而再用泻法，是一夺；大失血再用泻法，是二夺；大汗后再用泻法，是三夺；大泄后再用泻法，是四夺；新产妇女或大出血后再用泻法，是五夺。此五种情况都不能用泻法。

[原文]

黄帝曰：何谓五逆？岐伯曰：热病脉静，汗已[1]出，脉盛躁，是一逆也；病泄，脉洪大，是二逆也；著痹[2]不移[3]，䐃肉破，身热，脉偏绝[4]，是三逆也；淫[5]而夺形，身热，色夭然白[6]，及后下血衃[7]，血衃[8]笃重，是谓[9]四逆也；寒热夺形，脉坚搏，是谓[9]五逆也。

[考注]

①已：“止”义。《诗·风雨》郑玄笺：“已，止也。”

②著痹：“著”，“久”义；“痹”，“病”义。“著痹”，即“久病”之义。《庄子·庚桑楚》陆德明释文：“著，久也。”

③移：“去除”义。

④偏绝：“偏”，“少”义。“少”、“小”义同；“绝”，“极”、“甚”义。“偏绝”，指脉小甚。《书·秦誓》陆德明释文：“偏，少也。”《后汉书·吴良传》李贤注：“绝，犹极也。”

⑤淫：引为“病”义。《左传·昭公元年》杜预注：“淫，过也。”

《诗·伐木》陈奂传疏："过，与'病'义近。"

⑥夭然白：枯暗无血色。

⑦血衃：黑色瘀血。

⑧血衃：衍文。《甲乙·卷四·第一》无。

⑨谓：衍文。《甲乙·卷四·第一》无。

［释文］

黄帝说：什么是五逆？岐伯说：热病脉反静，汗已止脉反盛疾，是一逆；泄泻脉反洪大，是二逆；久病不去，消瘦，身热，脉小甚，是三逆；病而消瘦，身热，面色枯暗无血色，及大便下瘀黑之血，病严重的，是四逆；发热怕冷，脉坚有力，是五逆。

动输第六十二

[原文]

黄帝曰：经脉十二，而手太阴、足少阴、阳明独动不休，何也？岐伯曰：是[①]明胃脉也。胃为五藏六府之海，其清气上注于肺，肺气从太阴而行之。其行也，以息往来，故人一呼脉再动，一吸脉亦再动，呼吸不已，故动而不止。

[考注]

①是：为“足”之误。“足”下脱“阳”字。《甲乙·卷二·第一》作“足阳”。

[释文]

黄帝说：十二经脉中，只有手太阴肺经、足少阴肾经、足阳明胃经的动脉搏动不止，这是为什么？岐伯说：足阳明是胃的经脉，胃是五脏六腑水谷气血的大仓库和源泉。其清气上输注于肺，肺气从手太阴脉开始行走，其运行随呼吸而往来，所以人一呼，脉跳两次，一吸，脉再跳两次，呼吸不止，脉跳不止。

[原文]

黄帝曰：气之过于寸口也，上十[①]焉息[②]？下八[③]焉状？何道从还[④]？不知其极[⑤]？岐伯曰：气之离藏也，卒然如弓弩之发，如水之下，上于鱼[⑥]以反衰[⑦]，其余[⑧]气衰[⑦]散以逆上，故其行微[⑨]。

［考注］

①十：为“之”之误。

②息：“起”义。《史记·历书》张守节正义：“生为息。”《文选·和王著作八公山诗》吕延济注：“起，犹生也。”

③八：为“之”之误。

④还：“来”义。《逸周书·周祝》孔晁注：“还，谓至也。”

⑤极：“去”义。《广雅·释诂》：“极，远也。”《诗·载弛》马瑞辰笺：“远，犹去也。”

⑥鱼：指寸口脉部。

⑦衰：为“复”之误。

⑧余：为“脉”之误。

⑨微：为“也”之音转。《群经平议·孟子》愈樾按：“古‘也’、‘邪’二字通用。”《诗·北风》王先谦疏：“‘邪’，作‘徐’。”《文选·舞赋》张铣注：“徐，谓缓步。”《文选·七启》张铣注：“微步，缓步也。”是“微”、“也”古可通转。

［释文］

黄帝说：脉气经过寸口部，为什么会搏起而上？为什么会沉落而下？脉气从什么地方来？又不知其去向哪里？岐伯说：脉气离开脏腑入脉，如突然之弓弩发射，如水泻下，上于寸口部而返复运行，其脉气复散行上走。这是脉气的运行概况。

［原文］

黄帝曰：足之阳明何因而动？岐伯曰：胃气上注于肺，其悍气上冲头者，循咽，上走空窍[①]，循眼系，入络脑，出顑[②]，下客主人，循牙车，合阳明，并下人迎，此胃气别[③]走于阳明者也。故阴阳上下，其动也若一。故阳病而阳脉小者为逆，阴病而阴脉大者为逆。故阴阳俱静俱动若引绳，相倾[④]者病。

［考注］

①空窍：指脑颅。

②颇：《甲乙·卷二·第一》作“颔”。

③别：为“络”之音转。

④倾：偏失。

［释文］

黄帝说：足阳明的人迎脉为什么会跳动不止？岐伯说：胃气上行于肺，其疾利之气上至头，行咽，上走脑颅，行眼系，入通于脑中，行颔，下客主人，行牙车，入阳明经，下人迎动脉处。这是胃气通络于胃经的原因。所以寸口、人迎上下跳动一致。因此，阳病而人迎脉小的是逆证，阴病而寸口脉大的是逆证。正常时寸口、人迎脉同静同动，好像引绳一样相同。如果有偏失，跳动不同，则是病态。

［原文］

黄帝曰：足少阴[1]何因而动？岐伯曰：冲脉者，十二经之海也，与少阴之大络，起于肾下，出于气街，循阴股内廉，邪入腘中，循胫骨内廉，并少阴之经，下入内踝之后，入足下。其别者，邪入踝，出属跗上，入大指之间，注诸络，以温足胫。此脉之常动者也。

［考注］

①足少阴：此与前文“手太阴”、“足阳明”所指不同。“手太阴”与“足阳明”均指经脉，此“足少阴”，当指足少阴经的络脉。因为趺阳脉本属足阳明胃经之动脉，人迎脉也属足阳明胃经的动脉，为避免胃经的重复，此改称“足少阴”，以示例别。

［释文］

黄帝说：足少阴经所络的趺阳脉为什么会跳动不止？岐伯

说：冲脉是十二经之海，和少阴经的大络，同起于肾下，出于气冲穴，行大腿内侧，斜入腘中，行胫骨内侧，同少阴经下内踝之后，入足下。其络，斜入踝，出注足背上，入大指之间，注足经诸络，以温养足胫。这就是足背上常动不止的趺阳脉。

[原文]

黄帝曰：营卫之行也，上下相贯，如环之无端。今有其卒然遇邪气，及逢大寒，手足懈惰，其脉阴阳之道，相输之会[①]，行[②]相失也。气何由还？岐伯曰：夫四末阴阳之会者，此气之大络也。四街[③]者，气之径路也。故络绝则径[④]通[⑤]，四末解则气从合[⑥]，相输如环[⑦]。黄帝曰：善。此所谓如环无端，莫知其纪，终而复始，此之谓也。

[考注]

①会："处"义。

②行："将"义。《诗·魏风·十亩之间》朱熹集传："行，犹将也。"

③街：为"径"之音转。此指四肢。"街"、"胫"古声同，故可通转。"径"与"胫"通。《庄子·徐无鬼》陆德明释文："'街'，一本作'術'。"《列子·说符》殷敬顺释文："径，一作'術'。"是"街"、"径"古通之证。

④径：为"经"之音转。《甲乙·卷二·第一》正作"经"。可证。

⑤通：为"病"之音转。

⑥从合："从"，通"纵"；"合"，为"弛"字之脱误。"从合"，即"纵弛"。肢体松弛无力之证。《九经古义》："'从'、'纵'古今字。"

⑦相输如环：衍文。涉上文"如环之无端"而致衍。

[释文]

黄帝说：营卫之气的运行，上下相通，像圆环一样没有止端。现在有人突然遇到邪气，或遭遇严寒之侵袭，导致手足四肢无力。其阴阳经脉之道，气血行运之处，将要失常。怎样使其气血复常？岐伯说：四肢手足，是阴阳经脉交会之处，是气血运行的大脉络。四肢，是气血经脉运行的径路。所以径路断绝则经脉会病。四肢松弛无力则经气迟缓无力。黄帝说：讲得好！这就是所说的营卫经脉之气如环无端，不知其起端止端，终而复始，运行不止。就是这个道理。

五味论第六十三

［原文］

黄帝问于少俞曰：五味入于口也，各有所走[①]，各有所病。酸走筋，多食之，令人癃[②]；咸走血，多食之，令人渴；辛走气，多食之，令人洞[③]心[④]；苦走骨，多食之，令人变呕[⑤]；甘走肉，多食之，令人悗心[⑥]。余知其然也，不知其何由，愿闻其故。

［考注］

①走："入"义。《素问·宣明五气》："五味所入，酸入肝，辛入肺，苦入心，咸入肾，甘入脾。"

②癃：此指筋疲废之病。肝主筋，所以多食酸使人筋病。《说文·疒部》："癃，罷病也。"《汉书·高帝纪》颜师古注："癃，疲病也。"《说文·疒部》王筠句读："癃，废疾也。"

③洞：为"痛"之音转。《法言·学行》："桐，洞也。"《广雅·释诂》："桐，痛也。"是"洞"、"痛"古可通转之证。

④心：指胃脘。

⑤变呕："变"为"病"之音转；"呕"为"伛"之音转。"变呕"，即"病伛"。"呕"、"伛"古音同，故可通转。《释名·释疾病》："呕，伛也。"

⑥悗心："心"为"身"之音转。"心"、"身"古韵近，故可通转。《楚辞·离骚》朱熹集注："身，一作'心'。"是"心"、"身"古通之证。"悗身"，指身体软弱无力之证。

［释文］

黄帝问少俞说：饮食五味入口，各有所入，偏食后各有其相应的病变。酸味入筋，过食酸味，使人发生筋疲废之病；咸味入血，过食咸味，使人渴；辛味入气，过食辛味，使人胃脘痛；苦入骨，过食苦味，使人病身体伛曲，俯仰不便之证；甘味入肉，过食甘味，使人身体软弱无力。我已知道这些病证了，但不知其病理，愿知其因。

［原文］

少俞答曰：酸入于胃，其气涩以收，上[1]之两焦[2]。弗[3]能出入也，不出即留于胃中，胃中和温，则下注膀胱，膀胱之胞薄以懦，得酸则缩绻，约而不通，水道不行，故癃。阴者，积[4]筋之所终[5]也。故酸入而走筋矣。

［考注］

①上：为“伤”之音转。“上”、“伤”古韵同，故可通转。《书·尧典》蔡沈集传：“上，天也。”《礼记·郊特牲》孔颖达疏：“阳，天也。”《诗·泽陂》作“伤如之何”，《韩诗》“伤”作“阳”。是“上”、“伤”、“阳”古并通。

②焦：“端”义。

③弗：“弗”后四十三字，为前文“癃”之错误注文而误入正文。“癃”在此指筋疲废之病，与“酸走筋”义始合。

④积：为“诸”之音转。《文选·海赋》张铣注：“积，众也。”《诗·韩奕》毛传：“诸娣，众妾也。”杨上善：“一身诸筋终聚之处。”

⑤终：《甲乙·卷六·第九》作“终聚”。

［释文］

少俞答道：酸味入胃，其气涩而收敛，可伤胃的两端。阴器，是诸筋所尽聚之处。所以酸味过甚则入而伤筋。

［原文］

黄帝曰：咸走血，多食之，令人渴，何也？少俞曰：

咸入于胃，其气上走中焦[①]，注于脉，则血气走之，血与咸相得则凝，凝则胃中汁注[②]之，注[②]之则胃中竭，竭则咽络焦，故舌本干而善渴。血脉者，中焦[①]之道也。故咸入而走血矣。

［考注］

①中焦："内部"、"体内"之义。

②汁：为"枯"之音转。"汁"、"枯"古韵近，故可通转。

［释文］

黄帝说：咸入血，多食咸味，使人发渴，是为什么？少俞说：咸味入胃，其气行走体内，流注于脉，则血气运行之，血与咸味相合则凝滞，凝滞则胃中津液枯，津液枯少则胃中干，胃中干则咽道干焦，所以舌根干而常渴。血脉是人体气血运行之道径。所以过食咸入脉而伤耗血气。

［原文］

黄帝曰：辛走气，多食之，令人洞心，何也？少俞曰：辛入于胃，其气走于上焦[①]，上焦者，受气[②]而营诸阳[③]者也。姜韭之气熏[④]之，营卫之气不时受之，久留心下，故洞心。辛与气俱行，故辛入而与汗俱出。

［考注］

①上焦："上部"义。

②气：指呼吸之气。

③阳："阳"前，当脱"阴"字。义始合拍。

④熏："动"义。

［释文］

黄帝说：辛入气，过食辛味使人胃脘痛是为什么？少俞说：

辛味入胃，其气走上部，上部，接受呼吸之气而行散于阴阳诸经，好比姜韭之气味辛行走窜一样，营卫之气常接受其气一同运行。如果其气留滞胃脘，就会出现胃脘疼痛之证。辛味与营卫之气同行，所以辛味常随卫气与汗同出。

［原文］

黄帝曰：苦走骨，多食之，令人变呕[①]，何也？少俞曰：苦入于胃，五谷之气，皆不能胜苦，苦入下脘，三焦之道皆闭而不通，故变呕[①]。齿者，骨之所终也，故苦入而走骨。故入而复[②]出[③]，知其走骨也。

［考注］

①呕：为“伛”之音转。身体曲伛。

②复：“见”义。《战国策·楚策》鲍彪注：“复，见之。”

③出：当为“齿”之误，义例始合。

［释文］

黄帝说：苦入骨，多食苦味使人病曲伛不伸，这是为什么？少俞说：苦味入胃，五谷其他气味，都不能克制它。苦味入下脘，气滞涩不通，则上中下三部之路径都闭而不通，所以使人病曲伛不伸之症。齿是骨之末端，苦味入胃后走骨，所以苦味进入人体可以在齿上显现出来，以此知道苦味可入走骨骼。

［原文］

黄帝曰：甘走肉，多食之，令人悗心，何也？少俞曰：甘入于胃，其气弱小，不能上至于上焦，而与谷留于胃中者，令人柔润者也。胃柔则缓，缓则虫动[①]，虫动则令人悗心。其气外通于肉，故甘走肉。

［考注］

①虫动：“虫”通“疼”；“动”通“痛”。“虫动”，即“疼痛”。

《说文·疒部》段玉裁注："'痋'即'疼'字。"《札迻·素问·王冰注·痹论》孙诒让按："虫，当为'痋'之借字。"

［释文］

黄帝说：甘入肉，多食甘味使人肌肉软弱无力是为什么？少俞说：甘味入胃，其气弱，不能上走上部，而与水谷都留在胃中，使人胃松弛，胃松弛则气动缓，气动缓则疼痛，疼痛会使人身无力，肌肉软弱。由于脾胃之气外通于肌肉，所以甘味入胃后会行走至肌肉。

阴阳二十五人第六十四

［原文］

黄帝曰：余闻阴阳之人何如？伯高曰：天地之间，六合之内，不离于五。人亦应之，故五五二十五人政①，而阴阳之人不②与③焉。其态又不合④于众⑤者五⑥，余已⑦知之矣。愿闻二十五人之形，血气之所生，别⑧而以候，从外知内何如？岐伯曰：悉乎哉问也！此先师之秘也，虽伯高犹不能明之也。黄帝避席遵循⑨而却⑩曰：余闻之，得其人弗数，是谓重失。得而泄之，天⑪将厌⑫之。余愿得而明之，金柜藏之，不敢扬之。岐伯曰：先立⑬五形⑭金木水火土，别其五色，异其五形之人，而二十五人具矣。黄帝曰：愿卒闻之。岐伯曰：慎之慎之，臣请⑮言之。

［考注］

①政：为“形”之音转。《甲乙·卷一·第十六》正作“形”。可证。

②不：为“之”之音转。

③与：通“举”。“生”义。《群经平议·国语》俞樾按：“与，古通作‘举’。”《书·洪范》陆德明释文：“举，犹生也。”

④合：“同”义。

⑤众：为“平”之间转。常人。

⑥五：当为“也”之误。语末助词，无义。

⑦已：为“欲”之音转。“已”、“欲”古声同，故可通转。《经义

述闻》："'欲'、'犹'古字通。"《读书杂志·墨子》王念孙按："犹，已也。"是"已"、"欲"通假之证。

⑧别：为"辨"之音转。

⑨遵循：为"逡巡"之音转，"退让"义。郭霭春："守山阁校本注云：'遵循盖即逡巡，以声近义通。'"按："'逡巡'，谦退之貌。《文选·刘琨·劝进表》翰注：'逡巡犹退让也'。"

⑩却：当为衍文。前文"遵循"即"退让"义，此不当复云"却"。

⑪天："大"义，"大术"、"大法"之义。《广雅·释诂》："天，大也。""天"、"大"因其义近，又可通假。《庄子·德充符》陆德明释文："崔本'天'作'大'。"是其例。

⑫厌："坏"义。《类篇·厂部》："厌，坏也。"

⑬立："察"义。《礼记·曲礼》郑玄注："立，平视也。"

⑭形：通"行"。《说文通训定声》："形，叚借又为行。"

⑮请：为"谨"之音转。

[释文]

黄帝说：愿知阴阳类别的人是怎样划分的？伯高说：天地之间，上下四方之内，离不开五行的道理，人也是这样。五五二十五种人的不同形态，人的阴阳类别由此产生。他们的形态多不同于常人。我想知道这些情况，愿意知道二十五人的形态，血气的性质，怎样辨而察之，从外知内？岐伯说：问得真详细啊！这是先师秘而不传之术，我也不能尽明。黄帝离座退让说：我听说，遇到恰当的人不传授，叫做重大失误；得其术而轻易泄露，医学大术将散乱损坏。我愿得而知之，金柜秘藏，不随便散泄。岐伯说：先察五行金木水火土，辨其五色，别其五形之人，二十五不同之人尽可识于此。黄帝说：愿尽知之。岐伯说：慎重啊！我谨慎地讲一讲。

[原文]

木形之人，比于上角①，似于苍帝。其为人②苍色，小头，长面，大肩背，直身，小手足[3]，好有才，劳心，少力，多忧，劳于事。能[4]春夏不能[4]秋冬，感而病生，足厥阴佗佗然。大角[5]之人，此于左足少阳，少阳之上[6]遗遗[7]然。左角[8]之人，比于右足少阳，少阳之下[9]随随[10]然。钛角[11]之人，比于右足少阳，少阳之上[6]推推[12]然。判角[13]之人，比于左足少阳，少阳之下[9]栝栝[14]然。

［考注］

①上角："上"，"古"义；"角"，古音之一。"上角"，即"古角音"之义。此论木形人的通性，与下述四种木形人的个异，有所不同。

②其为人：指木形人的常态，即共性。木形之人共五态，一种共性，其余四种为个性。

③小手足：手足相对较小。由于肩背过于宽大，所以手足显得相对小了。下同。

④能：为"耐"之音转。

⑤大角："大木"之义。

⑥上：当为"人"之误。义始合。下文同。

⑦遗遗：精力有余。《左传·昭公三年》杜预注："遗，余也。"

⑧左角：接近木形。《玉篇·左部》："左，助也。""助"，引为"接近"，或"类"义。

⑨下：为"人"之误。卜文例同此。

⑩随随：喻和顺。

⑪钛角："坚木"义。钛为铁环，故喻坚。《玉篇·金部》："钛，铁钳。"

⑫推推：通"椎椎"。喻其坚如椎骨。《札迻·抱朴子》孙诒让按："推，古作'椎'。"

⑬判角："弱木"义。"判"为"半"、"破"义，引为"弱少"义。《公羊传·定公八年》何休注："判，半也。"《慧琳音义·卷三十》注："判，破也。"

⑭栝栝：通“恬恬”，安静貌。“栝”、“恬”古韵同，故可通转。《方言·卷十三》：“恬，静也。”

［释文］

木形的人，好比古角音，生于东方。木形人的常态是青色，小头，长面，肩背宽大，直身，手足相对较小，有才干，能劳心，体力差，易忧虑，忙于事物，耐春夏不耐秋冬。秋冬感邪易生病。这一类人可归属足厥阴肝经，其外态平顺安然。大木之人，好比左足少阳经，此少阳之人精力旺盛有余。类木之人，好比右足少阳经，此少阳之人外态和顺。坚木之人，好比右足少阳经，此少阳之人外形坚固。弱木之人，好比左足少阳经，此少阳之人心身安静。

［原文］

火形之人，比于上徵[①]，似于赤帝。其为人赤色，广朋[②]，锐面，小头，好[③]肩背，髀[④]腹，小手足，行安地，疾心，行摇肩背肉满，有气轻财，少信，多虑，见事明，好颜，急心，不寿暴死。能春夏不能秋冬。秋冬感而病生，手少阴核核[⑤]然。质徵[⑥]之人比于左手太阳，太阳之上肌肌[⑦]然。少徵[⑧]之人，比于右手太阳，太阳之下慆慆然。右徵[⑨]之人，比于右手太阳，太阳之上鲛鲛[⑩]然。质判[⑪]之人，比于左手太阳，太阳之下支支[⑫]颐颐[⑬]然。

［考注］

①上徵：古徵音。

②广朋：“广”通“旷”，“瘪”义。“朋”为“颐”之音转，即腮，“旷颐”，“瘪腮”之义。《诸子平议·管子》俞樾按：“广者，旷之假字。”《淮南子·主术》高诱注：“旷，空也。”《文选·挽歌诗》吕向

注："旷，犹无也。"

③好：为"厚"之音转。

④髀：为"卑"之音转，"低下"义。

⑤核核："核"为"炫"之音转，"盛"义。《广韵·怪韵》："炫，盛也。"

⑥质徵："质"，《甲乙·卷一·第十六》作"太"。"太徵"，"大火"之义。

⑦肌肌："肌"为"疾"之音转。"肌"、"疾"古韵近，故可通转。《助字辨略》："疾，急也。"

⑧少徵："小火"义。

⑨右徵："类火"义。"右"为"助"义。引为"接近"、"类"义。《诗·假乐》陆德明释文："右，助也。"

⑩鲛鲛："鲛"通"皎"，"明"、"白"义。《礼记·中庸》陆德明释文："鲛，本又作蛟。"《淮南子·原道》高诱注："蛟，读人情性交易之交。"《群经平议·周易》俞樾按："交，当读为皎，皎之言明也。"

⑪质判：《甲乙·卷一·第十六》作"判徵"。"判徵"，"弱火"义。

⑫支支：喻小火持久状。《孙子兵法·地形》杜佑注："支，久也。"

⑬颐颐：为"熙熙"之音转。喻小火微煦之状。《甲乙·卷一·第十六》作"熙熙"。《文选·关中诗》张铣注："熙，犹煦也。"

［释文］

火形的人，好比古徵音，生于南方。其常态特征是赤色，瘦腮，尖面，小头，厚肩背，卑腹，小手足，行走轻稳，心急，行动摇肩背，肌肉动显。有气魄，轻钱财，少信用，多疑虑，见事心明，常色怒性暴，多不能长寿而暴亡。耐春夏不耐秋冬。秋冬感邪而易生病。其归类于手少阴心经，此类人多心盛性急。大火之人，好比左手太阳经，此太阳之人心性急。小火之人，好比右手太阳经，此太阳之人多喜乐自足。类火之人，好比右手太阳经，此太阳之人性格开明。弱火之人，好比左手太阳经，此太阳之人身心耐力持久。

［原文］

土形之人，比于上宫[1]，似于上古黄帝。其为人黄色，圆面，大头，美[2]肩背，大腹，美股胫，小手足，多肉，上下相称，行安地，举足浮[3]，安心，好利人，不喜权势，善附人也。能秋冬不能春夏。春夏感而病生。足太阴敦敦然。太宫[4]之人，比于左足阳明，阳明之上婉婉然。加宫[5]之人，比于左足阳明，阳明之下坎坎[6]然。少宫[7]之人，比于右足阳明，阳明之上枢枢[8]然。左宫[9]之人，比于右足阳明，阳明之下兀兀[10]然。

［考注］

①上宫：古宫音。

②美："大"义。

③浮：郭霭春："'浮'是'孚'的误字。'孚'有'信'义。'举足孚'，谓行事取信于人，与下水形之人'善欺绐人'正相对。"

④太宫："大土"义。

⑤加宫："坚土"义。"加"为"坚"之音转。"坚"、"加"古声同，故可通转。

⑥坎坎：坚实状。《诗·伐檀》朱熹集传："坎坎，用力之声。"《玉篇·土部》："坎坎，斫木声。"

⑦少宫："小土"义。

⑧枢枢："始"、"少"义。《太玄·事》范望注："枢，始也。"

⑨左宫："类土"义。

⑩兀兀：高平状。《说文·儿部》："兀，高而上平也。"

［释文］

土形的人，好比古宫音，生于中央之地。其常态特征是黄色，圆面，大头，大肩背，大腹，大股胫，相对小的手足，肥胖，上下匀称，行走安稳，做事讲信用，心安静不躁，乐助人，不喜权势，能随和他人。耐秋冬不耐春夏。春夏感邪易致病。此类人可归属于足太阴脾经，该类型人多诚实。大土之人，好比左足阳明经，此阳明之人性情和顺。坚土之人，好比左足阳明经，此阳明之人体质结实。小土之人，好比右足阳明经，此阳明之人略结实。类土之人，好比右足阳明经，此阳明之人多高大。

［原文］

金形之人，比于上商，似于白帝。其为人，方面，白色，小头，小肩背，小腹，小手足，如①骨发②踵③外，骨轻④，身清⑤廉，急心，静⑥悍，善为吏。能秋冬不能春夏。春夏感而病生。手太阴敦敦然。钛商⑦之人，比于左手阳明，阳明之上廉廉⑧然。右商⑨之人，比于左手阳明，阳明之下脱脱⑩然。右商⑪之人，比于右手阳明，阳明之上监监⑫然。少商⑬之人，比于右手阳明，阳明之下严严⑭然。

［考注］

①如：为“其”之音转。《国语·鲁语》韦昭注：“如，之也。”《战国策·燕策》鲍彪注：“之，犹其也。”是“如”、“其”古通之证。

②发：为“之”之音转。《战国策·齐策》黄丕烈校：“‘之’，作‘乏’。”《庄子·天地》陆德明释文：“乏，废也。”《管子集校》：“‘废’、‘发’古字通。”

③踵：“至”义。《庄子·达生》陆德明释文：“踵，至也。”骨之至外，喻瘦人骨骼明显。

④轻：为“径”之音转，“直”义。《尸子》汪继培注：“‘径’，作‘轻’。”是“轻”、“径”古可通假之证。

⑤清：为“轻”之音转。“清”、“轻”古韵同，故可通假。

⑥静：为“疾”之声转。

⑦钛商：“坚金”义。

⑧廉廉：喻体瘦骨方。《广雅·释言》：“廉，棱也。”《慧琳音义·卷三》注：“廉，隅也，隅谓方角也。”

⑨右商：“右”为“大”之误。与后文之“右商”，例始不重。“大商”，“大金”义。

⑩脱脱：喻骨明显。《礼记·内则》孔颖达疏：“肉去其骨曰脱。”

⑪右商：“类金”义。

⑫监监：“监”为“坚”之音转。“监”、“坚”古声同，故可通转。

⑬少商：“小金”义。

⑭严严：喻坚状。《楚辞·国殇》王逸注：“严，壮也。”

［释文］

金形的人，好比古商音，生于西方。其形态特征是：方面，白色，小头，小肩背，小腹，小手足，其骨之至外明显，骨直，身轻瘦，性急，动作疾利，喜做小官吏。耐秋冬不耐春夏。春夏感邪易生病。此类人归属手太阴肺经。其人多体坚实。坚金之人，好比左手阳明经，此阳明之人骨方体瘦。大金之人，好比左手阳明经，此阳明之人骨大如肉脱去一般。类金之人，好比右手阳明经，此阳明之人肌体坚实。小金之人，好比右手阳明经，此阳明之人较坚壮。

［原文］

水形之人，比于上羽，似于黑帝。其为人，黑色，面不平，大头，廉[①]颐，小肩，大腹，动[②]手足，发行摇身，下尻长，背延延然，不敬畏，善欺绐人，戮死。能秋冬不能春夏，春夏感而病生。足少阴汗汗[③]然。大羽之人，比于右足太阳，太阳之上颊颊[④]然。少羽之人，比于左足太阳，太阳之下纡纡[⑤]然。众之为人[⑥]，比于右足太阳，太阳之下洁洁[⑦]然。桎[⑧]之为人，比于左足太阳，太阳之上安安[⑨]然。是故五形之人二十五变者，众之所以相欺[⑩]者是也。

[考注]

①廉：《甲乙·卷一·第十六》作“广”。义例合。

②动：为“小”之误。《甲乙·卷一·第十六》作“小”。

③汗汗：郭霭春：“《甲乙》、《千金》并作‘污’。‘汙’、‘污’古今字。‘汙汙’，卑下貌。”

④颊颊：“颊”为“频”之误。引为“盛”义。《国语·楚语》韦昭注：“频，并也。”“并”有“盛”义。

⑤纡纡：委曲状。《后汉书·胡广传》李贤注：“纡，曲也。”

⑥众之为人：郭霭春：“即右羽之人。”

⑦洁洁：静状。《慧琳音义卷三十五》注：“洁，静也。”

⑧桎：坚实。《风俗通义·佚文》：“桎，实也。”

⑨安安：舒缓貌。《诗·大雅·皇矣》陈奂传疏：“安安，犹连连，亦舒徐之意。”

⑩欺：为“异”之音转。不同。刘衡如：“欺，疑当作‘异’。”

[释文]

水形的人，好比古羽音，生于北方。其体态特征是：黑色，面不平，大头，宽腮，小肩，大腹，小平足，行动易摇动身体，腰尻部较长，背平而长，不怕人，常欺诈人。有的会被杀死。耐秋冬不耐春夏。春夏盛邪而易生病。此类人归属足少阴肾经。其体貌多卑下。大水之人，好比右足太阳经，此太阳之人体态盛胖。小水之人，好比左足太阳经，此太阳之人体态委曲不直。类水的人，好比右足太阳经，此太阳之人多安静。坚水之人，好比左足太阳经，此太阳之人性迟缓。所以五形之人二十五种，其性格体态各不相同。

［原文］

黄帝曰：得其形，不得其色何如？岐伯曰：形胜色，色胜形者，至其胜时①年加②，感③则病行，失则④忧⑤矣。形色相得者，富贵大乐。黄帝曰：其形色相胜之时，年加②可知乎？岐伯曰：凡年忌下上之人⑥大忌常加②七岁，十六岁，二十五岁，三十四岁，四十三岁，五十二岁，六十一岁，皆人之大忌，不可不自安也。感则病行，失则忧⑤矣。当此之时，无为奸事，是谓年忌。

［考注］

①时：为“气”之音转。

②加：为“忌”之音转。“加”、“忌”古声近，故可通转。

③感：《甲乙·卷一·第十六》作“害”。

④则：为“亦”之音转。《潜夫论·述赦》汪继培笺：“亦，今作乃。”《经传释词》：“则，犹乃也。”

⑤忧：“病”义。《孟子·公孙丑》赵岐注：“忧，病也。”

⑥凡年忌下上之人：《甲乙·卷一·第十六》作“凡人之”。

［释文］

黄帝说：有五行的形体，没有五行的色泽，那会怎么样？岐伯说：形盛色弱，或者色盛形弱的，到了五行盛气年忌之时，伤则病形体，失调也会生病。形色相宜，健康常乐。黄帝说：形或色相盛之时，禁忌的年龄可以知道吗？岐伯说：人的大忌之年，常忌七岁，十六岁，二十五岁，三十四岁，四十三岁，五十二岁，六十一岁。这是人的大忌之年，不可不谨慎自重。在此忌年，感伤邪气则病生，身体失调也会生病。此年时，不能做坏事。这叫做年忌。

[原文]

黄帝曰：夫子之言，脉之上下，血气之候，以知形气奈何？岐伯曰：足阳明之上①，血气盛则髯②美长；血少气多③则髯②短；故④气少血多⑤则髯①少；血气皆少则无髯①，两吻多画。足阳明之下⑥，血气盛则下毛美长至胸；血多气少则下毛美短至脐，行则善高举足，足指少肉，足善寒；血少气多则肉而善瘃⑦；血气皆少则无毛，有则稀枯悴，善痿厥足痹。

[考注]

①上："上行"义。

②髯：《甲乙·卷一·第十六》作"髯"。

③血少气多：《甲乙·卷一·第十六》作"血多气少"。

④故：衍文。去之例义合。《甲乙·卷一·第十六》无。

⑤气少血多：《甲乙·卷一·第十六》作"气多血少"。

⑥下："下行"义。

⑦瘃：为"肿"之音转。

[释文]

黄帝说：你所说的，察上下经脉的血气多少，可以知形体的变化，具体怎么讲？岐伯说：足阳明经上行，血气盛则胡须大而长；血多气少则胡须短；气多血少则胡须少；血气都少则无胡须，口边多皱纹。足阳明经下行，血气盛则阴部至胸毛大而长；血多气少则阴部至脐其毛粗而短。行走经常高举足，足指少肉，足常怕冷；血少气多则肌肤常肿；血气都少则无阴毛，有也稀少干燥，常腿软弱，足发凉。

[原文]

足少阳之上，气血盛则通①髯美长；血多气少则通①

髯美短；血少气多则少髯；血气皆少则无鬚[2]，感于寒湿则善痹，骨痛爪枯也。足少阳之下，血气盛则胫毛美长，外踝肥；血多气少则胫毛美短，外踝皮坚而厚；血少气多则胻毛少，外踝皮薄而软；血气皆少则无毛，外踝瘦无肉。

［考注］

①通：疑为“面”之误。“面”音转为“连”，“连”又误作“通”。

②鬚：为“髯”之误。《甲乙·卷一·第十六》作“髯”。例合。

［释文］

足少阳经上行，气血盛则面髯大长；血多气少则面髯粗短；血少气多则少髯；血气都少则没有髯。感受寒湿之邪多病痹证，骨痛爪甲枯燥。足少阳经下行，血气盛的小腿毫毛大而长，外踝肥大；血多气少，胫毛粗短，外踝皮肤坚而厚；血少气多则小腿毫毛少，外踝皮肤薄而软；血气都少则小腿无毛，外踝皮瘦无脂肉。

［原文］

足太阳之上，血气盛则美眉，眉有毫毛；血多气少则恶[1]眉，面多少理；血少气多则面多肉；血气和则美色。足太阴[2]之下，血气盛则跟肉满，踵坚；气少血多则瘦，跟空；血气皆少则喜转筋，踵下痛。

［考注］

①恶：“少”义。《慧琳音义·卷六》注：“恶，陋也。”《楚辞·自悲》王逸注：“陋，小也。”“小”、“少”义同。

②阴：为“阳”之误。郭霭春：“马注本、张注本、日刻本并作

'阳'。"

[释文]

足太阳经上行，血气盛则眉长大，毫毛密；血多气少则眉毛少，面多小纹理；血少气多面部多脂肉；血气和则面色润秀。足太阳经下行，血气盛则足跟肥胖，足后跟结实；气少血多则足跟瘦，足跟空软；血气都少则常足抽筋，足跟下疼痛。

[原文]

手阳明之上，血气盛则髭美；血少气多则髭恶；血气皆少则无髭。手阳明之下，血气盛则腋下毛美，手鱼肉以温；气血皆少则手瘦以寒。

[释文]

手阳明经上行，血气盛则口上胡须多；血少气多则口上胡须少；血气都少则口上无胡须。手阳明经下行，血气盛则腋下毫毛多，手鱼部肌肉温暖；气血都少则手瘦怕冷。

[原文]

手少阳之上，血气盛则眉美以长，耳色美；血气皆少则耳焦恶色。手少阳之下，血气盛则手卷[①]多肉以温；血气皆少则寒以瘦；气少血多则瘦以多脉。

[考注]

①卷：为"拳"之音转。《甲乙·卷一·第十六》作"拳"。

[释文]

手少阳经上行，血气盛则眉毛大而长，耳色润泽；血气都少则耳枯色暗。手少阳经下行，血气盛则手掌肉厚而温；血气都少则手瘦而怕冷；气少血多则手瘦多见络脉。

[原文]

手太阳之上，血气盛则有[①]多鬚[②]，面多肉以平；血气皆少则面瘦恶色。手太阳之下，血气盛则掌肉充满；血气皆少则掌瘦以寒。

[考注]

①有：为“口”之音转。郭霭春：“黄校本作‘口’。”

②鬚：为“髯”之误。《甲乙·卷一·第十六》作“髯”。

[释文]

手太阳经上行，血气盛则口多髯须，面平而多肉；血气都少则面瘦色枯。手太阳经下行，血气盛则掌肉实满；血气都少则掌瘦怕冷。

[原文]

黄帝曰：二十五人者，刺之有约[①]乎？岐伯曰：美眉者，足太阳之脉气血多；恶眉者，血气少；其肥而泽者，血气有余；肥而不泽者气有余，血不足；瘦而无泽者，气血俱不足。审察其形气有余不足而调之，可以知逆顺矣。

[考注]

①约：通“要”。要点。

[释文]

黄帝说：二十五种体形的人，针刺有要点吗？岐伯说：眉毛长大的，是足太阳经气血多；眉毛少的，足太阳经血气少；体胖有光泽的，是血气有余；体胖无光泽的，是气有余，血不足；体瘦无光泽的，是气血都不足。应审察其形气的虚实来调刺，就可以知常知变了。

［原文］

黄帝曰：刺其诸阴阳奈何？岐伯曰：按其寸口人迎，以调阴阳，切循其经络之凝涩，结而不通者，此于身皆为痛痹，甚则不行，故凝涩。凝涩者，致气以温之，血和乃止。其结络者，脉结血不和[①]，决之乃行。故曰：气有余于上者，导而下之；气不足于上者，推而休[②]之；其稽留不至者，因[③]而迎[④]之。必明于经隧，乃能持[⑤]之。寒与热争者，导而行之；其宛陈血不[⑥]结者，则而予之[⑦]。必先明知二十五人，则血气之所在，左右上下，刺约[⑧]毕也。

［考注］

①和：《甲乙·卷一·第十六》作“行”。

②休：《甲乙·卷一·第十六》作“往”。

③因：为“引”之音转。

④迎：引为“至”义。

⑤持：“主”义。

⑥不：为“之”之音转。

⑦则而予之：《甲乙·卷一·第十六》作“即而取之”。

⑧约：通“要”。

［释文］

黄帝说：怎样针刺阴阳诸经？岐伯说：按其寸口人迎脉，以察其阴阳寒热，察按经络的凝涩阻滞情况，瘀结不通的，周身都痛，甚则不能行走。这是由于血气凝滞。气血凝滞的，治以温经活血，血和即愈。其脉络瘀阻不通的，逐瘀行血即可通行。所以说：气盛于上的，引而下之；气虚于上的，补助而使气至之；气血滞留不行的，引而行之。必知经脉之理，才能主其治疗。寒或热盛的，引而泻之；瘀血之结阻的，即时除之。必先知二十五种人不同的类型，区别它的气血所在多少，左右上下的不同。刺要就算讲完了。

五音五味第六十五

［原文］

右徵与少徵，调右手太阳上。左商与左徵，调左手阳明上。少徵与大宫，调左手阳明上。右角与大角，调右足少阳下。大徵与少徵，调左手太阳上。众羽与少羽，调右足太阳下。少商与右商，调右手太阳下。桎阴与众羽，调右足太阳下。少宫与大宫，调右足阳明下。判角与少角，调右足少阳下。钛商与上商，调右足阳明下。钛商与上角，调左足太阳下。

［释文］

以五音划分人的类型，右徵和少徵类型的人，应调治右手太阳经上部。左商和左徵类型的人，调治左手阳明经上部。少徵和大宫类型的人，调治左手阳明经上部。右角和大角类型的人，调治右足少阳经下部。大徵和少徵类型的人，调治左手太阳经上部。众羽和少羽类型的人，调治右足太阳经下部。少商与右商类型的人，调治右手太阳经下部。桎羽和众羽类型的人，调治右足太阳经下部。少宫和大宫类型的人，调治右足阳明经下部。判角和少角类型的人，调治右足少阳经下部。钛商和上角类型的人，调治右足阳明经下部。钛商和上角类型的人，调治左足太阳经下部。

［原文］

上徵与右徵同，谷麦，畜羊，果杏，手少阴，藏心，色赤，味苦，时夏。上羽与大羽同，谷大豆，畜彘，果栗，足少阴，藏肾，色黑，味咸，时冬。上宫与大宫同，谷稷，畜牛，果枣，足太阴，藏脾，色黄，味甘，时季夏。上商与右商同，谷黍，畜鸡，果桃，手太阴，藏肺，色白，味辛，时秋。上角与大角同，谷麻，畜犬，果李，足厥阴，藏肝，色青，味酸，时春。

［释文］

上徵和右徵类型的人相同，在五谷应合麦，在五畜应合羊，在五果应杏，在经脉应手少阴经，在五脏应心，在五色应赤色，在五味应苦味，在四时应夏。上羽和大羽类型的人相同，在五谷应大豆，在五畜应猪，在五果应栗，在经脉应足少阴，在脏应肾，在五色应黑色，在五味应咸味，在四时应冬。上宫和大宫类型的人相同，在五谷应稷，在五畜应牛，在五果应枣，在经脉应足太阴经，在脏应脾，在五色应黄色，在五味应甘味，在四时应季夏。上商与右商类型的人相同，在五谷应黍，在五畜应鸡，在五果应桃，在经脉应手太阴经，在脏应肺，在五色应白色，在五味应辛味，在四时应秋天。上角与大角类型的人相同，在五谷应芝麻，在五畜应犬，在五果应李子，在经脉应足厥阴经，在脏应肝。在五色应青色，在五味应酸味，在四时应春天。

［原文］

大宫与大角，同右足阳明上。左角与大角，同左足阳明上。少羽与大羽，同右足太阳下，左商与右商，同左手阳明上。加宫与大宫，同左足少阳上。质判与大宫，同左手太阳下。判角与大角，同左足少阳下。大羽与大角，同右足太阳上。大角与大宫，同右足少阳上。

［释文］

大宫和上角类型的人，都可调治右足阳明经上部。左角和大角类型的人，都可调治左足阳明经上部。少羽和大羽类型的人，都可调治右足太阳经下部。左商和右商类型的人，都可调治左手阳明经上部。加宫和大宫类型的人，都可调治左足少阳经上部。质判和大宫类型的人，都可调治左手太阳经下部。判角和大角类型的人，都可调治左足少阳经下部。大羽和大角类型的人，都可调治右足太阳经上部。大角和大宫类型的人，都可调治右足少阳经上部。

［原文］

右徵、少徵、质徵、上徵、判徵。右角、钛角、上角、大角、判角。右商、少商、钛商、上商、左商。少宫、上宫、大宫、加宫、左角[1]宫。众羽、桎羽、上羽、大羽、少羽。

［考注］

①角：郭霭春："此是衍文。应据马注本删。"

［释文］

右徵、少徵、质徵、上徵、判徵，是火音的五种类型。右角、钛角、上角、大角、判角，是木音的五种类型。右商、少商、钛商、上商、左商，是金音的五种类型。少宫、上宫、大宫、加宫、左宫，是土音的五种类型。众羽、桎羽、上羽、大羽、少羽，是水音的五种类型。

［原文］

黄帝曰：妇人无须者，无血气乎？岐伯曰：冲脉、任脉，皆起于胞中，上循背[1]里，为经络之海。其浮而外者，循腹右[2]上行，会于咽喉，别而络唇口。血[3]气盛则充肤热肉，血独盛则澹澹[4]皮肤，生毫毛。今妇人之生，有余于气，不足于血，以其[5]数脱血也。冲任之脉，不荣口唇，故须不生焉。

[考注]

①背：《太素·卷十·任脉》作“脊”。

②右：为“之”之误。

③血：衍文。去之例合。

④澹澹：《甲乙·卷二·第二》作“渗灌”。

⑤其：《甲乙·卷二·第二》“其”下，有“月水下”三字。义合。

[释文]

黄帝说：妇人没有胡须，是她们没有血气吗？岐伯说：冲脉、任脉，都起于胞宫中，上行脊里，是经络之血海。其体表外行之脉络，沿腹上行，会于咽喉，分支络唇口。气盛，皮肤肌肉温热。血盛，渗滋于皮肤，生长毫毛。现在妇人气有余，血不足，这是因为每月有经水流失而丧失血液的原因。冲任脉之血液虚少，不能养其口唇，所以胡须不生。

[原文]

黄帝曰：士人有伤于阴，阴气[1]绝而不起。阴不用，然其须不去，其故何也？宦者独去何也？愿闻其故。岐伯曰：宦者去其宗筋，伤其冲脉，血泻不复，皮肤内结[2]，唇口不荣，故须不生。

[考注]

①阴气：“气”为“器”之借字。“阴气”，即“阴器”。《庄子·人间世》郭庆藩集释：“‘气’、‘器’古通用。”

②结：为“疾”之音转。“病”义。

[释文]

黄帝说：人有阴器损伤，阴器废而不起。阴器功能失去，但其胡须不去，这是什么原因？宦者阉割后，胡须即无，这是为什么？愿知其因。岐伯说：宦者去睾丸后，损伤了冲脉，血失不能复常，皮肤内病，唇口得不到滋养，所以不生胡须。

[原文]

黄帝曰：其有天宦者，未尝被伤，不脱于血，然其须不生，其故何也？岐伯曰：此天之所不足也。其任冲不盛，宗筋不成，有气无血，唇口不荣，胡须不生。

[释文]

黄帝说：有天生的生殖器缺损，并没有被阉割，也没有伤血，而其不生胡须，这是什么原因？岐伯说：这是天生的性器官发育不足，其冲任脉不充盛，宗筋不全，血不养唇口，所以不生胡须。

[原文]

黄帝曰：善乎哉！圣人之通万物也，若日月之光影，音声鼓响，闻其声而知其形，其非夫子，孰能明万物之精①。是故圣人视其颜色，黄赤者多热②气，青白者少热②气，黑色者多血少气，美眉者太阳多血，通③髯极须者少阳多血，美须者阳明多血。此其时④然也。大人之常数，太阳常多血少气，少阳常多气少血，阳明常多血多气，厥阴常多气少血，少阴常多血少气，太阴常多血少气。此天之常数也。

[考注]

①精：通“情”，“状况”之义。《管子·水地》孙星衍注：“‘精’，作‘情’。”是“精”、“情”古通之证。

②热：为“血”之误。郭霭春按：“‘热’似为‘血’之误字。否

则，黑色‘多血少气’，而黄赤青白则‘多热’，‘少热’，未免不类。”

③通：为“面”之误。

④时：为“气”之音转。

［释文］

黄帝说：讲得好！圣人知万物之理，好像日月的光必有影，鼓响必有声。听其声就知道其形状，不是你，谁能明知万物的状态。所以圣人察色知病。色黄赤的多血，色青白的少血，黑色的多血少气。眉毛多的太阳经多血；面髯多发的少阳经多血；胡须大长，阳明经多血。这都是经脉的气血使他这样的。人的常态，太阳经常多血少气，少阳经常多气少血，阳明经常多血多气，厥阴经常多气少血，少阴经常多血少气，太阴经常多血少气。这是自然的常态。

百病始生第六十六

[原文]

黄帝问于岐伯曰：夫百病之始生也，皆生于风雨寒暑，清湿喜怒。喜怒不节则伤藏，风雨则伤上，清湿则伤下。三部之气，所伤异类，愿闻其会。岐伯曰：三部之气各不同，或起于阴，或起于阳，请[①]言其方[②]。喜怒不节，则伤藏，藏伤则病起于阴也；清湿袭虚，则病起于虚；风雨袭虚，则病起于上。是谓三部。至于[③]其淫泆，不可胜数。

[考注]

①请：为“臣”之音转。

②方：“理”义。《国语·周语》韦昭注：“方，道也。”

③于：衍文。去之义例合。《甲乙·卷八·第二》无。

[释文]

黄帝问于岐伯说：百病的产生，都是由于风雨寒暑，清湿喜怒等因素。喜怒等情志不节制会伤内脏，风雨之邪多伤人体上部，清湿之邪多伤人体下部。三部之气，伤人各不相同。愿知其共同的道理。岐伯说：三部之气各不相同。或生于内，或生于外，我讲一讲其道理。喜怒失调，内脏损伤，脏伤则病起于内；清湿之邪易侵袭人体，病多发生在下部；风雨侵袭人体，病则多起于上部。这就是三部的生病概况。至其病邪浸衍传变，其多变的病证就不能尽数了。

［原文］

黄帝曰：余固不能数[①]，故问先师。愿卒闻其道。岐伯曰：风雨寒热，不得虚邪[②]，不能独伤人。卒[③]然逢疾风暴雨而不病者，盖无虚，故邪不能独伤人。此必因虚邪[②]，之[④]风与其身形，两[⑤]虚相得[⑥]，乃客其形。两[⑤]实相逢，众[⑦]人肉坚。其中于虚邪[⑧]也，因于天时，与其身形，参以虚实，大病乃成。气有定舍，因处为名，上下中外，分为三员[⑨]。

［考注］

①数："明"义。《管子·法法》尹知章注："数，理也。"《淮南子·时则》高诱注："理，通也。""通"有"明"义。

②邪：为"也"之音转。《经传释词》："'邪'，犹'也'也。"

③卒：为"猝"之音转，"突然"之义。

④之：为"其"之音转。

⑤两：为"其"之误。

⑥得："入"义。

⑦众：为"平"之音转。

⑧邪：为"者"之音转。《经传释词》："者，犹'也'也。"又"邪，犹'也'也。"是"邪"、"者"古可通转。

⑨员：《甲乙·卷八·第二》作"真"。按："真"通"瘨"。"病"义。《说文·疒部》："瘨，病也。"

［释文］

黄帝说：我本来不知，所以问先师。愿尽知其理。岐伯说：风雨寒暑，不得人的体虚，是不能伤人的。突然遇疾风暴雨的伤害而不生病的，都是人体不虚，所以邪气不能独自伤人。此必是体虚，其风邪客其身体，趁其虚而侵入，最终侵入人体。如果其体实遇邪，正常人肌肉坚固，是不会感受邪气的。其邪气中于体虚者，由于天气，加上其自身的虚实因素，其病才能形成。邪气入侵有部位，以上下内外来命名，可以分为三大病类。

［原文］

是故虚，邪之中人也。始于皮肤。皮肤缓则腠理开，开则邪气从毛发入，入则抵①深，深则毛发立，毛发立则淅然，故皮肤痛。留而不去，则传舍于络脉，在络之时，痛于肌肉，其痛之时息②，大③经④乃代⑤，留而不去，传舍于经。在经之时，洒淅⑥喜惊⑦。留而不去，传舍于输⑧，在输⑧之时，六经不通，四肢则肢节痛⑨，腰脊乃强。留而不去，传舍于伏冲之脉，在伏冲之时，体重身痛。留而不去，传舍于肠胃，在肠胃之时，贲响腹胀，多寒则肠鸣飧泄，食不化，多热则溏出麋⑩。留而不去，传舍于肠胃之外，募原⑪之间，留著于脉，稽留而不去，息⑫而成积⑬。或著孙脉⑭，或著络脉，或著经脉，或著输⑧脉，或著于伏冲之脉，或著于膂筋⑮，或著于肠胃之募原，上连⑯于缓筋⑰。邪气淫泆，不可胜论。

［考注］

①抵：《甲乙·卷八·第二》作“稍”。

②其痛之时息：《甲乙·卷八·第二》作“其病时痛时息”。

③大：为“其”之误。

④经：在此指络脉。“经”、“脉”、“络”古每互用。下文“著孙脉”之“脉”，《甲乙·卷八·第二》即作“络”。可证。

⑤代：为“伐”之误。“病”义。

⑥洒淅：在此指疼痛发出之声，与“噫嘻”指压穴所发之声同类。

⑦惊：为“痛”之音转。

⑧输：为“主”之音转。指主要经脉。下文“或著输脉”杨上善注：“输脉者，足太阳脉，以管五脏六腑之输，故曰输脉。”“管”，与“主”义类。此“输”为“主”义，暗示其中。

⑨四肢则支节痛：《甲乙·卷八·第二》“四节即痛”。

⑩糜：《甲乙·卷八·第二》作“糜”。

⑪募原：指脐腹。“募”通“膜”。“膜”有“腹”义。“原”有“脐”义。《说文通训定声》：“募，叚借为膜。”《广雅·释器》：“膠，膜也。”《集韵》：“膠，腹也。”是“膜”有“腹”义。《公羊传·昭公元年》：“上平曰原。”《尔雅·释言》郝懿行疏：“齐者，平也。”《素问·腹中论》张志聪注：“齐，脐同。”是“原”有“脐”义。

⑫息：“止”义。

⑬积：“病”义。《荀子·富国》杨倞注：“积，犹辟也。”《诗·板》朱熹集传：“辟，邪也。”《汉书·贾谊传》颜师古注：“辟，足病。”

⑭脉：《甲乙·卷八·第二》作“络”。

⑮筋：为“脊”之音转。“筋”、“脊”古声近，故可通转。

⑯上连：郭霭春：“‘上连’，当作‘或著’，与上文一律。”

⑰缓筋：为“脘经”之音转。指胃脘的经脉。“脘”、“缓”古韵同，故可通转。《释名·释言语》：“缓，浣也。”《墨子·备城门》孙诒让注：“浣、管、关，字并通。”“管”与“脘”通。《灵枢·上膈》作“下管”，《甲乙·卷十一·第八》作“下脘”，即其古通之证。《灵枢·邪客》“住留则伤筋络”之“筋”，马莳本作“经”，是“筋”、“经”通假之证。

［释文］

由于体虚，邪气侵入人体。初入于皮肤，皮肤松弛则腠理张开，开则邪气从毛发孔隙处侵入，邪入稍深，使毛发竖起，毛发竖起，会感到寒冷，皮肤痛。邪留不去，传于络脉，在络脉时，肌肉疼痛，时痛时止，其络脉之病邪留而不去，传入经脉，邪在经脉，体多疼痛。邪留不去，传于主要经脉，邪在主经，六经不通，四肢疼痛，腰脊强直。邪留不去，传于冲脉，邪在冲脉，体重身痛。邪留不去，传于肠胃。邪在肠胃，肠鸣腹胀，有寒则肠鸣水泻，水谷不消化，有热则泻出黄糜。邪留不去，传肠胃之外，脐腹之间，留著其脉，久留不去，聚止而成顽病。由此可知，邪气由浅入深，或留著在孙络，或留著在络脉，或留著经脉，或留著在主要经脉，或留著在冲脉，或留著在膂脊，或留著在肠胃脐腹，或留著在胃脘的经脉。病邪的传变，不能尽述。

［原文］

黄帝曰：愿尽闻其所由然。岐伯曰：其著孙络之脉而成积[①]者，其积[①]往来上下，臂手孙络之居也，浮而缓[②]，不能句[③]积[④]而止之，故往来移行肠胃之间，水凑渗注灌，濯濯有音，有[⑤]寒则䐜䐜满雷引，故时切痛。其著于阳明之经，则挟脐而居，饱食则益[⑥]大，饥则益[⑥]小。其著于缓[⑦]筋也，似阳明之积，饱食则痛，饥则安。其著于肠胃之募原也，痛而外连于缓[⑦]筋，饱食则安，饥则痛。其著于伏冲之脉者，揣[⑧]之应手而动，发[⑨]手则热气下于两股，如汤沃之状。其著于膂筋[⑩]在肠后者，饥则积[①]见，饱则积[①]不见，按之不得。其著于输之脉者，闭塞不通，津液不下，孔窍干壅。此邪气之从外入内，从上下也。

［考注］

①积：“病”义。

②缓：为“见”之音转，“显”义。《左传·庄公九年》李富孙释：“《贾谊传》‘管’并作‘筦’，汉武梁画像作‘莞’，《楚辞·渔父》旧注：莞，一作‘苋’。”“苋”从“见”声，故可通转。

③句：为“其”之音转。《玉篇·句部》：“句，止也。”《诗·墓门》“讯之”之“之”，《韩诗》作“止”，《经传释词》：“其，犹之也。”

④积：为“时”之音转。《庄子·逍遥遊》成玄英疏：“积，聚也。”《管子·水地》尹知章注：“都，聚也。”《经义述闻》：“诸、都古字通。”《尔雅·释鱼》郝懿行疏：“诸与者同。”《经词衍释》：“者，犹之也。”《读书杂志·管子》王念孙按：“之，时古字通。”

⑤有：为“其”之音转。

⑥益：为“脉”之误。郭霭春：“‘益’是误字，应作‘脉’。《太素》杨注：‘饱食则其脉粗大，饥少谷气，则脉细小。’是杨氏所据本不误。证以《甲乙·卷八·第二》‘卒然盛食多饮，则脉满’，则更证作‘脉’之可信。”

⑦缓：为“脘”之音转。

⑧揣：“持”义。《汉书·贾谊传》颜师古注：“揣，持也。”

⑨发：“放”义。《玄应音义·卷十四》注：“发，犹放也。”

⑩筋：为“经”之音转。

［释文］

黄帝说：愿尽知积病的成因。岐伯说：邪气先留著孙络之脉而成病，其病邪往来上下留居孙络，孙络之脉浮而明显。病邪如果不能及时制止，于是往来传行于肠胃之间，致肠胃间水液注灌留滞，鸣响有声，其寒则腹䐜胀肠鸣，常彻痛。邪气留著阳明之经，在脐周留居，饱食后会使络脉粗大，饥饿时络脉会缩小。邪气留著在胃脘的经脉，好像阳明胃病一样，饱食后疼痛，饥饿时不痛。邪气留著肠胃脐腹之间，疼痛常牵引胃脘经脉，饱食后痛缓，饥饿时疼痛加重。邪气留著冲脉，其脉用手持按，跳动应手，放手后像有热气下走大腿间，像热水浇一样。邪气留著背脊之经脉，饥则病状显现，饱则病状不见，按之找不到病处。邪气留著主要经脉，则气血闭塞不通，津液不行，孔窍干燥。这就是病邪从外入内，从上传下的过程。

［原文］

黄帝曰：积之始生，至其已成奈何？岐伯曰：积之始生，得寒乃生，厥[①]乃成积也。黄帝曰：其成积奈何？岐伯曰：厥[①]气生[②]足悗[③]，悗[③]生胫寒，胫寒则血脉凝涩，血脉凝涩则寒气上入于肠胃，入于肠胃则䐜胀，䐜胀则肠外之汁沫迫聚不得散，日以成积。卒然多食饮，则肠满。起居不节，用力过度，则络脉伤，阳络伤则血外溢，血外溢则衄血；阴络伤则血内溢，血内溢则后血。肠胃之络伤，则血溢于肠外，肠外有寒汁沫与血相抟，则并合凝聚不得散而积成矣。卒然外中于寒，若内伤于忧怒，则气上逆，气上逆则六输[④]不通，温[⑤]气不行，凝血蕴里[⑥]而不散，津液涩渗[⑦]，著而不去，而积皆成矣。

［考注］

①厥："寒"义。

②生：引为"使"义。

③悗：为"况"之误。"寒"义。《集韵·漾韵》："况，寒也。"

④六输：此指六经。

⑤温：为"卫"之音转。郭霭春："据《太素》杨注，'温'应作'卫'。"

⑥里：《甲乙·卷八·第二》作"裹"。

⑦涩渗：《甲乙·卷八·第二》作"凝涩"。

［释文］

黄帝说：积证从初始到成病，是怎样的？岐伯说：积证初生，受寒引起，寒久于是成积证。黄帝说：积证具体是怎样形成的？岐伯说：寒气使足冷，足冷使胫寒，胫寒则血气凝滞，血气凝滞则寒气上入于肠胃之中，入肠胃则腹䐜胀，腹䐜胀则肠外津液聚滞不散，日久成积证。突然暴饮食则肠胃胀满，起居失常，用力过度，会使络脉损伤。阳络伤则血外溢，血外溢可鼻出血；

阴络伤则血内溢，血内溢可大便出血。肠胃络脉伤，血会溢于肠外，肠外如有寒邪，津液与血相结，合并凝聚不散，致使形成积证。或突然中于外寒，或内伤于忧怒等情志因素，使血气上逆，气上逆导致六经不通，卫气不行，凝血裹聚而不散，津液凝结，留著不去，积证于是形成了。

［原文］

黄帝曰：其生于阴者奈何？岐伯曰：忧思伤心；重寒伤肺；忿怒伤肝；醉以入房，汗出当风，伤脾；用力过度，若入房汗出浴[①]，则伤肾，此内外三部[②]之所生病者也。

［考注］

①浴：《甲乙·卷八·第二》作“浴水”。

②外三部：三字当衍。去之与“其生于阴”义合。

［释文］

黄帝说：病怎样生于内脏？岐伯说：忧思过度伤心；重感塞邪伤肺；大怒伤肝；醉后行房，汗出受风，伤脾；过度劳累，或房事后汗出洗浴，会伤肾。这是内脏生病的原因。

［原文］

黄帝曰：善。治之奈何？岐伯答曰：察其所痛，以知其应，有余不足，当补则补，当泻则泻。毋逆天时，是谓至治。

［释文］

黄帝说：讲得好！怎样治疗？岐伯答道：察其所病之因，以知其症状表现，知其虚实。当补就补，当泻就泻，不要违逆四时天气。这叫做至高的治则。

行针第六十七

［原文］

黄帝问于岐伯曰：余闻九针于夫子，而行之于百姓，百姓之血气各不同形，或神动而气先针行[①]，或气与针相逢[②]，或针已出气独行[③]，或数刺乃知，或发针而气逆[④]，或数刺病益剧。凡此六者，各不同形，愿闻其方[⑤]。

［考注］

①气先针行：指针刺随即有针感，非指不刺先有针感。此“先”与后文之“相逢”、“针已出气独行”相对而言，指针感之速至。

②气与针相逢：指进针或留针后始有针感。

③独：“乃”义。《经词衍释》：“独亦可训为乃。”

④气逆：指晕针。

⑤方：“理”义。

［释文］

黄帝问岐伯说：我听你讲九针之理，而运用于百姓。百姓的气血虚实体质各不相同。有的针刺后神气感动而针感立即到来，有的进针或留针后始有针感，有的出针后针感才明显，有的针刺多次才有针感，有的针刺后气血上逆导致晕针，有的针刺多次病反加重。这六种情况，各不相同，愿知其理。

［原文］

岐伯曰：重阳[①]之人，其神易动，其气易往也。黄帝曰：何谓重阳之人？岐伯曰：重阳之人，熇熇高高，言语善疾，举足善高，心肺之藏气有余，阳气滑盛而扬，故神动而气先行。

[考注]

①重阳：阳盛。

[释文]

岐伯说：阳盛的人，神气易动，其气易行。黄帝说：什么是阳盛之人？岐伯说：阳盛的人，动作风风火火，说话快，走路步大，心肺脏气有余，阳气滑利充盛，易于行扬，所以神气易动而气即至。

[原文]

黄帝曰：重阳之人而神不①先行者，何也？岐伯曰：此人颇有阴②者也。黄帝曰：何以知其颇有阴②也？岐伯曰：多阳者多喜，多阴者多怒。数怒者③易解，故曰颇有阴②。其阴④阳之离合⑤难⑥，故其神不①能先行也。

[考注]

①不：为“之”之音转。

②阴：当为“阳”之误。此论阳盛之人，不能“颇有阴”。

③者：为“而”之音转。

④阴：此“阴”字，涉前文诸“阴”字而衍。

⑤离合：为“络”音之分离致误。“络”、“脉”义同。

⑥难：为“焉”之音转。语末助词。无义。《经传释词》：“‘然’，作‘焉’。”《集韵·仙韵》：“‘然’，古作‘難’。”“難”与“難（难）”形近韵同，故可通转。

[释文]

黄帝说：阳盛的人神气感应快是为什么？岐伯说：这样的人

阳气甚盛。黄帝说：怎么知道他阳气甚盛？岐伯说：阳盛多喜，阴盛多怒，屡怒而易解除，所以说其阳甚盛，也就是他的阳脉气盛，所以神气可以速行即至。

［原文］

黄帝曰：其气与针相逢奈何？岐伯曰：阴阳和调而血气淖泽滑利，故针入而气出[①]，疾而相逢也。

［考注］

①出："至"义。

［释文］

黄帝说：进针或留针后始有针感是怎样的？岐伯说：阴阳平和的人，气血运行滑利畅通，所以针刺入后气至，很快与针相遇而产生针感。

［原文］

黄帝曰：针已出而气独行者，何气使然？岐伯曰：其阴气多而阳气少，阴气沉而阳气浮者内藏[①]，故针已出，气乃随其后，故独行也。

［考注］

①内藏：此二字当在"阴气沉"之后，义始合。

［释文］

黄帝说：针出后针感才明显的，是怎么造成的？岐伯说：他的阴气盛，阳气虚。阴气沉而内藏，阳气上浮，所以针出后，针感在其后而至，神气于是迟至。

［原文］

黄帝曰：数刺乃知，何气使然？岐伯曰：此人之多阴而少阳，其气沉而气往难，故数刺乃知也。

［释文］

黄帝说：多次针刺才有针感，是怎样造成的？岐伯说：这样的人阴盛阳虚，其气沉伏，气行较难，所以多次刺才有针感。

［原文］

黄帝曰：针入而气逆①者，何气使然？岐伯曰：其气逆①与其数刺病益甚者，非②阴阳之气，浮沉之势也。此皆粗之所败，上③之所失，其形气无过焉。

［考注］

①气逆：指晕针。

②非："反"义。《元包经传·少阳》李江注："非，反。"

③上：《甲乙·卷一·第十六》作"工"。

［释文］

黄帝说：针刺而晕针的，是什么造成的？岐伯说：其晕针和数刺病加重，是违反阴阳虚实之气、病邪内外的状态造成的。这都是劣医的过错，一般医生的过失，与病人的形体本身是无关的。

上膈第六十八

［原文］

黄帝曰：气上为膈者，食饮入而还出，余已知之矣。虫为下膈，下膈者，食晬时乃出，余未得其意，愿卒闻之。岐伯曰：喜怒不适，食饮不节，寒温不时，则寒汁流①于肠中，流①于肠中则虫寒，虫寒则积聚，守于下管，则肠胃充郭，卫气不营②，邪气居之。人食则虫上食，虫上食则下管虚，下管虚则邪气胜之，积聚以留，留则痈成，痈成则下管约③。其痈在管内者，即而痈深；其痈在外者，则痈外而痈浮，痈上皮热。

［考注］

①流：《甲乙·卷十一·第八》作“留”。“流”、“留”古通。

②营：“行”义。

③约：为“灼”之音转，“热”义。“约”、“灼”古韵同，故可通转。

［释文］

黄帝说：气闭阻成为上膈证的，进食后立即吐出，我已知道了。虫聚阻成为下膈证。下膈就是进食后经过一昼夜再吐出来，我不知其理，愿尽知之。岐伯说：喜怒不适，饮食失调，寒温不当，则寒汁留于肠中，留于肠中则寄生虫寒，虫寒则聚积于下脘，使肠胃胀满，卫气不行，邪气留居。人进食则虫上动而食，虫上动吃食则下脘虚，下脘虚则邪气侵居，邪毒积聚，留止，留止则形成痈肿，痈肿形成则下脘灼热。痈在脘内，沉而深痛，痈在脘外，则疼痛浅浮，痈上皮肤发热。

［原文］

黄帝曰：刺之奈何？岐伯曰：微按其痈，视气[①]所行，先浅刺其傍，稍内益深，还而刺之，毋过三行，察其沉浮[②]，以为深浅。已刺必熨，令热入中，日[③]使热内，邪气益衰，大[④]痈乃溃。伍以参禁[⑤]，以除其内[⑥]。恬憺无为，乃能行气，后以咸苦，化[⑦]谷乃下矣。

［考注］

①气：为“其”之音转。郭霭春：“张注本作‘其’。”

②沉浮：指病之轻重。

③日：“顷时”义。《文选·诣建平王上书》李周翰注：“日者，犹顷者。”《庄子·秋水》成玄英疏：“顷，少时也。”

④大：为“其”之误。

⑤参禁：“参”，“攻”义。“禁”为“之”之误。《国语·晋语》韦昭注：“参，伐也。”《急就篇·卷四》颜师古注：“伐，攻取也。”“之”音转为“止”，“止”与“禁”因义近又误为“禁”。

⑥内：疑为“患”之误。

⑦化：为“货”之音转。“物”义。此指食物。《易·系辞》惠栋述：“古‘货’字止作‘化’。”

［释文］

黄帝说：怎样针刺治疗？岐伯说：轻按其痈处，视其所动之处，初浅刺其旁边，再渐加深，出针后再次，不过三次。察其病的轻重及痈的浅深而治疗。刺后必用热熨法，使热入内。顷时热就会入内，邪气渐衰，其痈可溃破，配合攻泻之法，以除其患。邪气除，阴阳平静，气血运行才能正常。然后用咸苦之药调治，肠胃传导运化食物功能即恢复正常了。

忧恚无言第六十九

忧恚："忧"，"病"义；"恚"，为"患"之误。"忧"、"患"互文同义。"病"义。《孟子·公孙丑》赵岐注："忧，病也。"

［原文］

黄帝问于少师曰：人之卒然忧恚而无音者，何道之塞？何气出[①]行，使音不彰？愿闻其方。少师答曰：咽喉者，水谷之道也。喉咙者，气之所以上下者也。会厌者，音声之户也。口唇者，音声之扇也。舌者，音声之机也。悬雍垂者，音声之关也。颃颡[②]者，分气之所泄也。横骨[③]者，神气所使，主发舌者也。故人之鼻洞涕出不收者，颃颡不开，分气失也。是故厌小而疾[④]薄，则发气疾。其开阖利，其出气易；其厌大而厚，则开阖难，其气出迟，故重[⑤]言也。人卒然无音者，寒气客于厌，则厌不能发[⑥]，发[⑥]不能下至[⑦]，其开阖不致[⑧]，故无音。

［考注］

①出：《甲乙·卷十二·第二》作"不"。

②颃颡：上嗓处。

③横骨：舌根之骨。

④疾：衍文。去之义合。《甲乙·卷十二·第二》无。

⑤重："难"义。

⑥发："开启"义。

⑦下至："至"下，《甲乙·卷十二·第二》有"其机扇"三字。

⑧致：《甲乙·卷十二·第二》作"利"。

［释文］

黄帝问少师说：人突然患说话无音之病，是什么地方堵塞了？什么气不通了致使声音不亮？愿知其理。少师答道：咽喉是水谷入胃之通道，喉咙是呼吸之气的通道。会厌是声音的门户。口唇好比是声音的门扇。舌是发声的机关。悬雍垂是声音的关口，上嗓处是口鼻气的分口。舌骨是神气所主，主舌的发声。所以人鼻涕不止，是上嗓之口不开，分气功能丧失所致。因此，会厌小薄的，发声快，开合利，出气易；会厌大厚的，开合难，出气迟，所以发音较难。人突然无音，是寒气侵入会厌，会厌不能开启，或开启不能至其机扇，所以开合不利，说话无音声。

［原文］

黄帝曰：刺之奈何？岐伯曰：足之少阴，上系于舌，络于横骨，终于会厌。两[①]泻其血脉，浊气[②]乃辟[③]。会厌之脉，上络任脉，取[④]之天突，其厌乃发也。

［考注］

①两：疑为"而"之误。

②浊气：指邪气。

③辟："退"义。

④取：刺。

［释文］

黄帝说：怎样针刺治疗？岐伯说：足少阴经脉，上连于舌，络舌根的横骨，止于会厌。泻其脉之瘀血，邪气即退。会厌脉上络于任脉，所以刺天突穴，其会厌就开启发音了。

寒热第七十

［原文］

黄帝问于岐伯曰：寒热瘰疬在于颈腋者，皆[①]何气使生？岐伯曰：此皆鼠瘘寒热[②]之毒气也。留于脉而不去者也。

［考注］

①皆：《甲乙·卷八·第一》无。

②寒热：衍文。涉上文致衍。

［释文］

黄帝问岐伯说：发热恶寒的瘰疬病生在颈腋之处，是什么邪气生成的？岐伯说：这都是鼠瘘之毒气造成的，毒气留止脉中不去而成病的。

［原文］

黄帝曰：去之奈何？岐伯曰：鼠瘘之本，皆在于藏，其末上出于颈腋之间。其浮于脉[①]中，而未内著于肌肉，而外为脓血者，易去也。

［考注］

①脉：《甲乙·卷八·第一》作“胸”。指胸胁表面。

［释文］

黄帝说：怎样去除？岐伯说：鼠瘘的病根，都在内脏，与病根密切关联的外部症状，如末梢一样出现颈腋的部位，其浮于胸腋表面，没有深入肌肉，只是外表见脓血之症。容易去除。

［原文］

黄帝曰：去之奈何？岐伯曰：请[1]从[2]其本引[3]其末，可使衰去而绝其寒热。审按其道以予之[4]，徐往徐来以去[5]之。其小如麦者，一刺知，三刺而已。

［考注］

①请：为“臣”之音转。

②从：引为“治”义。

③引：“夺”、“除”义。《孙子兵法·谋攻》曹操注：“引，夺也。”

④予之：给予治疗。

⑤去：为“刺”之音转。

［释文］

黄帝说：怎样去除此病？岐伯说：我治其本以除其末，可使邪去而发热恶寒之证停止。审察其瘰疬之结及瘘道给予治疗，慢进慢出进行针刺。小如麦粒的，一刺见效，三刺可愈。

［原文］

黄帝曰：决其生死奈何？岐伯曰：反[1]其目视之，其中有赤脉，上下贯[2]瞳子，见一脉，一岁死；见一脉半，一岁半死；见二脉，二岁死；见二脉半，二岁半死；见三脉，三岁而死。见赤脉不下贯瞳子，可治也。

［考注］

①反：通“翻”。《汉书·张安世传》颜师古注：“反，读曰翻。”

②贯：“通”义。

［释文］

黄帝说：怎样察辨其死生之证？岐伯说：翻开其眼看之，眼中有赤络脉，上下通瞳子。见一条络脉，一年死；见一条半，一年半死；见二条，二年死；见二条半，二年半死；见三条，三年死。赤脉不通瞳子的，为可治之证。

邪客第七十一

［原文］

黄帝问于伯高曰：夫邪气之客人也，或令人目不瞑[①]，不卧出[②]者，何气使然？伯高曰：五谷入于胃也，其糟粕、津液、宗气分为三隧。故宗气积于胸中，出于喉咙，以贯心脉，而行呼吸焉。营气者，泌其津液，注之于脉，化以[③]为血，以荣四末，内注五藏六府，以应刻数[④]焉。卫气者，出其悍气之慓疾，而先行于四末分肉皮肤之间而不休[⑤]者也。昼日行于阳，夜行于阴。常从足少阴之分间，行于五藏六府。今厥气[⑥]客于五藏六府，则卫气独卫[⑦]其外，行于阳，不得入于阴。行于阳则阳气盛，阳气盛则阳跻[⑧]陷[⑨]不得入于阴，阴虚，故目不瞑。

［考注］

①瞑："合"义。

②出：当为"眠"之误。

③以：为"而"之音转。《甲乙·卷十二·第三》正作"而"。

④刻数：营气运行规律。

⑤休：《甲乙·卷十二·第三》作"息"。

⑥厥气："厥"通"瘚"。"病"义。"瘚气"即"病气"。《甲乙·卷十二·第三》作"邪气"。义同。

⑦卫：《甲乙·卷十二·第三》作"营"。"行"义。

⑧跻：为"脉"之误。

⑨陷：为“血”之音转。

［释文］

黄帝问伯高说：邪气侵入人体，有的使人目不能合，不能睡眠，这是什么原因？伯高说：五谷入胃后，其糟粕、津液、宗气分为三股。宗气聚于胸中，出入喉咙，贯通心脉，而进行呼吸。营气，分泌津液，流注于脉，变化为血，以营养四肢，内流注五脏六腑，以应合营气运行的规律。卫气，行其滑利疾快之气，先行于四肢肌肉之间而运行不止，日行于阳分，夜行于阴分，常从足少阴经的肌肉间开始，行布五脏六腑。现在病气侵于五脏六腑，卫气不能独行于外，行于阳，不能行入内。行于阳则阳气盛，阳气盛则阳脉之血不能入于阴分，阴分虚，所以目不能合。

［原文］

黄帝曰：善。治之奈何？伯高曰：补其不足，泻其有余，调其虚实，以通其道而去其邪。饮以半夏汤一剂，阴阳已[1]通，其卧立至。黄帝曰：善。此所谓[2]决渎壅塞，经络大[3]通，阴阳和得[4]者也。愿闻其方。伯高曰：其汤，方以流水千里以外者八升，扬之万遍，取其清五升煮之，炊以苇薪火，沸置[5]秫米一升，治[6]半夏五合，徐炊，令竭[7]为一升半，去其滓，饮汁一小杯，日三，稍益，以知为度。故其病新发者，复[8]杯则卧，汗出则已矣。久者，三饮而已也。

［考注］

①已：为“乃”之音转。

②谓：《甲乙·卷十二·第三》作“以”。

③大：为“得”之音转。《助字辨略》：“大，盛也。”《战国策·西周策》鲍彪注：“得，犹胜。”《尔雅·释诂》郝懿行疏：“胜之言盛

也。”“大”、“得”古声近，故可通转。

④和得：《甲乙·卷十二·第三》作“得和”。义妥。

⑤置：为“煮”之音转。《甲乙·卷十二·第三》正作“煮”。可证。

⑥治：通“制”。炮制。《老子·六十五章》王弼注：“智，犹治也。”《说文通训定声》：“智，叚借为知。”《经义述闻》：“知与折古字通。”《说文·刀部》段玉裁注：“古多假折为制。”是“治”、“制”古通之证。

⑦竭：“减”义。

⑧复：通“覆”。

［**释文**］

黄帝说：讲得好！怎样治疗？伯高说：补其不足，泻其有余，调其虚实，以通其经脉而去其邪气。饮服半夏汤一剂，阴阳于是通利，睡眠立至。黄帝说：讲得好！这就是所说的决水通壅，经络得通，阴阳得和。愿知其方。伯高说：半夏汤，其方用长流水八升，搅动多次，沉淀后取其清水五升沸煮，烧以苇薪，水开后放入秫米一升，制半夏五合，小火煎煮，使汁液减成一升半，去滓，饮汁一小杯。日服三次，不效稍加，以效为度。新发病的，放下杯子即可睡眠，汗出而愈。久病的，服三剂而愈。

［**原文**］

黄帝问于伯高曰：愿闻人之肢节，以应天地奈何？伯高答曰：天圆地方，人头圆足方以应之。天有日月，人有两目；地有九州，人有九窍；天有风雨，人有喜怒；天有雷电，人有音声；天有四时，人有四肢；天有五音，人有五藏；天有六律，人有六府；天有冬夏，人有寒热；天有十日，人有手十指；辰有十二，人有足十指、茎、垂以应[①]之；女子不足[②]二节[③]，以抱人形。天有阴阳，人有夫妻；岁有三百六十五日，人有三百六十节；地有高山，人有肩膝；地有深谷，人有腋腘；地有十二经水，人有十二经脉；地有泉脉，人有卫气；地有草蓂，人有毫毛；天有昼夜，人有卧起；天有列星，人有牙齿；地有小山，人有小节；地有山石，人有高骨；地有林木，人有募④筋；地有聚邑⑤，人有䐃肉；岁有十二月，人有十二节；地有四时⑥不生草，人有无子。此人与天地相应者也。

［考注］

①应："合"义。

②足："有"义。《诗·公刘》朱熹集传："有，财足也。"

③节：为"者"之音转。《说文义证》："即，一作'节'。"《经词衍释》："则，通'即'。"又"则，犹之也"、"者，犹之也"。是"节"、"者"古通之证。

④募：能"膜"。

⑤聚邑：土丘。《楚辞·大招》朱熹集注："邑，居也。"《诗·绵》毛传："土，居也。"

⑥四时："四"为"亡"之误，"亡"又为"荒"之音转。"时"为"石"之借字。"四时"，即"荒石"。《说文通训定声》："荒，叚借又为亡。"刘逢禄《今古文集解》："时，中论作'实'。"《墨子·经说》孙诒让注："石，当作'实'。"是"时"、"石"古通之证。

［释文］

黄帝问伯高说：愿知人的形体肢节，怎样与天地相应？伯高答道：天圆地方，人的头圆足方以相应合。天有日月，人有眼目；地有九州，人有九窍；天有风雨，人有喜怒；天有雷电，人有音声；天有四时，人有四肢；天有五音，人有五脏；天有六律，人有六腑；天有冬夏，人有寒热；天有十天干，人有手十指；天有十二地支，人有足十指、宗筋、睾丸以应合；女子没有此二者，但其宫胞可受孕。天有阴阳，人有夫妻；一年有三百六十五日，人身有三百六十节；地有高山，人有肩膝；地有深谷，人有腋腘；地有十二经水，人有十二经脉；地有泉脉之气，人有卫气；地有草丛，人有毫毛；天有昼夜，人有卧起；天有列星，人有牙齿；地有小山，人有小关节；地有山石，人有大骨；地有林木，人有筋膜；地有山丘，人有肌肉块；一年有十二月，人有十二肢节。地有荒石不生草，人有终生无子者。这都是人与天地相应的情况。

［原文］

黄帝问于岐伯曰：余愿闻持①针之数②，内针③之理，纵舍④之意。扞⑤皮开⑥腠理，奈何？脉之屈折，出入之处，焉至⑦而出，焉至⑦而止，焉至⑦而徐，焉至⑦而疾，焉至⑦而入？六府之输于身者，余愿尽闻少序⑧别离之处，离而入阴，别而入阳，此何道而从行？愿尽闻其方。岐伯曰：帝之所问，针道毕矣。

［考注］

①持：通“用”。《战国策·燕策》鲍彪注：“持，犹使。”《管子集校》：“‘用’字，宋本作‘使’。”

②数：为“术”之音转。“法”义。

③内针：概指针刺。

④纵舍：灵活掌握。

⑤扞：通“干”，“察”义。《说文通训定声》：“干，段借为扞。”《国语·周语》韦昭注：“干，求也。”《说文通训定声》：“求，段借为究。”《诗·小弁》朱熹集传：“究，察也。”

⑥开：引为“察”义。《资治通鉴·晋纪》胡三省注：“开，明之也。”《文选·雪赋》李周翰注：“开，犹度也。”《墨子·尚贤》孙诒让

注："明，察也。"

⑦至：为"之"之音转。

⑧少序："少"为"之"之误。"序"为"其"之音转。

［释文］

黄帝问岐伯说：愿知用针之法，针刺之理，灵活掌握之意，怎样察辨皮肤腠理？脉络的屈直，出入之处，怎样出？怎样至？怎样慢？怎样快？怎样入？六腑输注于全身的情况。我愿尽知其分支之处，分而入阴，络而入阳，这是从哪里开始运行的？愿尽知其理。岐伯说：你所问的问题，针刺之理已经全包括了。

［原文］

黄帝曰：愿卒闻之。岐伯曰：手太阴之脉，出于大指之端，内屈，循白肉际，至本节之后太渊留[①]以澹[②]，外屈，上于本节下，内屈，与阴诸络会于鱼际，数脉并注，其气滑利，伏行壅骨之下，外屈，出于寸口而行，上至于肘内廉，入于大筋之下，内屈，上行臑阴，入腋下，内屈走肺，此顺行逆顺之屈折也。心主之脉，出于中指之端，内屈，循中指内廉以上留[①]于掌中，伏行两骨之间，外屈，出两筋之间，骨肉之际，其气滑利，上二寸[③]，外屈，出行两筋之间，上至肘内廉，入于小筋之下，留[①]两骨之会，上入于胸中，内络于心脉[④]。

［考注］

①留：通"流"。

②澹：为"憺"之借字，"动"义。《说文·心部》桂馥义证："憺，或借澹字。"《汉书·李广传》颜师古注："憺，犹动也。"

③二寸：《太素·卷九·脉行同异》作"三寸"。

④脉：《甲乙·卷三·第二十五》作"胞"。

[释文]

黄帝说：愿尽知之。岐伯说：手太阴肺经的脉气，出拇指之端，屈向内行，沿白肉际，至本节后太渊穴，其脉气流而搏动，屈向外行，上本节下，内屈，与诸阴络合于鱼际部，数脉合并流注，其气滑利，伏行手鱼骨之下，屈向外，出寸口上行，上至肘内侧，在大筋下屈向内，上膊内侧，进入腋下，内屈走至肺。这是它逆顺屈折的运行情况。手厥阴经脉之气，出中指之端，屈向内行，沿中指内侧上流注掌中，伏行两骨之间，屈向外行，出两筋之间，腕关节骨肉之边，其气滑利，上三寸，屈向外行，出两筋之间，上至肘内侧，入于小筋的下方，流于两骨会合之处，上入于胸中，内连络于心胞络。

[原文]

黄帝曰：手少阴①之脉独无输，何也？岐伯曰：少阴，心脉也。心者，五藏六府之大主也，精神之所舍也。其藏坚固，邪弗能容②也。容之则心伤，心伤则神去，神去则死矣。故诸邪之在于心者，皆在于心之包络。包络者，心主之脉也。故独无腧焉。

[考注]

①手少阴："阴"后，当脱"心主"二字。手少阴心主之脉指手厥阴心包络脉，与手少阴心脉不同。《素问·血气形志》及《素问·皮部论》只称其为"心主"，而无"手厥阴"之说。是先有"手心主脉"之说而后有"手厥阴心包络脉"之说。彼时五脏都有腧穴而心包络脉无腧，故设此问。

②容：为"客"之误。《太素·卷九·脉行同异》作"客"。

[释文]

黄帝说：手少阴心主心胞络之脉独无腧穴，这是为什么？岐伯说：手少阴是心脉，心是五脏六腑之主宰，神气所居之处，其脏坚固，邪气多不能侵害。如果邪气侵犯心，心就会受伤，受伤后神气即散失，神气散失就会死掉。所以各种邪气侵犯心，都先侵犯心的包络。包络，就是手心主包络之脉，所以手心主包络之脉独无腧穴。

［原文］

黄帝曰：少阴独无输者，不病乎？岐伯曰：其外经病而藏不病，故独取其经于掌后锐骨之端。其余脉出入屈①折，其行之徐疾，皆如手少阴心主②之脉行也。故本③腧者，皆因其气之虚实疾徐以取之，是谓因冲④而泻，因衰而补。如是者，邪气得去，真⑤气坚固，是谓因⑥天⑦之序。

［考注］

①屈：《甲乙·卷三·第二十六》作“曲”。

②心主：二字当衍。此以心包络脉比拟心脉，不当赘“心主”二字。

③本：为“心”之音转。

④冲：“盛”义。杨上善：“冲，盛也。”

⑤真：为“正”之音转。

⑥因：“从”义。《经传释词》：“因，由也。”《诗·君子阳阳》郑玄笺：“由，从也。”

⑦天：天有“自然”之义。此指病之自然过程及状态。

［释文］

黄帝说：手少阴心主之脉独无腧，难道它不病吗？岐伯说：它的经脉病而脏本身不病。所以治疗独刺掌后脱骨之端，除此处外该脉的出入曲折，流行快慢，都和心脉相同。所以刺心俞穴，同样可治该经的虚实缓急诸病证。所以说因盛而泻，因虚而补。这样，则邪气去除，正气坚固。这叫做依从病的自然次序和相互关联状态去治疗。

［原文］

黄帝曰：持针纵舍奈何？岐伯曰：必先明[①]知十二经脉之本末，皮肤之寒热，脉之盛衰滑涩。其脉滑而盛者，病日进；虚而细者，久以持；大以[②]涩者，为痛痹；阴阳[③]如一者，病难治。其[④]本末[⑤]尚热者，病尚在；其热已衰者，其病亦去矣。持[⑥]其尺，察其肉之坚脆、大小、滑涩、寒温、燥湿。因[⑦]视目之五色，以知五藏而决死生。视其血脉，察其色，以知其寒热痛痹[⑧]。

［考注］

①明："察"义。

②以：为"而"之音转。

③阴阳：指寸口、人迎之病理脉象。

④其："其"前，《甲乙·卷五·第七》有"察"字。

⑤本末：指足手。足在下相对为本，手在上相对为末。

⑥持："按"义。

⑦因：为"乃"之音转。然后。《楚辞·招魂》旧校："乃，一作'因'。"是"乃"、"因"古通之证。

⑧痹："病"义。

［释文］

黄帝说：怎样灵活掌握用针之法？岐伯说：必先察知十二经脉的起始，皮肤的寒热，脉的盛衰滑涩。其脉滑而盛大的，病渐重；细而虚的，病持久；大而涩的，是痛痹，寸口及人迎脉部都出现相同的病理脉象，其病难治。察其手足仍热的，其病邪仍在；其手足热除的，其病邪也消除了。按尺肤，察知肤肉的坚软、厚薄、滑涩、寒温、燥湿，然后察目的五色，可以知道五脏的状态而定死生。视其络脉，察其肤色，可以辨知寒热疼痛等病证。

[原文]

黄帝曰：持针纵舍，余未得其意也。岐伯曰：持针之道，欲端以正，安以静，先知虚实，而行疾徐，左手执骨，右手循之，无①与②肉果③，泻欲端正，补必闭肤，辅④针导气，邪⑤得淫泆，真气得⑥居。黄帝曰：扞⑦皮开⑧腠理奈何？岐伯曰：因⑨其分肉，左⑩别其肤，微内而徐端⑪之，适⑫神不散，邪气得去。

[考注]

①无：为“勿”之音转。

②与：为“以”之音转。

③果：通“裹”。《甲乙·卷五·第七》正作“裹”。

④辅：为“转”之误。《甲乙·卷五·第七》作“转”。

⑤邪：《甲乙·卷五·第七》“邪”下有“气不”二字。

⑥得：为“以”之间转。《甲乙·卷五·第七》作“以”。

⑦扞：通“干”。“察”义。

⑧开：“察”义。

⑨因：引为“察”义。《论语·憲问》皇侃疏：“因，犹通也。”《书·尧典》蔡沈集传：“明，通明也。”《玉篇·明部》：“明，察也。”

⑩左：为“分”之误，“辨”义。

⑪端：通“揣”，“动”义。《管子·宙合》戴望校：“端，当读为‘专’，叚借字也。”《春秋繁露·三代改制质文》凌曙注：“专，读曰团。”《文选·长笛赋》李善注：“‘揣’与‘团’字通。”是“瑞”、“揣”古通之证。《广雅·释诂》：“揣，动也。”

⑫适：为“使”之音转。《楚辞·惜诵》朱熹集注：“使，一作‘以’。”《读书杂志·荀子》王念孙按：“之，本作‘以’。”《诗·北门》毛传：“适，之。”是“适”、“使”古通之证。

[释文]

黄帝说：灵活用针，我尚未理解其意。岐伯说：用针之法，应端正安静，先知虚实，再行针刺的快慢。左手按其皮肤骨骼，右手行进针，不要让肌肉缠裹针。泻法要直刺直出，补法出针后要按闭针孔。转动针柄引导气至，邪气不能漫衍，正气可以安居。黄帝说：怎样察辨肤腠？岐伯说：察其肌肉，分辨其皮肤状态，轻进针而慢转动针，使神气至而不散，邪气得以消除。

[原文]

黄帝问于岐伯曰：人有八虚①，各何以候？岐伯答曰：以候五藏。黄帝曰：候之奈何？岐伯曰：肺心有邪，其气留于两肘；肝有邪，其气流②于两腋；脾有邪，其气留于两髀；肾有邪，其气留于两腘。凡此八虚①者，皆机关之室，真气之所过，血络之所游，邪气恶血，固不得住留，住留则伤筋络，骨节机关不得屈伸，故痀③挛也。

[考注]

①八虚：“虚”，为“隙”之音转。指关节隙。“虚”、“隙”古声同，故可通转。《广韵·至韵》：“虚，空也。”《庄子·知北遊》陆德明释文：“隙，孔也。”《说文解字注》：“孔，同‘空’。”《素问·五藏生成》：“此四支八谿之朝夕也。”彼“八谿”，与此“八虚”互文同义。“谿”亦“隙”之音转。

②流：通“留”。

③痀：《甲乙·卷十·第三》作“拘”。

[释文]

黄帝问岐伯说：人有八隙，各怎样察辨？岐伯答道：八隙可察辨五脏之病。黄帝说：怎样察辨？岐伯说：肺心有病邪，其邪气常留在两肘；肝有病邪，其邪气常留在两腋；脾有病邪，其邪气常留在两髀；肾有病邪，其邪气常留在两腘。凡此八隙，都是关节机关之处，正气所过之处，血脉所行之处，邪气瘀血，本不能留滞，留滞则伤筋，使关节机关不能屈伸，所以成筋脉拘挛之证。

通天第七十二

通天："通"，"辨"义；"天"，为"人"之误。"通天"，即"辨人"之义。《淮南子·主术》高诱注："通，知也。"《吕览·有始》高诱注："知，犹别也。""别"、"辨"古义通。"天"为"人"之误。"人"先误作"大"，"大"与"天"通，所以又误作"天"。《庄子·德充符》陆德明释文："崔本'天'字作'大'。"《群经平议·春秋外传·国语》俞樾按："'天王'，犹'大王'也。"是"天"、"大"古通。

[原文]

黄帝问于少师曰：余尝闻人有阴阳，何谓阴人？何谓阳人？少师曰：天地之间，六合之内，不离于五，人亦应之，非徒一阴一阳而已也。而略言耳。口[①]弗能遍明也。黄帝曰：愿略闻其意。有贤人圣人，心[②]能备[③]而行之乎？少师曰：盖有太阴之人，少阴之人，太阳之人，少阳之人，阴阳和平之人。凡此五人者，其态不同，其筋骨气血各不等。

[考注]

①口：当为"心"之误。

②心：为"人"之音转。"心"、"人"古韵近，故可通转。《大戴礼记·诰志》王聘珍注："人，谓人心。"

③备："用"义。《淮南子·修务》高诱注："备，犹用也。"

[释文]

黄帝问少师说：我听说人有阴阳之分，什么是阴人？什么是阳人？少师说：天地之间，六方之内，离不开五行之理，人也是这样，不仅仅是一阴一阳而已。这只是概括的一种说法，心里未必能都知道。黄帝说：我愿知其大概。有养生高明的圣人贤人，人们能用他们的标准来衡量吗？少师说：整体来说，有太阴之人，少阴之人，太阳之人，少阳之人，阴阳和平之人。凡此五种人，其体态不同，其筋骨气血也各不相同。

［原文］

黄帝曰：其不等者，可得闻乎？少师曰：太阴之人，贪而不仁，下齐湛湛，好内而恶出，心和[①]而不发，不务于时，动而后之。此太阴之人也。

［考注］

①和：《甲乙·卷一·第十六》作“抑”。

［释文］

黄帝说：其不同的情况，可以知道吗？少师说：太阴之人，性贪而不仁厚，下等之德，好进怕出，心沉抑而表情不外露，不识时务，行动常落后。这是太阴之人。

［原文］

少阴之人，小贪而贼心，见人有亡，常若有得，好伤好害，见人有荣，乃反愠怒，心疾[①]而无恩。此少阴之人也。

［考注］

①疾：为“嫉”之音转。妒嫉。《甲乙·卷一·第十六》正作“嫉”。

［释文］

少阴之人，小贪而私心，见人有失，好像自己得到了什么。

好伤害人。见别人有荣誉，反而恼怒，心怀妒嫉，无同情心。这是少阴之人。

［原文］

太阳之人，居处于于①，好言大事，无能而虚说，志发于四野，举措不顾是非，为事如常自用，事虽败而常无悔。此太阳之人也。

［考注］

①于于：为“轩轩”之脱误。下文“太阳之人，其状轩轩储储”，可证。《文选·景福殿赋》张铣注：“轩，犹高也。”

［释文］

太阳之人，喜居高处，好讲大话，没有才能却会空说，野心大，行动不管是非，做事常自以为是。事做错了仍不悔改。这就是太阳之人。

［原文］

少阳之人，諟谛好自贵，在小小官，则高自宜①，好为外交而不内附。此少阳之人也。

［考注］

①宜：《甲乙·卷一·第十六》作“宣”。

［释文］

少阳之人，识物处事喜抬高自己，在小小官位，就自大自夸，喜对外交际，而不内向。这是少阳之人。

［原文］

阴阳和平之人，居处安静，无为惧惧，无为欣欣，婉然从物，或与不争，与时变化，尊则谦谦，谭而不治[①]，是谓至[②]治[③]。古之善用针艾[④]者，视人五态乃治之。盛者泻之，虚者补之。

［考注］

①谭而不治：《甲乙·卷一·第十六》作“卑而不谄”。

②至：为“之”之音转。

③治：“常”义。

④艾：《甲乙·卷一·第十六》作“灸”。

［释文］

阴阳和平之人，居处安静，无情志之甚忧，没有情志之甚喜，顺和事物，不与人争，从顺四时的变化。位高不骄傲，位卑不自悲。这叫做常态。古人善用针灸的，视五态之人的不同情况而治疗，盛则泻，虚则补。

［原文］

黄帝曰：治人之五态奈何？少师曰：太阴之人，多阴而无阳，其阴血浊，其卫气涩，阴阳不和，缓筋而厚皮，不之疾泻，不能移之。少阴之人，多阴少阳，小胃而大肠，六府不调，其阳明脉小而太阳脉大，必审调之，其血易脱，其气易败也。

［释文］

黄帝说：怎样治疗五态之人？少师说：太阴之人，多阴无阳，其阴血稠浊，卫气涩滞，阴阳不和，筋松弛，皮厚，不急泻，不能除其病。少阴之人，多阴少阳，胃小而肠大，六腑不调，他的阳明脉气小而太阳脉气大，必须审慎调治，其血易伤，气易衰。

［原文］

太阳之人，多阳而少[①]阴，心谨调之，无脱其阴，而泻其阳，阳重[②]脱[③]者易狂。阴阳皆脱者，暴死不知人也。少阳之人，多阳少阴，经少而络大，血在中而气在外，实阴而虚阳，独泻其络脉，则强[④]气脱而疾，中气不足，病不起也。

［考注］

①少：为“无”之误。《甲乙·卷一·第十六》作“无”。与前文“无阳”例合。

②重：”甚“义。

③脱：当为衍文。涉下文之“脱”字而致衍。

④强：为“精”之音转。“强”、“精”古韵近，故可通转。

［释文］

太阳之人，多阳无阴，应谨慎调治，不要丧失其阴。只应泻其阳。阳气过甚，可以使人狂乱。阴阳之气都脱，会暴死，或昏迷不醒。少阳之人，多阳少阴，经脉小，血津在脉中而气走络外。治疗应益阴而衰其阳。如独泻其络脉之血，会使精气脱失而病，中气虚，病不愈。

［原文］

阴阳和平之人，其阴阳之气和，血脉调，谨诊[①]其阴阳，视其邪正，安容仪[②]，审有余不足，盛则泻之，虚则补之，不盛不虚，以经[③]取[④]之。此所以调阴阳，别五态之人者也。

［考注］

①诊：为“审”之音转。《甲乙·卷一·第十六》作“审”。

②安容仪：察容貌色泽。“安”，可引为“察”义。郭霭春：“《吕氏春秋·乐成》高注：‘安，习也’。”“《国策·秦策》高注：‘习，晓也’。”“朱骏声曰：‘面之神气曰颂，面之形状曰貌’。”

③经：为“平”之音转。

④取：引为“为”义。

［释文］

阴阳和平之人，他的阴阳气和，血脉和调，应谨慎仔细察其阴阳，视其邪正，察其容貌色泽，审其有余不足。盛则泻之，虚则补之。致使其不盛不虚，以平为度。这就是所以察阴阳，辨五态之人的不同而治疗。

［原文］

黄帝曰：夫五态之人者，相与[①]毋故[②]，卒然新会，未知其行也，何以别之？少师答曰：众[③]人之属，不如[④]五态之人者。故[⑤]五五二十五人，而五态之人不与[⑥]焉。五态之人，尤[⑦]不合[⑧]于众[③]者也。黄帝曰：别五态之人奈何？少师曰：太阴之人，其状黮黮然黑色，念然下意，临临然长大，腘[⑨]然未偻，此太阴之人也。

［考注］

①与：为“遇”之音转。“与”、“遇”古声近，故可通转。《楚辞·涉江》蒋骥注：“与，犹合也。”《孟子·告子》朱熹集注：“遇，合也。”

②故：“明”、“知”义。《墨子·兼爱》孙诒让注：“故者，是也。”《逸周书·周祝》朱右曾校：“是，读为视。”《广雅·释诂》：“视，明也。”

③众：为“平”之音转。指常人。

④如：为“知”之误。郭霭春：“周本、马注本并作‘知’。”

⑤故：为“夫”之音转。语首助词，无义。

⑥与：“类”、“等”义。《国语·周语》韦昭注：“与，类也。”

⑦尤：为“其”之借字。《史通·论赞》浦起龙释：“尤，当从‘犹’义。”《经词衍释》：“犹，犹‘而’也。”“而，犹‘其’也。”

⑧合：“同”义。

⑨胭：为“或”之音转。“长”义。“胭”从“国”音，“国”通“或”。《说文·口部》段玉裁注：“古‘国’、‘或’同用。”《老子·四章》河上公注：“或，常也。”“常”、“长”义通。此指身体长直。

［释文］

黄帝说：五态之人，相遇并不知其性格。突然新遇，不知其行为，怎样察辨？少俞答道：常人之类群，不了解五态人的品行。五五二十五种人，五态之人性格不同。五种形态的人，不同于常人。黄帝说：怎样辨五态之人？少师说：太阴之人，其肤色黑，庄严谦下，身体长直不偻。这是太阴之人。

［原文］

少阴之人，其状清然窍然①，固②以③阴贼，立④而躁崄⑤，行而似状。此少阴之人也。

［考注］

①清然窍然：“清”、“窍”互文同义。均“浅”、“淡”义。此形容皮肤色浅。《素问·阴阳应象大论》张志聪注：“清浊者，色之阴阳也。”《玉篇·水部》：“清，澄也。”《广雅·释言》：“窍，浅也。”

②固：“常”义。《吕览·守时》高诱注：“固，常也。”

③以：为“似”之音转。

④立：为“心”之误。

⑤躁崄：“躁”为“狡”之音转；“崄”为“险”之借字。“狡险”，阴险狡滑。《淮南子·原道》高诱注：“躁，狡。”“崄”，《甲乙·卷一·第十六》和“险”。

［释文］

少阴之人，肤色浅淡，常似暗贼，心地狡滑阴险，行为隐蔽。这是少阴之人。

［原文］

太阳之人，其状轩轩储储，反身折[①]胭[②]。此太阳之人也。

［考注］

①折：为“直”之音转。《经义述闻》：“‘知’与‘折’古字通。”《老子·六十五章》王弼注：“‘智’，犹‘治’也。”《说文通训定声》：“智，叚借为知。”《诗·无逸》作“治民”，《汉石经》作“以民”，《读书杂志·荀子》王念孙按：“‘之’，本作‘以’。”此“折”、“之”古通。《素问·著至教论》作“三阳直心”，下文作“三阳之病”。是“折”、“直”古通之证。

②胭：为“腹”之误。“腹”与“身”义例合。作“胭”则失。

［释文］

太阳之人，其状高大，挺身直腹。这是太阳之人。

［原文］

少阳之人，其状立则好仰，行则好摇。其两臂，两肘则常出于背。此少阳之人也。

［释文］

少阳之人，其人站立好仰头，行走好摇臂，手常背在身后。这是少阳之人。

［原文］

阴阳和平之人，其状委委然，随随然，颙颙然，愉愉然，暶暶然，豆豆[①]然。众人皆曰[②]君子。此阴阳和平之人也。

［考注］

①豆豆：郭霭春：“‘豆’似为‘岂’之坏字。《诗·蓼萧》传：

‘岂，乐也’。”

②曰：“是”义。《吕览·不侵》毕沅校：“是，旧本多作‘谓’。”《诗·正月》陈奂传疏：“‘曰’与‘谓’同义。”

［释文］

阴阳和平之人，其状顺从、温恭、和悦，大家都说他们是君子。这是阴阳和平之人。

官能第七十三

官能："官"通"观"；"能"通"态"。"官能"，即"观态"。观察形态性格之义。《说文通训定声》："官，叚借为馆。"《诗·公刘》马瑞辰笺："'馆'、'观'古同声通用。"《墨子·经说》孙诒让注："能，态字。"

[原文]

黄帝问于岐伯曰：余闻九针于夫子，众多矣，不可胜数。余推而论之，以为一纪[①]。余司[②]诵之，子听其理，非则语余，请其正道，令可久传，后世无患。得其人乃传，非其人勿言。岐伯稽首再拜曰：请[③]听圣王之道。

[考注]

①纪："理"义。《孙子兵法·用间》贾林注："纪，理也。"
②司：为"试"之音转。郭霭春："《图经·卷三》引作'试'。"
③请：为"谨"之音转。

[释文]

黄帝问岐伯说：我听你讲九针之学，内容众多，难以尽数，我推而分析之，认为他们是一种道理。我试读一下，你听听其中之道理。有不对的地方就请告诉我，请指正其说，使它可以久传下去，使后人无害患。遇到有志于医学的人，就传授给他。无心学医的人，不要传给他。岐伯叩首再拜说：谨听圣王之说。

［原文］

黄帝曰：用针之理，必知形[1]气之所在，左右上下，阴阳表里，血气多少，行之逆顺，出入之合，谋[2]伐有[3]过。知解结[4]，知补虚泻实，上下气门[5]，明通于四海，审其所在，寒热淋露[6]，以[7]输异处。审于调气，明于经隧，左右肢络，尽知其会[8]。寒与热争[9]，能合而调之，虚与实邻[10]，知决[11]而通之，左右不调，把[12]而行之，明于逆顺，乃知可治[13]，阴阳不[14]奇[15]，故知起[16]时。审于[17]本末，察其寒热，得[18]邪所在，万刺不殆。知官[19]九针，刺道毕矣。

［考注］

①形：为"邪"之音转。《淮南子·说山》高诱注："形，或作'有'。"《经词衍释》："有，古读为'以'。"《经义述闻》："以，犹与也。"《广韵·鱼韵》："与，同'歟'。"《经传释词》："邪，犹'歟'也。"是"形"、"邪"古通之证。

②谋：为"诛"之误。《太素·卷十九·知官能》作"诛"。

③有：为"其"之音转。

④解结：解病之法。《文选·南都赋》李善注："结，犹同也。""同"通"通"、"病"。"解结"，即"解病"。

⑤气门：为"之气"之误。《太素·卷十九·知官能》作"之气"。

⑥露：为"潞"之音转。"病"、"伤"义。《周礼·职方氏》孙诒让正义："潞，《周书》作'露'，亦声同字通。"《吕览·不屈》高诱注："潞，羸也。"《国语·鲁语》韦昭注："羸，病也。"

⑦以：为"其"之音转。

⑧会：为"处"义。

⑨争："交"义。《文选·江赋》刘良注："争，交也。"

⑩邻："互杂"义。

⑪决：“辨别”义。

⑫把：为“持”之误。“持”通“取”，“刺”义。“把”、“持”形近义同致误。《广雅·释诂》：“把，持也。”《韩非子·说林》王先慎集解：“持，作‘取’。”

⑬乃知可治：“知”、“可”二字互易，应作“可知”。“治”为“之”之音转。“乃可治之”，即“乃可知之”。与下文之“故知起时”例合。

⑭不：为“之”之音转。

⑮奇：为“疾”之音转，“病”义。

⑯起：为“其”之音转。

⑰于：为“其”之音转。与下文“察其寒热”例合。

⑱得：“知”义。

⑲官：为“观”之音转。“察辨”义。

[释文]

黄帝说：用针之理，必须知道邪气之所在，左右上下，阴阳表里，血气多少，气行逆顺，出入之处。诛伐其病邪。知解病之法，知补虚泻实，知上下之气，知道气海、血海、髓海、水谷之海的状态，知道病邪所在，寒热淋湿病邪之所伤。其治疗腧穴不同。知调气，知经脉及左右分络，尽知其处。寒邪与热邪交至，能合参而调之，虚实互杂，能明辨而除之，左右不调，能刺而和之。明其逆顺，才可以知道阴阳之病。所以才知道其甚或愈时。审其标本，察其寒热，知邪所在，万刺不败。知察辨九针，针术尽于此了。

[原文]

明于五输①，徐疾所在。屈伸出入，皆有条理。言②阴与阳，合③于五行④。五藏六府，亦⑤有所藏。四时八风，尽有阴阳。各得其位，合③于明堂，各处色部，五藏六府，察其所痛[6]，左右上下，知其寒温，何经所在，审皮肤[7]之寒温滑涩，知其所苦，膈[8]有上下，知其气所在。先得[9]其道[10]，稀[11]而踈[12]之，稍深以留故能徐入[13]之。大热在上，推而下之[14]；从下[15]上者，引而去之；视前痛[16]者，常先取之。大寒在外，留而补之；入于中者，从合[17]泻之。针所不为，灸之所宜。上气不足，推而扬之；下气不足，积[18]而从之。阴阳皆虚，火自当[19]之。厥[20]而寒甚，骨廉陷下，寒过于膝，下陵[21]三里，阴络之过[22]，得之[23]留止，寒入于中，推而行之[24]，经陷下者，火则当[19]之。结[25]络坚紧，火所治[26]之。不知所苦，跻两之下，男阴女阳[27]，良工所禁[28]。针论毕矣。

［考注］

①五输：五脏之输穴。

②言：语首助词，犹“夫”。无义。《周礼·大司乐》郑玄注：“发端曰言。”

③合：为“眮”之借字，“见”、“显”义。《吕览·察今》旧校：“合，一作同。”《群经平议·周官》俞樾按：“同，犹通也。”《说文通训定声》：“通，叚借又为眮。”《玉篇·目部》：“眮，转目视。”“视”有“见”义。

④五行：此“行”为“中”义。“五中”，指五脏。《诗·泂酌》孔颖达疏：“行者，道也。”“道”有“中”义。《荀子·正名》杨倞注：“道谓中和之道。”

⑤亦：为“一”之音转。“皆”、“都”义。《诗·泉水》孔颖达疏：“亦，已也。”《韩非子·外储》王先慎集解：“已、以古通。”《诗·北门》陈奂传疏：“一，犹乃也。”《经词衍释》：“乃，犹以也。”《荀子·劝学》杨倞注：“一，皆也。”

⑥痛：通“病”。

⑦皮肤：指尺肤。杨上善："言能审候尺之皮肤。"

⑧膈：为"过"之音转。"病"义。"膈"、"过"古声同，故可通转。《诗·伐木》陈奂传疏："'过'与'病'，义相近。"

⑨得：为"于"之音转。

⑩道："处"义。

⑪稀：《甲乙·卷四·第五》作"布"。

⑫踈：为"朿"之误。"刺"义。《慧琳音义·卷二十五》注："朿，刺木也。"

⑬入：衍文。《太素·卷十九·知官能》无。

⑭推而下之："推"，"行"义。此与"留"对举言之。"下"，"清除"义。

⑮下：疑为"其"之误。

⑯痛：通"病"。《太素·卷十九·知官能》作"病"。可证。

⑰合："内"义。

⑱积：引为"补"义。

⑲当："主"义。《荀子·正名》杨倞注："当，主也。"

⑳厥：通"瘚"，"病"义。

㉑陵：为"凌"之音转，"侵"义。《史记·秦始皇本纪》张守节正义："'陵'，作'凌'。"《文选·白马篇》李善注："凌，侵也。"

㉒过："盛"义。《战国策·赵策》鲍彪注："过，犹胜也。""胜"、"盛"义同。

㉓之：为"以"之音转。《经传释词》："之，犹以也。"

㉔推而行之：此"推"，"温助"之义。"行"，"散"义。

㉕结：为"经"之音转。"结"、"经"古声同，故可通转。

㉖治："主"义。

㉗男阴女阳：《甲乙·卷五·第四》作"男阳女阴"。

㉘禁：为"记"之音转。《札迻·盐铁论》孙诒让按："'记'，即'諅'之叚字。"《玉篇·言部》："諅，禁也。"

［释文］

明知五脏的俞穴，是针刺快慢法的依据。经脉的屈伸出入，都有规律。阴阳可显应于五脏之中。五脏六腑，都有各自所藏之气。四时八风，都有阴阳属性，各有侵犯部位。察其明堂处的各色部，则五脏六腑可察知其病，可知左右上下的寒温状态，何经所病。审辨尺肤的寒温滑涩，可知其所病之性质。病有上下，应知其邪气所在，先于其处布针刺之，渐深并留针，所以能缓和病证。大热在上部，行散而除之，从其上部，引而去之。有先病的，常先刺其初病。大寒在体表的，留针而温之。寒入于内者，从内除之。针刺如不效，适合用灸法。上部气虚，助而益其上。下部气虚，补而顺其下。阴阳上下都虚的，用火灸法主之。病寒甚，骨侧肌肉下陷，寒凉超过膝，下侵三里处，阴邪气盛，得以留滞，寒邪入中，温助而行散之。经脉血络陷下的，用火灸法主之。经络坚紧拘急的，用火灸法主之。不知痛处的，灸阳跻脉的中脉穴、阴跻脉的照海穴。良医切记。针论尽于此了。

[原文]

用针之服①，必有法则，上视天光②，下司③八正④，以辟⑤奇⑥邪，而观百姓，审于虚实，无犯其邪。是得⑦天之露⑧，遇岁之虚⑨，救而不胜，反受其殃。故曰：必知天忌，乃言针意。法于往古，验于来今。观于窈冥，通于无穷。粗之所不见，良工之所贵。莫知其形。若神髣髴。

[考注]

①服："事"义。

②天光：日月星辰之光。

③司：察。

④八正："正"为"风"之音转。"八正"，即"八风"。

⑤辟：通"避"。防避。《周礼·调人》孙诒让正义："辟即'避'之借字。"

⑥奇：为“疾”之音转。“病”义。

⑦得：引为“遇”义。与后文之“遇”互文同义。

⑧露：为“潞”之借字。“伤”义。

⑨虚：“邪”义。

［释文］

用针的事情，一定要有法则。上察天光，下察八风，以防避病邪，而示百姓。审其虚实，不犯其邪。如果遇到天的邪气伤害，岁的邪气侵袭，治不能成功，反受其损害。所以说必须知道天时的宜忌，才可以谈针刺。遵法古人之术，验证当今之病。察其深奥的医理，才能知晓无穷之病。劣医不知，良医重视。针刺法则，外表是看不见的，仿佛神灵所作用。

［原文］

邪气之中人也，洒淅[①]动[②]形，正[③]邪之中人也，微[④]，先见于色，不知于其身，若有若无，若亡若存，有形无形[⑤]，莫知其情。是故上工之取气[⑥]，乃救其萌芽。下工守其已成[⑦]，因败其形。

［考注］

①洒淅：与“瑟瑟”同义。如风吹动状。《文选·赠从弟》吕向注：“瑟瑟，风声。”

②动：“伤”义。

③正：当为“夫”之误。语首助词。无义。

④微：“初”义。《礼记·中庸》孔颖达疏：“微是初端。”

⑤有形无形：或有表现，或无表现。

⑥气：指气色。

⑦成：通“盛”。指病重。

［释文］

邪气侵犯人体，如风之吹动，伤人形体。邪犯人体，初始，先见于气色，而身体无症状表现，病证似有似无，或有表现，或无表现，不知其明显之病状。所以良医治病在气色异常时，就开始治疗，以治其萌芽状态。劣医则至病重时才治疗，所以常伤败病人身体。

［原文］

是故工之用针也，知气之所在，而守其门户，明于调气，补泻所在，徐疾之意，所取之处。泻必用员①，切而转之，其气乃行，疾而②徐出，邪气乃出，伸而迎之，遥③大其穴，气出乃疾。补必用方④，外引其皮，令当其门，左引其枢，右推其肤，微旋而徐推之，必端以正，安以静，坚心无解，欲微以留，气下而疾出之，推其皮，盖其外门，真⑤气乃存。用针之要，无忘其⑥神。

［考注］

①员：为“方”之误。“方”通“放”，“泻放”义。《素问·八正神明论》：“泻必用方。”

②而：为“入”之误。《甲乙·卷五·第四》作“入”。

③遥：通“摇”。《甲乙·卷五·第四》正作“摇”。可证。

④方：为“员”之误。《素问·八正神明论》：“补必用员。”

⑤真：为“正”之音转。

⑥其：《甲乙·卷五·第四》作“养”。

［释文］

医生用针，应知经气之所在，按其腧穴治疗。应知调气，补泻所用之方法，快慢针刺之手段。所刺之病处，泻必须用“方”之法，转针行气，快进慢出，邪气得出，直刺直出，摇大其针孔，邪气则出得快。补必须用“员”的方法。外按皮肤，使正对腧穴，左手按其针柄，右手推按皮肤，入皮后微转而缓慢进针，必须端正针身，专心静意，耐心待气至，气至后稍留针，获效后快出针，按其皮肤针孔，使正气内存不失。用针的要点，不要忘记养神气。

［原文］

雷公问于黄帝曰：针论曰：得其人乃传，非其人勿言。何以知其可传？黄帝曰：各得其人，任之其能。故[1]能明[2]其事。雷公曰：愿闻官能奈何？黄帝曰：明目者，可使视色；聪耳者，可使听音；捷疾辞语者，可使传论语；徐而安静，手巧而心审谛者，可使行针艾，理血气而调诸逆顺，察阴阳而兼诸方[3]；缓节柔筋而心和调者，可使导气行气；疾毒言语轻人者，可使唾痈[4]呪[5]病；爪苦手毒，为事善伤者，可使按积[6]抑痹[7]。各得其能，方乃可行，其名乃彰，不得其人，其功不成，其师无名[8]。故曰：得其人乃言[9]，非其人勿传[9]。此之谓也。手毒者，可使试按龟，置龟于器下而按其上，五十[10]日而死矣。手甘[11]者，复生如故也。

［考注］

①故："使"义。《说文·攴部》徐锴系传："故，使之也。"

②明："彰大"义。

③方：治病之法。

④唾痈：以口水涂痈肿之古法。《说文·口部》："唾，口液也。"

⑤呪：为"治"之音转。《玄应音义·卷二十五》注："呪，又作'祝'。"《群经平议·毛诗》俞樾按："祝，亦始也。"《说文通训定声》："治，叚借为始。"是"呪"、"祝"、"始"、"治"古并通。

⑥积："病"义。

⑦痹："病"义。

⑧名："功"义。《吕览·诬徒》高诱注："功，名也。"

⑨言、传：郭霭春："'言'、'传'两字误例，以上《针论》云云律之可证。"

⑩五十：为"不"字之分离致误。"五十日"，即"不日"，"即日"之义。云"五十日"，与实际难合。

⑪甘："软"义。《庄子·天道》陆德明释文："甘，缓也。"《吕览·任地》高诱注："缓，柔也。"

[**释文**]

雷公问黄帝说：《针论》说：得其有志于医学之人可传授给他，无志学医之人不可传授给他。怎样知道谁是可传之人呢？黄帝说：因人而宜，用其所能，才能使他彰大发扬所传之术。雷公说：愿知怎样察辨不同的人？黄帝说：视力好的，可着重教他望色；耳聪的，可使他侧重听诊；说话言语快利的，可使他传论讲说；稳重，手巧、细心的，可使他掌握针刺艾灸之术，调理血气的逆顺，察辨阴阳之病而兼用其他诸法；手劲柔和，性格和顺的人，可使他进行按摩、导引之法；心性妒嫉，说话语恶的人，可使他进行"唾痈"之类的治病方法；手重心狠，做事爱伤人的，可使他掌握攻泻疾病的方法。总之，各用其能，医法才可流传，其功效才显著。不得适当的人，其功不成，其老师也没有功劳。手狠与否，可使他试按龟。把龟放器物底下让他按压其上。手狠的其龟当日即死。手软的，其龟复生如常。

论疾诊尺第七十四

［原文］

黄帝问于岐伯曰：余欲无视色持脉，独调其尺，以言其病，从外知内，为之奈何？岐伯曰：审其尺之缓急，小大[①]，滑涩，肉之坚脆，而病形定矣。

［考注］

①小大：当为“寒热”之误。尺部皮肤不当以“小大”论。

［释文］

黄帝问岐伯说：我想不望色诊脉，而单察其尺肤，去诊其病，从外知内，怎么办？岐伯说：察其尺肤的缓急、寒热、滑涩，肉的坚软等，而疾病大概就可确定了。

［原文］

视人之目窠上微痈[①]，如新卧起状，其颈脉动，时咳，按其手足上，窅[②]而不起者，风水肤胀也。

［考注］

①痈：为“肿”之音转。《灵枢·水胀》作“肿”。可证。

②窅：“深”义。《文选·敬山亭诗》刘良注：“窅，深也。”

［释文］

看到病人眼胞微肿，好像刚睡起，其颈脉跳动明显，常咳嗽。按其手足，如果凹陷深而不起者，是风水肤胀的病状。

［原文］

尺肤滑其[①]淖泽者，风也。尺肉弱者，解㑊。安卧脱肉者，寒热，不治。尺肤滑而泽脂者，风也。尺肤涩者，风痹也。尺肤粗如枯鱼之鳞者，水泆饮[2]也。尺肤热甚，脉盛躁者，病温也。其脉盛而滑者，病[3]且出也。尺肤寒，其脉小者，泄、少气。尺肤炬[4]然先热后寒者，寒热也。尺肤先寒，久大[5]之而热者，亦寒热也。

［考注］

①滑其：《甲乙·卷四·第二》作"温以"，义合。作"滑"，与后文"淖泽"义重不例。

②泆饮：郭靄春："《脉经·卷四·第一》'泆'作'淡'。按：'淡'即'痰'字。《华严经音义》下引《方言》骞师注：'淡字又作痰也。'据是，则'淡饮'，即'痰饮'。后人不知'淡'、'痰'二字可通，而改'淡'为'泆'，强行作解。误矣。"

③病：《甲乙·卷四·第二》作"汗"，义合。

④炬：为"焠"之误。"焠"为"猝"之音转，"突然"义。《玉篇·犬部》："猝，突也。"

⑤大：《甲乙·卷四·第二》作"持"。

［释文］

尺肤温而润滑的，是风邪。尺部肌肉软弱，是解㑊病，周身无力。多睡、消瘦、发热恶寒的，是不治之证。尺肤滑润光泽的，是风邪。尺肤涩滞的，是风痹病。尺肤枯燥像枯鱼之鳞的，是痰饮病。尺肤甚热，脉大数的，是温热病。他的脉滑大，并且出汗。尺肤凉，脉细小的，是泄泻、气虚之病。尺肤突然先热后凉，是外感发热恶寒之证。尺肤开始凉，久按之而热的，也是发热恶寒之证。

［原文］

肘所独热者，腰以上热；手所独热者，腰以下热。

肘前独热者，膺前热；肘后独热者，肩背热。臂中独热者，腰腹热；肘后粗[1]以下三四寸热者，肠中有虫[2]。掌中热者，腹中热；掌中寒者，腹中寒。鱼上[3]白肉有青血脉者，胃中有寒。

［考注］

①粗：《甲乙·卷四·第二》作“廉”。

②虫：郭霭春：“以上下文义例之，‘虫’疑是‘热’字之误。”

③上：《甲乙·卷四·第二》作“际”。

［释文］

肘部独发热的，腰以上常发热；手独热的，腰以下常发热。肘前独热，胸前热；肘后独热，肩背发热。臂中独热，多腰腹发热；肘后侧以下三四寸处发热的，肠中有热。掌心热的，腹中热；掌心寒的，腹中寒。手鱼际白肉处见青色瘀络的，是胃中有寒。

［原文］

尺炬然热，人迎大者，当[1]夺血。尺坚大，脉小甚，少气。悗有[2]加[3]，立死。

［考注］

①当：“主”义。

②有：为“之”之音转。

③加：引为“甚”义。《楚辞·沉江》王逸注：“加，盛也。”

［释文］

尺肤突然发热，人迎脉大的，主失血证。尺肤紧甚，脉细小，为气虚证。烦闷甚的，立刻可死掉。

[原文]

目赤色者病在心，白在肺，青在肝，黄在脾，黑在肾。黄色不可名者，病在胸中。

[释文]

眼色红的病在心，色白的病在肺，色青的病在肝，色黄的病在脾，色黑的病在肾。黄色杂以他色不可名状的，病在胸中。

[原文]

诊目痛[①]，赤脉从上下者，太阳病；从下上者，阳明病；从外走内者，少阳病。

[考注]

①痛：为“病”之借字。

[释文]

诊察眼病，其赤脉向下走的，是太阳经的病，赤脉向上走的，是阳明经的病。赤脉从眼外角向内角走的，是少阳经的病。

[原文]

诊寒热[①]，赤脉上下至瞳子，见一脉一岁死，见一脉半一岁半死，见二脉二岁死，见二脉半二岁半死，见三脉三岁死。

[考注]

①寒热：《灵枢·寒热》“热”下有“瘰疬”二字。

[释文]

诊察寒热瘰疬病，眼里的赤脉从上至下通贯瞳子。见一条赤脉一年死；见一条半赤脉一年半死；见二条赤脉两年死；见两条半赤脉两年半死；见三条赤脉，三年死。

［原文］

诊龋齿痛，按其阳①之来②，有过者独③热。在左左热，在右右热，在上上热，在下下热。

［考注］

①阳：为“病”之音转，“病”义。《战国策·韩策》作“为阳”，姚宏信注：“刘作‘伤’。”《集韵·阳韵》：“‘病’，或作‘伤’。”是“阳”、“病”、“伤”古并通。

②来：“至”义。

③独：为“为”之音转。

［释文］

诊察龋齿痛，按其病之至处，有病的该处发热。在左左热，在右右热，在上上热，在下下热。

［原文］

诊血脉①者，多赤多热，多青多痛，多黑为久痹，多赤、多黑、多青皆见者，寒热。

［考注］

①脉：“络”义。经文中之“经”、“脉”、“络”等，每互文同义。

［释文］

诊察络脉之病，多赤色的多热，多青色的多痛，多黑色的是久痹，赤、黑、青都见的，是寒热互杂之病。

［原文］

身痛而①色微②黄，齿垢黄，爪甲上黄，黄疸也。安卧，小便黄赤，脉小而涩者，不嗜食。

［考注］

①而：《甲乙·卷十一·第六》作“面”。

②微：为“之”之音转。

［释文］

身痛，面色黄，齿垢黄，指甲黄，这是黄疸病。病人无力喜卧，小便黄赤，脉小涩，不能吃饭。

［原文］

人病，其寸口之脉，与人迎之脉小大等及其浮沉等者，病难已。

［释文］

人病后，寸口脉及人迎脉出现病理脉象，小大浮沉程度相同的，病难愈。

［原文］

女子手少阴脉动甚者，妊子。

［释文］

女子手少阴经脉跳滑盛的，是怀孕了。

［原文］

婴儿病，其头毛皆逆上者，必死。耳间青脉起者，掣[①]痛，大便赤[②]瓣，飧泄，脉小[③]者，手足寒，难已；飧泄，脉小，手足温，泄易已。

［考注］

①掣：《甲乙·卷十二·第十一》作“瘈腹”。

②赤：《甲乙·卷十二·第十一》作“青”。

③小：《甲乙·卷十二·第十一》作“大”。

[释文]

婴儿病，头发上逆，必死。耳间青络隆起的，腹中抽搐疼痛，大便带青瓣状物，食泻，脉大，手足凉的，病难愈；食泻脉小，手足温的，泄泻病易愈。

[原文]

四时之变，寒暑之胜[①]，重阴必阳，重阳必阴，故阴主[②]寒，阳主[②]热，故寒甚则热，热甚则寒。故曰：寒生热，热生寒。此阴阳之变也。故曰：冬伤于寒，春生瘅热[③]；春伤于风，夏生后泄肠澼[④]；夏伤于暑，秋生痎疟；秋伤于湿，冬生咳嗽。是谓四时之序也。

[考注]

①胜：为“生”之音转。“胜”、“生”古音近，故可通转。

②主：为“生”之误。

③瘅热：《素问·阴阳应象大论》作“温病”。

④后泄肠澼：《素问·阴阳应象大论》作“飧泄”。

[释文]

四时气候的变化，寒暑的产生，阴盛了转变为阳，阳盛了转变为阴，阴生寒，阳生热，所以寒极生热，热极生寒。所以说：寒生热，热生寒。这是阴阳自然之变化。所以说：冬伤于寒邪，春天会生温病；春伤于风邪，夏天会成水泻之病；夏伤于暑邪，秋天成疟疾之证；秋伤于湿邪，冬天生咳嗽之症。这就是四时次序的患病情况。

刺节真邪第七十五

刺节："节"为"灸"之音转。"《刺灸》"，为古医经篇名。《吕览·大乐》高诱注："节，止也。"《管子·小问》尹知章注："距，止也。"《说文通训定声》："距，段借为歫。"《说文·久部》段玉裁注："久，本义训从后歫之。"《类篇·久部》："久，从后灸之。"《说文·久部》段玉裁注："灸，古文久。"是"节"、"灸"古通之证。

真邪："真"为"正"之音转。"真邪"，即"正邪"。

［原文］

黄帝问于岐伯曰：余闻刺有五节[①]，奈何？岐伯曰：固有五节：一曰振埃[②]，二曰发蒙[③]，三曰去爪[④]，四曰彻衣[⑤]，五曰解惑[⑥]。黄帝曰：夫子言五节，余未知其意。岐伯曰：振埃者，刺外[⑦]经，去阳病[⑧]也；发蒙者，刺府输[⑨]，去府病[⑩]也；去爪者，刺关节肢络也；彻衣者，尽刺诸阳之奇输[⑪]也；解惑者，尽知调阴阳，补泻有余不足，相倾移也。

［考注］

①五节："节"，"种类"义。"五节"，即"五种"之义。《战国策·齐策》鲍彪注："节，犹等。"《易·系辞》韩康伯注："等，类也。"

②振埃：攻邪之法。"振"，"攻"义；"埃"，指病邪。《荀子·王霸》杨倞注："振，击也。"《慧琳音义·卷三十八》注："击，攻也。"

《说文·土部》："埃，尘也。"《慧琳音义·卷十五》注："埃，垢也。"

③发蒙：发汗之法。"蒙"为"濛"之假字。指汗。《诗·东山》王先谦疏："濛，作'蒙'。"《玉篇·水部》："濛，微雨皃。"

④去爪：刺水病之法。"去"为"刺"之音转；"爪"为"水"之形误。"去"、"刺"古声同，故可通转。郭霭春："'爪'疑当作'水'。'爪'、'水'形近易误。《太素》杨注谓'水字错为爪字'。其说是。""刺水"，即《素问·骨空论》"水俞五十七穴"之类的刺法。

⑤彻衣："彻"为"撤"之借字。"撤衣"，指刺热病之法。形容其退热效果如撤去衣服一般。《素问·水热穴论》"治热病五十九俞"之类，即是此法。杨上善："谓五十九刺。"

⑥解惑："惑"为"乱"义。"解惑"，即"平乱"之义。平定阴阳失调之法。《战国策·秦策》高诱注："惑，乱也。"

⑦外：为"脉"之音转。《史记·扁鹊仓公列传》作"阴阳外变"，《素问·玉版论要》作"阴阳脉变"。是"外"、"脉"古通之证。

⑧阳病："阳"为"疡"之音转。"病"义。"疡"、"病"义同，指病邪。

⑨府输："府"为"氛"之音转，"气"义。"输"为"腧"之通假，腧穴。"氛腧"，即"气俞"、"俞穴"之义。"府"、"氛"古声同，故可通转。《左传·昭公二十年》杜预注："氛，气也。"

⑩府病：此"府"，当为"疛"之借字。"疛"、"病"义同，即"疾病"之义。此指表邪。《广雅·释诂》："疛，病也。"王念孙按："疛、胕、府，并通。"

⑪奇输："奇"为"气"之音转；"输"通"腧"。"气腧"，即俞穴义。"奇"通"疾"、"厥"、"其"，"其"通"气"。故"奇"、"气"可通转。

［释文］

黄帝问岐伯说：我听说针刺有五种大法，怎么讲？岐伯说：确有五法。一是攻邪之法，二是发汗之法，三是刺水病之法，四是刺热病之法，五是平调阴阳之法。黄帝说：你说的五大法，我不理解。岐伯说：攻邪法，就是刺经脉，去除病邪之法；发汗法，就是刺腧穴，去除表邪之法；刺水病法，就是刺关节血络及五十七穴等治水病之法；刺热病法，就是刺热病五十九腧穴之类的方法；平调阴阳法，就是知道协调阴阳，泻实补虚，平定其失衡偏差。

［原文］

黄帝曰：《刺节》言振埃，夫子乃言刺外经，去阳病，余不知其所谓也。愿卒闻之。岐伯曰：振埃者，阳气大逆，上满于胸中，愤瞋①肩息，大②气逆上，喘喝坐伏，病恶埃烟饲③不得息，请④言振埃，尚疾⑤于⑥振埃。黄帝曰：善。取⑦之何如？岐伯曰：取之天容⑧。黄帝曰：其咳上气，穷诎⑨胸痛者，取之奈何？岐伯曰：取之廉泉。黄帝曰：取之有数乎？岐伯曰：取天容⑧者，无过一里⑩。取廉泉者，血变而止。帝曰：善哉！

［考注］

①瞋：《甲乙·卷九·第三》作“膹”。

②大：为“其”之误。

③恶埃烟饲：《甲乙·卷九·第三》作“咽噎”。

④请：为“臣”之音转。

⑤尚疾：“尚”通“上”。“重”、“大”义。“上疾”，即“大病”、“急病”之义。《淮南子·说山》高诱注：“上，大也。”《方言·卷十二》：“上，重也。”

⑥于：为“因”之音转。《孟子·万章》焦循正义：“‘于’与‘於’通。”《经词衍释》：“以，犹於也。”《仪礼·士相见礼》胡培翚正义：“以，因也。”

⑦取：刺。

⑧天容：当为“天突”之误。天突穴治疗气喘咳嗽之症。

⑨穷诎：喻胸闷。杨上善注："穷诎，气不申也。"

⑩一里："里"为"寸"义。"一里"，即"一寸"。刘衡如："穴位在天府下五寸，名曰五里，在膝下三寸，名曰三里。皆可为里字似寸字之明证。"

［释文］

黄帝说：《刺灸》讲攻邪法，你说是刺经脉，去病邪，我不知其中的道理，愿尽知之。岐伯说：攻邪，是因为病邪上逆，满于胸中，胸胀哮喘，其气逆上，喘促，坐卧不安，病人胸部闭阻，气息困难。我说攻邪法，此急病因攻邪而愈。黄帝说：讲得好！怎样针刺？岐伯说：刺天突穴。黄帝说：病人咳嗽气喘，胸闷胸痛的，怎样针刺？岐伯说：刺廉泉穴。黄帝说：刺有标准要求吗？岐伯说：刺天突穴，不要超过一寸。刺廉泉穴，病人面部血色改变为止。黄帝说：讲得好！

［原文］

黄帝曰：《刺节》言发蒙，余不得其意。夫发蒙者，耳无所闻，目无所见。夫子乃言刺府输，去府病，何输[①]使然？愿闻其故。岐伯曰：妙乎哉问也！此刺之大约[②]，针之极也。神明[③]之类也。口说书卷，犹不能及也。请言发蒙耳，尚疾于发蒙也。黄帝口：善。愿卒闻之。岐伯曰：刺此者，必于日中，刺其听宫，中[④]其眸子，声闻于耳，此其输也。黄帝曰：善。何谓声闻于耳？岐伯说：刺邪[⑤]以手坚按其两鼻窍而[⑥]疾偃，其声必应于针[⑦]也。黄帝曰：善。此所谓弗见为之，而无目视，见而取之，神明相得者也。

［考注］

①输：当为"以"之音转。义合。

②约：通“要”。

③神明：高明的刺法。《鹖冠子·泰録》：“神明者，积精微全粹之所成也。”

④中：“应”义。《管子·四时》尹知章注：“中，犹合也。”《助字辨略》：“合，应也。”

⑤刺邪：《甲乙·卷十二·第五》作“已刺”。

⑥而：《甲乙·卷十二·第五》作“令”。

⑦于针：《甲乙·卷十二·第五》作“其中”。

［释文］

黄帝说：《刺灸》讲发汗法，我不知其意。发汗法，我没有听到过，也没有见过，你说是刺腧穴，去表邪，为什么会产生这样的效果？愿知其理。岐伯说：问得真巧妙！这是针刺的要法，针刺之高尖端之术，属于高级刺法一类的方法。口说书写，都不能尽意。我说发汗法，大邪因发汗法而愈。黄帝说：讲得好！愿尽知其法。岐伯说：刺表邪之病，必须在中午人体阳气盛时进行。刺其听宫穴，使针感传应至瞳子，耳内似乎有声响。这就是该腧穴的作用。黄帝说：讲得好！什么是声闻于耳？岐伯说：刺完后用手坚按两鼻孔，快速仰卧，这样，耳内即如声响了。黄帝说：讲得好！这就是不见操作，两目空空，见其针刺，真是达到了高级程度了。

［原文］

黄帝曰：《刺节》言去爪，夫子乃言刺关节肢①络，愿卒闻之。岐伯曰：腰脊者，身之大关节也。肢胫②者，人之管以③趋翔也。茎垂④者，身中⑤之机⑥，阴⑦精之候⑧，津液之道也。故饮食不节，喜怒不时，津液内溢，乃下留于睾，血⑨道不通，日大⑩不休，俯仰不便，趋翔不能，此病荣然有水，不⑪上⑫不下，铍石所取，形⑬不可匿，常[14]不得蔽，故命曰去爪。帝曰：善。

［考注］

①肢：《甲乙·卷九·第十一》作“之”。

②肢胫：《甲乙·卷九·第十一》作“股胻”。

③管以：《甲乙·卷九·第十一》无此二字。《太素·卷二十二·五节刺》“管”作“所”义合。

④垂：《甲乙·卷九·第十一》作“睾”。

⑤身中：“身”为“生”之音转；“中”为“身”义。“身中”，即“生身”之义。“身”、“生”古韵近，故可通转。《诗·何人斯》“见其身”之“身”，王先谦疏：“鲁‘身’作‘人’。”柳宗元《祀》蒋之翘注：“生，人物。”《仪礼·乡射礼记》郑玄注：“身谓中。”

⑥机：为“器”之音转。《尚书序》孔颖达疏：“机者，机关。”《孙子兵法·谋攻》曹操注：“器械者，机关攻守之总名。”

⑦阴：为“人”之音转。

⑧候：“府”义。《玄应音义·卷五》注：“客舍逆旅名候馆。”《周礼·遗人》郑玄注：“候馆，楼可以观望者也。”《文选·齐故安陆昭王碑文》李周翰注：“候府，宿卫之官也。”《广雅·释宫》：“府，舍也。”

⑨血：《甲乙·卷九·第十一》作“水”。

⑩大：为“作”之误。

⑪不：为“水”之误。

⑫上：引为“盛”义。

⑬形：通“行”，“鞋”义。《说文通训定声》：“形，叚借又为行。”《荀子·王霸》杨倞注：“行，步也。”《国语·吴语》韦昭注：“履，行也。”

⑭常：通“裳”。《甲乙·卷九·第十一》正作“裳”。可证。

［释文］

黄帝说：《刺灸》讲刺水病之法，你说是刺关节之络脉及水病五十七穴的刺法，愿尽知之。岐伯说：腰脊是人身之大关节，股胫是人之所以走动的器官，茎睾是生身之器，人精液产生的府库，也是尿液排泄之道路。所以饮食不节，喜怒失常，津液内流，下留于睾，水道不通，日作不止，腰脊俯仰不便，胫足不能行走。这是猝然水聚不行之病，水盛不去，治用铍针、砭石刺其水邪。水肿病人，因足肿鞋常不能穿而蔽足，因身肿衣服常不能穿而蔽身。所以说要用刺水之法。黄帝说：讲得好！

［原文］

黄帝曰：《刺节》言彻衣，夫子乃言尽刺诸阳之奇腧，未有常处也。愿卒闻之。岐伯曰：是阳气有余而阴气不足，阴气不足则内热，阳气有余则外热。内[①]热相搏，热于怀炭，外畏锦帛[②]近[③]不可近身，又[④]不可近席。腠理闭塞，则汗不出，舌焦唇槁，腊干嗌燥[⑤]，饮食不让[⑥]美恶。黄帝曰：善。取之奈何？岐伯曰：取之于其天府、大杼三痏，又刺中膂，以去其热，补[⑦]足手太阴以去其汗，热去汗稀，疾于彻衣。黄帝曰：善。

［考注］

①内：《甲乙·卷七·第一》作“两”，义合。

②外畏绵帛：衍文。《甲乙·卷七·第一》无此四字。

③近：为“帛”之音转。涉后文之“近”而音转。

④又：《甲乙·卷七·第一》作“身热”二字。

⑤腊干嗌燥：《甲乙·卷七·第一》作“嗌干”。

⑥让：为“然”之音转，“知”义。“让”、“然”古声同，故可通转。《文选·陶徵士诔》吕延济注：“然，知也。”

⑦补：“治”义。

［释文］

黄帝说：《刺灸》讲刺热病之法，你说是尽刺阳热之腧穴，没有固定之穴，愿尽知之。岐伯说：这是阳气盛而阴气虚，阴虚会生内热，阳盛会生外热，两热相合，热得好像怀中抱了炭火，衣不可近身，身热又不能近炕。如果腠理闭塞，则汗不出，舌焦唇燥，嗌干，饮食不知味道。黄帝说：讲得好！怎样针刺治疗？岐伯说：刺其天府、大杼穴各三次，再刺中膂穴，以泻其热。刺手足太阴经以出其汗。热去汗出。病因于刺热法而愈。黄帝说：讲得好！

[原文]

黄帝曰：《刺节》言解惑，夫子乃言尽知调阴阳，补泻有余不足相倾移也。惑[①]何以解之？岐伯曰：大[②]风[③]在身，血脉偏虚，虚者不足，实者有余。经重不得，倾侧宛伏，不知东西，不知南北，乍上乍下，乍反乍复，颠倒无常，甚于迷惑。黄帝曰：善。取之奈何？岐伯曰：泻其有余，补其不足，阴阳平复。用针若此，疾于解惑。黄帝曰：善。请藏之灵兰之室，不敢妄出也。

[考注]

①惑：衍文。去之例合。《甲乙·卷十·第二》无。

②人：为“夫”之误。

③风：为“病”之音转。指病邪。

[释文]

黄帝说：《刺灸》讲平调阴阳法，你说是全面了解阴阳的虚实偏差，泻其有余，补其不足，纠正其偏差。怎么讲？岐伯说：病邪在身，血脉偏虚，虚是正气不足，实是邪气有余。轻重不同，错综曲折，病证变化不定，犹如难辨东西南北。病邪上下内外发作无常，颠倒反常无规律，甚于人神志迷乱一样。黄帝说：讲得好！怎样针刺治疗？岐伯说：泻其有余，补其不足，使阴阳平复为度。如此用针，病因调解阴阳法而愈。黄帝说：讲得好！请藏于灵兰之室，不要轻易泄露。

[原文]

黄帝曰：余闻刺有五邪[①]，何谓五邪[①]？岐伯曰：病有持[②]痈者，有容[③]大[④]者，有狭[⑤]小者，有热者，有寒者。是谓五邪[①]。黄帝曰：刺五邪[⑥]奈何？岐伯曰：凡刺五邪[⑥]之方，不过五章[⑦]。瘅热消灭，肿聚散亡，寒痹益[⑧]温，小者益[⑧]阳[⑨]，大者必[⑩]去。请[⑪]道其方。

[考注]

①邪：为“也”之音转，语末助词。《经传释词》：“邪，犹‘也’也。”

②持：据下文例，当衍。去之例合。

③容：衍文。《甲乙·卷五·第二》无。

④大：引为“实”义。《助字辨略》：“大，盛也。”

⑤狭：衍文。《甲乙·卷五·第二》无。

⑥邪：为“者”之音转。

⑦章：“条”义。《周髀算经》赵君卿注：“章，条也。”

⑧益：为“以”之音转，“使”义。“益”、“以”古声近，故可通转。《战国策·东周策》鲍彪注：“以，犹使也。”

⑨阳：通“扬”，“上”义，引为“加”、“补”义。《经义述闻》：“扬、阳古字通。”

⑩必：为“以”之音转。“使”义。

⑪请：为“谨”之音转。

[释文]

黄帝说：我听说针刺有五种适应证，是哪五种适应证？岐伯说：其病有肿聚之证，有实证，有虚证，有热证，有寒证。这叫做针刺的五种适应证。黄帝说：此五者怎样针刺？岐伯说：大致上说，刺此五者之方法，不过五条。热邪使其消除，肿聚使其消散，寒病使其温热，虚证使其强壮，实证使其邪气除去。我谨述其法如上。

［原文］

凡刺痈邪[①]，无[②]迎[③]陇[④]，易俗移性[⑤]，不得脓，脆[⑥]道更行，去其乡[⑦]，不安[⑧]处所，乃散亡。诸阴阳过[⑨]痈者，取之其输泻之。

［考注］

①邪：为“者”之音转。

②无：为“以”之音转。

③迎：同“逆”，引为“刺”义。

④陇：为“脓”之音转。“陇”、“脓”古韵近，故可通转。

⑤易俗移性：“易”，引为“去除”义；“俗”，通“欲”，“邪”义；“性”，为“脓”之音转。“易俗移性”，即“易欲移脓”，“去邪排脓”之义。《荀子·解蔽》杨倞注：“俗，当读为欲。”《礼记·乐记》郑玄注：“欲，谓邪淫也。”

⑥脆：《甲乙·卷五·第二》作“越”。

⑦乡：为“邪”之音转。“乡”、“邪”古声近，故可通转。

⑧安：“居”义。

⑨过：“病”义。

［释文］

凡刺痈肿之证，应刺其脓，去邪排脓。脓不出，换地方再刺。去其邪毒，不使它在其处，病才可以消除。各条阴阳经脉，凡是病痈肿的，都应刺其腧穴以泻毒热之气。

［原文］

凡刺大邪日[①]以[②]小，泄夺其有余，乃益[③]虚，剽[④]其通[5]，针其邪，肌肉亲[6]。视之毋有[7]，反[8]其真[9]。刺诸阳分肉间。

[考注]

①日：为“曰”之误。《甲乙·卷五·第二》作“曰”。

②以：“使”义。

③益：为“以”之音转，“使”义。

④剽：“刺”义。《集韵·笑韵》：“剽，刺也。”

⑤通：为“病”义之音转。

⑥亲：为“新”之音转。

⑦有：为“邪”之音转。《经传释词》：“有，犹为也。”《庄子·天地》郭象注：“邪，本又作‘为’。”是“有”、“邪”古通之证。

⑧反：“复”义。

⑨真：为“正”之音转。

[释文]

凡刺实证，是使它减少，泻其有余，以使其虚减，刺其病，针其邪，使机体复常。诊视其无病邪，才能复其正气。可刺诸阳经的肌肉间。

[原文]

凡刺小邪，日以大，补其不足乃无害[1]，视其所在迎[2]之界[3]，远近[4]尽至[5]，其[6]不得外侵而[7]，行[8]之乃自费[9]。刺分肉间。

[考注]

①害：“损”、“虚”义。

②迎：为“盈”之音转，“益”义。“迎”、“盈”古音近，故可通转。《礼记·祭义》郑玄注：“盈犹溢也。”《诸子平议·庄子》俞樾按：“益，当读为溢。”

③界：为“也”之音转。“界”，“也”古韵近，故可通转。

④远近：指病的久新。

⑤至：为“此”之音转。《潜夫论·遏利》汪继培笺：“至，旧作止。”《说文·止部》：“此，止也。”

⑥其：《甲乙·卷五·第二》无此字。

⑦而：为“耳”之音转，语末助词，无义。《文选·七启》旧校：“耳，五臣本作‘尔’。”《读书杂志·史记》王念孙按：“‘而’即‘尔’也。”是“而”、“耳”古通之证。

⑧行：引为“久”义。

⑨费：《甲乙·卷五·第二》作“贵”。

［释文］

凡刺虚证，是使其强大，补其不足，于是无虚。视其所病补益之，新久之病尽于此法。邪不能外侵，时间久了正气自然恢复。可刺肌肉之间。

［原文］

凡刺热邪，越而苍[1]，出[2]游[3]不[4]归[5]乃无病。为开通辟[6]门户，使邪得出，病乃已。

［考注］

①越而苍：“越”为“曰”之音转。“苍”为“沧”之借字。“而”，为“以”之音转。“曰以沧”，即“是使其寒凉”义。郭霭春：“‘越’与‘曰’通。”《甲乙·卷五·第二》“苍”作“沧”。

②出：为“其”之误。

③游：为“邪”之音转。“游”、“邪”古声同，故可通转。

④不：为“之”之音转。

⑤归：“去”义。《孟子·万章》焦循正义：“归，往也。”《左传·昭公七年》杜预注：“往，去也。”

⑥辟：衍文。涉前“开”字之形义致衍。去之例义合。

［释文］

凡刺热证，是使其寒凉，其邪气去，于是无病。这叫做开通门户，使邪气尽出，病则痊愈。

［原文］

凡刺寒邪，日以温，徐往徐来致其神[①]，门户已闭气不分，虚实得调，其[②]气存也。

［考注］

①神："气"义。《左传·庄公三十二年》孔颖达疏："神者，气也。"

②其：为"真"之误。《甲乙·卷五·第二》作"真"。"真"为"正"之音转。

［释文］

凡刺寒证，是使其温热，徐缓往来行针，以致其气，出针后按闭针孔使正气不泄散。虚实得调后，其正气可存。

［原文］

黄帝曰：官[①]针奈何？岐伯曰：刺痈者用铍针，刺大者用锋针，刺小者用员利针，刺热者用镵针，刺寒者用毫针也。

［考注］

①官："用"义。《荀子·天论》杨倞注："官，犹任也。"《吕览·察今》高诱注："任，用也。"

［释文］

黄帝说：怎样选用针具？岐伯说：刺痈肿用铍针，刺实邪用锋针，刺虚证用员利针，刺热证用镵针，刺寒证用毫针。

[原文]

请言解论[①]，与[②]天地相应，与四时相副，人参天地，故可为解[③]。下有渐洳，上生苇蒲，此所以知形气之多少也。阴阳者，寒暑也，热则滋雨而在上，根荄[④]少汁，人气在外，皮肤缓，腠理开，血气减[⑤]，汁[⑥]大泄，皮淖泽。寒则地冻水冰，人气在中，皮肤致[⑦]，腠理闭，汗不出，血气强，肉坚涩。当是之时，善行水者，不能往冰；善穿地者，不能凿冻；善用针者，亦不能取四厥；血脉凝结，坚搏不往来者，亦未可即柔。故行水者，必待天温冰释冻解，而水可行，地可穿也。人脉犹是也，治厥者，必先熨[⑧]调和其经，掌与腋，肘与脚，项与脊以[⑨]调之。火气[⑩]已通，血脉乃行，然后视其病，脉淖泽者刺而平之，坚紧者，破而散之[⑪]，气下乃止。此所谓以解结者也。

[考注]

①论：为"结"之误。郭霭春："'论'似应作'结'，下文'此所谓以解结者也'，前后文正相应。"

②与："与"前，当脱"人"字，义始合。

③解：为"比"之音转。"解"、"比"古声同。"解"先音转为"皆"。"皆"与"比"通。《吕览·应同》毕沅校："皆，作'比'。"

④荄：《甲乙·卷七·第三》作"茎"，义妥。若作"荄"，则与"根"义重复。

⑤减：《甲乙·卷七·第三》作"盛"。

⑥汁：《甲乙·卷七·第三》作"汗"。

⑦致：通"緻"，"密"义。

⑧熨："熨"下，《甲乙·卷七·第三》有"火以"二字。

⑨以：疑为“皆”之误。“皆”脱为“比”，遂误作“以”。
⑩火气：《甲乙·卷七·第三》作“大道”。
⑪散：《甲乙·卷七·第三》作“决”。

［释文］

我再讲一讲解除病邪的道理。人和天地相应，与四时相合。人既然与天地相参合，所以可用天地间的事物和其相比。如下有水泽湿地，上可生苇蒲，由苇蒲的生长状态可以知道水泽面积的多少。同样，人外形的强弱，可以推知他血气的多少。阴阳的变化，可以显现在寒暑上。天炎热，湿气上蒸，植物根茎汁液少，人则阳气在外，皮肤松弛，腠理开，血气盛，汗大出，皮肤滑利。天寒冷则地冻水冰，阳气入内，皮肤紧密，腠理闭，汗不出，血气强，肌肉坚涩。这时，好比善游水的人不能游冰，善穿掘地的人不能凿开冰冻一样，善针刺的人也不能治疗手足寒凉，血脉凝结之证。血气滞结不往来，也不能即刻调和，所以游水者，必须等到天温冰释冻解之时，而水才能流行，地才能穿掘。人的血脉也是这样。治寒冷之病，必须先用火法熨调其经脉，掌、腋、肘、脚、项、脊都要熨调。经脉通畅了，血气才能正常运行。然后根据具体病情调治。脉滑利的，刺而平之；脉坚紧的，攻而泻之，邪气下则止。这就是所说的解除病邪之法。

［原文］

用针之类，在于调气，气积[①]于胃[②]，以通营卫，各行其道。宗气留于海，其下者注于气街[③]，其上者走于息道。故厥[④]在于足，宗气不下，脉中之血，凝而留止，弗之火调，弗能取之[⑤]。

［考注］

①积：为“疾”之音转，“病”义。后文“有所疾”，或作“有所

结”。可证。

②胃：通“卫”。

③气街：为“其胫”之音转。

④厥：“寒”义。

⑤弗能取之：《甲乙·卷七·第三》作“针弗能取”。

[释文]

用针的作用，在于调气。气病在卫，应通利营卫之气，使之各行其道。宗气聚于胸中的气海，其气下注于胫足，上走于呼吸之道。所以寒邪在足，宗气不下，脉中之血，凝而留止。不用火法调治，针刺无效。

[原文]

用针者，必先察其经络之实虚，切而循之，按而弹[①]之，视其应动者，乃后取之而下之。六经调者，谓之不病，虽病，谓之自已也。一经上实下虚而不通者，此必有横络盛加于大[②]经，令之不通，视而泻之，此所谓解结[③]也。

[考注]

①弹：为“辨”之音转。辨别。《应玄音义·卷二十五》注：“弹，抨也。”《尔雅·释诂》郝懿行疏：“抨，又通作苹。”“平，通作苹。”《诗·采菽》孔颖达疏：“平，辨义通。”是弹、辨、平古并通。

②大：为“其”之误。

③解结：解病，去除病邪之义。

[释文]

用针治病，必须先察经络的虚实，循摸尺肤，按而辨察，视其病变之处，然后刺而除之。六经脉气调和，叫做无病。即使病，也容易好。某一经上实下虚而经气不通的，必有盛显之瘀络显现在该经之循行路线上，使它不通，见而针刺泻除去瘀络，这叫做解除病邪。

[原文]

上寒下热，先刺其项太阳，久留之，已刺则熨项与肩胛，令热下合[①]乃止，此所谓推而上之者也。

[考注]

①下合：为“上之”之误。义始合。

[释文]

上寒下热证，先刺项部太阳经脉，久留针。刺罢熨其项和肩胛部，使温热上至后停止。这就是所说的推而上之的方法。

[原文]

上热下寒，视其虚脉而陷之[①]于经络者取之，气下乃止。此所谓引而下之者也。

[考注]

①之：《甲乙·卷七·第三》作“下”。

[释文]

上热下寒证，视其虚陷的络脉而刺灸之，热气下停止。这就是所说的引而下之的治疗方法。

[原文]

大热遍身，狂而妄见、妄闻、妄言，视足阳明及[①]大络取之，虚者补之，血而[②]实者泻之，因其[③]偃卧，居其头前，以两手四指挟按[④]颈动脉[⑤]，久持之，卷[⑥]而切推，下至缺盆中，而复止[⑦]如前，热去乃止。此所谓推而散之者也。

［考注］

①及：为“之”之音转。

②而：《甲乙·卷七·第三》作“如”。按：“而”、“如”古通。《读书杂志·史记》王念孙按：“如，读为而。”是其古通之证。

③其：《甲乙·卷七·第三》作“令”。

④挟按：《甲乙·卷七·第三》作“按其”。

⑤颈动脉：“动”为“中”之音转。“脉”在此指筋脉。“颈中脉”，即颈部之筋脉。“动”、“中”古韵近，故可通转。《庄子·刻意》成玄英疏：“动，应也。”《礼记·月令》郑玄注：“中，犹应也。”

⑥卷：通“拳”。此指手。

⑦止：为“之”之音转。

［释文］

周身高热，致神志躁乱而出现妄见、妄闻、乱言，视其足阳明的大络刺之。虚证补，血实证用泻法。可使病人仰卧，医生站在他的头前面，用两手的拇、食指按他的颈部筋脉，按的时间要长一些，随后用手向下切推，至锁骨窝中，再重复操作同前。热退后停止。这就是所说的推而散之的治疗方法。

［原文］

黄帝曰：有一脉生数丨病者，或痛，或痈，或热，或寒，或痒，或痹，或不仁，变化无穷，其故何也？岐伯曰：此皆邪气之所生也。黄帝曰：余闻气者，有真①气，有正②气，有邪气。何谓真气③？岐伯曰：真气者，所受于天，与谷气并而充身也；正气者，正④风也，从一⑤方来，非⑥实风，又非⑥虚风也。邪气者，虚⑦风之贼伤人也，其中人也，深，不能自去；正④风者其中人也，浅，合⑧而⑨自去。其气来柔弱，不能胜⑩真气，故自去。

[考注]

①真：为“正”之音转。

②正：为“风”之音转。“正”、“风”古韵近，故可通转。

③何谓真气：《甲乙·卷十·第一》作“何谓也”。

④正：当为“其”之误。

⑤一：为“四”之脱误。

⑥非：疑为“有”之误。

⑦虚：为“其”之音转。《荀子·大略》杨倞注：“虚，读为居。”《诗·玄鸟》郑玄笺：“止，犹居也。”《诗·小旻》马瑞辰笺：“止与至同。”《诗·北门》陈奂传疏：“之，犹至也。”《战国策·燕策》鲍彪注：“之，犹其也。”

⑧合：为“其”之误。

⑨而：为“之”之音转。

⑩胜：《甲乙·卷十·第一》作“伤”。

[释文]

黄帝说：有的一经脉之中会发生几十种病证，或痛，或肿，或热，或冷，或痒，或痹，或麻木不仁，变化无止尽，这是为什么？岐伯说：这都是病邪所致。黄帝说：我听说气有正气、风气、邪气之分，怎么讲？岐伯说：正气天生即存在，与后天水谷之气共同充养人体。风气指风邪，可从四方来，有实风，有虚风。邪气，是其风邪剧烈，暗中袭人，侵入人体较深，不能自愈。其风邪伤人浅的，其病可自愈。因其风邪之气较弱，不能伤损人体的正气，故能自愈。

[原文]

虚[①]邪之中人也，洒淅动形，起毫毛而发腠理，其入深，内搏[②]于骨，则为骨痹，搏于筋，则为筋挛，搏于脉中，则为血闭不通，则为痈，搏于肉，与卫气相搏，阳胜者则为热，阴胜者则为寒，寒则真气去，去则虚，虚则寒。搏于皮肤之间，其气外发，腠理开，毫毛摇[3]，气往来行，则为痒。留而不去，则痹。卫气不行，则为不仁。

[考注]

①虚：为“其”之音转。

②搏：引为“客”、“侵”义。

③摇：“动”义。

[释文]

其邪气伤人，伤体表后会寒慄，毫毛竖起或腠理开而汗出。邪入深，内侵于骨，则为骨痹疼痛。侵于筋，则为筋脉拘挛。侵于脉，则为血滞不通，成为痈肿。侵于肌肉，与卫气相合，阳胜的成为热证，阴胜的成为寒证。寒使正气耗散，正气少则虚，虚就成为寒证。邪气侵于皮肤之间，其气外泄，腠理开，毫毛动，气来往行走皮肤间，所以痒。气滞肌肉不去，成为痹痛之病。卫气不行，成为肌肤麻木不仁之症。

[原文]

虚[1]邪偏客于身半，其入深，内居荣卫，荣卫稍衰，则真气去，邪气独留，发为偏枯。其邪气浅者，脉[2]偏痛。

[考注]

①虚：为“其”之音转。

②脉：为“外”之音转。指肌肤。

[释文]

其邪气偏侵犯人体的半侧身体，如果侵入深，内滞荣卫，荣卫气衰，使正气耗失，邪气独存，可成为偏枯半身不遂之病。如果邪气侵入浅，可成为半侧身体肌肤疼痛之证。

[原文]

虚[①]邪之入于身也，深，寒与热相搏，久留而内著，寒胜其热，则骨疼肉枯。热胜其寒，则烂肉腐肌为脓，内伤骨，内伤骨为骨蚀。有所疾[②]前[③]筋，筋屈不得伸。邪气居其间而不反[④]，发于[⑤]筋溜[⑥]。有所结[⑦]，气归[⑧]之，卫气留之，不得反[⑨]，津液久留，合而为肠溜[⑩]，久者数岁乃成，以手按之柔。已[⑪]有所结，气归之，津液留之，邪气中之，凝结日以易[⑫]甚，连以聚居，为昔瘤，以手按之坚。有所结，深中骨，气因于骨，骨与气并，日以益大，则为骨疽[⑬]。有所结，中于肉，宗气归之，邪留而不去，有热则化而为脓，无热则为肉疽[⑬]。凡此数气者，其发无常处，而有常名也。

[考注]

①虚：衍文。《甲乙·第十一·卷九》无此“虚”字。

②疾：为“结”之音转。以下文之“有所结”律之，可证。

③前：以下文律之，当为“中”之误，“伤”义。

④反：引为“去”义。《论语·颜渊》何晏集解：“反，犹归也。”“归”有“去”义。

⑤于：为“为”之音转。

⑥溜：通“瘤”。《甲乙·卷十一·第九》正作“瘤”。可证。

⑦结：邪气滞结。

⑧归：“聚”义。《易·说卦》李鼎祚集解：“归，藏也。”《庄子·天下》成玄英疏：“藏，积也。”《列子·汤问》殷敬顺释文：“积，聚也。”

⑨反：“复”义。

⑩肠溜：以上下文律之，当作“肠瘤”。

⑪已：衍文。《甲乙·卷十一·第九》无。

⑫易：为“益”之音转。“愈”义。“易”、“益”古韵同，故可通转。

⑬骨疽：郭霭春：“例以以上各段，‘骨疽’应作‘骨瘤’。《千金·卷二十四·第七》有‘陷肿散’能治骨瘤。下‘肉疽’，亦应作‘肉瘤’。”

［释文］

邪气侵入人体，其深，寒热互结，久留滞阻，如果寒胜热，则成为骨痛肉枯之证；如果热盛寒，就会腐烂肌肉而化为脓，内伤及骨，内伤骨会成为骨蚀烂之证。邪气滞结，伤于筋，使筋不能屈伸，邪气滞留其处不去，会发展成为筋瘤。邪气滞结，气聚不散，卫气滞留，不能复常，使津液久留滞聚结，会成为肠瘤。时间长的几年后才形成瘤肿。用手按其瘤，柔和发软。邪气滞结，气聚不散，津液滞留，邪气伤耗之，凝结日久，愈加严重，接连聚结，会成为昔瘤病。用手按其瘤，坚硬。邪气结滞，深而伤其骨骼，邪气与骨并居一处，日渐增大，成为骨瘤。邪气滞结，伤其肌肉，营卫之气聚阻结滞，邪气留滞不去。如果有热，则化为脓；如果无热，则成为肉瘤之病。凡上述数种气滞结之病，其发病常无固定之处，但有固定病名。

卫气行第七十六

［原文］

黄帝问于岐伯曰：愿闻卫气之行，出入之合[①]何如？岐伯曰：岁有十二月，日有十二辰，子午为经，卯酉为纬。天周二十八宿，而一面七星，四七二十八星。房昂为纬，虚张为经。是故房至毕为阳，昂至心为阴。阳主昼，阴主夜。故卫气之行，一日一夜五十周于身，昼日行于阳二十五周，夜行于阴二十五周，周于五藏。

［考注］

①合：《甲乙·卷一·第九》作“会”。“会”是“处”义。义合。

［释文］

黄帝问岐伯说：愿知卫气的运行、出入之处是怎样的？岐伯说：一年有十二个月，一天有十二时辰，子午南北直线为经，卯酉东西横线为纬。天体环行二十八宿，每一方七个星宿，四方共二十八个星宿。东西房宿至昴宿为纬，南北虚宿至张宿为经。所以房宿至毕宿为阳，昴宿到心宿为阴。阳主白天，阴主夜晚。因此，卫气的运行，一日一夜循行全身五十周，白天行阳分二十五周，夜间行阴分二十五周，环行于五脏之间。

［原文］

是故平旦阴[①]尽，阳气出于目，目张则气上行于头，循项下足太阳，循背下至小指之端。其散者，别于目锐眦，下手太阳，下至手小指之间外侧。其散者，别于目锐眦，下足少阳，注小指次指之间，以上循手少阳之分，侧下至小指之间。别者以上至耳前，合于颔脉，注足阳明，以下行至跗上，入五[2]指之间。其散者，从耳下下手阳明，入大指之间，入掌中。其至于足也，入足心，出内踝下，行阴分，复合于目，故[3]为一周。

[考注]

①阴：《甲乙·卷一·第九》“阴”下有“气”字。

②五：郭霭春：“顾氏《校记》云：‘经文无称‘五指’之例。以《经脉篇》校之，当作中指’。”

③故：“此”义。《墨子·兼爱》孙诒让注：“故者，是也。”《助字辨略》：“此，是也。”

[释文]

因此黎明时阴气尽，阳气出于目，目张开后气就上行于头，沿颈下足太阳经，沿背下足小指之端。其分支，从目外眦分出，下手太阳经，下手小指外侧之端。另一分支，从目外眦分出后，下行足少阳经，注于足小指次指之间，上行手少阳分支，下行手小指之间。其分支上耳前，入颔脉，注入足阳明经，下至足背上，入足中指之间。另一分支，从耳下沿手阳明经，进入手大指之间，入掌中。卫气至足部，入足心，出内踝，下行阴分后，再上合于目眦。这就是卫气运行的一周。

[原文]

是故日行一舍[1]，人气行一周与[2]十分身之八；日行二舍，人气行三周于身与十分身之六；日行三舍，人气行于身五周与十分身之四；日行四舍，人气行于身七周与十分身之二；日行五舍，人气行于身九周；日行六舍，人气行于身十周与十分身之八；日行七舍，人气行于身十二周在身[3]与十分身之六；日行十四舍，人气二十五周于身有奇分与十分身之二，阳尽于阴，阴受气矣。其始入于阴，常从足少阴注于肾，肾注于心，心注于肺，肺注于肝，肝注于脾，脾复注于肾为[4]周。是故夜行一舍，人气行于阴藏[5]一周与十分藏之八，亦如阳行之二十五周，而复合于目。阴阳一日一夜，合有奇分十分身之四，与十分藏之二。是故人之所以卧起之时有早晏者，奇分不尽故也。

［考注］

①舍：星宿。《文选·晋纪总论》李周翰注："舍，宿也。"《文选·擬明月何皎皎》吕向注："宿谓星也。"《素问·离合真邪论》王冰注："宿谓二十八宿。"

②与：为"又"之音转。《诸子平议·孟子》愈樾按："与，当训为如。"《经词衍释》："乃，犹如也。""乃，犹且也，又也。"是"与"、"又"古通之证。

③在身：衍文。楼英："在身二字衍文。"

④为："为"下，《甲乙·卷一·第九》有"一"字。

⑤阴藏：《甲乙·卷一·第九》作"身"。

［释文］

因此，日行一个星宿，卫气在人身运行一周又十分之八；日行二宿，卫气在人身运行三周又十分之六；日行三宿，卫气在人身运行五周又十分之四；日行四宿，卫气在人身运行七周又十分之二；日行五宿，卫气在人身运行九周；日行六宿，卫气在人身运行十周又十分之八；日行七宿，卫气在人身运行十二周又十分之六；日行十四宿，卫气行人身二十五周有余又十分之二。卫气白天行于阳分后，夜间开始行于阴分，阴受其气。始入阴分，从足少阴经传至肾脏，由肾传心，由心传肺，由肺传肝，由肝传脾，由脾再传肾而成为一周。所以夜行一宿，卫气在人身运行一周又十分之八，与白天相同，夜间也运行二十五周，而重新至目。阴分阳分在一日一夜里，当有余数十分之四或十分之二。人的卧起有早有晚，这是产生余数的原因。

［原文］

黄帝曰：卫气之在于身也，上下往来不以[①]期，候气而刺之奈何？伯高曰：分[②]有多少，日[③]有长短，春秋冬夏，各有分理，然后常以平旦为纪[④]，以夜尽为始。是故一日一夜，水下百刻，二十五刻者，半日之度也。常如是毋已，日入而[⑤]止，随日之长短，各以为纪而刺之。谨候其时，病可与期。失时反候者，百病不治。故曰：刺实者，刺其来[⑥]也；刺虚者，刺其去[⑦]也。此言气存亡之时，以候虚实而刺之。是故谨候气之所在而刺之，是谓逢时。在于三阳，必候其气在于阳而刺之；病在于三阴，必候其气在阴分而刺之。

［考注］

①不以：《甲乙·卷一·第九》作"无已"。

②分：指春分、秋分。

③日：为"至"之音转。郭霭春："'日'，应作'至'，'日'、'至'韵误。'至'指夏至冬至。"

④纪："准"义。

⑤而：为"不"之音转。

⑥来：引为"盛"义。

⑦去：引为"衰"义。

［释文］

黄帝说：卫气在人体中运行，上下往来无止息，怎样察其气而针刺？伯高说：春分秋分可分别寒温气的多少，冬至夏至可分别昼夜时日的长短。春夏秋冬，冷暖和时间的长短各有规律。卫气的运行常以早晨夜尽之时为标准视为开始。所以一日一夜，计时之水滴下漏一百刻。二十五刻正是白天半天的时间，如此环行不止，日入之时也不停。针刺应随着日出日入时间的长短，作为相应时间标准进行治疗。谨察其时，其病可愈，失时逆天气，百病无效。所以应察虚实而针刺，认真地察其气的所在病位而针刺。这叫做应合时气。病在三阳经，必察见其三阳经的证候再针刺其阳经；病在三阴经，必察见三阴经的证候再针刺其阴经。

［**原文**］

水下一刻，人气在太阳；水下二刻，人气在少阳；水下三刻，人气在阳明；水下四刻，人气在阴分；水下五刻，人气在太阳；水下六刻，人气在少阳；水下七刻，人气在阳明；水下八刻，人气在阴分。水下九刻，人气在太阳；水下十刻，人气在少阳；水下十一刻，人气在阳明；水下十二刻，人气在阴分。水下十三刻，人气在太阳；水下十四刻，人气在少阳；水下十五刻，人气在阳明；水下十六刻，人气在阴分；水下十七刻，人气在太阳；水下十八刻，人气在少阳；水下十九刻，人气在阳明；水下二十刻，人气在阴分；水下二十一刻，人气在太阳；水下二十二刻，人气在少阳；水下二十三刻，人气在阳明；水下二十四刻，人气在阴分；水下二十五刻，人气在太阳，此半日之度也。从房至毕一十四舍，水下五十刻，日行半度。回①行一舍，水下三刻与七分刻之四。大要曰：常以日之加于宿上也，人气在太阳，是故日行一舍，人气行三阳与阴分，常如是无已。天与②地同纪，纷纷盼盼，终而复始，一日一夜，水下百刻而尽矣。

[考注]

①回：《甲乙·卷一·第九》作“日”。

②天与：《甲乙·卷一·第九》作“与天”。

[释文]

漏水下一刻，卫气在手足的太阳经；漏水下二刻，卫气在手足的少阳经；漏水下三刻，卫气在手足阳明经；漏水下四刻，卫气至阴经；水下五刻，卫气在太阳经；水下六刻，卫气在少阳经；水下七刻，卫气在阳明经；水下八刻，卫气至阴经；水下九刻，卫气在太阳经；水下十刻，卫气在少阳经；水下十一刻，卫气在阳明经；水下十二刻，卫气至阴经；水下十三刻，卫气在太阳经；水下十四刻，卫气在少阳经；水下十五刻，卫气在阳明经；水下十六刻，卫气至阴经；水下十七刻，卫气在太阳经；水下十八刻，卫气在少阳经；水下十九刻，卫气在阳明经；水下二十刻，卫气至阴经；水下二十一刻，卫气在太阳经；水下二十二刻，卫气在少阳经；水下二十三刻，卫气在阳明经；水下二十四刻，卫气至阴经。水下二十五刻，卫气在太阳经。这是卫气半日的行程。从昴宿至毕宿十四宿，水下五十刻，这是日行半日的时间。日行一宿，漏水下三刻又七分之四刻。古《大要》篇中说：日行每至一宿，卫气一定运行于太阳经。所以日行一宿，卫气就运行了三阳经和一阴经。这样循环运行不止，与天地的规律一致。纷繁有序，终而复始。一日一夜，漏水滴下百刻，卫气行周身尽于五十遍。

九宫八风第七十七

合八风虚实邪正

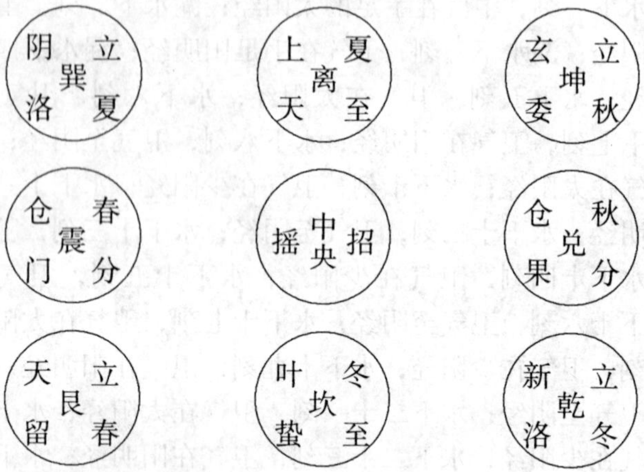

立夏	四	阴 洛 东南方	夏至	九	上天 南方	立秋	二	玄 委 西南方
春分	三	仓门 东方	招摇	五	中央	秋分	七	仓果 西方
立春	八	天 留 东北方	冬至	一	叶蛰 北方	立冬	六	新 洛 西北方

[原文]

太一①常以冬至之日，居叶蛰之宫②四十六日，明日[③]居天留四十六日，明日居仓门四十六日，明日居阴洛四十五[④]日，明日居天宫四十六日，明日居玄委四十六日，明日居仓果四十六日，明日居新洛四十五日，明日复居叶蛰之宫[⑤]，曰冬至矣。

［考注］

①太一：北极星。《史记·乐书》张守节正义："太一，北极大星也。"

②居叶蛰之宫：北极星处于北方叶蛰宫的位置。下"天留"、"仓门"等，例同此。

③明日：次日。《陔余丛考·卷二十一》："次日曰明日。"

④四十五日：此按一年三百六十六天计算，每宫四十六天，则成三百六十八天，所以将阴洛及新洛各减一天计算，成为四十五天。

⑤复居叶蛰之宫：《尔雅·释训》郝懿行疏："万物尽于北方，苏而复生。"

［释文］

北极星从冬至之日开始，处于北方叶蛰宫的位置四十六天；期满后次日，移居于东北方天留宫的位置四十六天；期满后次日，移居东方仓门宫的位置四十六天；期满后次日，移居东南方阴洛宫的位置四十五天；期满后次日，移居南方上天宫的位置四十六天；期满后次日，移居西南方玄委宫的位置四十六天；期满后次日，移居西方仓果宫的位置四十六天；期满后次日，移居西北方新洛宫的位置四十五天。期满后次日，又重新回到北方叶蛰宫的位置，万物进入冬天。

［原文］

太一日游，以冬至之日，居叶蛰之宫，数所在，日从[①]一处，至九日，复反于一，常如是无已，终而复始。

［考注］

①从：为“徙”之误。郭霭春：“《图经·卷三·针灸避忌太一之图序》作‘徙’。”

［释文］

北极星游行，始于冬至那天，推算它所在的地方，每天迁徙一处，第九天又返回属于一数的坎位，这样常行不止，终而复始地运行。

［原文］

太一移日，天必应之以风雨，以其日风雨则吉，岁美[1]，民安少病矣。先之则多雨，后之则多汗[2]。

［考注］

①岁美：年景好。

②汗：为“旱”之借字。《太素·卷二十八·九宫八风》作“旱”。可证。

［释文］

北极星交移过宫那天，天必然应合以风雨。如果是当天有风雨，是吉象，预兆年景好，民平安少病。如果是提前有风雨，则预示该年多雨；如果是错后有风雨，则预示该年多旱。

［原文］

太一在冬至之日有变，占在君；太一在春分之日有变，占在相；太一在中宫之日有变，占在吏；太一在秋分之日有变，占在将；太一在夏至之日有变，占在百姓。所谓变者，太一居五宫之日，病[1]风折树木，扬沙石。各以其所主占贵贱，因视风所从来而占之。风从其所居之乡来者为实风[2]，主生，长养万物。从其冲后[3]来者为虚风[4]，伤人者也。主杀主害者，谨候虚风而避之，故圣人日[5]避虚邪之道，如避矢石[6]然，邪弗能害，此之谓也。

[考注]

①病：《太素·卷二十八·九宫八风》作“疾”。

②实风：“实”为“善”义。即有益、善良之风。《大戴礼记》王聘珍注：“实以喻善。”

③冲后：“正后”之义。

④虚风：“虚”通“墟”，“坏”义。《礼记·檀弓》朱彬训：“‘墟’与‘虚’同。”《慧琳音义·卷八十二》注：“墟，毁灭无后之地。”《慧琳音义·卷五十三》注：“墟，废国邑也。”

⑤日：疑为“其”之误。

⑥矢石：“矢”、“石”义同。《淮南子·修务》高诱注：“石，矢弩也。”

[释文]

北极星在冬至那天，气候如有变化，预测君王之事；北极星在春分那天，气候如有变化，预测宰相之事；北极星在中宫的那天，气候如有变化，预测吏官之事；北极星在秋分那天，气候如有变化，预测将军之事；北极星在夏至那天，气候如有变化，预测百姓之事。所说的气候有变化，是北极星处于上述五宫之日，出现暴风，折断树木，飞沙走石。分别从北极星所主的方位来占测它们的吉凶。所以要看风的方向来占测。风从所居处的方向来，叫做实风，是善良之风，主生物养物；风从正后来的，叫做墟风，是伤人之风，主杀主害万物。谨察墟风而防避它。所以圣人躲避害邪之法，好比躲避暗箭一样随时小心，邪气才不能伤害其身。就是这个道理。

[原文]

是故太一入徙立于中宫，乃朝[①]八风，以占吉凶也。风从南方来，名曰大弱[②]风，其伤人也，内舍于心，外在于脉，气主热；风从西南方来，名曰谋[③]风，其伤人也，内舍于脾，外在于肌，其气主为弱[②]；风从西方来，名曰刚风，其伤人也，内舍于肺，外在于皮肤，其气主为燥；风从西北方来，名曰折[④]风，其伤人也，内舍于小肠，外在于手太阳脉，脉绝则溢[⑤]，脉闭则结不通，善暴死；风从北方来，名曰大刚风，其伤人也，内舍于肾，外在于骨与肩背之膂筋，其气主为寒也；风从东北方来，名曰凶风，其伤人也，内舍于大肠，外在于两胁腋骨下及肢节；风从东方来，名曰婴儿风[⑥]，其伤人也，内舍于肝，外在于筋纽，其气主为身[⑦]湿[⑧]；风从东南方来，名曰弱[②]风，其伤人也，内舍于胃，外在肌肉，其气主体[⑨]重[⑩]。此八风皆从其虚[⑪]之乡来，乃能病人。三虚[⑪]相搏，则为暴病卒死；两实一虚[⑪]，病则为淋露[⑪]寒热。犯其雨湿之地，则为痿。故圣人避风，如避矢石之焉。其有三虚[①]而偏中于邪风，则为击仆偏枯矣。

[考注]

①朝：为“昭”之音转，“明”、“知”义。《左传·昭公十五年》“蔡朝吴”之“朝”，《公羊传》作“昭”。此“朝”、“昭”古通之证。《诗·鹿鸣》郑玄笺：“昭，明也。”

②弱：为“热”之音转。“弱”、“热”古声同，故可通转。

③谋：通“谟”。“大”义。《诗经异文释·卷九》：“‘谋’、‘谟’声相近，义亦同。”《尔雅·释诂》邢昺疏：“谟者，大谋也。”

④折：“伤”义。《诗·将仲子》毛传：“折言伤害也。”

⑤溢:《甲乙·卷六·第一》作“泄”。

⑥婴儿风:东方是生发之方,故喻为婴儿。

⑦身:衍文。《甲乙·卷六·第一》无。

⑧湿:为“温”之误。春气主温。

⑨体:衍文。去之例合。

⑩重:当为“湿”之误。

⑪虚:通“墟”。“坏”义。

⑫露:通“潞”。“伤”义。

[释文]

所以北极星移居中宫的位置,才能明知八风,以预测它的吉凶。风从南方来,叫做大热风,它伤人,内在心,外在脉,其气主热;风从西南方来,叫做大风,它伤人,内在脾,外在肌肉,其气主热;风从西方来,叫做刚风,其伤人,内在肺,外在皮肤,其气主燥;风从西北方来,名叫伤风,其伤人,内在小肠,外在手太阳脉。脉衰绝则气泄散,脉闭阻则气滞不通,常猝死;风从北方来,叫做大刚风,其伤人,内在肾,外在骨和肩背脊,其气主寒;风从东北方来,名叫凶风,其伤人,内在大肠,外在两胁腋及肢节;风从东方来,叫做婴儿风,其伤人,内有肝,外在筋结,其气主温;风从东南方来,叫做热风,其伤人,内在胃,外在肌肉,其气主温。这是八风都从其所在方位产生伤坏之邪风,所以能伤人。三方向的邪风相合,会暴病猝死;两方益风,一方坏风,病为淋湿所伤而发热恶寒;单受雨湿之侵袭,则成为痿证。所以圣人避邪风,好像躲避暗箭。如果有三方邪风而人体半侧身体伤于风邪的,会成为突然倒地或半身不遂之证。

九针论第七十八

［原文］

黄帝曰：余闻九针于夫子，众多博大矣，余犹不能寤。敢问九针焉生？何因而有名？岐伯说：九针者，天地之大数也，始于一而终于九。故曰：一以法[①]天，二以法地，三以法人，四以法时，五以法音，六以法律，七以法星，八以法风，九以法野。

［考注］

①法："象征"义。《吕览·情欲》高诱注："法，象也。"

［释文］

黄帝说：我听说你讲九针，博大精深，但我仍不能明白，敢问九针是怎样产生的？为什么有其相应的名称？岐伯说：九针，与天地的大数相合。始于第一种而止于第九种。所以说：第一种针象征天；第二种针象征地；第三种针象征人；第四种针象征时；第五种针象征音；第六种针象征律；第七种针象征星；第八种针象征风；第九种针象征九野。

［原文］

黄帝曰：以针应九之数奈何？岐伯曰：夫圣人之起天地之数也，一而九之，故以立九野。九而九之，九九八十一，以起黄钟数[①]焉，以针应数也。

［考注］

①黄钟数：《国语·周语》韦昭注："黄钟，阳之变也。管长九寸，

径三分，围九分，律长九寸，因而九之，九九八十一，故黄钟之数立焉。”

［释文］

黄帝说：针是怎样应合九这个数字的？岐伯说：圣人制定天地之大概数，从一至九，故有九野之说。九九相乘是八十一，与黄钟数产生的九九八十一数相同。所以用九来定针具之数。

［原文］

一者天也，天者阳也。五藏之应天者肺。肺者五藏六府之盖也。皮者肺之合也，人之阳也。故为之治①针，必以大其头而锐其末，令无得深入而阳气出。

［考注］

①治：为“制”之音转。下诸“治”，例同。《甲乙·卷五·第二》“治”下有“镵”字。

［释文］

一应合天，天属阳。五脏中应天的是肺脏。肺是五脏六腑的上盖，其位置最高。皮毛应合肺，为人体的外表。所以制造第一种针镵针，必须针头大，尖锋利，使它不能深刺，以泻表邪。

［原文］

二者地也，人之所以应土者肉也。故为之治①针，必筩②其身而员其末，令无得伤肉分，伤则气得竭。

［考注］

①治：《甲乙·卷五·第二》作“治”下有“员”字。

②筩：为“通”之音转，“直”义。《玄应音义·卷二》注：“筩，经文作‘筒’。”《说文·竹部》徐锴系传：“筒，通洞无底也。”

［释文］

二应合地，在人与肉相应。所以制造第二种针员员针，必须针身直，针尖圆，使它不能损伤肌肉。损伤肌肉会使气衰竭。

［原文］

三者人也，人之所以成生者血脉者也。故为之治[①]针，必大其身而员其末，令可以按脉勿陷，以致[②]其气，令邪气独出。

［考注］

①治：《甲乙·卷五·第二》“治”下有“鍉”字。

②致：为“治”之音转。

［释文］

三应合人。人之所以有生命，是靠血脉的营养。所以制造第三种针鍉针治血脉之病，必须针身大，针尖圆，使它可以按摩血脉而不陷下，以治疗血脉之气，使邪气排出。

［原文］

四者时也，时者，四时八风之客于经络之中。为瘤[①]病者也。故为之治[②]针，必筩其身而锋其末，令可以泻热出血，而痼病竭。

［考注］

①瘤：《甲乙·卷五·第二》作“痼”。

②治：《甲乙·卷五·第二》“治”下有“锋”字。

［释文］

四应合时，时，指四时八风之邪气侵犯经络之中，成为久痼之病。所以制造第四种针锋针，必须身针直，针尖锐利，使它可以泻热邪，出瘀血，而使久病除去。

［原文］

五者音也，音者冬夏之分，分于子午，阴与阳别，寒与热争，两气相搏，合为痈脓者也。故为之治[1]针，必令其末如剑锋，可以取大脓。

［考注］

①治："治"下，《甲乙·卷五·第二》有"铍"字。

［释文］

五应合五音，五音之五是中间之数，在九宫数中，分开了冬至夏至和地支的子午。人体如果阴与阳分开，寒与热互结，就会成为痈脓之证。所以制造第五种针铍针，必须使其尖如剑锋，以使它刺痈排脓。

［原文］

六者律也，律者，调阴阳四时[1]而合十二经脉。虚[2]邪客于经络而为暴痹者也。故为之治[3]针，必令尖如氂，且员且锐，中身微大，以取暴气。

［考注］

①四时：疑衍。

②虚：为"其"之音转。

③治：《甲乙·卷五·第二》"治"下有"员利"二字。

［释文］

六应合六律。六律喻人体阴阳十二经脉如六律音之协调。其邪气客侵于经脉，可成暴痹之病。所以制造第六种针员利针，必须使其针尖细如毛，圆而尖，身针略粗，以治暴痹之病。

［原文］

七者星也，星者人之七窍，邪之所客于经，而为痛痹，舍于经络者也。故为之治[①]针，令尖如蚊虻喙，静以徐往，微[②]以久留，正气因[③]之，真[④]邪俱往，出[⑤]针而养者也。

［考注］

①治：《甲乙·卷五·第二》“治”下有“毫”字。

②微：“轻”义。

③因：疑为“留”之误。

④真：疑为“其”之误。正气与邪气不能同时泻出。

⑤出：为“其”之误。

［释文］

七应合七星，七星应合人的七窍。邪气侵入经脉，成为痛痹。这是邪气留滞经络所致。所以制造第七种针毫针，必须使其针尖细如蚊虻之嘴，可徐缓进针，动作轻而久留针，正气可留存，其邪皆泻出。其针有补益的作用。

［原文］

八者风也，风者人之股肱八节也，八正之虚[①]风，八风[②]伤人，内舍于骨解腰脊节腠理之间，为深痹也。故为之治[③]针，必长其身，锋其末，可以取深邪远痹。

［考注］

①虚：为“邪”之音转。《甲乙·卷五·针道自然逆顺第六》作“急写其虚”，《灵枢·根结》作“急写其邪”。是“虚”、“邪”通假之证。

②八风：衍文。《甲乙·卷五·第二》无。

③治：《甲乙·卷五·第二》"治"下有"长"字。

［释文］

八应合八风，八风应合人的股肱八节。八方的邪风伤人，内留于骨隙腰脊肌肉之间，成为深痹。所以制造第八种针长针，必须使针体长，其尖锋利，以治深邪久痹。

［原文］

九者野也，野者人之节解[①]皮肤之间也，淫邪流溢于身，如风水之状，而溜[②]不能过于机关大节者也。故为之治[③]针，令尖如挺[④]，其锋微员，以取大气之不能过于关节者也。

［考注］

①解：为"肌"之音转。"解"、"肌"古声同，故可通转。

②而溜：衍文。《甲乙·卷五·第二》无此二字。

③治：《甲乙·卷五·第二》"治"下有"大"字。

④挺：郭霭春："应作'筳'。《离骚》王注：'筳，小破竹也'。"

［释文］

九应合九野，九野应合人的节肌皮肤，邪气漫衍在身体肌表好像风水病之肿胀肌肤一样，不能深人机关骨节。所以制造第九种针大针，使其针尖如破竹，其锋稍圆，用以治疗表邪停滞，不能深入关节之病。

［原文］

黄帝曰：针之长短有数乎？岐伯曰：一曰镵针者，取法[①]于巾针[②]，去末寸半[③]，卒锐之，长一寸六分，主热在头身也；二曰圆针，取法于絮针[④]，筩其身而卵其锋，长一寸六分，主治分间气；三曰鍉针，取法于黍粟之锐，长三寸半，主按脉取气，令邪出；四曰锋针，取法于絮针[⑤]，箭其身，锋其末，长一寸六分，主痈[⑥]热出血；五曰铍针，取法于剑锋，广二分半，长四寸，主大痈脓，两[⑦]热争[⑧]者也；六曰员利针，取法于氂[⑨]，针微大其末，反小其身，令可深内也，长一寸六分，主取痈[⑩]痹者也；七曰毫针，取法于毫毛，长一寸六分，主寒热痛痹在络者也；八曰长针，取法于綦针[⑪]，长七寸，主取深邪远痹者也；九曰大针，取法于锋针，其锋微员，长四寸，主取大[⑫]气不出关节者也。针形毕矣。此九针大小长短法也。

［考注］

①取法：取象。

②巾针：拟指绣花之针。例与下文"絮针"始不重复。

③寸半：《甲乙·卷五·第二》作"半寸"。

④絮针：此"絮"，疑为"骨"之音转。骨制之针，其针锋不可能过度尖锐而呈略圆形，与此"卵其锋"义合，且与下文之"絮针"例不重合。

⑤絮针：孙鼎宜："絮针，古者缝絮之针也。"

⑥痈：《甲乙·卷五·第二》作"泻"。

⑦两：为"其"之误。

⑧争："盛"义。《礼记·月令》郑玄注："争者，阳方盛。"

⑨氂：当为"厘"之误。喻其细小。例与下文"毫毛"始能有别。

⑩痈：当为衍文，去之义例合。

⑪綦针："綦"通"钵"。《管子·轻重》尹知章注："钵，长针也。"《说文·金部》桂馥义证："'綦'，通作'钵'。"《说文·金部》："钵，綦针也。"

⑫大：为"其"之误。指邪。

［释文］

黄帝说：针的长短有规格吗？岐伯说：第一种叫镵针，取象于绣花之针，离针尖半寸开始，尖细突出，针长一寸六分，主治头身热证；第二种叫圆针，取象于骨针，针身直，其锋圆，长一寸六分，主治肌肉间邪气；第三种叫鍉针，取象于黍粟之尖，长三寸半，主按脉刺邪气，使邪气得泻；第四种叫锋针，取象于缝衣之针，真其身，针头尖锐，长一寸六分，主泻热出血；第五种叫铍针，取象于剑锋，宽二分半，长四寸，主治大痈脓，其热邪盛的；第六种叫员利针，取象于厘针，针尖比针身略大，针身细小，使可深入内部，长一寸六分，主治痹证；第七种叫毫针，取象于毫毛，长一寸六分，主治表证寒热，痛痹在络；第八种叫长针，取象于古之长针，长七寸，主治深邪久痹；第九种叫大针，取象于锋针，其尖略圆，长四寸，主治邪气在肌表不能深入关节骨骼的。针的形状讲完了。这就是九针大小长短的不同形态。

［原文］

黄帝曰：愿闻身形应九野奈何？岐伯曰：请[①]言身形之应九野也。左足应立春，其日戊寅己丑；左胁应春分，其日乙卯；左手应立夏，其日戊辰己巳；膺喉首头应夏至，其日丙午；右手应立秋，其日戊申己未；右胁应秋分，其日辛酉；右足应立冬，其日戊戌己亥；腰尻下窍应冬至，其日壬子；六府膈下三藏应中州，其大[②]禁，大禁[③]太乙所在之日及诸戊己。凡此九者，善候八正所在之处，所主左右上下。身体有痈肿者，欲治之，无以其所直[④]之日溃治之[⑤]，是谓天忌日也。

［考注］

①请：为“臣”之音转。

②大：为“之”之误。

③大禁：衍文。《甲乙·卷十一·第九》无。

④直：“当”义。《战国策·齐策》高诱注：“直，当也。”

⑤溃治之：郭霭春：“《图经·卷三》引作‘刺之’。”

［释文］

黄帝说：愿知身形怎样应九野？岐伯说：我讲一讲身形应九野。左足应合立春，它的时日是戊寅、己丑；左胁应合春分，它的时日是乙卯；左手应立夏，它的时日是戊辰、己巳；胸喉头应合夏至，它的时日是丙午；右手应合立秋，它的时日是戊申、己未；右胁应合秋分，它的时日是辛酉；右足应合立冬，它的时日是戊戌、己亥；腰尻下窍应合冬至，它的时日是壬子；六腑及膈下的肝、脾、肾三脏应合中州，它的禁忌之日是北极星所在之日与各戊己日。以上九者，可察八风所在之处，及相应的人体左右上下等部位。准备治疗痈肿痛，不要在它所主的时日里针刺，这就是所说的天忌日。

［原文］

形乐志苦，病生于脉，治之以灸刺；形苦志乐，病生于筋，治之以熨引；形乐志乐，病生于肉，治之以针石；形苦志苦，病生于咽喝[①]，治之以甘药[②]；形数惊恐，筋脉[③]不通，病生于不仁[④]，治之以按摩醪药[⑤]。是谓形[⑥]。

［考注］

①喝：《素问·血气形志》作“嗌”。

②甘药：“甘”疑“毒”字之脱误。“毒”脱为“毋”，与“甘”形近致误。“毒药”，泛指药物。

③筋脉：“筋”为“经”之音转。“筋脉”即“经脉”。《甲乙·卷

六·第二》"筋"正作"经"。可证。

④不仁："不"为"之"之音转；"仁"，为"心"之误。惊恐伤心神，所以心病。

⑤醪药：即药酒。《广雅·释器》："醪，酒也。"

⑥形：《甲乙·卷六·第二》作"五形志也"。

［释文］

形体安逸，精神苦闷，病多生在经脉，治疗用灸刺法；形体劳苦，精神愉快，病多生在筋，治疗用熨引之法；形体安逸，精神愉快，病多生在肌肉，治疗用针石；形体劳苦，精神苦闷，病多生在咽喉，治疗用药物；屡受惊恐，经脉不通，病多生在心，治疗用按摩药酒。这就是所说的五种形志之病。

［原文］

五藏气①：心主②噫③，肺生咳，肝主语④，脾主吞⑤，肾主欠⑥。六府气：胆为怒⑦，胃为气逆哕，大肠小肠为泄，膀胱不约为遗溺，下焦溢为水。

［考注］

①五藏气：《素问·宣明五气》作"五气所病"。

②主：《素问·宣明五气》作"为"。

③噫：通"意"。泛指神志。《庄子·在宥》陆德明释文："意，本又作噫。"《文选·为曹公作书与孙权》"心忿意"之"意"，五臣本作"气"。《左传·庄公三十二年》孔颖达疏："神者，气也。"

④语：为"伛"之音转。"语"、"伛"古声近，故可通转。肝主筋，筋病所以伛曲。《慧琳音义·卷二十七》注："伛，背曲不直也。"

⑤吞：为"吐"之音转。"吞"、"吐"古声近，故可通转。

⑥欠：为"水"之误。《素问·水热穴论》："肾为水肿。"

⑦怒：为"呕"之误。吴考槃《素问厘定》："怒为呕之误字。"《刺禁论》："刺中胆，其动为呕。"

[释文]

五脏之气所病：心成为神志之病，肺为咳嗽，肝为身体曲伛，脾为吐，肾为水肿。六腑气病：胆为呕，胃为哕，大小肠为泄泻，膀胱不约束为遗尿，下焦水溢为水肿。

[原文]

五味[1]：酸入肝，辛入肺，苦入心，甘入脾，咸入肾，淡入胃，是谓五味[2]。

[考注]

①五味：《素问·宣明五气》作"五味所入"。

②味：《素问·宣明五气》作"入"。

[释文]

五味所入：酸味入肝，辛味入肺，苦味入心，甘味入脾，咸味入肾，淡味入胃。这是五入。

[原文]

五并[1]：精[2]气并肝则忧，并心则喜，并肺则悲，并肾则恐，并脾则畏，是谓五精之气并于藏也。

[考注]

①五并：《素问·宣明五气》作"五精所并"，"并"，"甚"义。《素问·生气通天论》王冰注："并，谓盛实也。"

②精："神"义。

[释文]

五气所甚：神气甚于肝则忧，甚于心则喜，甚于肺则悲，甚于肾则恐，甚于脾则畏。这叫做五神之气盛于其脏。

［原文］

五恶[1]：肝恶风，心恶热，肺恶寒，肾恶燥，脾恶湿。此五藏气所恶也。

［考注］

①五恶：《素问·宣明五气》作“五藏所恶”。

［释文］

五脏所怕：肝怕风，心怕热，肺怕寒，肾怕躁，脾怕湿。这是五脏所怕。

［原文］

五液[1]：心主[2]汗，肝主泣[3]，肺主涕，肾主唾，脾主涎。此五液所出也。

［考注］

①五液：《素问·宣明五气》作“五藏化液”。

②主：《素问·宣明五气》作“为”。

③泣：《素问·宣明五气》作“泪”。

［释文］

五脏之液：心是汗，肝是泪，肺是涕，肾是唾，脾是涎。这是五脏所出之液。

［原文］

五劳[1]：久视伤血，久卧伤气，久坐伤肉，久立伤骨，久行伤筋，此五久劳所病也[2]。

［考注］

①五劳：《素问·宣明五气》作“五劳所伤”。

②此五久劳所病也：《素问·宣明五气》作“是谓五劳所伤”。

[释文]

五劳所伤：久视会伤血，久卧会伤气，久坐会伤肉，久站立会伤骨，久行走会伤筋。这叫做五劳所伤。

[原文]

五走[①]：酸走筋，辛走气，苦走血[②]，咸走骨[③]，甘走肉。是谓五走也。

[考注]

①走：引为“失”、“伤”义。

②苦走血：《素问·宣明五气》作“咸走血”。

③咸走骨：《素问·宣明五气》作“苦走骨”。

[释文]

五伤：酸味易伤筋，辛味伤气，咸味伤血，苦味伤骨，甘味伤脾。这叫做五伤。

[原文]

五裁[①]：病在筋，无[②]食酸；病在气，无食辛；病在骨，无食咸[③]；病在血，无食苦[④]；病在肉，无食甘。口嗜而欲食之，不可多也。必自裁也，命曰五裁。

[考注]

①裁：“制”、“忌”义。《尔雅·释言》：“裁，节也。”《战国策·秦策》高诱注：“裁，制也。”

②无：《素问·宣明五气》“无”下，有“多”字。

③咸：《素问·宣明五气》作“苦”。

④苦：《素问·宣明五气》作“咸”。

［释文］

五忌：病在筋，不要多吃酸味；病在气，不要多食辛味；病在骨，不要多吃苦味；病在血，不要多吃咸味；病在脾，不要多吃甜味。口里想吃，但不能多吃，必须自忌，这叫做五忌。

［原文］

五发[①]：阴病发于骨，阳病发于血，以味发于气[②]，阳病发于冬，阴病发于夏。

［考注］

①五发：《素问·宣明五气》作“五病所发”。

②以味发于气：《素问·宣明五气》作“阴病发于肉”。

［释文］

五病所发，肾阴之病发生在骨，心阳之病发生于血，脾脏之病发生在肌肉，肝阳之病发源于冬天，肺阴之病发源于夏天。

［原文］

五邪[①]：邪入于阳，则为狂；邪入于阴，则为血痹；邪入于阳，转[②]则为癫疾；邪入于阴，转[②]则为瘖；阳入之于阴，病静；阴出之于阳，病喜[③]怒。

［考注］

①五邪：《素问·宣明五气》作“五邪所乱”。

②转：通“抟”，“聚”义。《吴越春秋》徐天祜注：“专，作转。”《史记集解》引徐广：“专，亦作抟。”《管子·霸言》尹知章注：“抟，聚也。”

③喜：衍文。郭霭春：“《千金·卷十四·第五》无此字。按：无‘喜’字是。‘病怒’与‘病静’句倒一致。”

[释文]

五邪所乱：病邪入阳，会成为狂证；病邪入阴，会成为血痹病；病邪侵入阳分，聚则成为癫病；病邪侵入阴分，聚则成为失音证。病邪由阳入阴，病人平静；病邪由阴至阳，病人躁动不安。

[原文]

五藏①：心藏神，肺藏魄，肝藏魂，脾藏意，肾藏精②志也。

[考注]

①五藏：《素问·宣明五气》作“五藏所藏”。

②精：《素问·宣明五气》无“精”字。

[释文]

五脏所藏：心藏神，肺藏魄，肝藏魂，脾藏意，肾藏志。

[原文]

五主①：心主脉，肺主皮，肝主筋，脾主肌②，肾主骨。

[考注]

①五主：《素问·宣明五气》作“五藏所主”。

②肌：《素问·宣明五气》作“肉”。

[释文]

五脏所主：心主脉，肺主皮，肝主筋，脾主肉，肾主骨。

[原文]

阳明多血多气，太阳多血少气，少阳多气少血，太阴多血少气，厥阴多血少气，少阴多气少血。故曰刺阳明出血气，刺太阳出血恶气，刺少阳出气恶血，刺太阴出血恶气，刺厥阴出血恶气，刺少阴出气恶血也。

［释文］

阳明经多血多气，太阳经多血少气，少阳经多气少血，太阴经多血少气，厥阴经多血少气，少阴经多气少血。所以刺阳明经可以出血出气，刺太阳经可出血，不可出气，刺少阳经可以出气，不可出血，刺太阴经，可以出血，不可以出气，刺厥阴经，可以出血，不可以出气，刺少阴经，可以出气，不可以出血。

［原文］

足阳明①太阴为表里，少阳①厥阴为表里，太阳①少阴为表里，是谓足之阴阳也。手阳明①太阴为表里，少阳①心主为表里，太阳①少阴为表里，是谓手之阴阳也。

［考注］

①足阳明："明"下，《素问·血气形态》有"与"字，义合。下"少阳"、"太阳"等后，例同此。

［释文］

足阳明胃经与足太阴脾经为表里，足少阳胆经与足厥阴肝经为表里，足太阳膀胱经与足少阴肾经为表里。这是足三阴经与足三阳经的表里关系。手阳明大肠经与手太阴肺经为表里，手少阳三焦经与手厥阴心包络经为表里，手太阳小肠经与手少阴心经为表里。这是手三阴经与手三阳经的表里关系。

岁露论第七十九

岁露：岁指岁气。即四时八风之邪气。“露”为“潞”之借字。“伤”义。“岁潞”，即“岁气伤害”之义。《周礼·职方氏》孙诒让正义：“‘潞’，《周书》作‘露’，亦声同字通。”《吕览·不屈》高诱注：“潞，羸也。”《国语·鲁语》韦昭注：“羸，病也。”“病”有“伤”义。

［原文］

黄帝问于岐伯曰：经言夏日伤暑，秋病疟。疟之发以[①]时，其故何也？岐伯对曰：邪客于风府，病循膂而下，卫气一日一夜，常[②]大[③]会于风府，其明[④]日日下一节，故其日作晏。此其先客于脊背也，故每至于风府则腠理开，腠理开则邪气入，邪气入则病作，此所以日作尚[⑤]晏也。卫气之行风府，日下一节，二十一日下至尾底，二十二日入脊内，注于伏冲[⑥]之脉，其行九日，出于缺盆之中，其气上行，故其病稍益至[⑦]，其内搏[⑧]于五藏，横连募原[⑨]，其道远，其气深，其行迟，不能日作，故次日乃稸积而作焉。

［考注］

①以：为“应”之音转。“以”、“应”古声近，故得通转。《汉书·刘向传》颜师古注：“以，由也。”《诗·十月之交》陈奂传疏：“由，从也。”《文选·七命》吕向注“应，从也。”

②常：衍文。《甲乙·卷七·第五》无此字。

③大：为“其”之误。
④明：“次”义。
⑤尚：为“当”之音转。《说文通训定声》：“尚，叚借又为当。”
⑥伏冲：《甲乙·卷七·第五》作“太冲”。
⑦至：《甲乙·卷七·第五》及《素问·疟论》并作“早”，义合。
⑧搏：“交”义。
⑨募原：脐腹。

［释文］

黄帝问岐伯说：经书说夏天伤于暑邪，秋天会病疟疾。疟病的发作应合一定的时间，这是为什么？岐伯答道：邪气侵入风府，沿脊骨而下，而卫气循行一日一夜，在风府处与之会合，其气第二天下移脊骨一节，日下一节，所以其发作一天晚一天，这是邪气侵入脊背的原因。每当卫气行至风府时，腠理开发，邪气趁机侵入，侵入后病就会发作，所以其发作时间当日晚。邪气随卫气之至而侵入风府，每日下移一节，二十一日，下至尾骶骨，二十二日又复入于脊内，流注于太冲之脉，再上行，第九日出于缺盆中。由于气行一日高于一日，所以其发病时间渐早。如果邪气内交于五脏，横连脐腹，由于其道路远，邪气深，行散迟，不能按日发作，所以邪气隔日聚集后，才又发作起来。

［原文］

黄帝曰：卫气每至于风府，腠理乃发，发则邪入焉。其卫气日下一节，则不当风府奈何？岐伯曰：风府无常[①]，卫气之所应，必开其腠理，气之所舍节[②]，则其府也。

［考注］

①风府无常：《甲乙·卷七·第五》作“风无常府”。
②节：为“者”之音转。

［释文］

黄帝说：卫气每行至风府，腠理就开发，腠理开则邪气侵入而发病。卫气逐日下移一节，如果卫气之发没有恰在风府，那会怎么样呢？岐伯说：风邪侵入没有固定之处，但卫气与邪气相合，必须等到腠理开发，邪气入留，病邪就会在该处发作。

［原文］

黄帝曰：善。夫风之与疟也，相与[①]同类，而风常在，而疟特[②]以时休何也？岐伯曰：风气留其处[③]，疟气随经络沉以内搏，故卫气应乃作也。帝曰：善。

［考注］

①与：《甲乙·卷七·第五》、《素问·疟论》并作"似"。

②特："独"义。《吕览·论人》高诱注："特，独也。"

③其处：《素问·疟论》"处"下，有"故常在"三字。

［释文］

黄帝说：讲得好！风邪和疟邪，性质相似属于同一类。但风邪病常在，而疟疾发作却有休止，这是为什么？岐伯说：风邪常留滞病处，所以病状常在。疟疾之邪气随经络内传行移，与卫气相遇时才会发作。黄帝说：讲得好！

［原文］

黄帝问于少师曰：余闻四时八风之中人也，故[①]有寒暑，寒则皮肤急而腠理闭，暑则皮肤缓而腠理开。贼风邪气，因得以入乎？将[②]必须八正[③]虚[④]邪，乃能伤人乎？少师答曰：不然。贼风邪气之中人也，不得以时，然必因其开也，其入深，其内极病[⑤]，其病人也卒[⑥]暴；因其闭也，其入浅以[⑦]留[⑧]，其病[⑨]也徐以迟。

［考注］

①故："本来"义。

②将：通"其"。《经传释词》："'将'与'其'同义，故二字可互用。"

③正："方"义。

④虚：《甲乙·卷六·第一》作"风"。

⑤其内极病："其"、"病"二字当衍。"内"为"而"之误。"极"为"疾"之音转。"其入深而疾"，与后文之"其入浅以留"正对举。

⑥卒：为"猝"之音转，"突然"义。

⑦以：为"而"之音转。

⑧留：经为"迟"义。

⑨病：《甲乙·卷六·第一》"病"下有"人"字。例合。

［释文］

黄帝问少师说：我听说四时八风之伤人，本有寒热之分。寒则皮肤紧急，腠理密闭，热则皮肤弛缓而腠理张开。贼风邪气，因此得以侵入吗？其必须是八方的风邪，才能伤人吗？少师答道：不是这样的。贼风邪气伤人，没有固定时间，所以人体腠理张开，邪气侵入深而快，其发病就会突然急猝；腠理闭合，邪气侵入浅而迟，其发病就缓而慢。

［原文］

黄帝曰：有寒温和适，腠理不开，然有卒病者，其故何也？少师答曰：帝弗知邪入乎？虽[①]平居，其腠理开闭缓急，其故常有时也。黄帝曰：可得闻乎？少师曰：人与天地相参也，与日月相应也。故月满则海水西盛，人血气积[②]，肌肉充，皮肤緻，毛发坚，腠理郄[③]，烟[④]垢著。当是之时，虽遇贼风，其入浅不深。至其月郭空，则海水东盛，人气血虚，其卫气去，形独居，肌肉减，皮肤纵[⑤]，腠理开，毛发残[⑥]，膲理薄[⑦]，烟[⑧]垢落。当是之时，遇贼风则其入深，其病人也卒暴。

［考注］

①虽：《甲乙·卷六·第一》“虽”上有“人”字。

②积：为“精”之音转。《太素·卷二十八·三虚三实》作“精”。

③腠理郄：郭霭春：“‘郄’当作‘卻’，俗作‘却’。《素问·四时刺逆从论》王注：‘却，闭也。’‘腠理郄’即‘腠理闭’，与下文‘腠理开’为对文。”

④烟：为“䐢”之误。肌脂。

⑤纵：《甲乙·卷六·第一》作“缓”。

⑥残：为“软”之音转。

⑦理薄：衍文。《甲乙·卷六·第一》无此三字。

⑧烟：《甲乙·卷六·第一》作“䐢”。

［释文］

黄帝说：有的人寒温合适，腠理不开，而突然有病，这是为什么？少师答道：你不知道邪气侵入吗？人虽然起居正常，但其腠理的开闭与紧缓，本来随着时日而变化。黄帝说：可以知道吗？少师说：人和天地相配合，与日月相应合。所以月满海水西盛之时，人气血旺盛，肌肉充满，皮肤细密，毛发坚固，腠理密闭，皮脂润附。此时虽遇贼风邪气，其入侵浅而不深。至月亏海水东盛之时，人气血虚，卫气弱，形虽存，但肌肉减少，皮肤松弛，腠理张开，毛发软，皮脂减失。此时，若遇贼风邪气，则其侵入较深，发病急猝。

［原文］

黄帝曰：其[①]有卒然暴死暴病者何也？少师答曰：三虚者，其死暴疾也；得三实者，邪不能伤人也。黄帝曰：愿闻三虚。少师曰：乘年之衰，逢月之空，失时之和，因为贼风所伤，是谓三虚。故论不知三虚，工反[②]为粗。帝曰：愿闻三实。少师曰：逢年之盛，遇月之满，得时之和，虽有贼风邪气，不能危之也。黄帝曰：善乎哉论！明乎哉道！请藏之金匮，命曰三[③]实，然此一夫[④]之论也。

［考注］

①其：《甲乙·卷六·第一》作“人”。

②反：为“之”之误。

③三：当为“虚”之误。此概括三虚三实，不能单言“实”。

④一夫：“一”为“匹”之音转。“一夫”即“匹夫”。“常人”之义。《孟子·梁惠王》赵岐注：“匹夫，一夫也。”《资治通鉴·汉纪》胡三省注：“凡言匹夫、匹妇，谓凡庶之人。”

［释文］

黄帝说：人有突然暴病而死的，这是为什么？少师答道；遇到三虚的人，他得病常猝急死亡；遇到三实的人，邪气多不能伤害他。黄帝说：愿知三虚。少师说：逢岁气虚衰之年，遇月亏之时，四时之气失和，可被贼邪所伤，这是三虚。所以说论治不知三虚，医生便是劣医。黄帝说：愿知三实。少帅说：逢岁气之盛实，遇月圆之时，四时之气和调，虽有贼风邪气，不能伤害人体。黄帝说：论述得好！光辉之医理！请藏于金柜，叫做《虚实》吧！这是常人都适用的医论。

［原文］

黄帝曰：愿闻岁之所以皆同病者，何因而[①]然？少师曰：此八正[②]之候[③]也。黄帝曰：候[④]之奈何？少师曰：候[④]此者，常以冬至之日，太乙立于叶蛰之宫，其至也，天必应之以风雨者矣。风雨[⑤]从南方来者，为虚[⑥]风，贼伤人者也。其以夜半至也，万民皆卧而弗犯也，故其岁民少病。其以昼至者，万民懈惰而皆中于虚[⑥]风，故万民多病。虚[⑥]邪入客于骨而不发于外，至其立春，阳气大发，腠理开，因[⑦]立春之日，风从西方来，万民又皆中于虚[⑥]风。此两邪相搏，经气结代者矣。故诸逢其风而遇其雨者，命曰遇岁露[⑧]焉。因岁之和，而少贼风者，民少病而少死；岁多贼风邪气，寒温不和，则民多病而死矣。

［考注］

①因而：《甲乙·卷六·第一》作“气使”。

②正：“方”义。

③候：“气”义。《素问·六节藏象论》：“五日谓之候，三候谓之气。”《玉篇·气部》：“气，候也。”

④候：“察”义。《希麟音义·卷二》注：“候，伺也。”《广韵·志韵》：“伺，察也。”

⑤雨：衍文。《甲乙·卷六·第一》无。

⑥虚：为“墟”之借字，“坏”义。

⑦因：《甲乙·卷六·第一》“因”上有“有”字。

⑧露：为“潞”之音转。“伤”义。

［释文］

黄帝说：愿知一年中都生同样的病，这是什么原因造成的？少师说：这是八方的邪气所致。黄帝说：怎样察辨？少师说：察此常以冬至之时，北极星居叶蛰宫之时。因北极星移居叶蛰宫这一天，天必应之以风雨。风从南方来的，为坏人伤人的墟风，能够暗中伤人。如果其风邪半夜来，众民都睡卧而不被侵犯，所以该年人民少病。如果其风邪白天来临，百姓正是疲劳之时，所以都会伤于墟风，所以众民多病。墟邪侵入骨髓深处，不即时发于外，至立春时，阳气大发，腠理开泄，又因立春之日，风从西方来，众民又会都伤于墟风之邪。这样两邪相交合，经气结滞不行。所以说遇到各种风邪或暴雨，叫做遇岁气之伤。由于岁气和平，所以少贼风邪气，百姓少病少死。如果该年多贼风邪气，寒温失和，那么百姓就会多病多死。

[原文]

黄帝曰：虚邪之风，其所伤贵贱何如？候之奈何？少师答曰：正月朔日，太乙居天留之宫，其日西北风，不雨，人多死矣。正月朔日，平旦北风，春，民多死。正月朔日，平旦北风行，民病多者，十有三也。正月朔日，日中北风，夏，民多死。正月朔日，夕时北风，秋，民多死。终日北风，大病死者十有六。正月朔日，风从南方来，命曰旱乡，风从西方来，命曰白骨，将国有殃，人多死亡。正月朔日，风从东方来，发屋，扬沙石，国有大灾也。正月朔日，风从东南方行，春有死亡。正月朔[①]，天和温不风，籴贱[②]，民不病；天寒而风，籴贵[②]，民多病。此所谓候岁之风，𢦏[③]伤人者也。二月丑不风，民多心腹病。三月戌不温，民多寒热。四月巳不暑，民多瘅病。十月申不寒，民多暴死。诸所谓风者，皆发屋，折树木，扬沙石，起毫毛，发腠理者也。

[考注]

①朔：《甲乙·卷六·第一》"朔"下有"日"字。例合。

②籴贱、籴贵：《甲乙·卷六·第一》无。"籴贱"、"籴贵"不涉医学，去之例合。

③𢦏：《太素·卷二十八·八风正候》作"贼"。

［释文］

黄帝说：墟邪之风，其伤人的轻重是怎样的？怎样察辨？少师答道：正月初一，北极星居天留宫，这一天有西北风，无雨，人多因病死亡。正月初一，早晨有北风，春天民多病死。正月初一，早晨北风刮，民多有病，病者约占十分之三。正月初一，中午有北风，至夏天民多因病而死。正月初一，傍晚有北风，至秋天，民多病而死。如果整天有北风，大病致死的占十分之六。正月初一，风从南方来，叫做旱乡，从西方来，叫做白骨，国家将有祸殃，人多病死。正月初一，风从东方来，摇动房屋，飞沙走石，国内将有大灾流行。正月初一，风从东南方来，春天多有病死之人。正月初一，天气晴朗无风，民多不病；如果天寒有风，民多生病。这就是所说的岁之邪风，暗伤人的道理。二月丑日如果无风，人多有心腹之病；三月戌日如果气候不温暖，人多病寒热之病；四月巳日如果不热，人多患瘅热之病；十月申日如果不冷，人多暴病死亡。上述所说的各种风，都可摇动房屋，折伤树木，飞沙走石，使人毫毛竖起，侵犯腠理而发病。

大惑论第八十

大惑："大"，疑为"心"之误；"惑"，"乱"、"眩"义。指心悸头眩之症。《说文·心部》："惑，乱也。"《吕览·本生》高诱注："惑，眩。"

［原文］

黄帝问于岐伯曰：余尝上于清冷[①]之台，中阶而顾，匍匐而前则惑。余私异之，窃内怪之，独[②]瞑独[③]视，安心定气，久而不解。独[②]博独[②]眩披发长跪，俯而视之，后久之不已也。卒然自上，何气使然？岐伯对曰：五藏六府之精气，皆上注于目而为之精[④]，精[④]之窠为眼，骨之精[⑤]为瞳子，筋之精[⑤]为黑眼，血之精[⑤]为络，其[⑥]窠[⑦]气[⑧]之精[⑤]为白眼，肌肉之精[⑤]为约束，裹木颉筋骨血气之精[⑤]而与脉并为系，上属于脑，后出于项中。故邪中丁项，因逢其身之虚，其入深，则随眼系以入于脑，入于脑则脑转，脑转则引目系急，目系急则目眩以转矣。邪[⑨]其精[④]，其精[④]所[⑩]中不相比也则精[⑤]散，精[⑤]散则视岐，视岐见两物。目者，五藏六府之精[⑤]也，营卫魂魄之所常营[⑪]也，神气之所生也。故神劳则魂魄散，志意乱。是故瞳子黑眼法[⑫]于阴，白眼赤脉法于于阳也。故阴阳合传[⑬]而精明也。目者，心使也，心者，神之舍也。故神精[⑤]乱而不[⑭]转，卒然见非常处，精神魂魄，散不相得[⑮]，故曰惑也。黄帝曰：余疑其然。余每之东苑，未曾不惑，去之则复。余惟独为东苑劳神乎？何其异也？岐伯曰：不然也。心有所喜，神有所恶，卒然相惑[16]，则精[17]气乱，视误故惑，神移[18]乃复。是故间者为迷，甚者为惑。

［考注］

①清冷：《甲乙·卷十二·第四》作“青霄”。

②独：为“之”之音转。

③独：为“不”之音转。

④精：通“睛”。

⑤精：“气”义。

⑥其：衍文。去之与上下文例合。

⑦窠：为“壳”之音转。“皮”义。“窠”，“壳”古声同，且都有“中空”之义，故可通转。《广雅·释宫》王念孙疏：“凡言窠者，皆空中之义。”《文选·七命》吕向注：“房、壳，皆皮也。”作“皮”解，与上文“骨”，“筋”等。例正合。

⑧气：当为衍文。后文之“精”，即为“气”义。此“气”赘出。

⑨邪：《太素·卷二十七·邪》“邪”下有“中”字。义合。

⑩所：语中助词。无义。《助字辨略》：“所字，亦是语助，不为义也。”

⑪营：“行”义。

⑫法：象征。

⑬传：通“抟”，“聚”义。

⑭不：为“之”之音转。

⑮得：“和”义。

⑯惑：为“感”之误。郭霭春：“周本、日刻本、张注本并作‘感’。按：《太素》《千金》并‘感’，与各本各。”

⑰精：“神”义。

⑱移：为“息”之音转，“静”义。《左传·昭公八年》杜预注：“息，宁静也。”

[释文]

黄帝问岐伯说：我曾经登青霄之高台，走到台阶一半向下回头看，就感到心乱头眩而不得不前俯。我心里暗觉怪异，于是闭目不视，安心静气，却长时间没有解除眩悸之状。其头转目眩，散发长跪原处，俯身而不敢再向下看，后长时间不止。突然发生眩悸之症，是什么原因造成的？岐伯答道：五脏六腑的精气，都上注于目而成为睛，睛的裹窝处是眼，骨的精气成为瞳子，筋的精气成为黑眼，血的精气成为络，皮的精气成为眼白，肌肉的精气成为眼胞。包裹筋骨血气诸精气和眼的络脉合并，共同形成目系。目系上注于脑，后出于项中。所以邪气中于项部，又逢人体虚，邪气就会深入，随眼系进入脑，入脑后则头眩转，眩转则目系急，目系急则目眩而转。邪中于目睛，睛中之气不协调则精气散，气散则视物出现分歧，视歧则视一物成两物。目是五脏六腑精气所聚之处，营卫魂魄所常行之处，神气之所产生之处。所以神劳，魂魄之气会散失，神志出现迷乱。因此，瞳子黑眼处象征阴，眼白和赤络脉象征阳。阴阳合聚而目睛明亮。眼是心气活动的反映，心是神气藏居之处。所以神气乱就会目转而眩，突然见异常之物，精神魂魄，气散而不相和，所以叫做心神乱。黄帝说：我仍然怀疑你所说的，我每次登东苑之台，没有不眩晕心乱的，离开后则恢复正常。难道唯有东苑劳伤神气吗？为什么这样奇怪呢？岐伯说：不是这样的。心有所喜，神有所怕，突然感受异常之气，神气就会乱，视力产生误差，所以就会眩晕心悸乱。神气安静了，就可恢复正常。所以轻的叫做迷，重的叫做惑。

[原文]

黄帝曰：人之善忘者，何气使然？岐伯曰：上气不足，下气有余，肠胃实而心肺虚，虚则营卫留于下，久之不以时上，故善忘也。

［释文］

黄帝说：人健忘是什么原因造成的？岐伯说：上部气虚，下部气盛，肠胃气实，心肺气虚，虚则营卫之气滞于下部，长时间不能按时上行，所以成为健忘病。

［原文］

黄帝曰：人之善饥而不①嗜食者，何气使然？岐伯曰：精②气并③于脾，热气留于胃，胃热则消谷。谷消故善饥。胃气逆上④，则胃脘寒⑤，故不①嗜食也。

［考注］

①不：为“之”之音转。善饥当多食，不当“不嗜食”。且“嗜食”本身即“多食”之义。“不嗜食”义难通。或直接云“不食”即可，何须再赘“嗜”字？

②精：为“病”之音转。精气并不导致病态。只有“病气”，才会成为病态。

③并：“甚”义。

④逆上：“逆”为“溺”之音转。“甚”义。“逆”与“上”互文同义，均“甚”、“盛”之义。“逆”、“溺”古声近，故可通转。《广雅·释诂》：“逆，乱也。”《慧琳音义·卷二十九》注：“溺，惑也。”《说文·心部》：“惑，乱也。”《战国策·赵策》鲍彪注：“溺、苦，皆劳也。”《素问·宣明五气》张志聪注：“劳谓太过也。”

⑤寒：为“瘅”之音转。“热”义。

［释文］

黄帝说：人常饥而多食的，是什么原因造成的？岐伯说：病邪之气甚于脾，热气留于胃，胃热则消谷快，消谷快则常饥，胃气盛实导致胃脘热盛，所以多食。

［原文］

黄帝曰：病而不得卧者，何气使然？岐伯曰：卫气不得入于阴，常留于阳，留于阳则阳气满，阳气满则阳跻盛，不得入于阴则阴气虚，故目不瞑矣。

［释文］

黄帝说：人病不能眠是什么造成的？岐伯说：卫气不能入于阴分，常留在阳分，会使阳气盛满，阳气盛满使阳跷脉气偏盛，不能入于阴跷脉而阴跷脉气虚，所以目不能合而不眠。

［原文］

黄帝曰：病目[①]而不得视[②]者，何气使然？岐伯曰：卫气留于阴，不得行于阳。留于阴则阴气盛，阴气盛则阴跻满，不得入于阳则阳气虚，故目闭也。

［考注］

①病目：《甲乙·卷十二·第三》作“目闭”。与后文“故目闭也”例合。

②视：引为“睁开眼”义。

［释文］

黄帝说：病有闭目而不能睁开眼的，是什么造成的？岐伯说：卫气留于阴分，不能行于阳分。留于阴分则阴气盛，阴气盛则阴跷脉气盛满，不能入于阳分则阳跷脉气虚，无力睁眼，所以目闭不能睁开。

［原文］

黄帝曰：人之多卧者，何气使然？岐伯曰：此人肠胃大而皮肤湿[①]，而分肉不解[②]焉。肠胃大则卫气留久，皮肤湿[①]则分肉不解，其行迟。夫卫气者，昼日常行于阳，夜行于阴，故阳气尽则卧，阴气尽则寤。故肠胃大则卫气行留久，皮肤湿，分肉不解，则行迟。留于阴也久，其气不清[3]，则欲瞑，故多卧矣。其肠胃小，皮肤滑以[4]缓，分肉解利，卫气之留于阳也久，故少瞑焉。

［考注］

①湿：为“涩”之音转。《太素·卷二十七·七邪》正作“涩”。可证。

②解：“滑利”义。

③清：通“精”，“盛”义。《甲乙·卷十二·第三》正作“精”。

④以：为“而”之音转。

［释文］

黄帝说：人多睡眠是什么造成的？岐伯说：这样的人肠胃大，皮肤涩，肌肉不滑利。肠胃大使卫气留滞的时间长，皮肤涩使肌肉不润滑，卫气运行迟缓。卫气白天行于阳分，夜间行于阴分，所以阳气尽就会睡眠，阴气尽了就会醒来。由于肠胃大，卫气运行时间延长，皮肤涩而肌肉又不滑利，所以卫气运行迟缓，在阴分留的时间长，其阳气不盛，所以想睡，造成多睡眠之证。如果肠胃小，皮肤滑松，肌肉滑利，卫气留在阳分的时间长，其睡眠就少。

［原文］

黄帝曰：其非常经[1]也，卒然多卧者，何气使然？岐伯曰：邪气留于上膲，上膲闭而不通，已[2]食若饮汤，卫气留久于阴而不行，故卒然多卧焉。

［考注］

①经：为“惊”之音转。“经”、“惊”古音同，故可通转。

②巳：“过甚”之义。《助字辨略》：“巳，太过也。”《公羊传·庄公三十年》何休注：“巳，甚也。”

［释文］

黄帝说：人没有受到异常惊吓，却突然多睡的，是什么原因造成的？岐伯说：这是邪气留滞上部，使上部之气闭而不通，如果吃得过饱或饮水过多，使卫气久留阴分，不能行至阳分，所以突然多睡眠了。

［原文］

黄帝曰：善。治此诸邪奈何？岐伯曰：先[①]其藏府，诛其小过[②]，后调其气。盛者泻之，虚者补之。必先明知其形志[③]之苦乐，定[④]乃取之。

［考注］

①先：《甲乙·卷十二·第三》“先”下有“视”字。

②小过：“小”为“寸”之误，“寸”为“疛”之脱。“疛”，“病”义。《广雅·释诂》：“疛，病也。”“疛”与“过”同义复词，“病邪”义。

③志：《甲乙·卷十二·第三》作“气”。

④定：“其后”义。

［释文］

黄帝说：讲得好！怎样治疗这些邪气？岐伯说：先视其脏腑的虚实，攻其病邪，然后调其营卫之气。邪盛用泻法，正虚用补法。必须先了解病人的形志苦乐，然后再针刺治疗。

痈疽第八十一

［原文］

黄帝曰：余闻肠胃受谷，上[①]焦出[②]气，以温分肉，而养骨节，通腠理。中焦出[②]气如露，上注谿谷，而渗孙脉，津液和调，变化而赤为血，血和则孙脉先满溢，乃注于络脉。皆盈，乃注于经脉。阴阳已张[③]，因[④]息[⑤]乃[⑥]行，行有经纪[⑦]，周[⑧]有道理[⑨]，与天合同，不得休止。切[⑩]而调之，从虚去实，泻则[⑪]不[⑫]足，疾[⑬]则气减，留则先后，从实去虚，补[⑭]则有[⑮]余[⑯]。血气已调，形[⑰]气乃持。余已知血气之平与不平，未知痈疽之所从生，成败之时，死生之期，有[⑱]远近，何以度之？可得闻乎？

［考注］

①上：当为“中”之误。与前文“肠胃受谷”义始合。

②出：为“之”之音转。

③阴阳已张：“阴阳”，指营卫之气。杨上善：“阴，营气；阳，卫气也。”“已”，《甲乙·卷十一·第九》作“乃”。“张”，“开通”之义。

④因：为“血”之误。

⑤息：“气”义。《论语·乡党》皇侃疏：“息，亦气也。”

⑥乃：为“而”之音转。《甲乙·卷十一·第九》作“而”。可证。

⑦纪：为“络”之误。

⑧周：环转。

⑨道理：规律。

⑩切：为“刌”之误。“刌”为“存”之音转。“察”义。

⑪则：为“其”之音转。《经传释词》：“则，犹其也。”

⑫不：为“之”之音转。

⑬疾：为“益”之音转，“补”义。《史记·天官书》裴骃集解：“疾，过也。”《战国策·宋策》高诱注：“益，亦过也。”《广韵·昔韵》：“益，增也。”

⑭补：“治”义。

⑮有：为“为”之音转。《经词衍释》：“有，犹为也。”

⑯余：为“迕”之音转，“逆”义。《玉篇·八部》：“余，我也。”《战国策·楚策》吴师道注：“餘，当作余。”《尔雅·释诂》：“吾，我也。”《楚辞后语·反离骚》朱熹集注：“吾与梧同。”《汉书·司马迁传赞》颜师古注：“梧，读为迕。”是“余”、“迕”古通之证。《文选·高唐赋》刘良注：“梧，逆也。”《庄子·天道》成玄英疏：“迕，逆也。”

⑰形：《甲乙·卷十一·第九》作“神”。

⑱有：为“其”之音转。

［释文］

黄帝说：我听说肠胃受纳水谷，产生中焦之气。以温暖肌肉，滋养骨节，通利腠理。中焦之气如雾露一样，注于孔隙，渗于孙脉，与津液和调，变化成红色的血脉。血和盛则孙脉先充满，接着注于络脉，二者都充满后，再注于经脉。营卫之气通利，血气于是畅行。血气运行在经络，环循流动有规律，和天地自然规律相应合，其运行不会停止。病有虚实，必须察而调之，补虚泻实，泻其邪实，益其气虚，留针有时间长短的不同。如果益实泻虚，治疗就是逆错失误。血气调和，神气则平静。我已知血气的平与不平等情况，但不知痈疽之病是怎样生成的，成败之时，死生之期，其病的新久，怎样察辨？可以听听其中的道理吗？

［原文］

岐伯曰：经脉留①行不止，与天同度，与地合纪。

故天宿失度，日月薄蚀，地经失纪，水道流溢，草萓[②]不成，五谷不殖[③]，径路不通，民不往来，巷聚邑居，则别离异处。血气犹然。请言其故。夫血脉营卫，周流不休，上应星[④]宿，下应经数。寒邪客于经络之中则血泣，血泣则不通，不通则卫气归[⑤]之，不得复反，故痈肿。寒气化为热，热胜则腐肉，肉腐则为脓，脓不泻则烂筋，筋烂则伤骨，骨伤则髓消，不当[⑥]骨空，不得泄泻，血枯空虚，则筋骨肌肉不相荣，经脉败漏，熏[⑦]于五藏，藏伤故死矣。

［**考注**］

①留：《甲乙·卷十一·第九》作“流”。

②萓：《太素·卷二十六·痈疽》作“蘆”。杨上善：“蘆，节枯也。”

③殖：《甲乙·卷十一·第九》作“植”。

④星：《甲乙·卷十一·第九》作“天”。

⑤归：“聚”义。

⑥当：为“养”之音转。《汉书·成帝纪》颜师古注：“中，当也。”《淮南子·原道》高诱注：“中，伤也。”《诗·泽陂》“伤如”之“伤”，《韩诗》作“阳”。《管子集校》：“阳字当为‘养’，假借字。”是“当”、“养”古通之证。

⑦熏：“动”义。

［**释文**］

岐伯说：经脉流行不止，与天同法，与地合律，所以天宿失常，日月出现亏蚀，地失其常道，水流泛滥，草枯不长，五谷不生，犹如道路不通，民不能往来，滞留居处，分离隔绝，不能流通交往。血气也是这样，我讲一讲其原因。血脉营卫之气，周流不止，上应天宿之律，下合地经之数。寒邪侵入经络之中则血滞，血滞则不通，不通则卫气聚结，不能复返，所以成为痈肿。寒气凝聚，化而为热，热盛会腐烂肉，肉烂成为脓，脓不泻除会进一步烂筋，筋烂又会伤及骨，骨伤则髓伤耗，不能养骨孔，髓液不能流通，血枯少而脉空虚，于是筋骨肌肉都得不到荣养，所以导致经脉败破，动伤五脏，脏伤就会死亡。

[原文]

黄帝曰：愿尽闻痈疽之形，与忌[①]曰[②]名。岐伯曰：痈发于嗌中，名曰猛疽，猛疽不治，化为脓，脓不泻，塞咽，半日死；其化为脓者，泻则合[③]豕膏，冷食，三日而已。

[考注]

①忌：为“之”之音转。

②曰：为“其”之误。

③合：为“涂”之误。后文有“涂以豕膏”。可证。

[释文]

黄帝说：愿尽知痈疽之症状，与其名称。岐伯说：痈生在咽中，叫做猛疽。猛疽不治疗，就会化脓，脓不泻除，阻塞咽喉，半天即死。如果化脓后，泻除其脓后再涂上猪油膏，冷食，三天可愈。

[原文]

发于颈，名曰夭疽，其痈[①]大以赤黑，不急治，则热气下入渊腋，前伤任脉，内熏肝肺，熏肝肺十余日而死矣。

[考注]

①痈：《甲乙·卷十一·第九》作“状”。

[释文]

痈疽发于颈部的，叫做夭疽，其形状大，色黑赤，不急治疗，热毒之气下入渊腋，前会伤及任脉，内会伤及肝肺，肝肺伤则十多天会死掉。

[原文]

阳留[1]大发，消脑留项，名曰脑烁，其色不乐[2]，项痛而如刺以针，烦心者，死不可治。

[考注]

①留：《甲乙·卷十一·第九》作“气”。

②乐：疑为“赤”之误。

[释文]

阳气太盛，消灼脑液，滞留项部，叫做脑烁。其肤色不赤，项痛如针刺，烦躁的，为死证，不能治疗。

[原文]

发于肩及臑，名曰疵[1]痈[2]，其状赤黑，急治之，此令人汗出至足，不害五藏。痈发四五日逞焫之。

[考注]

①疵：为“臂”之音转。“疵”、“臂”古韵同，故可通转。

②痈：《甲乙·卷十一·第九》作“疽”。

[释文]

痈生在肩膊部，叫做臂疽。其色赤黑，急须治疗，使病人大汗出至足部，可不伤五脏。痈疽发作四五天时，快用艾条灸治。

[原文]

发于腋下赤坚者，名曰米[1]疽，治之以砭石，欲细而长，踈[2]砭之，涂以豕膏。六日已，勿裹之。其痈坚而不溃者，为马刀挟瘿，急治之。

[考注]

①米：为“腋”之音转。

②踈：为“数”之音转。《太素·卷二十六·痈疽》正作“数”。可证。

[释文]

痈肿生在腋下，色红质坚的，叫做腋疽。治疗用砭石刺之。砭石尖宜尖而长，数刺之，刺后涂猪油膏，六日可愈。不可包裹。如果其痈坚硬不溃破的，是马刀挟瘿病，应急按此病治疗。

[原文]

发于胸，名曰井[1]疽。其状如大豆，三四日起，不早治，下入腹，不治，七日死矣。

[考注]

①井：为“胸”之音转。“井”、“胸”古韵近，故可通转。

[释文]

痈疽发生在胸部的，叫做胸疽。其形状如大豆一样，三四天生成，如不早治，毒气入腹，则不可治疗了，七日会死去。

[原文]

发于膺，名曰甘[1]疽，色青，其状如谷实瓜蒌，常苦寒热，急治之，去其寒热，十岁[2]死，死后出脓。

[考注]

①甘：为“井”之误。“井”为“胸”之音转。

②岁：为“日”之误。郭霭春：“‘岁’似‘日’字之讹，检《普

济方·卷二百八十二》正作‘日’。”

［释文］

痈疽生在胸部，叫做胸疽，其色青，形状像谷实之坚和瓜蒌的颜色，常发热恶寒不止，急须治疗以除其寒热。不愈的十日死，死后脓自流出。

［原文］

发于胁，名曰败疵①。败疵者，女子之病也。灸②之，其病大痈脓，治之③，其中乃有生肉，大如赤小豆，剉④陵翘草根⑤各一升，以水一斗六升煮之，竭为取三升，则强饮，厚衣坐于釜上，令汗出至足，已。

［考注］

①疵：为“疽”之音转。

②灸：通“久”。郭霭春：“周本作‘久’。按：作‘久’是。”

③治之：《甲乙·卷十一·第九》此二字在“大如赤小豆”句下。义合。

④剉：《甲乙·卷十一·第九》作“以”。

⑤草根：“草”疑为“茜”之误。茜草根有凉血解毒的功效。

［释文］

痈病生在胁部的，叫做败疽。败疽是女子的常见病，时间长了，其病会成为大痈脓，其中有生肉如赤小豆大小，治疗可用连翘、茜草根各一升，用水一斗六升煎煮，熬为三升，让病人喝下，穿厚衣服坐在热锅上，使汗出至足，可愈。

［原文］

发于股胫，名曰股胫疽。其状不甚变，而痈脓搏①骨，不急治，三十日死矣。

［考注］

①搏：通“抟”，“聚”义。

［释文］

痈病发生在股胫的，叫做股胫疽。其皮色变化不明显，但痈脓深聚在骨，不急治疗，三十天会死掉。

［原文］

发于尻，名曰锐[①]疽，其状赤坚大。急治之。不治，三十日死矣。

［考注］

①锐：为“尾”之音转。“锐”、“尾”古韵近，故可通转。

［释文］

痈疽生在骶尻部位的，叫做尾疽。其形状大坚色赤，应急治疗。不治，三十日即死。

［原文］

发于股阴，名曰赤施[①]，不急治，六十[②]日死。在两股之内，不治，十[③]日而当死。

［考注］

①赤施：为“耻疽”之音转。

②十：衍文。《太素·卷二十六·痈疽》无此字。义合。

③十：当为“三”之误。前云不急治六日死。此病发两股之内，较重，且不治，当死亡更快。

［释文］

痈疽发生在大腿内侧，叫做耻疽。不急治，六日死。生在两侧大腿之内的，不治疗，三日当死。

［原文］

发于膝，名曰疵[①]痈[②]，其状大痈[③]，色不变，寒热，如坚石。勿石[④]，石[④]之者死。须其柔[⑤]，乃石[④]之者生。

［考注］

①疵：为“膝”之音转。

②痈：《甲乙·卷十一·第九》作“疽”。

③痈：“肿”义。《说文·疒部》：“痈，肿也。”

④石：为“铍”之音转。指铍针治疗。“石”、“铍”古韵近，且均有“大”义，故可通转。《汉书·匈奴传》颜师古注：“石，大也。”《说文·金部》：“铍，大针也。”《灵枢·九针论》：“铍针，取法于剑锋，广二分半，长四寸，主大痈脓。”

⑤柔：指痈肿化脓后变柔软。

［释文］

痈肿生在膝部的，叫做膝疽，其外形肿大，肤色不变，发热恶寒，如果痈肿坚硬未成脓的，不可用铍针刺破，用铍针刺的会死掉。待其化脓柔软后，再用铍针刺脓，可生。

［原文］

诸痈疽[①]之发于节而相应者，不可治也。发于阳者，百日死；发于阴者，三十日死。

［考注］

①疽：《甲乙·卷十一·第九》无此字。

［释文］

各种痈肿生在关节且双侧对称的，不能治疗。发于外侧的，百日死；发于内侧的，三十天死。

[原文]

发于胫，名曰兔啮[①]，其状赤至骨，急治之，不治害人也。

[考注]

①兔啮："兔"为"免"之误，"免"为"俛"之脱。"下"义。《文选·非有先生论》吕延济注："俛，下也。""啮"为"疽"之音转。

[释文]

痈疽生在胫部的，叫做下疽。其外形红赤，根深至骨。应急速治疗。不治会伤害人。

[原文]

发于内踝，名曰走缓[①]，其状痈[②]也，色不变。数石[③]其输[④]，而止其寒热，不死。

[考注]

①缓：为"踝"之音转。"缓"、"踝"古声同，故可通转。

②痈："肿"义。

③石：为"铍"之音转，铍针。

④输：为"处"之音转。张景岳："砭其所肿之处也。"

[释文]

痈肿生在内踝的，叫做走踝。其形状肿大，肤色不变。用铍针数刺其处，止其寒热的，可不死。

[原文]

发于足上下[①]，名曰四淫，其状大痈，急[②]治之，百日死。

[考注]

①上下：为“手”之分离致误。手足，与其病名“四淫”义例合。

②急：《甲乙·卷十一·第九》“急”上有“不”字。义合。

[释文]

痈肿发生在手足的，叫做四淫。其外形肿大，不急治疗，一百天会会掉。

[原文]

发于足傍①，名曰厉痈②，其状不大，初如③小指发，急治之，去其黑者④，不消辄益。不治，百日死。

[考注]

①傍：衍文。郭霭春：“《鬼遗方·卷四》无此字。”

②痈：《太素·卷二十六·痈疽》作“疽”。

③如：《甲乙·卷十一·第九》作“从”。

④去其黑者：《甲乙·卷十一·第九》作“其状黑者”。

[释文]

痈肿生在足的，叫做厉疽。其外形不大，开始先从小指生成。急须治疗。其肤色发黑的，不消就会加重。不治，一百天死。

[原文]

发于足指，名曰脱痈①，其状赤黑，死不治；不赤黑，不死。不衰②，急斩之，不③则死矣。

[考注]

①痈：郭霭春：“《鬼遗方·卷四》作‘疽’。”

②不衰：“不”上，《甲乙·卷十一·第九》有“治之”二字。

义合。

③不："不"下,《甲乙·卷十一·第九》有"去"字。义合。

[释文]

痈疽生在足指的，叫做脱疽。其外形赤黑，为死证，不能治疗；其肤色不赤黑的，不会死亡。治疗后无效的，应急斩去其指，不去掉会死亡。

[原文]

黄帝曰：夫子言痈疽，何以别之？岐伯曰：营卫[1]稽留于经脉之中，则血泣而不行，不行则卫气从之而不通，壅遏不得行，故热。大热不止，热胜则肉腐，肉腐则为脓，然不能陷，骨髓不为燋枯，五藏不为伤，故命曰痈。

[考注]

①卫：《甲乙·卷十一·第九》作"气"。

[释文]

黄帝说：你说的痈和疽，怎样区别？岐伯说：营气滞留于经脉之中，则血滞涩不行，不行则卫气不能畅通，壅阻不能正常运行，所以产生发热。大热不止，热盛使肉腐烂，肉腐烂而化为脓。但痈毒不能内陷深入至骨，骨髓不干枯，五脏不会受伤。所以叫做痈。

[原文]

黄帝曰：何谓疽？岐伯曰：热气淳盛，下陷肌肤筋髓枯[1]，内连五藏，血气竭，当其痈下，筋骨良肉皆无余，故命曰疽。疽者，上之皮夭以坚，上[2]如牛领之皮。痈者，其皮上薄以泽。此其候也。

［考注］

①枯:《甲乙·卷十一·第九》作“骨肉”。义合。

②上：为“状”之音转。《甲乙·卷十一·第九》正作“状”。可证。

［释文］

黄帝说：什么是疽？岐伯说：热气炽盛，下深入肌肤筋骨，内及五脏，使血气耗竭。在其肿处，筋骨肌肉都坏死而无好组织，所以叫做疽。疽的上皮色黑而坚，如牛颈之皮。痈的上皮薄而润泽。这是其诊别方法。

主要参考文献

1. 郭霭春.《黄帝内经·灵枢》校注语译. 天津：天津科学技术出版社，1989.

2. 灵枢经. 明·赵府居敬堂刊本. 北京：人民卫生出版社影印，1982.

3. 灵枢经. 北京：人民卫生出版社排印本，1963.

4. 黄帝内经·灵枢. 北京：中医古籍出版社，1997.

5. 袖珍中医四部医典. 天津：天津科学技术出版社，1986.

6. 河北医学院编著. 灵枢经校释. 北京：人民卫生出版社，1982.

7. 明·马莳. 黄帝内经灵枢注证发微. 北京：学苑出版社，2007.

8. 清·陈梦雷，等. 古今图书集成医部全录·医经注释. 北京：人民卫生出版社，1983.

9. 针灸甲乙经. 明《医统正脉》本. 北京：人民卫生出版社影印，1956.

10. 山东中医学院编. 针灸甲乙经校注. 北京：人民卫生出版社，1979.

11. 隋·杨上善. 黄帝内经太素. 北京：人民卫生出版社，1965.

12. 李克光，郑孝昌主编. 黄帝内经太素校注. 北京：人民卫生出版社，2005.

13. 郭霭春，郭洪图编著. 八十一难经集解. 北京：人民卫生出版社，1984.

14. 南京中医学院编著. 难经校释. 天津：天津科学技术出版社，1979.

15. 黄帝内经素问. 明·顾从德翻刻本. 北京：人民卫生出版社影印，1956.

16. 黄帝内经素问. 北京：人民卫生出版社排印本，1963.

17. 明·张介宾. 类经. 北京：人民卫生出版社，1965.

18. 秦伯未著. 内经知要浅解. 北京：人民卫生出版社，1981.

19. 申洪砚编著. 内经虚词用法简表. 石家庄：河北科学技术出版社，1989.

20. 张登本，等主编. 内经词典. 北京：人民卫生出版社，1990.

21. 郭霭春主编. 黄帝内经词典. 天津：天津科学技术出版社，1991.

22. 周海平，申洪砚，等主编. 黄帝内经大词典. 北京：中医古籍出版社，2007.

23. 申洪砚，周海平，主编. 黄帝内经素问考证新释. 北京：中医古籍出版社，2009.

24. 清·段玉裁. 说文解字注. 上海：上海古籍出版社，1981.

25. 清·朱骏声. 说文通训定声. 北京：中华书局影印临啸阁刻本，1984.

26. 清·王筠. 说文例释. 北京：北京市中国书店出版，1983.

27. 清·钱绎. 方言笺疏. 上海：上海古籍出版社，1984.

28. 清·王先谦. 释名疏证补. 上海：上海古籍出版社，1984.

29. 朱起凤撰. 辞通. 上海：上海古籍出版社，1982.

30. 杨树达著．词诠．北京：中华书局出版，1978.

31. 清·王引之．经传释词．长沙：岳麓出版社，1984.

32. 王力著．同源字典．上海：商务印书馆出版，1982.

33. 宋本玉篇．北京：北京市中国书店影印张氏泽存堂本，1985.

34. 宋本广韵．北京：北京市中国书店影印张氏泽存堂本，1982.

35. 集韵．上海古籍出版社影印宋抄本，1983.

36. 清·阮元编．经籍纂诂．成都：成都古籍书店影印出版，1982.

37. 宗福邦，等主编．故训汇纂．北京：商务印书馆，2003.

38. 丁声树编．古今字音对照手册．北京：中华书局出版，1981.

39. 黄焯撰．古今声类通转表．上海：上海古籍出版社，1981.

40. 符定一著．联绵字典．南昌：江西人民出版社，1987.

41. 中华大字典．中华书局据1935年本缩印，1978.

42. 裴学海著．古书虚字集释．北京：中华书局，1954.

43. 汪静山辑．金石大字典．天津：天津古籍出版社影印出版.

44. 徐无闻主编．甲金篆隶大字典．成都：四川辞书出版社，1991.

45. 左安民著．细说汉字．北京：九州出版社，2005.

46. 王朝忠编著．汉字形义演释字典．成都：四川辞书出版社，2006.

47. 孟世凯编著．甲骨学小字典．上海：上海辞书出版社，1987.

48. 夏剑钦编著. 通假字小字典. 郑州：河南人民出版社，1986.

49. 周盈科编著. 通假字手册. 南昌：江西教育出版社，1988.

50. 高启跃编著. 古籍通假字选释. 合肥：安徽教育出版社，1985.

51. 林瑞生编. 异体字手册. 南昌：江西人民出版社，1987.

52. 刘世昌等编著. 中医经典字典. 重庆：重庆出版社，1990.

53. 上海中医学院中医文献研究所编. 中国医籍字典. 南昌：江西科学技术出版. 1989.

54. 黄云台编著. 医用古汉语字典. 南宁：广西科学技术出版社，1992.

55. 王森主编. 医古文常用字字典. 北京：学苑出版社，1989.